LA DIPHTÉRIE

ET LA

SÉRUMTHÉRAPIE

ÉTUDES CLINIQUES

FAITES AU PAVILLON BRETONNEAU

PAR

Le Dr G. VARIOT

Médecin de l'Hôpital Trousseau, pour Enfants malades,
Chargé du service spécial de la Diphtérie pendant les années 1895-96,

AVEC LA COLLABORATION POUR LA PARTIE BACTÉRIOLOGIQUE
DE M. LE Dr TOLLEMER, CHEF DU LABORATOIRE DE LA DIPHTÉRIE
A L'HÔPITAL TROUSSEAU

Avec 28 figures dans le texte,
ET UNE PLANCHE EN COULEURS

PARIS

A. MALOINE, ÉDITEUR

23-25, RUE DE L'ÉCOLE-DE-MÉDECINE, 23-25

1898

LA DIPHTÉRIE

ET LA

SÉRUMTHÉRAPIE

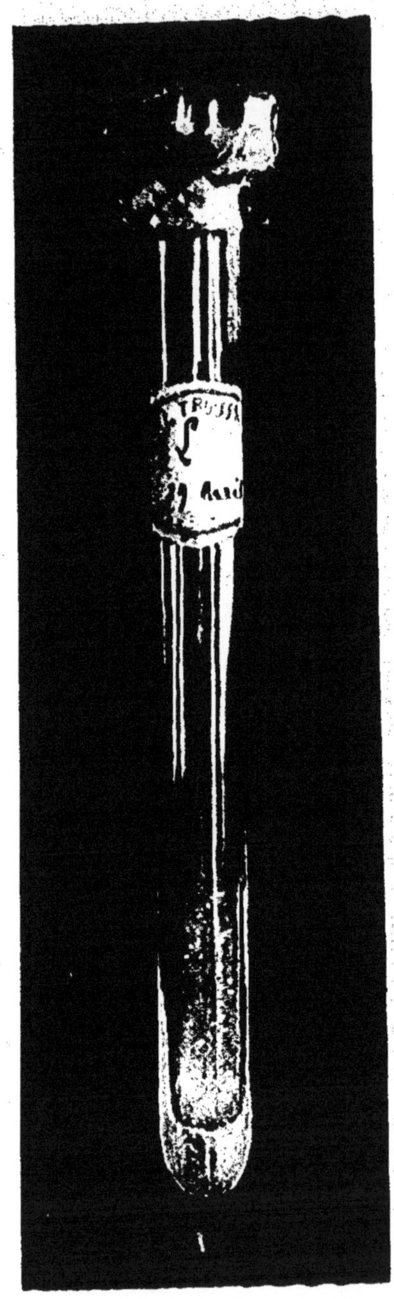

Culture pure de bacilles de Loeffler.

D'après une aquarelle faite
par M. Carcorot au laboratoire de la diphtérie
à l'hôpital Trousseau.

LA DIPHTÉRIE

ET LA

SÉRUMTHÉRAPIE

ÉTUDES CLINIQUES

AU PAVILLON BRETONNEAU

PAR

Le Dʳ G. VARIOT

Médecin de l'Hôpital Trousseau, pour Enfants malades,
Chargé du service spécial de la Diphtérie pendant les années 1895-96.

AVEC LA COLLABORATION POUR LA PARTIE BACTÉRIOLOGIQUE
DE M. LE Dʳ TOLLEMER, CHEF DU LABORATOIRE DE LA DIPHTÉRIE
A L'HÔPITAL TROUSSEAU

Avec 28 figures dans le texte,
ET UNE PLANCHE EN COULEURS

PARIS

A. MALOINE, ÉDITEUR

23-25, RUE DE L'ÉCOLE-DE-MÉDECINE, 23-25

1898

INTRODUCTION

———

Les études cliniques que je présente aujourd'hui au public médical, ont été poursuivies pendant les années 1895 et 1896 dans le service spécial de diphtériques, dont j'ai eu la direction à l'hôpital Trousseau.

Jusqu'à la fin de l'année 1894, le pavillon Bretonneau, contenant les enfants diphtériques, ne formait pas une section indépendante dans l'hôpital. Chacun des médecins, à tour de rôle, pendant deux mois, était chargé d'assurer le fonctionnement de ce service laissé en roulement.

Aucun personnel médical n'était *exclusivement* attaché au pavillon Bretonneau ; la direction et la surveillance manquaient donc forcément d'unité et de suite, à cause des mutations incessantes imposées par les règlements administratifs.

Ce n'est qu'après la découverte de Behring contrôlée et confirmée avec tant d'éclat par la communication de M. Roux au congrès de Buda-Pesth, en septembre 1894, que le conseil de surveillance de l'Assistance publique décida que les salles de diphtériques seraient confiées à un seul médecin en chef et qu'un service distinct serait ainsi créé, avec un personnel d'aides, internes, externes, etc.

Le mouvement des malades diphtériques au pavillon Bretonneau, et à la section annexe des douteux destinée aux enfants suspects de diphtérie, a été très rapide pendant ces deux années 1895 et 1896.

Plus de trois mille enfants ont passé sous mes yeux pendant ce laps de temps, constituant une mine toujours renouvelée, inépuisable pour ainsi dire, de documents cliniques.

Nous avons pu faire des constatations nécroscopiques sur les cadavres de près de quatre cents malades qui avaient succombé.

Bien peu de médecins, je le crois, ont été placés dans des conditions plus favorables pour observer les formes diverses, les manifestations extrêmement complexes et variées d'une même maladie, pour serrer de près les difficultés cliniques qui surgissent quotidiennement : plus l'expérience s'étend par la comparaison des faits qui s'éclairent réciproquement, mieux on apprécie des nuances qui auraient pu passer inaperçues. — Les idées générales que l'on peut aussi se former sur l'évolution d'une maladie, prennent d'autant plus d'étendue et de solidité qu'elles sont appuyées sur un plus grand nombre d'observations particulières.

On pourrait supposer, au premier abord, que des études de ce genre portant constamment sur le même objet, peuvent devenir monotones et fatigantes par leur répétition : je puis affirmer qu'il n'en est rien, et les deux années pendant lesquelles j'aurai été chargé d'un service hospitalier de diphtériques, resteront parmi les meilleures de ma carrière médicale.

Il est vrai que, grâce à l'illustre Behring, la diphtérie venait de sortir du chaos thérapeutique; qu'une médication rigoureuse et scientifique avait été substituée aux innombrables remèdes à l'aide desquels nous luttions sans succès contre cette terrible maladie. En voyant guérir beaucoup d'enfants qui étaient autrefois irrévocablement condamnés, tous les médecins ont repris courage.

La diphtérie a été isolée par Bretonneau comme une entité morbide distincte, au commencement du siècle : mais Behring aura contribué, plus qu'aucun autre, à faire progresser nos connaissances sur cette maladie, puisqu'en même temps qu'il nous a donné un remède précieux, le sérum, il a stimulé l'activité et le zèle des médecins dans le monde entier.

Nos salles de diphtériques à Paris, jusqu'en 1894, étaient mal aménagées, insalubres; aucun isolement n'y était possible.

Les médecins trop convaincus, hélas ! de leur impuissance, quelque médication qu'ils employassent, faisaient des visites rapides dans ce milieu désolé où la mort frappait à coups redoublés. La mortalité s'élevait à 50 p. 100 sur les enfants hospitalisés.

Les internes, dès qu'un enfant était pris de tirage, pratiquaient la trachéotomie ; mais le nombre des survivants à cette opération était infime.

Pour reconnaître les bienfaits du sérum, il suffit d'opposer l'aspect actuel du pavillon Bretonneau à l'état où il était antérieurement.

Les salles ont reçu des cloisonnements vitrés pour que les enfants atteints de complication puissent être isolés et ne se contaminent pas les uns les autres.

Un petit pavillon spécial est affecté aux enfants suspects de diphtérie qui sont transportés dans les salles Bretonneau, seulement lorsque le diagnostic est posé d'une manière ferme par l'examen clinique et par l'examen bactériologique. — Un laboratoire de bactériologie annexé au service a été installé. J'ai obtenu que deux internes titulaires fussent attachés comme aides au pavillon Bretonneau ; un seul aide résident était insuffisant à cause des dangers de contagion et surtout à cause des fatigues résultant des interventions opératoires à toute heure du jour et de la nuit. — Le personnel des infirmières dirigé par une surveillante d'un rare mérite et d'un admirable dévouement, Mme Gigot, entoure de soins incessants les petits diphtériques qui nous sont confiés temporairement[1].

Nous avons la satisfaction de voir la mortalité extrêmement réduite ; les lits ne sont plus occupés le plus souvent par des enfants moribonds ; après quelques jours de traitement la plupart des petits malades sont rendus guéris à leurs familles.

Telles sont les heureuses transformations auxquelles j'ai assisté et contribué dans le fonctionnement du pavillon Bretonneau ; telles sont les circonstances si encourageantes qui m'ont permis d'entreprendre et

[1] Un prix Montyon a été accordé par l'Académie française en 1897 à Mme Gigot, attachée depuis plus de treize ans au service des diphtériques à l'hôpital Trousseau.

de continuer pendant deux années mes études cliniques sur la diphtérie.

Les recherches auxquelles je me suis livré ont toujours été dominées par des idées pratiques ; s'il appartient à l'homme de laboratoire, au bactériologiste en particulier, de faire progresser théoriquement nos connaissances sur la nature même des maladies, c'est le rôle du médecin de suivre avec patience la marche des manifestations morbides, d'en bien préciser l'enchaînement, d'en bien déterminer les caractères. *Nulla est ignoti curatio morbi* : il importe en effet que le médecin puisse poser avec rigueur le diagnostic de la maladie en présence de laquelle il se trouve ; qu'il sache en démêler les diverses formes et les diverses variétés, qu'il découvre les complications organiques plus ou moins latentes, pour évaluer avec probabilité le degré de gravité du mal, pour pronostiquer les chances de guérison ou de mort.

Maintenant que nous possédons un remède aussi efficace que le sérum, il est indispensable que le médecin soit apte à dépister la diphtérie, dès les premières phases de son développement et qu'il ne se laisse pas égarer par le polymorphisme des symptômes. — Le sérum sera appliqué d'autant plus vite et d'autant plus à propos que l'on aura acquis des connaissances cliniques plus exactes.

Dans l'exposé de mes recherches j'ai suivi la méthode analytique qui est la seule vraiment utile au lit des malades. Je me suis attaché à passer en revue successivement les diverses manifestations pharyngées, laryngées, etc., de la diphtérie, en insistant spécialement sur les faits qui n'ont pas été mis assez en lumière dans nos ouvrages classiques.

Je n'ai pas craint d'aborder les difficultés qui restent encore à résoudre.

Une des premières qui se présente est, sans contredit, l'appréciation de la valeur qu'il convient d'attribuer au bacille de Lœffler dans le diagnostic de la diphtérie. — La constatation du bacille de Lœffler dans les cultures sur sérum constitue un signe nouveau qui a été introduit par les bactériologistes dans l'observation clinique. Mais ce signe a-t-il bien toute l'importance et toute la rigueur qu'on a été tenté de lui assigner dans le premier mouvement d'enthousiasme qui a suivi la découverte du sérum ? — Le bacille de Lœffler étant le germe de la maladie, sa présence dans les cultures devrait suffire pour faire accepter le diagnostic de diphtérie ; il devrait être à lui seul un signe pathognomonique. — De là à délaisser tous les autres symptômes que nous fournit l'observation des malades, comme on a abandonné les remèdes anciens, pour s'en tenir exclusivement au sérum, il n'y a pas loin. — Mais la confrontation attentive de l'examen clinique et de l'examen bactériologique n'a pas justifié. jusqu'ici, ces premières espérances.

La signification du bacille *court* n'est pas encore fixée d'une manière précise ; classé d'abord comme un germe diphtérique, on tend actuellement à le considérer comme un bacille pseudo-diphtérique, car sa présence coïncide avec des troubles morbides habituellement légers; il existe d'ailleurs normalement dans la bouche d'un grand nombre d'enfants sains. — Il n'est pas rare non plus de rencontrer le bacille moyen, sans qu'un processus diphtérique soit en évolution dans le larynx ; il peut persister des semaines après la disparition de la maladie ; si l'on s'appuyait sur la seule constatation du Lœffler pour appliquer le sérum, on s'exposerait à commettre de véritables erreurs.

L'examen clinique dans la diphtérie conserve une incontestable supériorité sur l'examen bactériologique parce qu'il est plus rapide en général, plus simple et parce qu'il donne des indications plus exactes et plus complètes.

Le médecin familiarisé avec la diphtérie reconnaît au premier coup d'œil, par la topographie des exsudats pharyngiens, par leur confluence, leur mode d'extension, la coïncidence de troubles laryngés, etc., la maladie qui est en évolution. Il peut intervenir immédiatement, fait capital quant à l'action curative du sérum, qui est d'autant plus sûre que l'injection est plus précoce.

Il faut attendre vingt-quatre heures dans les villes, le plus souvent, pour avoir les résultats d'une culture sur sérum ; dans les campagnes et dans les bourgs où l'instrumentation bactériologique manque, où le temps du médecin est rempli par les occupations professionnelles, il faut renoncer absolument à ce procédé d'investigation. — Mais il y a plus, l'examen bactériologique est tout à fait insuffisant pour nous éclairer sur la gravité du cas en évolution ; dans les diphtéries légères ou graves les formes bacillaires ne varient pas. Le clinicien au contraire jugera bien vite d'après l'intensité des manifestations morbides, d'après la réaction même de l'organisme, le retentissement sur les ganglions, etc., si l'infection est plus ou moins redoutable.

Dans la pratique hospitalière même, où nous avons un laboratoire bactériologique bien organisé, la constatation du Lœffler n'est pas notre guide ordinaire pour l'application du sérum ; elle nous éclaire sur les diphtéries tout à fait à leur début, dans le croup d'emblée ou sur les formes très atténuées, et sur la persistance des germes après la terminaison du processus.

L'immense majorité des enfants diphtériques reçoivent le sérum après l'inspection de la gorge et après l'examen des autres organes. — La bactériologie vient presque toujours confirmer le *lendemain*, le diagnostic clinique porté dès la veille.

La signification des associations microbiennes dans la diphtérie, est encore plus incertaine que celle du bacille de Lœffler qui reste néanmoins un germe bien déterminé, fournissant d'utiles indications dans les cas douteux et au point de vue prophylactique.

En s'appuyant sur un petit nombre de faits de streptococcie pharyngée infectieuse, on a cru pouvoir admettre, d'une manière générale, que le streptocoque renforçait la virulence du bacille de Lœffler et on a considéré le terme de diphtérie associée comme synonyme de diphtérie aggravée. — La confrontation des cultures sur sérum avec les résultats de l'examen clinique n'a pas confirmé ces vues théoriques. Il faut

renoncer à cette hypothèse pour expliquer les insuccès du sérum dans quelques formes de diphtérie
toxique : le Lœffler acquiert parfois un haut degré de
virulence et il est inutile de faire intervenir le streptocoque pour comprendre l'inefficacité du sérum
antidiphtérique dans ces circonstances. De tous côtés
des objections ont surgi contre la signification des
associations microbiennes que l'on rencontre dans les
cultures sur sérum. Le streptocoque, comme le staphylocoque, est un microbe banal de la bouche, et son
association au Lœffler ne correspond pas à des formes
spécialement graves de la maladie.

Tant que nous n'aurons pas de moyen rapide et
sûr d'apprécier la virulence du streptocoque, nous ne
serons pas en droit de lui attribuer une importance
quelconque. D'ailleurs sa présence simultanée avec le
Lœffler dans les cultures sur sérum, ne se caractérise
par aucune modification reconnue jusqu'à présent
dans l'évolution de la diphtérie.

Au point de vue pratique, les notions cliniques
acquises par nos devanciers, loin d'avoir été affaiblies
par les progrès de la bactériologie, ont été plutôt
affermies.

Nous devons non seulement conserver notre
ancienne méthode d'observation, mais nous efforcer
encore de la perfectionner et de l'étendre, pour injecter le sérum de la manière la plus opportune.

La constatation du bacille de Lœffler nous a donné
une indication tout à fait nouvelle, qui vient s'adjoindre
utilement aux signes fournis par l'examen clinique ;
mais le bactériologiste qui, de son laboratoire, aurait

la prétention de porter un diagnostic et un pronostic de diphtérie et de diriger le traitement, ressemblerait au clinicien qui affirmerait une néphrite, parce qu'il aurait trouvé de l'albumine dans les urines.

Il paraît maintenant que la connaissance du germe morbide n'a qu'une valeur relative dans la pratique, et que nous devons considérer avant tout les manifestations locales de la diphtérie, les réactions des divers organes, le terrain sur lequel le germe est tombé et se développe.

Pour ce qui est de la diphtérie pharyngée, l'un des renseignements les plus précis et les plus sûrs pour établir le diagnostic, nous est fourni par la *topographie* des exsudats et par la rapidité de leur extension soit sur la muqueuse adjacente, soit dans les voies aériennes, nasales ou laryngées. — Les exsudats siégeant uniquement sur la surface amygdalienne n'ont pas une grande signification; mais dès que le processus membraneux gagne soit le fond du pharynx, soit les piliers et le voile du palais, la luette, etc., ou si ces diverses régions sont envahies simultanément, on peut présumer l'existence de la diphtérie avec une grande probabilité. La confluence des exsudats permet de mesurer assez bien la gravité du mal. Certaines localisations rares, telles que les coulées membraneuses qui gagnent la face inférieure du palais osseux, indiquent des formes très graves et coïncident avec l'infiltration proconsulaire du cou. — Pour bien apprécier toute l'importance clinique de la topographie des exsudats, il faut les inscrire jour par jour sur des schémas spéciaux du pharynx, comme je me suis astreint à le faire pendant deux années ; on recueille ainsi des documents innombrables que l'on déchiffre ensuite d'un coup d'œil.

C'est après avoir dépouillé un très grand nombre de ces fiches topographiques, après les avoir confrontées avec les notes consignées dans les cahiers de visite, que je me suis cru autorisé à diviser la diphtérie pharyngée en plusieurs variétés différant un peu des formes admises par nos devanciers. — J'ai dissocié une forme *confluente extensive* de la diphtérie pharyngée *toxique* proprement dite, qui n'envahit pas d'habitude les voies aériennes.

Dans la diphtérie toxique, j'ai essayé de bien montrer la gravité pronostique des coulées palatines membraneuses, et surtout des troubles cardio-vasculaires tardifs, qui annoncent presque fatalement la mort.

C'est aussi en consultant les schémas quotidiens que l'on reconnaît la coexistence fréquente du croup avec une diphtérie très circonscrite du pharynx; la présence d'un exsudat pharyngien ou même amygdalien très minime, coïncidant avec des troubles laryngiens, a une signification presque absolue au point de vue du diagnostic.

D'ailleurs le diagnostic du croup ne m'a pas toujours paru aussi simple qu'on pourrait le croire d'après les descriptions de nos auteurs classiques et surtout d'après celles de Trousseau. — Le spasme de la glotte, qui est l'élément dominant dans la suffocation, peut surgir aussi bien dans les laryngites aiguës que dans le cours de la diphtérie laryngée, et le mécanisme physiologique du tirage est à peu près identique dans toutes ces circonstances.

Le croup vrai et le faux croup grave ne peuvent pas être distingués l'un de l'autre, si l'on ne considère que les phénomènes d'obstruction laryngée. En outre il existe des variétés de croup ayant une évolution spéciale et une gravité différente, suivant l'intensité et la durée du spasme glottique, la confluence des membranes, suivant l'association des lésions pulmonaires simples ou tuberculeuses, etc. Ces variétés de croup ne sont pas moins importantes à connaître que les formes de la diphtérie pharyngée.

Sous le nom de croup fruste, j'ai indiqué les traits essentiels de la laryngite diphtérique atténuée, qui guérit habituellement sans intervention opératoire.

En décrivant le syndrome *toux rauque et voix claire*[1], j'ai essayé de montrer l'action tout à fait prédominante du spasme de la glotte dans un bon nombre de croups vrais.

Je me suis attaché également à bien mettre en lumière des signes jusque-là négligés : en premier lieu le *signe de l'épiglotte*, consistant dans la constatation d'exsudats bordant l'épiglotte et annonçant un croup d'emblée, lorsque les membranes font défaut dans le reste du pharynx; en second lieu, le pouls paradoxal, c'est-à-dire l'arythmie régulière du pouls correspondant au trouble de la mécanique respiratoire dans le tirage. — Après avoir tracé la descrip-

---

[1] Un bon nombre de ces études analytiques ont été publiées par fragments. dans le *Journal de clinique et de thérapeutique infantiles*, mais la plupart ont dû être remaniées pour trouver leur place dans le cadre de cet ouvrage.

tion du faux croup grave, j'ai individualisé une manifestation morbide rare, mais à peu près inconnue en France, le spasme laryngé *d'origine pulmonaire*. C'est une convulsion interne, un spasme glottique surgissant au cours d'une affection broncho-pulmonaire, sans que la muqueuse laryngée paraisse intéressée, et simulant tout à fait le faux croup grave ou le croup d'emblée. — Le croup d'emblée, le faux croup grave, le spasme laryngé d'origine pulmonaire constituent un bloc clinique, qui ne peut guère être dissocié en ses divers éléments, sans l'analyse bactériologique.

L'examen direct du larynx étant impossible dans la majorité des cas, nous n'avons pas sous les yeux le stigmate essentiel de la diphtérie, la membrane quand elle existe : le diagnostic différentiel des laryngites est donc forcément plus obscur que celui des angines.

Après avoir posé ces bases solides dans l'étude des manifestations habituelles de la diphtérie, j'ai essayé d'analyser quelques-uns des effets du sérum qui nous sont révélés par l'observation au lit du malade. J'ai suivi exactement le processus de caducité des membranes qui est l'une des conséquences les plus sûres des injections, et l'arrêt ordinaire, mais non constant dans leur repullulation ; j'ai noté en même temps une élévation thermique, passagère en général, et des troubles légers dans le fonctionnement du cœur, après une phase d'éréthisme cardiaque.

Il n'entre pas dans les attributions du médecin clinicien d'approfondir les effets *physiologiques* du sérum antidiphtérique ni des autres sérums ; c'est à l'expérimentateur d'instituer des conditions d'observation plus rigoureuses sur les animaux, pour rechercher les réactions des divers organes après l'introduction de doses variables de la substance médicamenteuse.

A cet égard les travaux de M. Arloing nous ont déjà éclairé sur les modifications de la pression artérielle qui est abaissée, sur les troubles cardiaques, sur les troubles nutritifs généraux, etc. — La part réciproque de l'antitoxine et des albuminoïdes du sérum dans ces effets physiologiques, n'a pas encore été complètement élucidée, car l'antitoxine n'a pu être isolée.

Il était nécessaire, après avoir exposé l'action curative du sérum, de relever avec soin les perturbations diverses qu'il cause dans l'organisme. Ces accidents peuvent être légers ou graves suivant les sujets, et nous manquons encore de documents pour décider si ces accidents doivent être imputés au sérum lui-même, variable suivant les animaux qui le fournissent suivant son ancienneté, etc., ou si réellement nous devons faire intervenir une susceptibilité tout à fait indéterminée de certains malades.

Quoi qu'il en soit, je suis arrivé à conclure que le sérum n'avait pas une action offensive dangereuse sur le rein, qu'il produisait seulement une oligurie temporaire probablement expliquée par l'abaissement de la pression artérielle.

Par contre il faut attribuer au sérum les érythèmes plus ou moins tardifs, plus ou moins fébriles qui apparaissent quatre à huit jours en général après les injections. C'est à tort que l'on a tenté de rejeter toujours sur une infection streptococcique coexistante, ces éruptions polymorphes, qui se montrent aussi bien après l'injection des sérums ordinaires qu'après celle du sérum antidiphtérique.

Vainement on s'appuierait, pour justifier cette opinion, sur les caractères spéciaux de ces efflorescences cutanées ; chez le même sujet on voit se succéder et s'intriquer des érythèmes scarlatiniformes, ortiés, rubéoliformes, etc.

Il est vrai qu'avant la nouvelle médication on relevait parfois des érythèmes chez les diphtériques, mais ils n'avaient ni cette fréquence ni cette intensité. Les arthropathies, les flux diarrhéiques, etc., sont plus rares.

J'ai discuté assez longuement la question encore pendante de la mort par le sérum. Dans trois cas au moins sur trois mille, il m'a paru probable que la terminaison fatale ne pouvait être expliquée par les manifestations de la diphtérie, ni par les lésions trouvées à l'autopsie.

Le médecin doit peser dans la même balance les effets bons et mauvais d'un remède, pour l'appliquer judicieusement. Si le sérum antidiphtérique était absolument inoffensif, il n'y aurait pas grand inconvénient à ce qu'il fût manié sans circonspection ; mais les accidents immédiats ou tardifs produits par le sérum doivent être pris en sérieuse considération ; nous ne pouvons ni les prévoir à coup sûr, ni les prévenir. Il paraît certain que l'intensité des troubles consécutifs n'est pas proportionnelle à la quantité de sérum injectée.

Le sérum n'exerce pas une action directe contre les phénomènes d'obstruction laryngée ; il ne modifie pas tout de suite le spasme glottique et la suffocation, lorsqu'ils ont déjà commencé ; il n'est même pas rare de voir le tirage apparaître, douze ou vingt-quatre heures après que l'injection a été pratiquée.

Force est donc de recourir aux divers moyens à notre disposition pour lutter contre l'obstruction des voies aériennes. Avant de tenter l'intervention opératoire, j'ai employé méthodiquement la vapeur d'eau pour apaiser la suffocation. En plaçant les enfants atteints de tirage dans les chambres de vapeur spéciales que j'ai fait installer au pavillon Bretonneau, je suis parvenu à abaisser de près d'un tiers le chiffre des interventions opératoires.

La codéine, prudemment administrée, m'a semblé un bon adjuvant de la vapeur d'eau pour reculer ou même pour éviter le tubage ou la trachéotomie.

Dans la clientèle de la ville, il sera toujours aisé d'installer avec des linges ou des draps une tente de vapeur où sera maintenu le petit diphtérique.

Lorsque les enfants sont bien surveillés, il est préférable de temporiser avant de placer un tube ou une canule ; bien souvent j'ai vu céder, dans la chambre de vapeur, des tirages avec cornage bruyant, fort inquiétants en apparence.

Trousseau préconisait la trachéotomie précoce ; mais à son époque il n'existait aucun remède comparable au sérum pour entraver le développement du processus diphtérique.

Le traitement du croup s'est enrichi d'un procédé opératoire nouveau, le tubage, que nous devons à Bouchut et à O'Dwyer.

J'ai décrit, avec quelques détails, la technique du tubage, et pour faciliter la compréhension du texte j'ai intercalé des figures qui ont été dessinées par M. le Dʳ Glover dont le talent est bien connu.

Le tubage a été considéré, jusqu'à présent, par O'Dwyer lui-même, comme un procédé de cathétérisme permanent du larynx.

Après avoir bien reconnu tous les inconvénients du tube à demeure, ulcérations cricoïdiennes, obstruction du calibre du tube par des membranes, rejet du tube, etc., j'ai proposé d'y remédier, quand cela est possible, en se servant du tube comme d'un écouvillon ou comme d'un cathéter temporaire. Avec M. le Dʳ Glover et avec l'un des internes de mon service, M. Bayeux, j'ai étudié l'action du tube placé temporairement dans le larynx, comme dilatateur de la glotte, ou comme écouvillon pour débarrasser la muqueuse aérienne des débris membraneux ou des sécrétions purulentes.

Un certain nombre d'enfants peuvent guérir sans avoir conservé le tube, et le cathétérisme répété du larynx n'offre pas en général d'inconvénients bien sérieux.

La codéine m'a paru être utile pour prévenir le retour du spasme de la glotte, après la dilatation extemporanée.

Les essais que nous avons poursuivis avec M. Bayeux sur plus de cent enfants atteints de croup, nous ont montré que l'écouvillonnage n'était pas applicable à tous les cas, et qu'après un ou deux cathétérismes, il fallait se résoudre à laisser le tube à demeure, si la suffocation reparaissait avec persistance.

J'ai cru inutile de répéter dans cet ouvrage la technique opératoire de la trachéotomie qui est décrite dans tous les traités classiques. Je me suis borné à établir un parallèle entre le tubage et la trachéotomie, pour mettre en lumière leurs avantages et leurs inconvénients, pour préciser leurs indications réciproques.

Le tubage est une opération très élégante et très souple, mais qui exige une surveillance étroite et incessante ; il doit être réservé aux milieux hospitaliers. La trachéotomie reste l'opération de choix pour le médecin des villes et des campagnes, qui ne peut rester en permanence auprès de ses opérés. La survie après la trachéotomie, chez les enfants qui ont bénéficié de la sérumthérapie, est à peu près la même qu'après le tubage.

Enfin, même à l'hôpital, il est un certain nombre d'enfants qu'il faut se décider, bon gré mal gré, à trachéotomiser après un tubage infructueux.

Les enfants apportés en état de mort apparente, ou ceux ayant des diphtéries très membraneuses avec obstruction du calibre du tube, ou ceux ayant un spasme infranchissable de la glotte ne peuvent qu'être trachéotomisés.

Après les accidents immédiats ou tardifs du tubage,

fausses routes, ulcérations cricoïdiennes avec spasme tenace, il ne reste plus d'autre ressource que de placer une canule dans la trachée.

Le dernier chapitre de cet ouvrage contient les deux statistiques de la diphtérie à l'hôpital Trousseau pour les années 1895 et 1896, portant sur près de trois mille malades. Le chiffre moyen de la mortalité a été d'environ 11 p. 100. C'est dans l'observation quotidienne de ces malades qu'ont été puisés tous les documents que j'ai mis en œuvre.

En terminant cet exposé général je dois remercier mes nombreux collaborateurs, dont l'activité et le dévouement ne m'ont jamais fait défaut.

En premier lieu tous les internes qui se sont succédé dans mon service et qui ont été vraiment infatigables, aussi bien dans les soins qu'ils ont prodigués aux enfants que dans les recherches cliniques et anatomiques que j'ai poursuivies sans relâche avec eux.

Jamais je n'oublierai les matinées passées dans les salles du pavillon Bretonneau, recevant des internes tous les renseignements sur les événements souvent dramatiques qui s'étaient passés dans la journée, sur les péripéties des tubages, des écouvillonnages, etc.

Et cependant le poste occupé par ces jeunes médecins aussi courageux qu'instruits n'était pas sans danger :

M. Chabry, en 1895, a été atteint d'une diphtérie des plus graves, à laquelle il aurait peut-être succombé sans une injection précoce de sérum.

M. Levrey a contracté la scarlatine en 1895. M. Hermary a dû quitter le service quelques jours après son arrivée, en proie, à une diphtérie sérieuse, dont la convalescence a été lente. M. Audion, après avoir eu une diphtérie très grave en 1895, est revenu courageusement à mes côtés en 1896. Plusieurs des élèves externes ont été éprouvés de la même manière.

MM. Pialot, Ghika, Bayeux, plus heureux que leurs collègues d'internat, n'ont pas été moins exposés qu'eux à la contagion et leur dévouement ne s'est jamais ralenti.

M. Cochinal, interne en pharmacie, a été aussi pour moi un auxiliaire très utile.

Mais j'ai eu encore d'autres collaborateurs de bonne volonté dont l'assistance m'a été précieuse : en premier lieu M. le D' Tollemer, chef du laboratoire de la diphtérie à l'hôpital Trousseau, qui a directement contribué à cet ouvrage en rédigeant la partie bactériologique proprement dite, dont les figures ont été dessinées par M. Chicotot. Je dois aussi une mention spéciale à M. le D' Glover, avec lequel j'ai essayé d'approfondir la question du spasme laryngé et de la dilatation de la glotte.

Plusieurs jeunes médecins, aussi laborieux que distingués, sont venus dans mon service chercher des inspirations pour leur thèse inaugurale : M. Sabatier a étudié la *diphtérie bactériologique* ; M. Ioannovich a réuni des documents nouveaux sur le *pouls paradoxal* dans le croup; M. Heymann a cherché à préciser les *indications actuelles de la trachéotomie*; M. Baudrand a fait une étude complète des *ulcérations laryngées consécutives au tubage*; M. Roger a fixé les caractères cliniques de la *diphtérie toxique* proprement dite ; M. Jules Guillemaut a montré les avantages du *diagnostic clinique* de la diphtérie en le comparant au diagnostic bactériologique ; M. Murier a fait une étude historique et clinique de *l'action de la vapeur d'eau dans le traitement du croup* ; M. Vagniot a bien individualisé le *croup fruste*, c'est-à-dire la laryngite diphtérique sans spasme. Mlle Marie Schultz a publié un travail extrêmement documenté sur *l'écouvillonnage* et sur le *cathétérisme temporaire dans le traitement du croup*. Enfin, M. le Dr Waldemar Damm (de Copenhague), en analysant avec rigueur notre statistique du tubage, à l'hôpital Trousseau, en 1895, a pesé les avantages et les inconvénients réciproques du tubage et de la trachéotomie.

En dépouillant les archives cliniques du pavillon Bretonneau, tous ces jeunes médecins sont devenus pour moi de véritables auxiliaires, et je ne saurais trop conseiller la lecture de leurs thèses inaugurales comme un utile complément de cet ouvrage.

Je m'estime fort heureux d'être parvenu à inspirer le goût de ces travaux analytiques sur la diphtérie à tous ceux qui m'ont entouré. Puissent ces recherches constituer une étape progressive dans l'étude si complexe de la diphtérie ! Puissent-elles servir à appliquer judicieusement le sérum immunisé que nous devons à Behring, et qui est appelé dans l'avenir à sauver tant de vies humaines !

LA DIPHTÉRIE

ET

LA SÉRUMTHÉRAPIE

CHAPITRE PREMIER

APERÇU HISTORIQUE DE LA DÉCOUVERTE DU SÉRUM ANTIDIPHTÉRIQUE

La découverte du sérum antitoxique de la diphtérie, constitue l'un des plus grands progrès qu'ait faits la thérapeutique humaine dans ce siècle.

De sérieuses difficultés théoriques concernant le mode d'action physiologique du sérum restent encore à résoudre, mais, au simple point de vue pratique, les statistiques de la diphtérie, dans tous les pays, ont montré un abaissement de la mortalité de plus de moitié, lorsque le traitement antitoxique a été soigneusement appliqué. La statistique est un mode d'appréciation un peu brutal de l'efficacité d'une médication. Bien des causes d'erreur peuvent fausser la statistique; mais quand l'évaluation proportionnelle des guérisons et des morts dans une maladie traitée par un seul remède, donne des résultats concordants partout, il n'est pas permis de révoquer en doute la valeur curative de ce remède.

C'est à la bactériologie, cette science toute nouvelle, dont les principes et les méthodes ont été établis par notre illustre Pasteur, que nous devons la découverte du sérum antidiphtérique.

Mais il faut reconnaître que ce sont surtout des savants allemands qui ont eu le mérite d'appliquer très heureusement à la diphtérie ces nouvelles méthodes d'investigation.

Le microbe, germe de la diphtérie, a été bien indiqué pour la première fois en 1883 par Klebs ; Lœffler reprend l'étude de ce bacille, l'isole, le cultive, l'injecte aux animaux et attache définitivement son nom à ce microorganisme, le *bacille de Lœffler*.

En 1888 et en 1889, MM. Roux et Yersin, à l'Institut Pasteur, isolent les toxines élaborées par le bacille de Lœffler et contribuent à établir sa spécificité, encore contestée, comme germe pathogène.

Jusque-là toutes les recherches faites sur le bacille de Lœffler n'avaient qu'une importance théorique et rien ne pouvait faire prévoir qu'on tirerait de ce germe un puissant remède contre la diphtérie.

C'est seulement en 1890 que le savant allemand Behring et le Japonais Kitasato publièrent leur fameuse découverte de l'antitoxine du tétanos et de l'antitoxine de la diphtérie. Kitasato s'attacha particulièrement à l'étude de l'antitoxine du tétanos et Behring à celle de la diphtérie.

Ces deux savants travaillant en collaboration établirent que l'on peut immuniser des animaux contre la toxine extrêmement active fabriquée par le microbe germe du tétanos, le *bacille de Nicolaïer*, en leur injectant des doses très minimes de cette toxine atténuée, puis des doses progressivement croissantes ; de sorte que l'organisme de ces animaux arrive à supporter, sans dommage, des doses considérables de poison qui produiraient certainement la mort si elles étaient inoculées tout d'abord.

Ces expérimentateurs reconnurent en même temps que

le sang des animaux ainsi immunisés contre la toxine tétanique, avait des vertus préservatrices contre cette même toxine, lorsqu'on transfusait ce sang chez un autre animal. Si l'on injecte à un animal sain une dose déterminée de toxine tétanique, il succombe certainement ; mais si en même temps que l'on injecte à un animal cette même dose de toxine, on injecte aussi une certaine quantité de sang d'un autre animal immunisé antérieurement, l'animal qui a reçu simultanément la toxine et le sérum immunisé résiste et survit. Behring a donné le nom d'antitoxine à la substance encore bien peu connue qui se développe chez les animaux immunisés et qui agit comme un véritable contrepoison à l'égard de la toxine.

Des procédés analogues ont été employés pour immuniser les animaux contre les toxines élaborées par le bacille de Lœffler. Ce n'est qu'après bien des essais, bien des tâtonnements, qu'on parvint à immuniser contre la toxine diphtérique de grands animaux capables de fournir une notable quantité de sang ou de sérum antitoxique. Carl Fränkel serait arrivé le premier à immuniser des cobayes contre la diphtérie. Ehrlich réussit à immuniser des bovidés et constata dans le lait des vaches la présence de l'antitoxine. Mais c'est en réalité Behring qui a eu la gloire de faire accepter par les médecins le sérum antitoxique qu'il faisait fabriquer en grand à Hoëchst-sur-le-Mein.

Dès le mois d'avril 1893, Behring en collaboration avec Kossel a publié une statistique de 80 malades diphtériques dans laquelle le pourcentage de la mortalité a été abaissé à 20 p. 100. Un an après, en avril 1894, Ehrlich, Kossel et Wassermann ont rapporté les résultats obtenus sur 220 cas de diphtérie traités par le sérum de chèvres immunisées. La mortalité, dans les cas où la trachéotomie n'avait pas été nécessaire s'était élevée à 23,6 p. 100. Si la diphtérie avait été traitée dès les premiers jours par cette méthode, le nombre des guérisons allait jusqu'à 97 p. 100.

Les belles recherches de Behring et Kitasato excitèrent l'intérêt de tous les bactériologistes.

A l'Institut Pasteur à Paris, Vaillard, Vincent, Roux et Nocard contrôlèrent les expériences faites sur l'antitoxine tétanique. Ces savants français purent vérifier l'exactitude des résultats annoncés par les savants allemands lorsqu'on injecte simultanément aux animaux la toxine tétanique et le sérum antitoxique. Mais ils constatèrent aussi que le sérum antitoxique du tétanos était impuissant à arrêter la marche du tétanos en évolution, lorsque l'organisme était déjà profondément atteint par les toxines. L'antitoxine tétanique a donc une réelle efficacité préventive pour empêcher l'action nocive de la toxine, mais elle n'a pas une valeur curative certaine, lorsqu'elle est introduite un peu plus tard dans les humeurs de l'animal présentant déjà les manifestations du tétanos.

Fort heureusement l'antitoxine de la diphtérie ne jouit pas seulement de propriétés préventives comme celle du tétanos; elle présente une réelle valeur curative alors même qu'elle est injectée tardivement, lorsque le bacille de Lœffler a déjà produit ses réactions physiologiques habituelles sur les organes. Les premières statistiques de la sérumthérapie publiées par Behring et ses collaborateurs démontraient l'action curative du sérum antitoxique de la diphtérie et devaient faire accepter cette médication nouvelle. Cependant bien des objections étaient faites en Allemagne à la sérumthérapie. Il n'y a rien de surprenant dans ces critiques initiales; une révolution thérapeutique ne peut pas s'accomplir sans soulever des discussions plus ou moins passionnées.

Les médecins français n'avaient suivi que de loin les

travaux de Behring et de ses collaborateurs, lorsque M. Roux (de l'Institut Pasteur), assisté de MM. Martin et Chaillou, entreprit de contrôler sur les diphtériques de l'hôpital des Enfants-Malades la méthode inaugurée en Allemagne.

M. Roux trouva plus commode d'immuniser des chevaux, car il avait ainsi à sa disposition de plus grandes quantités de sérum. A peu près à la même époque, Aronson à Berlin, avait aussi pensé à recourir au cheval comme animal de choix.

Cette tentative thérapeutique de MM. Roux, Martin et Chaillou fut extrêmement heureuse. Sur 448 enfants injectés au sérum antidiphtérique, la mortalité, qui approchait de 50 p. 100 à l'hôpital des Enfants-Malades, fut réduite à 24,5 p. 100.

En septembre 1894, M. Roux communiqua au congrès de Buda-Pesth ces brillants résultats et par ses déclarations très nettes et très rigoureuses, par l'autorité de l'Institut Pasteur qu'il représentait, il fit définitivement pencher la balance du côté des partisans de la découverte de Behring.

Dès lors, la nouvelle médication de la diphtérie fut employée partout, en Allemagne où elle avait pris naissance, en France, en Angleterre, en Russie, etc.

Partout les résultats obtenus furent satisfaisants et les observateurs de tous les pays furent d'accord pour reconnaître qu'un remède vraiment efficace avait été découvert contre la diphtérie.

A Paris on continua d'appliquer le sérum fourni par l'Institut Pasteur, dans les deux grands services de diphtérie, à l'hôpital des Enfants et à l'hôpital Trousseau. M. Moizard, médecin de l'hôpital Trousseau, présenta au mois de novembre 1894 une nouvelle statistique portant sur plus de 300 diphtériques, dans laquelle la mortalité était tombée à 14,5 p. 100 ; c'était une confirmation éclatante des expériences de M. Roux et de ses collaborateurs.

L'Académie de médecine ne tarda pas à proclamer l'excellence du remède nouveau, et M. Strauss, dans le rapport qu'il fit au nom de cette compagnie, en recommanda vivement l'emploi.

En 1895, deux services spéciaux de diphtérie furent créés à Paris, pour appliquer la sérumthérapie.

L'année 1895 vit le triomphe définitif de Behring, qui avait été combattu avec plus d'ardeur que de succès par l'école de Virchow. Le congrès des médecins allemands à Munich fut presque unanime pour admettre l'incontestable supériorité du sérum antidiphtérique sur tous les autres remèdes proposés.

La statistique d'Eulenbourg, de Berlin, portant sur plus de 15 000 cas, démontra un abaissement de la mortalité variant du tiers à la moitié dans les cas traités par le sérum. Behring et ses collaborateurs établirent que la mortalité serait réduite à moins de 5 p. 100, si l'injection de sérum était faite de très bonne heure. A Paris, la statistique de l'hôpital Trousseau pour 1895, dressée par moi, a donné une mortalité de 14 p. 100 environ sur 1414 enfants diphtériques traités par le sérum fabriqué à l'Institut Pasteur.

Les statistiques de Monti à Vienne, du Metropolitan Asylum Board, à Londres, celle des médecins américains ne s'écartent que peu des nôtres, et toutes accusent un abaissement considérable de la mortalité.

Le tubage, comme méthode opératoire de choix, a été substitué habituellement à la trachéotomie dans nos services de Paris en même temps que le sérum y était introduit.

En terminant ce bref aperçu historique de la découverte

du sérum antidiphtérique, je dois chercher à dissiper une équivoque qui a été créée et entretenue par la presse quotidienne, et qui règne encore dans le public français extra-médical.

Tous les hommes de science et tous les médecins savent parfaitement que la gloire d'avoir trouvé le sérum antitoxique de la diphtérie appartient à Behring. « Rien ne faisait prévoir cette découverte, personne ne l'avait soupçonnée, personne n'a eu l'idée de la revendiquer. Elle appartient tout entière à M. Behring. »

C'est en ces termes que M. Bouchard, rapporteur du prix Alberto Lévi à l'Institut, rend justice au célèbre savant allemand. Et plus loin M. Bouchard ajoute : « La commission partage le prix de 50 000 francs. Elle attribue moitié à M. Behring pour la découverte du sérum antidiphtérique ; elle attribue moitié à M. Roux pour l'heureuse application qu'il a faite en France de cette découverte[1]. »

Et, cependant, dans le peuple aussi bien que parmi les gens du monde éclairés, on croit généralement en France que le sérum antidiphtérique, le vaccin du croup, comme on le nomme vulgairement, a été découvert par M. Roux à l'Institut Pasteur.

D'où vient cette erreur, si fortement accréditée qu'elle est passée à l'état de légende en quelque sorte? Le nom de M. Roux répercuté par la renommée aux cent bouches, par la presse quotidienne, est connu jusque dans les moindres campagnes, tandis que le nom de Behring est absolument ignoré.

Tout le monde attribue à M. Roux une découverte qu'il n'a pas faite et bien des années se passeront avant que la

---

[1] « Les propriétés du sérum antidiphtérique ont été *découvertes* par M. Behring ; elles sont la base du traitement de la diphtérie. »
(Roux. Communication au Congrès de Buda-Pesth, 1894.)

vérité ne se répande, avant que Behring ne soit classé parmi les bienfaiteurs de l'humanité, au même titre que Jenner.

L'origine de cette équivoque malheureuse remonte à la souscription qui a été faite en faveur de l'Institut Pasteur, en 1894, par un grand journal quotidien de Paris.

M. Roux, voulant continuer à fabriquer le remède de Behring, avait besoin de ressources et crut devoir accepter le concours d'un puissant organe de publicité qui recueillait les dons offerts à l'Institut Pasteur[1].

Pour faire affluer les offrandes, il fallut bien grossir le rôle du savant français au détriment du savant allemand, qui fut laissé dans l'ombre. Tous les journaux quotidiens mal informés annoncèrent qu'une grande découverte, le *vaccin du croup*, avait été faite à l'Institut Pasteur, et le public, qui ne connaît que par la presse les recherches scientifiques, crut de bonne foi et croit encore que M. Roux est l'inventeur du sérum antidiphtérique.

Le patriotisme français s'exalta à tort pour une découverte allemande, et M. Roux fut l'objet de démonstrations enthousiastes et reçut des pouvoirs publics des honneurs plus grands que Behring n'en eut dans son propre pays.

Depuis lors, l'Institut Pasteur ayant continué à fabriquer et à vendre sur une grande échelle le sérum antidiphtérique, ce dernier est connu en France sous le nom de sérum de Roux, bien que M. Ferré à Bordeaux, M. Calmette à Lille, M. d'Astros à Marseille, M. Berlioz à Grenoble préparent aussi le sérum de Behring, pour les régions avoisinant ces grands centres.

Le temps toujours équitable effacera ces erreurs trop longtemps répandues en France. Quand un homme a le

[1] *Le Figaro.*

mérite d'avoir fait une découverte qui révolutionne le traitement d'une maladie, qui réduit de moitié la mortalité de la diphtérie et du croup, il est juste que cet homme soit connu non seulement des médecins, mais aussi du grand public qui est appelé à bénéficier de ses longues et patientes recherches.

On ne saurait donc trop regretter que, mus par des sentiments patriotiques ou par d'autres raisons peut-être moins respectables, certains organes de la presse quotidienne française, aient dépossédé l'illustre Behring de sa découverte pour l'imputer à tort à un élève de Pasteur.

Si ces études sont consultées plus tard par les médecins parmi les premières faites sur la sérumthérapie, ils me sauront peut-être gré d'avoir relaté sincèrement de quelle manière le sérum de Behring a été introduit en France, et d'avoir enregistré la fâcheuse équivoque qui règne en ce moment dans le public sur l'origine de cette belle découverte.

CHAPITRE II

LE BACILLE DE KLEBS-LŒFFLER [1]

Dès le début des recherches microbiques, on signala dans la fausse membrane diphtérique la présence de cocci, de bacilles, de chapelets de formes variées, mais on ne savait auquel de ces micro-organismes devait être attribuée l'affection. Klebs, le premier en 1883 (*Archiv für experiment Pathologie*, I et IX), décrivit un bacille auquel était due la production de la fausse membrane : ce bacille était à peu près aussi long que celui de la tuberculose, et deux ou trois fois plus large. Il l'avait trouvé en faisant des coupes d'une muqueuse encore garnie de sa fausse membrane, au-dessous des masses d'autres bactéries qui en recouvraient la surface. Ce bacille se groupait d'une façon spéciale, en s'enchevêtrant, formant ainsi de petits amas à la limite interne de la couche exsudative pauvre en cellules, c'est-à-dire dans la partie la plus ancienne de la fausse membrane.

Klebs ne cultiva pas ce bacille : il était réservé à Lœffler, dès 1884, de l'isoler, de le cultiver, et de faire des expériences tendant à démontrer sa spécificité.

[1] Ce chapitre et le suivant sont entièrement dus à M. le Dʳ Tollemer, chef du laboratoire de la diphtérie à l'hôpital Trousseau. Sur mes indications et sur ma demande, M. Tollemer a bien voulu se charger d'exposer, avec sa compétence spéciale, la bactériologie clinique de la diphtérie.

CULTURE DU BACILLE PAR LOEFFLER. SES CARACTÈRES. — Lœffler retrouva cette bactérie dans toutes les fausses membranes de diphtérie vraie. Pour l'isoler, on ensemence, sur sérum solidifié, une fausse membrane diphtérique de la façon suivante : un fragment de cette fausse membrane est délayé dans un peu d'eau stérilisée, puis, chargeant avec cette eau un fil de platine stérilisé, on ensemence successivement en stries, deux ou trois tubes de sérum, sans recharger le fil de platine. Les tubes étant mis à l'étuve à 35 ou 37°, on observe déjà, douze heures après, de petites colonies punctiformes, d'aspect caractéristique. Elles sont grisâtres, transparentes, à centre plus opaque. Sur sérum, le bacille de Klebs-Lœffler pousse plus vite que les autres microbes. Ces colonies sont rarement pures. Pour obtenir le bacille à l'état pur, on prend un fragment de colonie, puis on délaye dans un peu de bouillon les microbes ainsi prélevés et, à l'aide d'un fil de platine trempé dans ce bouillon, on ensemence plusieurs tubes de sérum. Les colonies poussent isolément sur ces tubes et en partant de l'une d'elles, dont on a vérifié la pureté, on ensemence de nouveaux tubes où le bacille de Lœffler cultivera seul.

Sur gélose, ce bacille pousse, mais moins vite et moins bien que sur sérum ; au bout de trente à quarante heures, on voit de petites colonies blanches à centre plus épais.

Sur gélatine restant solide entre 23 et 24°, il se développe lentement et donne de petites colonies blanchâtres, très petites et ne liquéfiant pas la gélatine.

CULTURE EN BOUILLON. — Le bacille de Lœffler se cultive bien dans les milieux liquides, surtout dans le bouillon de veau légèrement alcalin. Son développement ne trouble pas le bouillon, dans lequel il prend l'apparence de fins flocons adhérents à la paroi du tube. Il forme, au bout de quelques jours, si l'air pénètre bien dans le vase, un voile fin et ténu à la surface du liquide ; ce voile tombe au fond du vase.

Le bacille de Lœffler est indifféremment aérobie ou anaérobie : cependant, sa culture est moins abondante dans le vide.

Si on suit jour par jour la réaction du bouillon de culture, on voit celle-ci, d'abord alcaline, devenir acide au bout de quelques jours ; cette acidité persiste un certain temps ; puis, si l'air a libre accès dans la culture, l'alcalinité reparaît, et dans les vieilles cultures, il se forme des dépôts de phosphate ammoniaco-magnésien, car le bacille oxyde la matière azotée du bouillon. Dans les cultures privées d'air, il ne se forme pas de cristaux. La virulence du bacille, peu considérable tant que le bouillon reste acide, devient plus grande à mesure que l'alcalinité du liquide reparaît.

RÉSISTANCE DU BACILLE DE LŒFFLER. — Le bacille de Lœffler est résistant : dans le sérum et le bouillon, il conserve longtemps sa vitalité, six mois environ, et il est encore vivant dans les tubes scellés à la lampe plus d'un an après qu'on l'y a renfermé. Quand la culture reste acide, il périt assez vite : c'est ainsi que sur gélose glycérinée, où il donne une acidité prononcée, sa vitalité s'épuise bientôt. Desséché, il garde longtemps la propriété de végéter : à l'étuve à 37°, il meurt au bout de deux ou trois mois ; mais certaines cultures résistent mieux que les autres. Dans une fausse membrane, le bacille de Lœffler garde longtemps sa virulence, qui persiste pendant sept ou huit mois à l'abri de la lumière. Cette résistance du bacille explique sa propagation et les difficultés qu'on rencontre lorsqu'on veut le détruire et stériliser les appartements. Mais la persistance de sa vitalité tient à lui-même, et non à ce qu'il donne des spores, comme l'ont cru certains auteurs ; Babès, en effet, en maintenant pendant plusieurs semaines à 20 ou 22°, des cultures sur gélatine, avait cru observer la formation de spores : en réalité, dans les cultures anciennes ou dans les cultures plus récentes où le bacille végète difficilement, il se colore mal et prend un aspect granuleux : mais ces grains ne sont pas des spores. On observe encore, dans les cultures anciennes, des formes d'involution : le bacille se renfle en forme de massue, se segmente en grains plus ou moins volumineux.

Une température humide de 65° le tue en quelques minutes : desséché, il résiste à 95 ou 100°. La plupart des antiseptiques le tuent, surtout en milieu acide (acide phénique, sublimé).

EXPÉRIENCES DE LOEFFLER. INOCULATIONS. — Lœffler fit des expériences tendant à montrer que le bacille, isolé par lui et présentant les caractères que nous venons d'exposer, était bien l'agent actif de la diphtérie vraie. Il inocula ce microbe sous la peau des animaux et montra que le cobaye est le plus sensible de tous à l'action du bacille diphtérique. Les cobayes inoculés meurent en quelques jours, en présentant un œdème sanguinolent ou grisâtre, au point où l'on a pratiqué l'opération. Ils ont, en plus, de la pleurésie double et de la congestion des capsules surrénales. Les lapins résistent mieux à l'inoculation sous-cutanée, mais quelquefois ils succombent : les rats et les souris sont réfractaires.

PRODUCTION EXPÉRIMENTALE DE FAUSSES MEMBRANES. — Enfin, Lœffler reproduisit la fausse membrane avec ses caractères. Pour cela, il est nécessaire que la muqueuse sur laquelle on opère soit lésée. Mais, si on excorie la muqueuse vaginale d'un cobaye femelle et si l'on inocule le bacille sur cette écorchure, on voit se produire une fausse membrane en ce point. Il en est de même sur la muqueuse trachéale du lapin préalablement excoriée : le lapin est alors atteint d'un croup véritable, et quelquefois il succombe. Les mêmes expériences donnent des résultats analogues sur les poules et les pigeons. Si l'on inocule la conjonctive d'un animal avec le bacille de Lœffler on provoque la formation d'une fausse membrane conjonctivale : de même, si l'on touche avec une goutte d'une culture de Lœffler, le plaie produite par un vésicatoire sur l'oreille d'un lapin ou sur la peau dénudée, on assiste encore au développement d'exsudats membraneux.

Le bacille décrit par Lœffler était donc capable de reproduire la fausse membrane avec tous ses caractères : mais des doutes persistaient sur sa spécificité. En effet, d'autres microbes peuvent donner des fausses membranes : en premier lieu, le streptocoque. On savait déjà que ce dernier donne dans l'utérus des femmes en couches de véritables fausses membranes : or, on rencontre le streptocoque très souvent dans les enduits de la gorge des diphtériques, et au début des recherches microbiques, on lui attribua la production des fausses membranes.

DOUTES SUR LA SPÉCIFICITÉ. — Le staphylocoque lui-même pouvait, dans certaines conditions, donner naissance à des productions analogues. De plus, non seulement une fausse membrane peut être produite par d'autres microbes que le Lœffler, mais encore on trouve parfois dans la gorge ou dans les fosses nasales d'individus sains un bacille ayant tous les caractères du bacille diphtérique, mais dépourvu de virulence et sans action sur les animaux. Lœffler lui-même décrivit ce bacille pseudo-diphtérique que, depuis, Roux et Yersin ont rencontré dans la bouche d'enfants sains, n'ayant pas été atteints de diphtérie et habitant un village où jamais cette maladie n'avait été observée.

Pour admettre, par conséquent, la spécificité du bacille de Lœffler, il fallait noter, dans l'intoxication produite par ce microbe, les symptômes infectieux de la maladie humaine. Lœffler, restait dans le doute : car si, comme disait Hoffmann, on savait que le bacille se trouve souvent dans la diphtérie, on ignorait s'il en était la cause puisqu'on ne le voyait pas provoquer d'infection analogue à celle qu'on observe chez l'homme. Ceci tenait à ce que les premières cultures de Lœffler étaient relativement peu virulentes. Néanmoins. il réussit à produire des paralysies.

INJECTION DU BACILLE DANS LES VEINES. — Si on isole plusieurs échantillons de bacille de Lœffler, on en trouve facilement un dont la virulence est grande : si on l'injecte au cobaye et au lapin sous la peau, ces animaux meurent en vingt-quatre ou quarante-huit heures avec un enduit grisâtre au point d'inoculation et avec une dilatation énorme de tous les vaisseaux. La pleurésie, qui est la règle chez le cobaye, est rare chez le lapin. Souvent les urines sont sanglantes. Inoculé dans les veines, le lapin meurt en vingt-quatre heures et même en moins de temps ; il présente encore une dilatation considérable des vaisseaux et un état graisseux du foie qu'on retrouve chez les enfants morts de diphtérie toxique.

PRODUCTION EXPÉRIMENTALE DE PARALYSIES DIPHTÉRIQUES. — Si on inocule dans les veines un lapin avec un bacille peu virulent, l'animal meurt au bout de quelques jours avec des paralysies véritables et ces paralysies se produisent, non seulement à la suite de l'inoculation dans les veines, mais encore après que l'inoculation a été faite dans la trachée : dans ce dernier mode d'expérience, si l'animal résiste quelques jours au croup, il se développe une paralysie du train postérieur, paralysie envahissante qui finit par tuer le lapin : cette paralysie peut paraître huit à quinze jours, un mois, après la guérison du croup.

D'autres animaux ont des paralysies diphtériques plus facilement encore. Le pigeon et la poule, quinze jours après l'inoculation, alors qu'ils sont guéris du croup, sont pris de troubles du mouvement ; l'animal ne peut ni voler, ni marcher, il maigrit et souvent il succombe. Quelquefois il se rétablit et peut même avoir une deuxième attaque de paralysie. Le chien peut également servir à ces expériences : s'il est jeune, même inoculé sous la peau, il présente une dégénérescence aiguë du foie ; il a un ictère prononcé et tous ses tissus sont infiltrés de bile. Des hémorragies se retrouvent dans les organes, en particulier dans les reins. En un mot, il présente le tableau d'une intoxication profonde.

L'inoculation du bacille de Lœffler reproduit donc expérimentalement les caractères cliniques de la diphtérie. Mais il restait une question fort importante à trancher. Comment agit le micro-organisme ?

En effet, aussi bien dans les expériences que chez les individus morts de diphtérie, on ne trouve pas le microbe diphtérique dans les organes internes d'un animal tué par son inoculation. Rarement on en trouve, et en très petit nombre, dans les ganglions les plus voisins ; ces glandes renferment le plus souvent des streptocoques, des staphylocoques et autres microbes poussant en même temps que le Lœffler et qui causent parfois le gonflement de ces organes : quelquefois même ces ganglions ne renferment aucun micro-organisme. De plus, sous la peau, la culture ne continue pas au point d'inoculation : les microbes sont les plus nombreux vers la sixième heure après l'inoculation et douze heures après leur nombre diminue. L'épanchement pleural ne renferme jamais le bacille diphtérique.

Ainsi dans la diphtérie, on meurt par *empoisonnement* et non par *infection :* la mort n'est pas le résultat de la pullulation du bacille de Lœffler dans l'organisme, mais le résultat de l'absorption d'un poison des plus violents que le bacille a sécrété. La maladie est toujours locale au début : la diffusion seule du poison dans l'organisme fait participer tous les organes à l'intoxication.

Toxine diphtérique. — Il fallait montrer ce poison diphtérique, et l'étude de cette toxine fut faite par MM. Roux et Yersin qui exposèrent leurs recherches dans trois importants mémoires (1888 et 1889).

Si on prend une culture de bacille de Lœffler dans du bouillon de veau, vieille de quinze à vingt jours, et si on la filtre sur une bougie Chamberland, on obtient un liquide très clair, privé de microbes. Si on injecte sous la peau 1 à 2 centimètres cubes de ce liquide à un cobaye, il meurt au bout de deux ou trois jours avec un œdème local, assez étendu, des urines sanglantes et des paralysies. Ce poison est donc très énergique. Si la culture est un peu plus ancienne et bien virulente, on peut tuer un cobaye avec un huitième, un dixième de centimètre cube, et même moins, du liquide filtré.

Le poison diphtérique peut donc donner la maladie sans l'aide des microbes. C'est lui qui, produit au niveau de la fausse membrane où se cultive le bacille, empoisonne l'organisme. Très actif sous la peau, il l'est encore plus dans les veines, et le lapin auquel on l'injecte dans le sang présente les mêmes lésions que si on lui avait inoculé le bacille lui-même. Un chien, inoculé dans une veine, meurt en moins de vingt-quatre heures avec des hémorragies multiples ; le cœur, les muscles, le foie présentant de la dégénérescence graisseuse et de l'ictère. Si on injecte le bouillon de culture filtré sous la peau, on peut provoquer un gonflement des ganglions voisins du lieu d'inoculation ; ce gonflement est dû à une dilatation très grande des vaisseaux et à une active diapédèse des leucocytes.

L'injection de la culture de bacille diphtérique, privée de bacilles, reproduit le tableau de l'intoxication diphtérique si la dose est suffisante. Si la quantité injectée est moindre elle reproduira les paralysies. Un quart ou un cinquième de centimètre cube de ce liquide injecté à un cobaye ne le tue pas ; mais au bout de quelques jours l'animal présente une paralysie aux progrès de laquelle il succombe bientôt. Une petite quantité, inoculée au chien, le rend triste et lui donne un peu d'ictère, mais il guérit ; au bout de huit à dix jours se déclare une paralysie qui disparaît ensuite lentement, en un mois et demi ou deux mois. Cette paralysie est identique à la paralysie diphtérique de l'homme.

NATURE DE LA TOXINE DIPHTÉRIQUE. — La toxine diphtérique, poison produit par le bacille de Lœffler, se rapproche des diastases : ce n'est pas un alcaloïde, ce n'est pas une ptomaïne. Elle est très fragile, la chaleur la détruit à 58° dans un tube privé d'air pour éviter l'action de l'oxygène. Si on chauffe à 50°, pendant une heure, le bouillon filtré, 2 centimètres cubes ne tuent plus le cobaye. Au bout de deux heures, le poison diphtérique, n'est pas tout à fait détruit, il cause une escarre au point d'inoculation au cobaye ; chauffé quelques instants à 100°, il est détruit en partie, mais, malgré l'action de la chaleur, il conserve assez d'activité pour tuer un animal eu un ou deux mois, avec un amaigrissement considérable et quelquefois des paralysies. L'insolation prolongée au contact de l'air détruit tout le poison. Mais, en tube scellé et privé d'air, l'insolation reste sans effet. Ce poison se rapproche des diastases en ce qu'il agit à très petites doses et qu'il ne résiste pas à une température de 60°. Il offre beaucoup d'analogie avec les venins.

Une curieuse propriété de la toxine diphtérique, comme des diastases, est d'adhérer aux précipités qui se produisent dans un liquide où elle est en dissolution ; si on lave un précipité ainsi produit, il reste très toxique et tue les animaux comme le poison lui-même. Mais ce précipité n'a pas enlevé tout le poison au liquide, qui est encore assez actif. Notons que la bougie qui a servi à filtrer le bouillon de culture retient dans ses pores une notable partie du poison.

Ce précipité peut se conserver très longtemps à l'état sec, et la température de 100° ne lui fait pas perdre ses propriétés s'il a été préalablement desséché.

Pour montrer l'activité de la toxine diphtérique, on peut répéter l'expérience suivante. On provoque dans le bouillon de culture filtré un précipité de phosphate de chaux ; puis on sèche ce précipité et on en introduit un centigramme sous la peau d'un animal, qui est tué comme si on lui avait injecté le bouillon lui-même. L'animal mort, on reprend au point d'inoculation le grain de phosphate de chaux et on l'inocule à un deuxième animal, qui meurt également. Et cependant le centigramme de précipité ne renferme qu'une toute petite quantité de poison, car si on le calcine, il perd deux dixièmes de milligramme de son poids et ces deux dixièmes de milligramme ne représentent pas toute la toxine, car il y a un peu de matière organique entraînée. Il faut probablement des fractions de milligramme de toxine diphtérique pour tuer un homme.

La toxine diphtérique injectée sous la peau ou dans le sang n'agit pas immédiatement, car ce poison diffuse lentement : il dialyse difficilement. Cette diffusion lente a comme corollaire que le poison diphtérique s'élimine lentement, surtout par le rein. On le retrouve dans tous les organes, et le suc extrait, par exemple, de la rate d'un diphtérique peut, s'il est injecté à un cobaye, produire les mêmes troubles que la culture en bouillon filtrée et chauffée.

Ce poison est insoluble dans l'alcool, comme les diastases; on a essayé de l'isoler en ajoutant de l'alcool au bouillon de culture du Lœffler filtré et concentré; il se forme un précipité qu'on peut redissoudre dans l'eau et précipiter à nouveau, mais ces précipitations successives altèrent la toxine et la rendent peu virulente.

Brieger et Frænkel ont essayé de l'obtenir pure : ils ont obtenu une poudre d'un blanc éclatant, très légère, amorphe et comme floconneuse, matière azotée se rapprochant beaucoup des albuminoïdes solubles par ses réactions : ils ont même donné une formule de cette toxine, mais ils ne l'ont pas obtenue réellement pure; en effet, le poids de cette substance qu'ils devaient employer pour tuer un cobaye est de 10 milligrammes environ, alors que Roux et Yersin tuent un cobaye avec deux dixièmes de milligramme de la substance qu'ils ont isolée. Brieger et Frænkel ont donné à cette substance le nom de toxalbumine.

Lorsqu'on fut en possession de ces importantes données sur le poison diphtérique, on chercha à l'atténuer et à immuniser contre lui les animaux sensibles à son action : Frænkel réussit à atténuer l'action du microbe de Lœffler en chauffant les cultures de 60 à 70°, ce qui tue le bacille et détruit le poison. Les cobayes inoculés avec ces cultures chauffées peuvent être inoculés avec des bacilles virulents. Ils résistent à l'inoculation, mais si on les garde longtemps, on les voit mourir pour la plupart ; encore ne résistent-ils qu'à l'inoculation sous-cutanée, car ils prennent la diphtérie sur la muqueuse de la trachée ou du vagin. Ces expériences ne pouvaient donner de résultat pratique pour l'homme.

Behring essaya cinq procédés d'immunisation des animaux. Le premier était le même que celui de Frænkel. Dans un deuxième il fit agir sur une culture de diphtérie du trichlorure d'iode au cinq millième. Cette culture fut injectée aux animaux ; puis, au bout de quelques jours, il injecta une autre culture sur laquelle le trichlorure d'iode avait exercé moins longtemps son action que sur la première. Il faisait ensuite une troisième inoculation, virulente, à laquelle le cobaye résistait.

La troisième manière d'immunisation employée par Behring consista à injecter des doses successivement croissantes du liquide de la pleurésie des animaux inoculés avec un bacille de Lœffler virulent, liquide, qui, en général, ne renferme pas de bacilles. Le quatrième procédé consista à inoculer le bacille diphtérique et à injecter une solution de chlorure d'iode presque immédiatement, moins de six heures après, autour du point d'inoculation. L'animal est malade, il guérit et résiste ensuite à une nouvelle inoculation virulente. Dans son cinquième procédé Behring atténua la virulence du bacille en mélangeant à la culture une certaine quantité d'eau oxygénée : on peut vacciner un lapin avec une culture ainsi atténuée et le rendre apte à résister à une inoculation virulente.

L'immunisation des animaux contre la diphtérie était donc réalisée. L'application d'une méthode essayée en vain pour guérir une autre maladie toxique, le tétanos, allait permettre de trouver un admirable traitement de la diphtérie.

En effet, on était parvenu à immuniser des animaux contre le tétanos : Behring et Kitasato avaient constaté que le sérum du sang des animaux vaccinés contre le tétanos était doué de propriétés spéciales telles que, inoculé à des animaux auxquels on inoculait ensuite le bacille de Nicolaïer, il neutralisait la toxine tétanique. Mais cette antitoxine tétanique, si efficace avant l'explosion des accidents du tétanos, se montra inefficace contre le tétanos déclaré. Il n'en restait pas moins acquis que le sérum des animaux vaccinés contre cette affection renfermait une substance très active ayant comme effet d'empêcher le développement du tétanos. La sérumthérapie entrevue à propos du tétanos, devait être appliquée par Behring à la diphtérie (1890). Il montra en effet que le sérum des animaux vaccinés contre la diphtérie renfermait une substance qui, inoculée à un animal avant ou après l'infection diphtérique, permettait à celui-ci de résister à la maladie et de guérir. On connaissait donc le contrepoison de la toxine diphtérique, on pouvait espérer la détruire dans le corps, alors qu'elle y est déjà formée. C'est ce qui est réalisé par l'injection de sérum antidiphtérique.

CHAPITRE III

BACTÉRIOLOGIE CLINIQUE DU BACILLE DE LŒFFLER
ET DES MICROBES ASSOCIÉS

La diversité même des microbes décrits dans les exsudats pharyngés avant la découverte du bacille de Lœffler, l'accumulation des preuves de spécificité qu'il a fallu produire pour démontrer le rôle effectif et spécial joué par ce microbe, donnent une juste idée des difficultés auxquelles on peut se heurter dans les recherches bactériologiques faites sur les angines. Cependant les travaux auxquels a donné spécialement lieu le bacille de Lœffler ont rendu sa recherche et son identification si sûres et si pratiques dans la majorité des cas, qu'il est vraiment permis de qualifier de cliniques les recherches bactériologiques qui ont pour but de démontrer sa présence et celle des microbes qui lui sont le plus souvent associés.

Ces recherches peuvent atteindre une complexité assez grande pour ne pouvoir être pratiquées que par un micro-biologiste expérimenté. Il est toutefois possible, en réduisant à leur plus simple expression les procédés techniques, de les mettre à la portée de tous les médecins, tout en conservant à ces recherches un caractère de certitude rigoureusement exacte, dans la plupart des cas.

Deux procédés s'offrent au clinicien : ou bien examiner directement la fausse membrane et chercher à y reconnaître le bacille de Lœffler, ou bien avoir, de prime abord, recours à la culture des microbes de la gorge par le procédé que nous indiquerons plus loin.

L'examen direct des microbes contenus dans la fausse membrane peut avoir une grande utilité. Pour le pratiquer on prend, à l'aide d'une pince, un fragment de fausse membrane, on le laisse sécher un peu de façon à ce qu'il perde une partie de son humidité ou bien on lui enlève celle-ci en l'appliquant sur du papier buvard. Puis on frotte ce fragment de fausse membrane sur une lamelle de verre bien essuyée de façon à faire un *frottis* : des fragments très ténus de la fausse membrane s'étalent sur la lamelle de verre et y forment une couche mince. On laisse sécher la préparation et on la *fixe* en passant trois fois de suite la lamelle dans la flamme d'un bec de Bunsen ou d'une lampe à alcool ; cette dernière pratique a pour résultat de faire adhérer la préparation à la lamelle, de telle façon qu'on pourra colorer, décolorer et laver celle-ci sans risquer d'enlever les débris de fausse membrane collés sur le verre. La coloration a lieu ensuite de la manière que nous indiquerons lors de l'examen microscopique des cultures.

La culture des microbes de la gorge est en effet indispensable pour déterminer d'une façon *exacte* s'il y a ou s'il n'y a pas du bacille de Lœffler dans une angine. Cette culture exige des soins particuliers, un milieu spécial et des instruments que nous allons décrire brièvement et aussi clairement que possible.

PRÉPARATION DES TUBES DE SÉRUM COAGULÉ. — Tout d'abord, avant de songer à cultiver les microbes en question, il faut préparer le milieu sur lequel on ensemencera les exsudats de la gorge, et nous avons vu que le milieu de choix est le sérum sanguin solidifié. En effet, le bacille de Læffler pousse mieux sur ce milieu que sur tout autre et il s'y développe presque toujours plus énergiquement que tous les autres microbes. Enfin les colonies de ce bacille prennent sur le sérum un aspect caractéristique.

Le sérum utilisé est celui qui se sépare du sang d'un

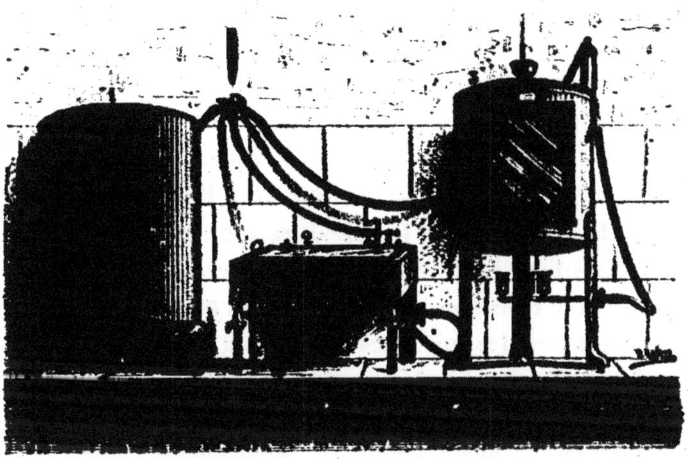

Fig. 1. — Instrumentation pour la bactériologie clinique de la diphtérie au laboratoire de l'hôpital Trousseau.

1, Four Pasteur pour la stérilisation des tubes. — 2, Étuve à plan incliné pour la préparation des tubes de sérum gélatinisé. — 3, Étuve d'Arsonval pour la culture des tubes.

animal qu'on vient de saigner. Pour l'obtenir, on recueille dans un vase en verre stérilisé le jet de sang qui sort de la carotide : on recouvre ce vase avec une cloche de verre et on laisse le sang reposer dans un endroit frais. Au bout de quelques heures le caillot se sépare du sérum qui surnage et on aspire ce dernier dans des pipettes stérilisées, à l'aide desquelles on répartit ce liquide dans des ballons stérilisés. Ces ballons sont scellés à la lampe et, comme dans la saignée il a pu se trouver que quelques impuretés soient entraînées dans le sang, on stérilise le sérum contenu dans ces flacons par la méthode de chauf-

fage discontinu : pour cela on le porte tous les jours à 50°
dans une étuve, pendant une heure, et on répète ce chauffage pendant quinze jours quotidiennement. Ainsi préparé, ce sérum pourrait se conserver indéfiniment : pour
l'utiliser il faut le répartir dans des tubes à expérience
préalablement stérilisés, et le porter à une température
telle qu'il se coagule dans une position qui donne une surface inclinée sur laquelle se feront les ensemencements.

Nous venons de dire que les tubes dans lesquels on
mettra le sérum doivent être stérilisés : en effet, nous verrons plus loin que la température à laquelle il convient de
coaguler le sérum est d'environ 70°. Il faut éviter de
porter le sérum à une température plus élevée, et il est
par conséquent indispensable que le sérum et les tubes
destinés à le recevoir soient absolument privés de germes,
car la plupart des microbes résistent à une température
aussi peu élevée. La stérilisation des tubes à expérience
s'opère de la façon suivante : les tubes sont bouchés avec
un tampon de ouate ordinaire, suffisamment serré, et
disposés dans un panier en fil de fer. On introduit ce
panier dans le four à flamber de Pasteur : c'est un fourneau en tôle, à double enveloppe, que chauffe en dessous
un fort brûleur à gaz. Un thermomètre, enfoncé et maintenu dans une ouverture du couvercle, plonge dans l'intérieur du four et permet de suivre l'ascension de la température : celle-ci doit monter entre 180° et 200° : en pratique, le degré de chaleur convenable est atteint lorsque
l'ouate qui bouche chaque tube est légèrement roussie et
ceci peut être obtenu dans un four quelconque.

Pour répartir dans les tubes ainsi stérilisés et étant
refroidis le sérum sanguin, on ouvre d'un trait de lime
un des flacons de sérum et on aspire, à l'aide d'une pipette
de Miquel, le liquide contenu dans le flacon. On répartit

alors le contenu de la pipette dans les différents tubes, en mettant dans chaque tube environ 3 à 4 centimètres cubes de sérum : il faut prendre de grandes précautions pour éviter d'introduire des germes dans chaque tube et de déposer du sérum sur les bords du tube, car la coagulation de ce sérum ferait adhérer le tampon de ouate au verre et empêcherait de déboucher facilement le tube. L'ouverture du tube doit être passée dans la flamme avant l'introduction de la pipette et après que celle-ci est retirée. Le tampon de ouate doit être tenu à l'aide du petit doigt de la main droite et ne doit être déposé sur aucun objet, comme nous l'indiquerons plus loin à propos des ensemencements. Cette façon de déboucher et de reboucher les tubes est fort importante, car elle permet d'éviter bien des causes de contamination des milieux de culture.

Le sérum étant réparti dans les tubes stérilisés, ceux-ci sont mis dans une étuve à température constante dont l'action coagulera le sérum. La température de cette étuve doit être réglée à 70°, et il suffit d'un séjour de une heure et demie à deux heures pour que le sérum soit solidifié. Cette étuve à coaguler le sérum présente une disposition particulière : ses pieds de devant sont plus courts que ceux de derrière ; il en résulte que le fond, sur lequel on couche les tubes, est incliné et que le sérum, coagulé dans cette situation, donne un plan incliné lisse et solide sur lequel se feront les ensemencements. Un thermomètre, placé sur le fond de l'étuve, permet de contrôler la température, car le couvercle de l'étuve est en verre. Le sérum coagulé est jaune foncé, un peu transparent, ou bien blanchâtre et comme laiteux ; une petite quantité de liquide se sépare du sérum pendant sa coagulation et se collecte au fond du tube.

C'est sur la surface inclinée et lisse du sérum coagulé qu'on ensemence les microbes, contenus dans les fausses membranes ou dans la gorge du malade. En effet, il n'est pas nécessaire de voir ce dernier; une fausse membrane rendue par lui et conservée, sans adjonction d'aucun liquide, dans un tube stérilisé, peut être le point de départ de la culture. Il est évident que dans ce cas il faut éviter de plonger la production pseudo-membraneuse dans un liquide antiseptique qui tuerait les microbes ou dans de l'eau qui amènerait des microbes étrangers à la fausse membrane; il est bon de se rappeler que les essences sont de puissants antiseptiques et que des flacons qui en ont contenu, doivent être évités pour l'envoi des fausses membranes.

ENSEMENCEMENT DES MEMBRANES, DU MUCUS, DES EXSUDATS CUTANÉS. — Pour ensemencer un tube de sérum on se sert d'une spatule en fer (sorte de fil de fer aplati à une extrémité), ou d'un gros fil de platine emmanché dans une baguette de verre. A défaut de spatule ou de fil de platine, un fil de fer assez mince recourbé en anse à son extrémité serait employé avec succès. La spatule (ou le fil) est stérilisée par chauffage dans la flamme d'un bec de Bunsen ou d'une lampe à alcool, et on a soin de porter au rouge la partie qui sera introduite dans la gorge : on la laisse ensuite refroidir sans la déposer sur un objet quelconque qui pourrait la souiller, et il est bon de s'habituer à attendre un temps suffisant pour que la spatule ne soit plus chaude; c'est en effet une faute que l'on fait souvent, de ne pas attendre assez longtemps et d'aller toucher le point où on veut prendre la semence avec une spatule trop chaude; et nombre d'ensemencements qui restent stériles ne doivent cette stérilité qu'au fait que le fil, insuffisamment refroidi par un expérimentateur novice, a tué les microbes qu'il a touchés.

Pour prélever la semence des cultures, on va, avec l'extrémité de la spatule, gratter légèrement la surface d'une fausse membrane ou le point suspect de la gorge du malade. S'il n'y a pas ou s'il n'y a plus de fausses membranes, il faut toucher soit l'orifice d'une crypte amygdalienne, soit le sillon qui sépare le pilier postérieur ou le pilier antérieur de l'amygdale, et y recueillir un peu de mucus qui s'y trouve toujours. Les produits du jetage qui s'écoule des narines, les exsudats cutanés, anaux ou vulvaires serviront de la même manière à charger de semence le fil de platine ou la spatule.

Il est bon d'insister quelque peu sur la façon dont la spatule chargée de microbes doit être introduite dans le tube de sérum et sur la façon dont elle doit être promenée à la surface du milieu de culture. Tenant la spatule entre le pouce et l'index de la main droite, on prend par le fond le tube de sérum, de la main gauche, en le tenant incliné. On débouche ce tube à l'aide du petit doigt de la main droite qui retiendra le tampon de ouate jusqu'à ce qu'on puisse reboucher le tube ensemencé et ce tampon ne doit être déposé sous aucun prétexte. L'ouverture du tube débouché, toujours maintenu incliné, est présentée à la flamme d'un bec de Bunsen ; puis la spatule est introduite dans le tube en évitant d'en toucher les bords et conduite jusqu'au fond de celui-ci. Elle est ensuite ramenée vers l'orifice en appuyant légèrement sur la surface du sérum la partie chargée de semence : on trace donc une raie à la surface du sérum. Ce mouvement est répété plusieurs fois et on fait ainsi plusieurs stries parallèles sur la face lisse du sérum coagulé. On retire alors la spatule, on flambe de nouveau l'orifice du tube, puis on présente à la flamme le tampon de ouate toujours tenu par le petit doigt de la main droite et on bouche rapidement le tube ensemencé. On répète ensuite la même opération pour un deuxième et même un troisième tube, sans recharger la spatule ; mais, dans la pratique, un seul tube suffit en général pour obtenir une culture dont l'examen fixera le diagnostic.

DÉVELOPPEMENT DES CULTURES SUR SÉRUM COAGULÉ. — Le tube, étant ensemencé, doit être maintenu à une température constante grâce à laquelle le développement du bacille de Lœffler se fera rapidement. On le porte, donc, après l'avoir étiqueté et daté, dans une étuve réglée à 37° : Nous avons vu en effet que la température optima de développement de ce microbe est comprise entre 35 et 37° ; grâce à cette chaleur le bacille végète rapidement et en général quinze à seize heures après l'ensemencement on voit déjà sur la surface du sérum de petites taches très nettes, qui sont des colonies du bacille de Lœffler : vingt-quatre heures après l'ensemencement, ces colonies ont pris, dans bien des cas, un aspect considéré comme caractéristique.

ASPECT DES CULTURES A L'ŒIL NU. — Lorsque le bacille de Lœffler est fort abondant, par rapport aux autres microbes, dans la gorge où a été prélevée la semence, il se peut, surtout si on examine la culture vingt-quatre heures après l'ensemencement, que ce seul examen permette d'affirmer l'existence du bacille diphtérique. Dans ce cas se sont développées à la surface du sérum de petites colonies arrondies, saillantes, à contours nets et réguliers, dont le centre est plus élevé et plus opaque que la périphérie : vues à la lumière réfléchie, elles sont de couleur blanc grisâtre un peu terne, et elles sont blanches si on les regarde par transparence à travers le sérum. Si on a eu soin d'ensemencer deux tubes sans recharger la spatule, il est rare que le deuxième ne donne pas des colonies séparées sur lesquelles on pourra étudier les caractères des colonies diphtériques. Mais si on n'a ensemencé qu'un tube et si la quantité de microbes prise comme semence a été considérable, il arrive que le développement des colonies donne, par leur confluence, une couche blanc grisâtre, d'aspect peu humide ou des traînées dans lesquelles on ne peut distinguer les colonies : il faut alors employer la loupe pour rechercher les caractères de ces dernières, et l'emploi du verre grossissant doit être aussi recommandé lorsque l'examen du tube a lieu quinze ou seize heures après l'ensemencement, et que les colonies sont punctiformes.

Tel est l'aspect d'une culture de bacille de Lœffler pur : nous verrons plus loin que dans cette culture on peut trouver des bacilles de différentes longueurs, longs, moyens ou courts. Les cultures sur sérum du bacille long et du bacille moyen ne se distinguent pas entre elles ; il en est souvent de même de celles du bacille court ; parfois cependant on voit à la surface du sérum des colonies plus blanches, d'aspect plus humide, qui se développent à une température bien inférieure à celle qu'exige le bacille de Lœffler typique : on trouve dans ces colonies un bacille court et trapu ressemblant au bacille de Lœffler et surtout au bacille pseudo-diphtérique de Hoffmann ; cultivé dans le bouillon, ce bacille garde sa forme. Nous verrons plus loin qu'on peut douter de sa spécificité.

CULTURE DE LŒFFLER ASSOCIÉE. — Mais souvent la spatule, en prélevant la semence dans la gorge, ramène, en même temps que des bacilles de Lœffler, des échantillons des microbes variés qui peuvent se rencontrer dans les angines : la plupart de ces espèces de microorganismes n'ont pas le temps de se développer d'une façon sensible en vingt-quatre heures, le sérum n'est pas un milieu très favorable à leur développement et la température de 37° leur convient moins qu'au bacille de Lœffler. Pour toutes ces raisons il y a beaucoup de chances pour que les colonies bien développées sur sérum au bout de dix-huit à vingt-quatre heures, soient constituées par du Lœffler. Mais d'autres microbes peuvent donner des colonies dans le même laps de temps, si le bacille diphtérique était associé, dans la fausse membrane, au streptocoque, au staphylocoque, etc. Dans ce cas, entre les colonies principales ayant les caractères des colonies du bacille de Lœffler, on voit d'autres colonies plus ou moins nombreuses, plus ou moins volumineuses. Nous entendons parler des cultures examinées de seize à trente-six heures après l'ensemencement, car plus tard il se développe à peu près toujours dans les cultures d'autres microbes que le Lœffler.

Les colonies autres que celles du bacille de la diphtérie, qui se développent après l'ensemencement des exsudats pharyngés sur sérum, sont surtout celles des staphylocoques, des streptocoques et beaucoup plus rarement du pneumocoque, du tétragène et des coliformes. Les staphylocoques et les streptocoques sont de beaucoup les plus importants de ces microbes, surtout le streptocoque, par suite du rôle qu'on lui a fait jouer dans l'exaltation de la virulence du bacille de Lœffler *in vitro* : il était donc naturel d'attacher de l'importance à son association avec le bacille diphtérique. Le streptocoque, au bout de vingt-quatre heures, forme entre les colonies de Lœffler et surtout sur les bords du sérum, de petites colonies blanches, bien moins volumineuses que celles du bacille de la diphtérie et très peu saillantes. Le staphylocoque pousse sur sérum souvent presque aussi énergiquement que le bacille de Lœffler, mais ses colonies, au bout de vingt-quatre heures, sont très blanches, très opaques, à aspect humide et gras : l'opacité de la colonie est totale alors que les colonies de diphtérie sont plus opaques au centre. Au bout de vingt-quatre heures le pneumocoque forme sur sérum une couche muqueuse, transparente, très peu développée et c'est l'examen microscopique qui le fait reconnaitre et non l'examen direct de la culture : il en est de même des coliformes, dont les colonies blanchâtres, opaques et humides, sans bords réguliers, sont cependant parfois assez nettement visibles.

Conservées plusieurs jours à l'étuve, ces cultures changent d'aspect : les colonies de Lœffler deviennent plus étendues, puis cessent de croître assez rapidement. Le staphylocoque s'étend avec rapidité et envahit toute la culture : le streptocoque est plus discret et ses colonies sont toujours peu importantes.

PROCÉDÉS D'EXAMEN MICROSCOPIQUE. — Quelque typique que puisse être une culture, il est toujours nécessaire d'en faire un examen microscopique afin de vérifier les données de l'examen à l'œil nu ou à la loupe : l'emploi du microscope et des réactifs colorants est donc indispensable au médecin qui a peu l'habitude de ce genre de recherches. Cet examen microscopique est en réalité fort simple : nous allons indiquer dans tous ses détails une des manières, la plus pratique croyons-nous, d'y procéder.

Il faut commencer par préparer une lamelle couvre-objet sur laquelle on étendra la colonie prélevée dans l'intérieur du tube. On saisit cette lamelle de verre entre les mors d'une pince à pression continue de Cornet, pince dont l'avantage est de permettre le maniement de cette mince lamelle sans la briser et sans se souiller les doigts. On dépose ensuite une gouttelette d'eau stérilisée sur une face de la lamelle : la quantité d'eau ainsi déposée doit être très minime pour que la préparation ne soit pas longue à sécher. Puis, on flambe un fil de platine recourbé en anse à son extrémité : pendant qu'il refroidit sans contact pouvant faire cesser son asepsie, on prend de la main gauche le tube à culture qu'on veut examiner, on le débouche avec le petit doigt de la main droite, on en flambe l'orifice et on y introduit le fil de platine. Avec l'extrémité de celui-ci on va toucher une colonie examinée d'avance et reconnue comme devant être formée de bacilles de Lœffler ; puis, retirant avec précaution le fil de platine, on rebouche le tube et on dilue, dans la gouttelette d'eau déposée sur la face supérieure de la lamelle, la colonie adhérente au fil de platine, en frottant quelques instants. On laisse sécher la préparation, ce qui ne demande qu'un temps très court.

Les microbes forment donc une mince couche sur une face de la lamelle : on fixe cette couche en passant trois fois la lamelle dans la flamme d'un bec de Bunsen ou d'une lampe à alcool, rapidement, de façon à ne pas griller les microbes et à faire seulement adhérer la préparation au verre.

Coloration des microbes. — Il faut alors colorer celle-ci : bien des matières colorantes peuvent être employées, mais une des plus commodes, et qui donne constamment de bons résultats, est la solution de violet de gentiane anilinée. Cette solution ne se conservant que peu de temps doit être souvent renouvelée. Pour la produire on mélange à 100 centimètres cubes d'eau distillée 3 centimètres cubes environ d'huile d'aniline blanche : on agite vivement et l'eau dissout la plus grande partie de l'huile. Néanmoins il reste en suspension dans l'eau un grand nombre de gouttelettes d'huile qui lui donnent un aspect laiteux et qu'il faut séparer de l'eau saturée d'aniline en filtrant sur un filtre en papier mouillé. Cette précaution d'humecter préalablement le filtre est destinée à empêcher les gouttelettes d'huile de traverser le papier. On mélange à l'eau anilinée filtrée 10 p. 100 environ d'une solution alcoolique concentrée de violet de gentiane et la matière colorante est prête à être employée. On en fait tomber quelques gouttes sur la préparation et on laisse le réactif colorant agir pendant trois à quatre minutes pour que la couleur pénètre les microbes. On peut activer la coloration en chauffant légèrement.

Lorsque les microbes sont colorés, on lave à l'eau, puis rapidement à l'alcool absolu pour enlever l'excès de couleur, puis à l'eau pour empêcher l'alcool de trop décolorer. On renverse ensuite la lamelle sur une lame de verre, on essuie la face supérieure et on examine au microscope. Dans ce cas, tous les microbes quels qu'ils soient sont également colorés : ils peuvent par leur abondance gêner la constatation des microbes les plus importants à reconnaître, et de plus certains bacilles peuvent être pris pour du Lœffler. Nous avons un moyen de rendre la préparation plus claire et de décolorer tout ce qui est microbe banal en employant la méthode de Gram.

Celle-ci est basée sur l'emploi de la solution iodo-iodurée dont voici la formule :

Iode métallique	1 gramme.
Iodure de potassium.	2 --
Eau distillée	300 --

L'action de cette solution est telle que, si on la fait agir après une matière colorante, elle fixe la couleur sur certains microbes de telle façon que l'action décolorante de l'alcool a beaucoup de peine à s'exercer sur ces microbes, si on lave la préparation à l'alcool, alors que d'autres se décolorent facilement. Lorsqu'un microbe, après l'action de la solution de Gram, ne se laisse pas ou se laisse très difficilement décolorer par l'alcool, on dit que ce microbe *se colore par le Gram* ou *qu'il prend le Gram*. Il en est ainsi pour le bacille de Lœffler, le streptocoque, le staphylocoque, le coccus Brisou, le pneumocoque de Talamon-Fraenkel, c'est-à-dire pour presque tous les microbes que l'on tient à constater dans la diphtérie : le colibacille se laisse décolorer par le Gram. Cette méthode apporte donc un élément précieux de diagnostic de l'espèce microbienne et de plus, en permettant de décolorer les microbes banaux, elle laisse en évidence ceux qui nous intéressent le plus dans cette étude, Lœffler, streptocoque et staphylocoque.

On emploie la solution de Gram de la façon suivante; lorsqu'on juge la coloration suffisante, on lave la préparation en laissant tomber à sa surface quelques gouttes de la solution iodée, qu'on fait agir pendant une à deux minutes : la préparation prend une teinte noirâtre. On la lave alors à l'alcool absolu, et quand on juge la décoloration suffisante, on lave la lamelle à l'eau distillée, on la renverse sur une lame de verre, on sèche sa face supérieure, et on l'examine comme précédemment, avec un objectif à immersion. La coloration du frottis de fausse membrane dont nous avons parlé plus haut se fait également ment par la méthode de Gram.

EXAMEN D'UNE PRÉPARATION MICROSCOPIQUE. — Lorsqu'on

examine la préparation ainsi obtenue, on constate parfois, surtout si l'examen a lieu au plus tard vingt-quatre heures après l'ensemencement, que la lamelle ne porte que du bacille de Lœffler : ce bacille n'a pas toujours les mêmes caractères morphologiques et on est convenu de classer ses divers types en se basant sur la longueur des bâtonnets : on a donc trois variétés du bacille de Lœffler, le bacille long, le bacille moyen, le bacille court.

Le bacille long de Lœffler se rencontre le moins souvent des trois. Il se présente sous forme de longs bâtonnets arrondis aux deux extrémités et souvent recourbés légèrement sur eux-mêmes : parfois le centre ou une extrémité se colore mal et il semble que le bacille est segmenté et granuleux. Ce microbe est disposé sous forme d'amas, comme de petits tas d'aiguilles jetées sur une surface plane, ou bien encore quelques-uns, en s'entre-croisant, forment comme les rayons d'une roue. Cet enchevêtrement du bacille long est typique : lorsque la colonie a été mal étendue sur la lamelle et que la préparation est trop épaisse, cette disposition des microbes donne l'apparence d'une sorte de feutrage.

Les bacilles moyens sont ceux que l'on rencontre le plus fréquemment : ils sont disposés quelquefois en amas, sans présenter cependant le même enchevêtrement que les bacilles longs ; le plus souvent ils sont rangés parallèlement les uns à côté des autres. Leur longueur est d'un tiers environ inférieure à celle du bacille précédent, leur largeur étant à peu près la même. Ils sont légèrement incurvés sur eux-mêmes. Parfois leur centre se colore moins bien que leurs extrémités arrondies qui sont un peu amincies.

Les bacilles courts de Lœffler sont rarement à l'état pur. Ce sont des bâtonnets environ moitié plus courts que

les précédents, et aussi larges, ce qui leur donne un aspect
trapu : leurs extrémités sont souvent légèrement renflées.
Ils sont le plus souvent disposés en rangées parallèlement
les uns aux autres : quelquefois deux d'entre eux sont
placés bout à bout et, dans ce cas, le plus souvent ils

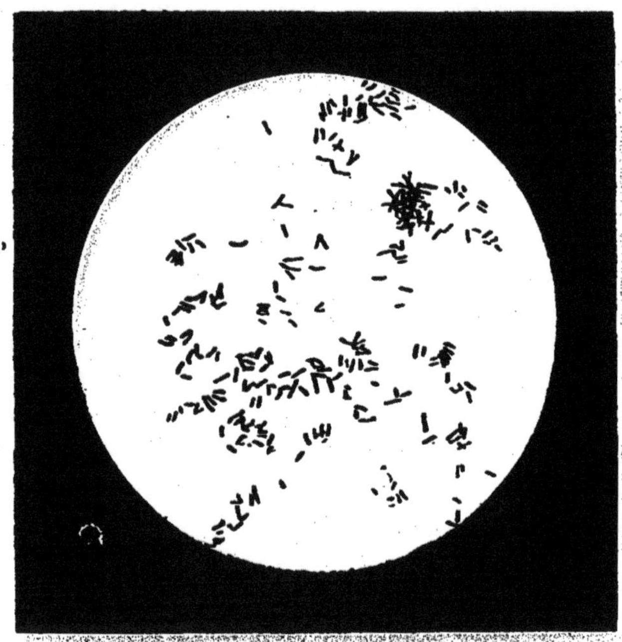

Fig. 2. — Bacilles de Lœffler longs et moyens.
(Préparation de M. Tollemer, dessinée par M. Chicotot.)

forment un angle plus ou moins obtus. Parfois, en se réu-
nissant, ils figurent assez exactement un V.

Les bacilles longs, moyens et courts existent rarement
dans les cultures à l'état absolument pur. Le plus souvent
il y a une prédominance d'une de ces variétés et en examinant quelque peu la préparation, on trouve quelques
bacilles longs dans une culture de bacilles moyens ou un

certain nombre de bacilles courts : parfois les trois ordres de bacilles se rencontrent sur la même lamelle.

Nous avons vu, à propos des cultures, qu'il était en somme très rare que l'ensemencement n'ait introduit dans le tube de culture que du bacille de Lœffler. Dans les

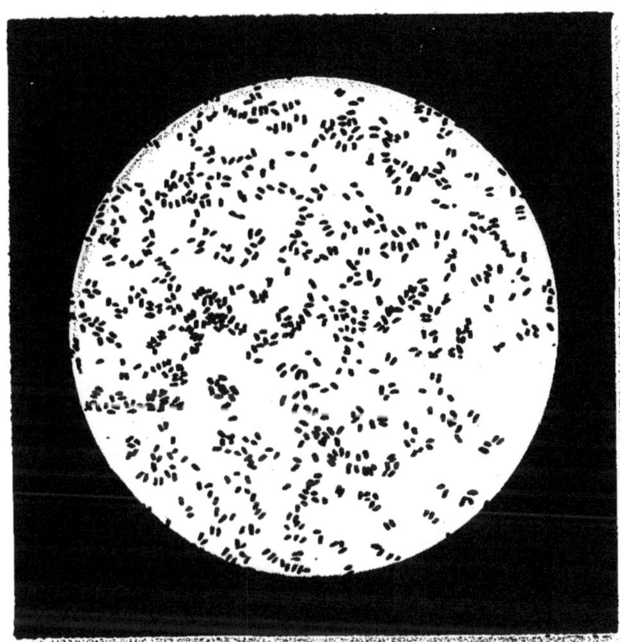

Fig. 3. — Bacilles courts.
(Préparation de M. Tollemer, dessinée par M. Chicotot.)

diphtéries où il est associé à d'autres microbes, il est très fréquent de constater que le bacille n'existe pas seul sur la lamelle, et cela vingt-quatre heures après l'ensemencement.

Les microbes que l'on peut trouver ainsi superposés à la préparation sont très variés. Les uns, cocci plus ou moins volumineux, diplocoques sans caractères spéciaux, sont considérés comme ne jouant qu'un rôle secondaire ; ce rôle, s'ils en ont un, serait d'atténuer en quelque sorte la virulence du bacille de Lœffler et leur présence aurait une certaine valeur en ce sens que les cas où on les rencontre seraient en général des angines diphtériques bénignes. Il

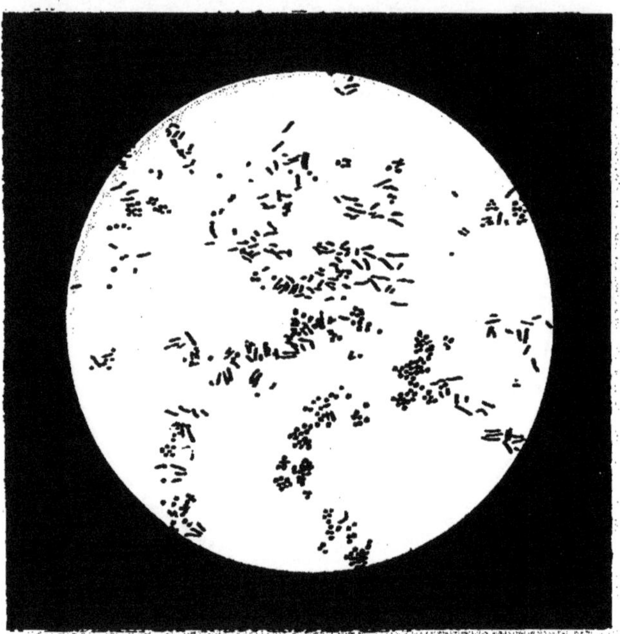

Fig. 4. — Bacilles de Lœffler longs et moyens et staphylocoques.
(Préparation de M. Tollemer, dessinée par M. Chicotot.)

en est de même du petit coccus Brisou, ainsi appelé du nom de l'enfant dans la gorge duquel Roux, Yersin, L. Martin, l'ont trouvé à diverses reprises. Le Brisou forme des colonies qui, au bout de vingt-quatre heures, sont aussi visibles que celles du bacille diphtérique ; mais leur surface est plus humide, et elles paraissent translucides si on les examine en interposant le tube entre la lumière et les yeux, car leur centre n'est pas plus épais que leurs bords : au microscope, le coccus Brisou se montre sous forme de points isolés ou groupés deux par deux.

D'autres microbes associés au Lœffler sont plus importants à étudier, car ils peuvent avoir une virulence propre qui oblige à compter avec eux. Ce sont les staphylocoques, les streptocoques, le pneumocoque, le colibacille.

Le *staphylocoque* est caractérisé par sa disposition régulière en petits groupes placés les uns à côté des autres, rappelant ainsi l'aspect d'une grappe de raisin ou de grains de plomb pressés les uns à côté des autres, sur une lame de verre. Il forme de petits amas entre les lots de bacilles diphtériques, ou il est mélangé à ceux-ci qu'il submerge en quelque sorte.

Les *streptocoques* constituent des chaînettes plus ou moins longues : parfois ils se présentent en forme de diplocoques qui peuvent former de courtes chaînettes de quatre à six éléments, mais on peut trouver des chaînettes beaucoup plus longues ; l'aspect de ces chaînettes est un peu variable, les grains qui les composent peuvent être plus ou moins volumineux et il existe très probablement des races spéciales de streptocoques dont la virulence et le rôle pathologique doivent varier.

Le streptocoque peut être plus ou moins abondant, et on peut trouver de longues chaînettes vingt-quatre heures après l'ensemencement ; quelquefois il ne devient évident qu'au bout de quarante-huit heures. Il en est de même du staphylocoque qui pousse énergiquement dès le début dans certains cas et, dans d'autres, tarde un peu pour se développer. Il est probable que la rapidité et l'abondance du développement du staphylocoque et du streptocoque ont une certaine signification au point de vue de la valeur de leur association au bacille de Lœffler. S'ils poussent abondamment et énergiquement sur le sérum, c'est qu'ils sont abondants dans la gorge du malade et que par conséquent ils peuvent, s'ils sont virulents, ajouter à la gravité de la maladie.

Le *pneumocoque* se rencontre assez rarement dans les

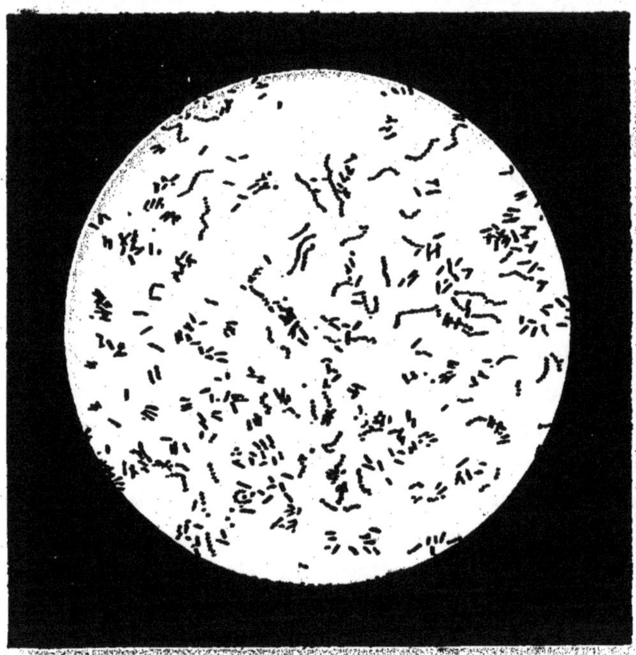

Fig. 5. — Bacilles de Lœffler moyens et streptocoques.
(Préparation de M. Tollemer dessinée par M. Chicotot.)

préparations, du moins avec quelque abondance : il a la forme caractéristique de grains de blé ou de fers de lance, réunis en diplocoques par leur extrémité arrondie, leur bout pointu étant dirigé en dehors. Les deux cocci constituant le diplocoque forment souvent un angle très obtus. On sait que, dans les cultures, le pneumocoque de Talamon-Frænkel n'est pas encapsulé. Il ne semble pas jouer un rôle actif dans l'évolution de l'angine ; peut-être sa présence peut-elle prédisposer aux broncho-pneumonies.

Le colibacille se décolore par la méthode de Gram : aussi faut-il le chercher par la coloration simple. Joue-t-il un rôle dans l'évolution de l'angine ? Ceci est douteux : cependant nous l'avons rencontré associé au Lœffler dans un cas d'angine toxique où le streptocoque ne put être rencontré malgré des cultures multiples.

RECHERCHE DE LA VIRULENCE DU LŒFFLER ET DES MICROBES ASSOCIÉS. — Le diagnostic bactériologique du bacille de Lœffler s'appuie donc sur la rapidité du développement des cultures sur sérum, sur les caractères des colonies, sur les caractères morphologiques du bacille et sur ce fait qu'il reste coloré par la méthode de Gram. Il n'y a pas de diphtérie vraie sans bacilles.

Mais parfois on rencontre dans la gorge d'enfants sains un bacille qui ne diffère du bacille diphtérique qu'en ce qu'il n'est pas virulent. Est-ce un bacille diphtérique dénué de virulence ? La chose est possible. En effet, on peut atténuer et rendre inoffensif le bacille diphtérique qui ressemble alors tout à fait au bacille pseudo-diphtérique ; mais on n'a pu, jusqu'à présent, rendre virulent le dernier bacille. Peut-être, toutefois, certaines conditions (rougeole, scarlatine) permettraient-elles le retour à la virulence de ce bacille chez les sujets qui en sont porteurs (Roux et Yersin).

La constatation du microbe diphtérique dans une angine n'est pas toujours suffisante, car nous venons de voir que s'il n'y a pas de diphtérie sans bacilles de Lœffler, il peut y avoir des bacilles de Lœffler sans diphtérie : il peut donc être fort utile de rechercher quelle est la virulence du bacille isolé dans un cas donné. A la vérité la clinique nous semble ici reprendre ses droits et l'état du malade tranchera souvent la question. S'il présente le tableau de l'angine toxique, nul doute que les microbes qu'il a dans la gorge ne soient très virulents et la gravité de l'affection correspondra au degré de toxicité des produits élaborés dans les fausses membranes.

Mais, dans les angines associées, on peut avoir intérêt à savoir quelle est la virulence des divers microbes, pour essayer de débrouiller le rôle de chacun d'eux dans la production des phénomènes morbides. Il est pour cela nécessaire de les cultiver dans du bouillon afin de pouvoir, en injectant la culture à un animal, juger de son degré de toxicité.

Pour cela il faut les avoir en culture pure et par conséquent commencer par les isoler les uns des autres.

Nous avons déjà parlé du procédé d'isolement du Lœffler. Lorsqu'on veut isoler le bacille contenu dans une première culture impure, on prélève à l'aide du fil de platine stérilisé une petite parcelle d'une colonie dans laquelle un examen microscopique préalable a fait reconnaître la présence du bacille de Lœffler, on délaie cette parcelle de colonie dans quelques gouttes de bouillon stérilisé, et, avec un fil de platine stérilisé trempé dans ce bouillon, on ensemence un tube de sérum en traçant, à la surface de ce milieu solide, plusieurs stries parallèles. On répète la même opération pour un deuxième et un troisième tube sans recharger le fil de platine, et on met les trois tubes à l'étuve, à 37°. Il se développe en vingt-quatre heures des colonies isolées peu nombreuses, surtout dans le troisième tube.

Choisissant une des colonies les plus caractéristiques de celui-ci, on vérifie sa pureté en prélevant une parcelle, puis on ensemence du bouillon de veau alcalinisé avec cette même colonie. Ce bouillon est mis à l'étuve à 37° et le bacille de Lœffler y pousse rapidement. La réaction du liquide, d'abord alcaline, devient acide, de petits grumeaux de microbes se développent et s'accolent aux parois du verre ; puis la réaction devient de nouveau alcaline et la virulence de la culture peut être expérimentée. Si on inocule sous la peau une petite quantité de cette culture à un cobaye il meurt en quelques jours avec un œdème sanguinolent au point d'inoculation et il présente les lésions que nous avons étudiées à propos des expériences de Lœffler. La rapidité de la mort, les phénomènes d'infection plus ou moins aigus, les paralysies qui surviennent si l'animal survit quelque temps, permettent de juger de la toxicité de la culture.

Pour isoler le staphylocoque il suffit de faire une culture sur plaque de gélatine à 20° ; le staphylocoque se développe facilement à cette température à laquelle le bacille de Lœffler ne végète pas. Il se développe de petites colonies qui liquéfient la gélatine. On prélève ensuite une parcelle de colonie du staphylocoque et on la porte dans du bouillon où le microbe cultive ; en général l'inoculation de la culture de staphylocoque donne un abcès plus ou moins étendu, rarement une infection généralisée.

Pour isoler le streptocoque, on ensemence la culture mixte de Lœffler et de streptocoque sur un tube de gélose. A la température de 30 à 35° on obtient de petits mamelons blancs de 2 à 3 millimètres de diamètre, se développant sur toute la surface du tube. Le bacille de Lœffler cultive mal sur gélose où ses colonies restent punctiformes. On ensemence sur un nouveau tube une des colonies de streptocoques et, à l'aide d'une des colonies qui se développent pures dans ce nouveau tube, on ensemence un tube de bouillon. La virulence de ces cultures est extrêmement variable; parfois leur inoculation au lapin ne provoque que quelques petits abcès; d'autres fois elle produit une inflammation très vive, un véritable phlegmon ou bien une infection purulente rapidement mortelle.

On peut observer tous les degrés dans la virulence des microbes isolés dans une angine diphtérique. On admet en général que l'association des microbes dans la gorge peut avoir une grande importance. en particulier celle du streptocoque et du bacille de Lœffler. Roux et Yersin sont en effet arrivés à rendre très virulentes des cultures de bacille diphtérique peu actives, en associant au Lœffler un streptocoque très virulent et en inoculant le mélange à des cobayes. En est-il de même dans la gorge d'un malade atteint de diphtérie, où la virulence se montre alors que les microbes ont été fort peu de temps associés? Il est certain qu'on rencontre fréquemment dans des angines d'intensité moyenne un streptocoque abondant associé à du Lœffler et que néanmoins les malades guérissent facilement; il est encore possible que l'action du streptocoque dans les cas où il est très virulent s'exerce surtout par la rapidité avec laquelle il provoque des troubles généraux importants.

Certaines angines à streptocoque éveillent par la violence et la brusquerie de leur début l'idée d'une violente infection : le poison sécrété par le streptocoque diffuse donc rapidement dans l'organisme. Cette infection si aiguë ne peut-elle, en diminuant la résistance de l'organisme d'une façon soudaine et considérable, le rendre beaucoup plus sensible à l'intoxication par le poison diphtérique qui s'absorbe et diffuse plus difficilement que le poison streptococcique? Les variations si grandes dans la virulence du streptocoque expliquent qu'on puisse le rencontrer dans les angines diphtériques bénignes.

Les bacilles de Lœffler peuvent être également virulents quelle que soit leur longueur; si les bacilles longs et moyens sont le plus souvent virulents on peut en isoler d'à peu près inactifs et même de complètement inoffensifs. En revanche, le bacille court, souvent peu virulent, peut, dans certains cas, posséder une virulence considérable.

Le professeur Spronck, d'Utrecht, a mis en doute la spécificité d'un bacille court de la diphtérie qui ne tue pas les animaux, mais leur donne de l'œdème. En effet l'injection de sérum antidiphtérique n'empêche pas l'œdème de se produire lorsqu'on inocule une culture de ce bacille à un animal, ce qui a lieu pour le bacille de Lœffler. Spronck en conclut que ce bacille court n'est pas un bacille diphtérique.

Pour L. Martin certains bacilles courts sont des bacilles diphtériques dégénérés; il a pu, en partant d'une culture de bacille long typique, datant de huit mois, reproduire un bacille court. Pour cela, la culture fut faite dans du bouillon de veau récemment préparé et étendu sur une couche de gélose, dans une boîte de Petri. La culture de ce bacille court, inoculée au cobaye, ne le tue pas, mais lui donne de l'œdème. Inoculée au moineau, elle le tue; mais l'inoculation préventive de sérum antidiphtérique empêche l'action de cette culture de tuer l'oiseau. Cette intéressante expérience prouve donc bien que certains bacilles courts peuvent être diphtériques, comme celle de Spronck démontre que certains autres ne sont pas spécifiques.

Il nous semble certain, que, si on confronte soigneusement les résultats bactériologiques et les constatations cliniques, on arrivera facilement à la conviction que tous les bacilles courts qui donnent en vingt-quatre heures des colonies blanches sur sérum et se colorent par le Gram ne sont pas tous des bacilles de la diphtérie. Il faut donc être très réservé sur le diagnostic de diphtérie si la culture ne donne que des bacilles courts en culture pure, sans aucun mélange de bacilles moyens ou longs.

CHAPITRE IV

LA DIPHTÉRIE BACTÉRIOLOGIQUE.
VALEUR SÉMÉIOLOGIQUE DU BACILLE DE LŒFFLER
ET DES ASSOCIATIONS MICROBIENNES.
INDICATIONS ACTUELLES DES INJECTIONS DE SÉRUM
ANTIDIPHTÉRIQUE.

L'examen bactériologique est, en général, d'accord avec l'examen clinique, lorsque l'on confronte ces deux modes d'investigation dans la diphtérie.

Sauf quelques cas rares de diphtérie clinique, à streptocoques ou à staphylocoques, on peut accepter comme un fait acquis la coexistence du bacille de Lœffler avec les angines pseudo-membraneuses en îlots ou en plaques confluentes. De même l'association des troubles laryngés avec des exsudats *étendus* ou *circonscrits*, siégeant dans le pharynx correspond presque toujours avec la présence des bacilles de Lœffler.

Mais ce sont là des formes de diphtérie clinique pour laquelle l'examen bactériologique nous donne des renseignements tardifs. Nous devons attendre douze à vingt-quatre heures, en général, pour que la culture sur sérum se développe et puisse être examinée au microscope. Notre diagnostic est fait d'avance, d'après l'aspect seul du pharynx ou d'après les phénomènes coexistants de suffocation caractérisant le croup. Nous n'attendons pas, dans ces conditions, l'aide de la bactériologie pour appliquer le remède et nous faisons faire immédiatement une injection de sérum de 10 ou 20 centimètres cubes, suivant les circonstances et suivant l'âge de l'enfant. — Mais, dira-t-on, la bactériologie pourrait nous révéler la maladie dès le début, avant l'apparition des exsudats membraneux ? J'en conviens, mais elle peut nous déceler aussi les reliquats d'une diphtérie guérie qui a laissé des bacilles dans le pharynx. Comment savoir, en l'absence des manifestations locales, si les bacilles annoncent une infection qui va commencer ou une infection à son déclin ? La question me paraît insoluble par la bactériologie seule.

C'est donc l'examen clinique qui doit en dernier ressort rester prépondérant. Mais depuis qu'on a scindé la clinique de la bactériologie, depuis la création de laboratoires spéciaux qui distribuent des diagnostics de diphtérie, d'après le seul examen bactériologique, on pourrait être tenté, pour les indications thérapeutiques, de s'en rapporter à la bactériologie dont l'influence actuelle me paraît être un peu excessive et même trompeuse.

J'ai avancé, dans la communication que j'ai eu l'honneur de faire à la Société médicale des hôpitaux, en février 1896, que le bacille court se rencontrait souvent dans des gorges saines avec les réactions colorantes habituelles, sans que nous puissions avoir de moyen pratique et rapide de nous assurer de sa virulence. Je suis, en cela, d'accord avec tous les observateurs et avec Lœffler lui-même. Il est donc logique de conclure qu'un examen bactériologique dans lequel des bacilles courts auront été constatés ne doit pas imposer l'injection de sérum, contrairement à ce que j'ai vu faire plusieurs fois, soit par des médecins trop confiants dans la bactériologie, soit à l'instigation des parents effrayés par la mention de bacilles courts de la diphtérie. Il faut que l'examen clinique corrobore la présence du bacille court pour motiver une intervention thérapeutique.

Mais il y a plus, dans des cas assez nombreux de pharyngite, ayant les apparences de la pharyngite catarrhale avec rougeur et gonflement de la muqueuse amygdalienne et pharyngée, sans aucun exsudat et sans aucune réaction inquiétante, on trouve, à l'examen bactériologique, de belles cultures de bacilles moyens de Lœffler. Dans d'autres circonstances, avec une rougeur diffuse du pharynx, on observe quelques exsudats punctiformes ou très circonscrits et un état général très satisfaisant, sans aucun phénomène laryngé. L'aspect clinique n'est pas celui de la diphtérie ; on penserait soit à une tonsillite lacunaire, soit à l'ancienne amygdalite pultacée. Cependant, l'examen bactériologique est formel ; les colonies de Lœffler sont très riches, faut-il oui ou non injecter le sérum ?

Pour ma part, je n'hésite pas à dire que rien ne presse ; qu'il faut surveiller attentivement la gorge et l'état général, rechercher si les exsudats disparaîtront ou s'étendront ; si, en d'autres termes, la diphtérie bactériologique se transformera en diphtérie clinique.

Nous connaissons bien les beaux résultats fournis par le sérum, mais nous n'ignorons pas ses inconvénients, quelquefois fort graves. Il serait donc irrationnel de ne pas proportionner le remède au mal et de faire courir des risques à un patient qui va guérir naturellement avec quelques badigeonnages antiseptiques et quelques lavages. J'ai vu assez fréquemment, au pavillon Bretonneau, ces diphtéries légères céder sans injection de sérum, et plusieurs médecins praticiens m'ont rapporté qu'ils avaient traité et guéri, par des moyens très simples, des angines peu membraneuses chez l'enfant et chez l'adulte, angines dont le diagnostic bactériologique fait au laboratoire municipal avait plutôt jeté la confusion dans leur esprit qu'il n'avait éclairé l'examen clinique.

Dans cet ordre d'idées, je citerai aujourd'hui les observations de trois enfants qui ont passé au pavillon Bretonneau.

I. — La jeune D., Marie, âgée de dix ans, entre le 26 février 1896. Elle est malade depuis deux jours, se plaint de la gorge, mais n'a pas de troubles laryngés. La température est à 39°. Le 27 on constate une tuméfaction amygdalienne bilatérale avec aspect muriforme, légère teinte opaline sur une partie de l'amygdale gauche, adénopathie sous-maxillaire notable du même côté. Diagnostic clinique, angine catarrhale. Diagnostic bactériologique, Lœffler pur.

Le 28, les amygdales restent grosses et rouges, mais pas d'exsudat. La température est tombée. Le 29, vagues opalescences sur une amygdale. Le 1er mars, opalescence sur l'amygdale droite. Le 3 mars tout est terminé, la gorge est nette, l'état général de l'enfant est très satisfaisant. Traitement : quelques badigeonnages à la glycérine au sublimé à 1/30, lavages à l'eau bouillie. Pas d'injection de sérum ; deux cultures à plusieurs jours d'intervalle et deux examens bactériologiques ont été faits et ont été concordants pour montrer de belles colonies de bacilles de Lœffler (moyens).

II. — B., Alphonsine, âgée de six ans, entre le 25 février 1896 à la section des douteux. Elle souffre de la gorge depuis hier, au dire de ses parents ; elle aurait été soignée à la section des douteux de l'hôpital Trousseau, il y a seize mois, pour une angine. Aucun trouble laryngé, température 37°,4. Le 26 février, on note que les deux amygdales tuméfiées, d'un rouge vif, arrivent presque au contact : deux petites traînées opalines transparentes, sur la face antérieure des globes amygdaliens, pointillé discret blanc au centre de la face interne.

Diagnostic clinique : poussée d'amygdalite catarrhale sur des amygdales préalablement hypertrophiées.

Diagnostic bactériologique : Lœffler granuleux.

Le 27, les opalescences amygdaliennes ont déjà diminué, la tuméfaction amygdalienne avec rougeur persiste.

Le 28 et le 29, la gorge est à peu près nette d'exsudats.

Le 1er mars deux ponctuations blanches sur l'amygdale gauche.

Le 2 mars, toute trace d'exsudat a disparu, les amygdales restent volumineuses et rouges. L'état général de l'enfant a été excellent pendant tout ce temps.

Un deuxième examen bactériologique pratiqué quatre jours après, a donné du Lœffler pur.

L'enfant paraît guérie sans injection de sérum, avec de simples lavages détersifs.

III. — R., Henri, âgé de treize ans, entre le 18 février 1896 à la section des douteux. Il serait souffrant de la gorge depuis deux jours, après avoir eu jusque-là une très bonne santé. Température 37°,2 à l'entrée.

Le 19 février, on constate une légère tuméfaction de l'amygdale droite recouverte d'une plaquette blanche, très limitée ; un peu d'adénopathie sous-maxillaire du côté correspondant. La muqueuse pharyngée est d'une rougeur modérée.

Diagnostic clinique : angine suspecte.

Diagnostic bactériologique : bacilles de Lœffler moyens.

Du 20 au 24 février, la plaquette amygdalienne persiste, mais sans s'étendre, malgré des badigeonnages à la glycérine au sublimé à 1/30 et des lavages.

Le 24 février. la température s'élève un peu et en même temps que l'amygdale droite commence à se déterger, on voit à la partie supérieure de l'amygdale gauche un petit exsudat blanc de la grandeur d'un pois.

Les jours suivants l'amygdale droite se déterge à peu près entièrement, mais le nouvel exsudat sur l'amygdale gauche résiste aux badigeonnages détersifs : l'état général de l'enfant est excellent, il mange bien, se lève et joue.

Le 29, nouvel examen bactériologique avec un ensemencement fait sur l'exsudat très tenace de l'amygdale gauche. Lœffler pur.

Le 29 février, bien qu'il n'existe aucune extension locale, ni aucun trouble général notable, on décide de faire une injection de 10 centimètres cubes pour faire tomber le petit exsudat amygdalien.

Le 1er mars, la topographie de l'exsudat amygdalien est identique, mais l'exsudat semble plus mince.

Le 2 mars, l'exsudat est au moins diminué de moitié en surface.

Le 3 mars, légère opalescence à la place de l'exsudat sur l'amygdale gauche.

Le 4 et le 5 mars, on aperçoit une teinte légèrement opaline dans la région occupée par l'exsudat. L'injection de sérum, jusqu'à présent, n'a pas produit de réaction fâcheuse.

Les deux premières observations ci-dessus rapportées ne rappellent en rien la diphtérie clinique, et, si nous avions suivi les indications fournies par la bactériologie, nous aurions pratiqué des injections de sérum qui, on le voit, auraient été tout à fait inutiles.

L'observation du jeune R. est digne d'être retenue :

1° Parce qu'elle démontre que la diphtérie à exsudats circonscrits peut être extrêmement bénigne. Cette diphtérie a évolué sous nos yeux, sans aucun phénomène inquiétant, pendant une douzaine de jours avec des exsudats n'ayant aucun caractère extensif ;

2° Parce qu'elle démontre l'efficacité souveraine du sérum pour provoquer le décollement et la chute des membranes. Les exsudats avaient résisté pendant cinq à six jours aux badigeonnages antiseptiques : quarante-huit heures après l'injection de sérum, ces exsudats disparaissaient définitivement.

La conclusion qui se dégage spontanément de ces réflexions et de ces faits, c'est que l'examen clinique est encore notre guide le plus sûr pour fixer les indications thérapeutiques dans la diphtérie. Loin de moi la pensée de nier l'importance de l'examen bactériologique qui vient très habituellement corroborer l'examen clinique et nous éclairer dans les cas douteux. Mais ce serait une erreur grave de croire que, d'après l'exploration bactériologique seule, le médecin serait autorisé à manier le sérum.

J'ai proposé de désigner sous le nom de diphtérie bactériologique les cas assez nombreux dans lesquels les cultures *sur sérum gélatinisé* décèlent le bacille de Lœffler, alors que les phénomènes cliniques ne correspondent pas à l'évolution de la diphtérie. La diphtérie bactériologique n'est pas une entité morbide, puisqu'on rencontre le bacille de Lœffler dans bien des circonstances où la diphtérie est évidemment hors de cause. M. Glover me disait récemment qu'il avait obtenu des cultures de Lœffler sur sérum, chez des malades atteints d'angine syphilitique secondaire.

Plus j'avance dans l'étude de la diphtérie, plus mon expérience s'étend, soit à l'hôpital, soit dans la clientèle, plus je me convaincs que le *criterium* bactériologique a été substitué trop hâtivement au *criterium* clinique dans le classement des maladies diphtériques, et qu'après avoir voulu faire un trop grand pas en avant, nous allons être obligés de rétrograder.

Je sais bien que les bactériologistes, confiants dans leur méthode d'investigation, acceptent difficilement les contradictions de la bactériologie et de la clinique, et qu'ils ont une tendance naturelle à vouloir conserver le terrain qu'ils croient avoir conquis.

Pour expliquer tous ces faits si embarrassants dans lesquels les cultures de Lœffler sur sérum coïncident avec des pharyngites banales non membraneuses, avec des hypertrophies amygdaliennes simples, etc., les bactériologistes admettent que le bacille ainsi obtenu est un pseudo-Lœffler ayant les mêmes caractères morphologiques et les mêmes réactions colorantes, mais dépourvu de virulence.

. Ce n'est donc ni l'aspect des cultures à l'œil nu, ni l'examen microscopique qui peuvent alors nous renseigner, il faut rechercher si le bacille est ou non virulent.

Or, cette recherche de la virulence nécessite des manipulations longues et compliquées. Il faut isoler à l'état de pureté le bacille pris sur la culture de sérum ; il faut ensuite le transporter sur bouillon, le faire cultiver dans ce nouveau milieu. — En injectant à un cobaye une certaine quantité de cette nouvelle culture sur bouillon, on reconnaîtra enfin que le bacille est très virulent si l'animal succombe rapidement, peu virulent s'il succombe plus tard ou s'il n'a que des troubles plus ou moins graves ; enfin, que le bacille est non virulent si l'animal résiste.

En somme, la réaction physiologique est la seule que nous ayons actuellement pour apprécier si le Lœffler est ou non virulent, si nous sommes en présence du Lœffler vrai ou du pseudo-Lœffler. M. Zuber, l'ancien chef du laboratoire de la diphtérie à l'hôpital Trousseau, estime qu'un délai de huit à dix jours au moins est indispensable pour mener à bien la série d'opérations qui permettent d'affirmer si la forme du Lœffler sur sérum, en présence de laquelle on se trouve, est ou non virulente.

Ai-je besoin de faire remarquer que la complication de ces manœuvres bactériologiques et surtout leur durée les rendent peu applicables à la clinique journalière ?

Nous pratiquons l'examen sur sérum aisément parce que l'ensemencement des tubes peut être fait par tout le monde, parce que les cultures de Lœffler poussent en vingt-quatre heures et même quelquefois plus vite ; mais tant que les procédés expérimentaux pour apprécier la virulence, c'est-à-dire pour distinguer le vrai Lœffler du faux Lœffler, n'auront pas été simplifiés, abrégés, le médecin doit renoncer à les utiliser.

Il est donc bien certain que l'examen de nos cultures sur sérum nous donne des résultats infidèles, et que ces résultats ne doivent être pris en considération qu'en les confrontant avec l'examen clinique qui nous fait constater, directement, par les troubles morbides produits sur l'homme, si le bacille est ou non virulent.

Dans ces conditions, je ne saurais trop répéter que ce serait une erreur grave de donner la prépondérance à l'examen bactériologique sur l'examen clinique.

La culture sur sérum constitue un moyen d'investigation commode, assez rapide, mais incomplet, et le bacille ainsi obtenu n'a pas une valeur absolue comme signe de la diphtérie. Si la présence du bacille coïncide avec les manifestations cliniques de la diphtérie, elle corrobore le diagnostic ; si les manifestations cliniques manquent, on doit supposer qu'on se trouve en présence du pseudo-bacille.

Il y a donc un véritable danger à séparer la bactériologie de la clinique. A l'hôpital, où nous confrontons rigoureusement les examens cliniques et les examens bactériologiques, nous sommes familiarisés avec la constatation des formes non virulentes du Lœffler, et nous n'y attachons pas grande importance. Les injections de sérum sont faites d'après les phénomènes cliniques, le plus souvent tout de suite.

Si nous trouvons du Lœffler dans des gorges dont l'aspect n'est pas diphtérique, nous surveillons les malades pendant quelques jours, puis nous les rendons à leurs familles, généralement sans avoir été obligés d'intervenir.

Mais il en est autrement en ville : les médecins envoient au laboratoire municipal leurs tubes de sérum ensemencés, et reçoivent le lendemain un télégramme leur signalant si l'on a trouvé ou non, à l'examen microscopique, les bacilles de la diphtérie. — Le télégramme est communiqué à la famille et, si la mention de bacille de la diphtérie est positive, tout le monde est consterné ; on demande une injection de sérum et le médecin est quelquefois fort embarrassé pour résister au désir des parents.

J'ai été appelé assez souvent en consultation par d'estimables confrères qui soignaient des enfants atteints de pharyngites catarrhales très légères, d'angines pultacées avec exsudat amygdalien circonscrit, et qui avaient reçu le télégramme annonçant les bacilles de la diphtérie, alors que leur petit malade était déjà guéri ou à peu près.

Tout récemment le docteur Sallé fut atteint lui-même d'une amygdalite bénigne avec un léger exsudat. En quelques jours tout était terminé grâce à des lavages et à des badigeonnages antiseptiques prescrits par mon ancien collègue d'internat, le docteur Karth.

Le docteur Sallé était déjà sur pied lorsqu'il eut l'idée d'ensemencer un tube de sérum avec son mucus pharyngé. Le tube fut envoyé au laboratoire municipal qui répondit : « Bacilles courts de la diphtérie avec association de streptocoques. » Le docteur Karth me demanda mon opinion sur la conduite à tenir en pareil cas. Nous fûmes d'accord pour conseiller d'isoler les enfants dans l'appartement, de continuer les lavages, bien que le pharynx fût entièrement détergé, mais nous pensâmes qu'il était parfaitement inutile d'injecter du sérum au docteur Sallé et d'injecter préventivement ses enfants. Tout se passa pour le mieux et M. Sallé reprenait dans la suite ses occupations professionnelles.

Quelque temps après, le docteur Sallé donnait ses soins à une petite fille de dix ans atteinte d'une amygdalite bénigne ayant déterminé une légère élévation thermique de 38°.

Il pratiqua un ensemencement sur un tube de sérum et reçut le lendemain du laboratoire municipal le télégramme suivant : « Bacilles de la diphtérie accompagnés de staphylocoques. » Dès ce moment l'enfant était sans fièvre, dans un excellent état général, demandant à s'alimenter ; les amygdales s'étaient rétractées, restaient un peu rouges, sans exsudats. Le docteur Sallé, sur les instances de la famille, me demanda néanmoins de voir l'enfant avec lui ; je ne pus que constater la guérison d'accidents fort légers et nous fûmes d'avis d'isoler les autres enfants, mais de n'employer aucune médication offensive puisque la petite malade était guérie.

Dans le courant du mois de juin 1896 j'ai vu avec mon excellent collègue d'internat et ami, le docteur Jouin, un petit garçon de cinq ans environ qui, après avoir été atteint d'une amygdalite membraneuse, présenta des troubles laryngés avec suffocation indiquant une extension de la diphtérie aux voies aériennes. Au moment de notre première visite au petit malade, M. Jouin avait reçu du laboratoire municipal la mention : « Pas de bacilles de la diphtérie. »

Mais il ne se laissa pas influencer plus que moi par cet examen négatif et en présence des exsudats pharyngés, de l'aphonie, du tirage avec suffocation, nous pratiquâmes immédiatement une injection de sérum, nous plaçâmes un interne de l'hôpital Trousseau auprès de l'enfant et, dans le courant de la nuit, le spasme phréno-glottique devint tellement menaçant qu'on fut obligé d'introduire un tube dans le larynx. L'enfant au moment du tubage rendit une membrane, et deux tubes de sérum ensemencés et examinés au laboratoire de l'hôpital Trousseau nous donnèrent de belles cultures de Lœffler.

L'indication venant du laboratoire municipal était donc inexacte.

Un bon nombre de mes confrères, je citerai spécialement les docteurs de Pradel, Mugnier et Radiguet, m'ont rapporté qu'ils avaient donné leurs soins à des enfants atteints de pharyngites extrêmement bénignes et qui étaient en voie de guérison ou déjà guéris, lorsque arrivait le télégramme annonçant les bacilles de la diphtérie avec ou sans association.

En livrant ces faits au public médical, je n'ai nullement

l'intention de formuler une critique contre le personnel du laboratoire municipal et spécialement contre son éminent directeur, M. Miquel, dont la compétence et le mérite sont indiscutables. Mais il me semble, qu'étant donnée l'incertitude des procédés actuels d'investigation bactériologique, il est utile de réagir contre l'interprétation un peu trop absolue que l'on a une tendance à donner aux cultures sur sérum.

Lorsque le médecin reçoit un télégramme lui annonçant que son malade a des bacilles de la diphtérie, qu'il redouble d'attention et de vigilance ; mais si les troubles morbides sont très légers, si les phénomènes pharyngés et laryngés caractéristiques de la diphtérie manquent, qu'il rassure la famille, qu'il ne se hâte pas d'intervenir, car aucun bactériologiste n'est capable de dire en vingt-quatre heures si le bacille est virulent ou non, s'il s'agit d'un Lœffler vrai ou d'un pseudo-Lœffler [1].

Il ne faut pas demander à la bactériologie ce qu'elle ne peut encore nous donner, et, si prenant à la lettre la récente circulaire adressée aux médecins inspecteurs des écoles de la ville de Paris, on séparait de leurs camarades tous les enfants qui ont dans le pharynx des formes diverses de Lœffler ou de pseudo-Lœffler, on risquerait de dépeupler les écoles sans raison suffisante.

Sur plusieurs centaines d'enfants examinés l'an dernier à la consultation de l'hôpital Trousseau par mes internes, MM. Levrey et Piatot, près de 40 p. 100 donnaient sur sérum des cultures de bacilles de Lœffler, le plus habituellement du bacille court, il est vrai. Or, ces enfants n'avaient aucune affection de la gorge et venaient consulter pour des maladies diverses.

[1] Voir la thèse du Dr Philippe Sabatier sur la diphtérie bactériologique (Paris, 1896).

Serait-il raisonnable d'écarter de l'école tous ces enfants ? Il serait nécessaire, avant de donner un conseil ferme, de rechercher si le bacille constaté est virulent ou non, et j'ai suffisamment insisté sur la difficulté et la durée de ce genre de recherches.

Le personnel de M. Miquel serait sans doute insuffisant s'il fallait pour chaque cas se livrer à ces opérations délicates et compliquées.

La valeur séméiologique du bacille de Lœffler est loin d'être absolue, on le voit, soit que l'on se trouve en présence du bacille court, ou du bacille pseudo-diphtérique de von Hoffmann, soit que l'on constate des reliquats bacillaires chez des diphtériques guéris. Mais il faut compter aussi avec les ensemencements défectueux, les tubes de sérum mal conservés, et enfin avec les erreurs de classement de tubes inévitables même dans les laboratoires bien tenus. J'ai rectifié moi-même pendant mon séjour au pavillon Bretonneau plusieurs examens erronés faits au laboratoire municipal.

Nous devons attacher beaucoup moins d'importance encore à la signification clinique des associations microbiennes constatées dans les cultures sur sérum. Ces associations sont observées dans les diphtéries graves, mais non toujours; d'autre part elles se rencontrent dans des diphtéries très légères. Ranke (de Munich), Despine (de Genève), Sydney Martin (de Londres), etc., révoquent en doute la valeur de ces associations, et mes observations confirment celles de ces hommes éminents.

J'ai été moi-même atteint d'une diphtérie très bénigne avec associations microbiennes : voici la relation succincte de mon cas telle que je l'ai présentée à la Société médicale des hôpitaux de Paris.

Le samedi 28 novembre 1896, après quelques malaises,

quelques sensations de courbature dans les membres, je fus pris, vers 7 heures du soir, de plusieurs frissons violents. Pendant une partie de la nuit, j'eus un accès fébrile assez vif avec une douleur de tête et une grande sécheresse buccale. Vers 3 heures du matin, je commençai de ressentir une douleur du côté de l'amygdale droite. Le dimanche matin à 8 heures, j'avais la déglutition très pénible, et je remarquai un gonflement des ganglions sous-maxillaires assez notable pour être gêné par mon col de chemise. A droite le ganglion sous-maxillaire avait le volume d'un œuf de pigeon au moins.

Comme le mouvement fébrile était tombé et que mes forces n'étaient pas atteintes, je jugeai inutile de recourir à aucune médication. Je gardai le coin du feu toute la journée, je m'alimentai légèrement, je pris quelques verres de vin de Champagne, et le lendemain lundi je me rendis à l'hôpital comme d'ordinaire.

Je fis examiner ma gorge par l'un des internes du service qui constata une rougeur vive de toute la muqueuse du pharynx, une tuméfaction assez considérable de l'amygdale droite et un exsudat grisâtre très circonscrit de ce côté. L'ensemencement de cet exsudat fut fait par M. le Dr Tollemer, le chef de laboratoire de l'hôpital Trousseau. Cet ensemencement sur sérum a donné des cultures de streptocoques, de bacilles courts et de bacilles moyens.

Je conservai pendant les journées du lundi et du mardi un peu de fatigue : l'engorgement sous-maxillaire persista, mais je pus m'alimenter et je ne fus pas obligé d'interrompre mes occupations. Aujourd'hui jeudi au moment où j'écris ces lignes, je me sens dans un état tout à fait normal ; je conserve seulement un peu de gonflement d'un ganglion sous-maxillaire à droite, avec une sensibilité dans cette région, à la pression.

S'il m'est permis de poser mon propre diagnostic, je crois avoir été atteint d'une angine extrêmement bénigne, *diphtérique* puisque les cultures ont donné du Lœffler, *associée* puisque ces mêmes cultures ont décelé du streptocoque. J'ai moi-même classé les angines présentant ces caractères dans le cadre provisoire des diphtéries bactériologiques.

On conçoit sans peine que les faits qui nous touchent directement, dans lesquels nous sommes nous-même le sujet d'observation, nous intéressent particulièrement.

Aussi je crois pouvoir communiquer les quelques réflexions qui m'ont été suggérées par mon cas, en le rapprochant des cas extrêmement nombreux que j'ai observés sur les enfants du pavillon Bretonneau.

1° La constatation des associations microbiennes dans la diphtérie, dans les cultures faites sur sérum, n'a aucune signification au point de vue clinique.

2° Tant qu'on n'aura pas trouvé un procédé rapide et sûr de découvrir la virulence des streptocoques et des staphylocoques qui sont des microbes banaux de la bouche, il sera prématuré de vouloir tirer des conclusions de l'examen des cultures sur sérum, pour affirmer qu'on est en présence d'une association microbienne, comme nous le faisons cependant depuis plusieurs années.

3° Le diagnostic d'angine diphtérique avec association ne devrait être porté qu'après que la virulence du streptocoque ou du staphylocoque aurait été reconnue par des inoculations aux animaux, c'est-à-dire après l'isolement des colonies qui ont poussé sur sérum, après leur culture dans des milieux spéciaux qui permettraient l'essai de leur virulence sur les animaux. En résumé, le diagnostic des angines polymicrobiennes n'est pas du ressort de la clinique pratique, puisqu'il exige des manœuvres longues et compliquées.

4° Dans mes très nombreuses observations je n'ai jamais relevé de caractères cliniques distincts, tranchés, qui correspondissent aux associations microbiennes vues dans les cultures sur sérum. Il ne suffit donc pas pour justifier des dénominations telles que celles de strepto-diphtérie, de staphylo-diphtérie, de faire de simples constatations bactériologiques, si on ne les contrôle pas par l'appréciation de la virulence des microbes que l'on rencontre sur les préparations microscopiques.

Dans les premiers temps qui suivirent la découverte de Behring et l'enthousiasme provoqué en France par la communication de M. Roux au congrès de Buda-Pesth, la tendance générale était de recourir aux injections de sérum, non seulement dans les diphtéries confirmées, mais aussi dans les cas douteux. L'attention avait été surtout fixée sur les bienfaits de la médication nouvelle, et l'on n'avait pas encore analysé avec précision les inconvénients assez fréquents et même les dangers du sérum dans certaines circonstances.

A cette époque M. Martin, collaborateur de M. Roux (octobre 1894), déclarait « que le bacille court donne la diphtérie comme le bacille long, que les angines bénignes peuvent contenir le Lœffler, et que thérapeutiquement le sérum doit être employé dès le *moindre soupçon* de diphtérie pharyngée et laryngée... »

Il est au moins permis de douter de la spécificité de certains bacilles courts. Lœffler, Escherich, etc., sont partisans de la différenciation absolue du bacille de la diphtérie d'avec le bacille pseudo-diphtérique de von Hoffmann. D'après ces auteurs le seul examen microscopique des colonies est insuffisant pour faire distinguer le bacille de la diphtérie, surtout lorsque cet examen ne décèle pas le bacille long typique.

Tout récemment le professeur Spronck (1896) a conclu de ses recherches « que l'examen microscopique des colonies est insuffisant pour permettre de reconnaître le bacille de la diphtérie. Il est indispensable de recourir aux inoculations des cultures sur le cobaye ».

En partant des données fournies par l'observation clinique, et en confrontant les résultats donnés par l'examen clinique d'une part, et par l'examen bactériologique d'autre part, je suis arrivé à l'hôpital Trousseau aux mêmes conclusions que ces expérimentateurs éminents. La thèse soutenue par M. le docteur Sabatier à la Faculté de Médecine contient un grand nombre de documents recueillis dans mon service et montrant que la seule constatation du Lœffler ou du pseudo-Lœffler dans les cultures sur sérum gélatinisé n'a qu'une valeur séméiologique douteuse.

La bénignité habituelle chez l'enfant des troubles morbides associés ou coïncidant avec la présence des bacilles courts dans le pharynx, est plutôt en faveur de la différenciation admise par Lœffler entre le bacille diphtérique et le pseudo-bacille de von Hoffmann. Sur ce point encore la clinique est d'accord avec la bactériologie.

Mais il suit de là qu'au point de vue pratique l'examen bactériologique a perdu singulièrement de terrain dans le diagnostic de la diphtérie.

La nécessité des inoculations au cobaye pour distinguer le bacille diphtérique du pseudo-bacille impose des manipulations de laboratoire assez longues, comme je l'ai dit antérieurement ; et ces procédés d'une rigueur scientifique sont peu applicables dans la médecine courante, lorsqu'il convient d'agir sans perdre de temps pour entraver la marche de la maladie.

Je trouve, dans l'intéressant rapport de M. Haushalter

au congrès de Nancy en 1896, l'exposé d'idées tout à fait identiques à celles que je n'ai cessé de soutenir depuis plus d'une année.

« Les indications de la sérothérapie antidiphtérique sont des plus importantes à connaître, dit M. Haushalter; leur étude a suscité de multiples discussions.

« La bactériologie en particulier a montré, surtout depuis l'application du sérum, que, chez l'enfant, nombre de tonsillites lacunaires, d'amygdalites pultacées, de pharyngites catarrhales ou herpétiques donnent à la culture le bacille de Lœffler.

« Ces angines simples, à bacilles de Lœffler, no différant pas cliniquement des angines simples, sans bacilles de Lœffler, doivent-elles être considérées comme des angines de la diphtérie, et le diagnostic de la diphtérie n'existe-t-il plus désormais que sur une base exclusivement bactériologique, ou bien le bacille est-il à l'état de simple témoin, au même titre que lorsqu'on le trouve dans une gorge saine? Seule la recherche de la virulence pratiquement difficile et longue pourrait juger la question et encore faut-il se souvenir que sur 330 personnes bien portantes, Hellock, Park et Beebe ont trouvé 24 fois le bacille de Lœffler avec tous ses caractères, y compris la virulence.

« Jusqu'à nouvel ordre la fausse membrane de Bretonneau doit demeurer dans l'immense majorité des cas, avec le bacille de Lœffler, le signe de la diphtérie. Et du reste les angines aiguës non membraneuses, même lorsque la bactériologie y décèle le bacille de Lœffler, évoluant presque toujours selon le mode des angines non diphtériques, il paraît inutile et prématuré, sinon imprudent, d'user à leur égard du sérum. Peut-être l'hésitation serait-elle permise et l'indication pourrait-elle se poser, si en même temps qu'un état général grave, il existait dans l'angine aiguë non membraneuse des bacilles longs et virulents? Mais le fait est rare. Dans les angines diphtériques membraneuses, lorsque l'examen bactériologique ne révèle, uni au streptocoque ou à d'autres microbes, que le bacille court, dont le rôle pathogène est douteux, l'hésitation au point de vue de l'application du sérum est permise (Sevestre); l'injection ne serait formellement indiquée qu'en cas de phénomènes laryngés. En face d'une angine membraneuse légère à foyers circonscrits, sans phénomènes généraux, tout en se tenant prêt à faire l'injection, on doit la différer jusqu'à l'examen bactériologique.

« Si alors il y a du bacille de Lœffler et non extension des exsudats, attendre; s'il y a extension, injecter. Si les exsudats pharyngés sont d'emblée multiples et très extensifs, il faut pratiquer l'injection immédiate sans attendre l'examen, de même en présence de troubles laryngés. »

Je suis fort heureux d'être si pleinement d'accord avec M. Haushalter qui rejette au second plan l'examen bactériologique dans le diagnostic de la diphtérie et qui déconseille l'injection précoce dans les cas douteux.

On pourrait peut-être préciser plus exactement et d'une manière plus succincte les indications des injections de sérum de la manière suivante :

Toute affection de la gorge, des fosses nasales, du larynx, de la conjonctive, de la peau, présentant les caractères cliniques de la diphtérie, c'est-à-dire des membranes à marche extensive et récidivante, est justiciable du sérum.

Pour le larynx, l'examen direct des membranes étant impossible dans la majorité des cas, on se laissera guider par les troubles de la phonation et de la respiration. Toute laryngite, même sans phénomènes de suffocation, coïncidant avec des exsudats pharyngés et, *a fortiori*, toute laryngite suffocante, avec ou sans exsudats pharyngés, doit être traitée par le sérum. Le faux croup grave est peu fréquent relativement au croup diphtérique.

Toutes les recherches des cliniciens et des bactériologistes ont donc abouti à restituer à la fausse membrane de Bretonneau sa haute valeur dans le diagnostic de la diphtérie.

Nous sommes déjà loin de l'époque où MM. Roux et Martin conseillaient d'injecter tous les enfants suspects, et spécialement ceux chez lesquels on trouvait le bacille de Lœffler, même le bacille court.

Lorsque j'ai commencé de diriger le service de la diphtérie à l'hôpital Trousseau, j'ai continué à faire injecter indistinctement, suivant les préceptes de l'institut Pasteur, les enfants dès leur entrée. Comme on dirige sur la section des douteux non seulement les diphtériques mais aussi ceux qui n'ont que des pharyngites suspectes, on administrait le sérum à un grand nombre d'enfants qui n'en avaient pas besoin. Dès la fin de l'année 1895 et dans le courant de l'année 1896, j'ai restreint les injections de sérum aux enfants qui présentaient des diphtéries cliniques et j'y ai renoncé pour les enfants qui présentaient des diphtéries bactériologiques. Il ne m'a pas paru que la statistique de la mortalité ait varié, en distribuant moins libéralement le sérum et j'ai la certitude d'avoir évité les accidents secondaires ou tardifs à des petits malades qui n'avaient que des affections légères qui guérissaient spontanément.

En résumé, l'examen clinique étant plus sûr et plus rapide que l'examen bactériologique (ce dernier demande vingt-quatre heures et est incertain), c'est l'examen clinique qui me sert de guide dans l'immense majorité des cas pour pratiquer les injections.

Ce n'est pas à dire que je ne suis pas partisan de l'injection précoce, quand la diphtérie présente d'emblée ses caractères typiques.

Il y a certainement avantage, comme Behring et les bactériologistes le proclament, à injecter le sérum de très bonne heure.

On se rapproche alors des conditions expérimentales. Mais ce n'est pas là une raison pour injecter les enfants non diphtériques.

Les bactériologistes sur cette question pratique sont placés à un autre point de vue que les médecins. Le sérum antidiphtérique, lorsqu'il est injecté aux animaux, en même temps que la toxine diphtérique, les prémunit à coup sûr contre les effets de cette dernière. Partant de là, les bactériologistes n'hésitent pas à conseiller l'injection très précoce, dans les cas douteux; ils vont même jusqu'à recommander le sérum comme vaccin, bien qu'il ne confère qu'une immunité très courte contre la diphtérie.

Mais le médecin prudent qui cherche à être utile sans nuire, connaissant aussi bien les effets fâcheux du remède que son action curative, ne peut le conseiller comme vaccin temporaire, et ne recourt à son emploi que lorsqu'il en voit la nécessité, c'est-à-dire lorsqu'il se trouve en présence d'une diphtérie confirmée.

Si l'on pouvait injecter le sérum sous la peau des enfants comme de l'eau distillée, si l'on ne courait aucun risque, nous devrions nous ranger, sans hésiter, à l'avis des bactériologistes; mais nous savons tous qu'il n'en est pas ainsi.

En juillet 1896, je voyais en consultation avec mon excellent confrère et ami, le Dr Ducasse, un enfant vigoureux de cinq ans atteint d'une diphtérie pharyngée peu extensive; mais la topographie rétropharyngée des exsudats ne pouvait pas laisser de doute sur le diagnostic. Il n'y avait que peu de réaction ganglionnaire, pas de fièvre, pas de troubles laryngés.

L'enfant étant indocile et ne supportant pas les badigeonnages antiseptiques du pharynx et les irrigations, nous décidâmes de faire une injection de sérum de 10 centimètres cubes. Ce sérum provenant de l'Institut Pasteur était fraîchement préparé. — Les membranes se détergèrent rapidement après l'injection. Au bout de quatre jours l'enfant paraissait guéri : il avait recommencé de s'alimenter.

Neuf jours après l'injection, la fièvre s'allume, atteint 39°,5, une éruption intense d'urticaire se développe sur toute la peau. L'enfant est très agité. Le lendemain l'éruption s'éteint ; mais des douleurs très violentes se font sentir dans les articulations des membres supérieurs et inférieurs, les moindres mouvements sont extrêmement pénibles. Je revois l'enfant ; le thermomètre indique 39°,5, les articulations des genoux dont la palpation est très douloureuse contiennent du liquide ; les articulations tibio-tarsiennes et des poignets sont également très gonflées. Pendant vingt-quatre heures l'enfant s'est plaint et a poussé des cris ; c'est à peine s'il peut supporter mes explorations.

A l'auscultation du cœur je constate des battements précipités et un souffle intense à la pointe. C'est le tableau complet d'une attaque de rhumatisme articulaire aigu. Trois jours après ces accidents si sérieux, l'orage s'apaisait, la température s'abaissait, tout rentrait dans l'ordre.

L'enfant ni les parents ne sont pas rhumatisants.

Je cite ce fait comme un type accentué des troubles qui peuvent suivre les injections de sérum, mais nous savons que ces troubles peuvent être beaucoup plus graves et peut-être même mortels. C'est après avoir observé un grand nombre d'accidents semblables, que les médecins refusent de suivre les conseils des bactériologistes et de manier le sérum antidiphtérique sans discernement.

CHAPITRE V

DIAGNOSTIC DES ANGINES DIPHTÉRIQUES

C'est une tâche bien ardue et bien délicate de tenter, à l'heure actuelle, de tracer une description de l'angine diphtérique. L'étude de la diphtérie traverse manifestement une phase de transition, et il est très vraisemblable que les divisions que l'on peut proposer rationnellement dans les diverses formes de cette maladie, ne sont que provisoires. Dans quelques années seulement, l'accord sera fait entre les observateurs et nous saurons exactement quelle valeur définitive devra être accordée à la bactériologie dans ses rapports avec l'investigation clinique.

Ce n'est, en somme, que depuis la découverte de Behring, confirmée en France par Roux, que le bacille de Lœffler a été accepté généralement comme le *criterium* de la diphtérie. — Un remède précieux, le sérum, ayant été obtenu à l'aide des cultures de ce bacille, ou à l'aide des toxines qu'il secrète, il ne paraissait plus permis de révoquer en doute la valeur pathogénique du germe décrit par Lœffler.

Quelle a été la conséquence de la substitution du *criterium* bactériologique au *criterium* clinique dans le diagnostic de la diphtérie ? Une extension considérable, inattendue du domaine de cette maladie. Un très grand nombre d'angines légères, à peine membraneuses, ou non membraneuses, ont dû, de par la constatation du bacille de Lœffler, être classées comme diphtériques.

Depuis qu'à Paris un laboratoire municipal de bactériologie a été organisé pour renseigner les médecins praticiens, ceux-ci ont dû s'apercevoir qu'il y avait assez souvent une contradiction apparente entre les résultats fournis par l'examen bactériologique et les caractères de l'évolution clinique des angines qu'ils étaient appelés à traiter, M. Dieulafoy a décrit des angines herpétiques à bacilles de Lœffler ; je ne compte plus dans mon service les cas de tonsillite lacunaire, d'amygdalite pultacée, d'hypertrophie amygdalienne sans exsudats, dans lesquels les cultures ont fourni du Lœffler.

Le classement des malades étant fait maintenant d'après l'examen bactériologique, j'ai vu le nombre des diphtériques s'élever, dans mon service de l'hôpital Trousseau, à plus de 1 400 pour l'année 1895, alors que le mouvement pour les années précédentes ne dépassait pas 800 à 900 enfants. Il est clair que nos statistiques actuelles ne sont pas comparables aux statistisques anciennes, et que l'évaluation de la mortalité ne peut être rigoureusement rapprochée de ce qu'elle était autrefois.

En envisageant avec une entière indépendance d'esprit la situation créée par l'introduction de la bactériologie dans l'étude et dans le classement de la diphtérie, on doit se demander si la prédominance absolue accordée au *criterium* bactériologique n'est pas excessive, et si notre base de classification provisoire est réellement solide.

La valeur pathogénique du bacille court, est contestée par bon nombre d'observateurs. Cependant, nous trouvons quelques diphtéries nettement caractérisées, au point de vue clinique, dans lesquelles le bacille court existe seul.

Ce même bacille court se rencontre également dans un grand nombre de gorges saines.

M. Lichevitz a communiqué à la Société de biologie de bien intéressantes recherches sur la bactériologie du pharynx. Après l'amygdalotomie, il a trouvé souvent le bacille de Lœffler, sans aucune apparence de diphtérie, et il conclut qu'il serait imprudent et inutile d'injecter du sérum antidiphtérique chez une personne qui a seulement des bacilles de Lœffler après une plaie amygdalienne. Tout récemment, la surveillante de mon service, qui est sujette à de petits abcès amygdaliens à répétition, nous a donné une belle culture de Lœffler, et nous n'avons pas cru devoir intervenir. Lœffler lui-même a parfaitement reconnu la présence du bacille qui porte son nom chez des sujets non diphtériques.

Dès l'année 1895, j'avais été extrêmement frappé de voir un bon nombre de pharyngites d'apparence catarrhale, ou bien avec de minces exsudats pultacés, dans lesquelles l'ensemencement avait donné de belles cultures de Lœffler. Un jour que M. Marmorek visitait quelques malades dans mon service, je lui soumettais ces cas embarrassants. N'est-il pas plausible de supposer, lui disais-je, que ces processus inflammatoires pharyngés très bénins ne sont pas directement causés par le bacille de Lœffler, et n'est-il pas plus rationnel de croire que la présence du bacille, préexistant normalement dans le pharynx, n'est qu'une simple coïncidence ? M. Marmorek a paru incliner dans ce sens.

Nous n'avons aucun moyen simple et pratique de reconnaître, pour chaque cas pris en particulier, si le bacille que nous voyons dans nos cultures est virulent ou non. Tant que ce complément indispensable de notre examen microscopique actuel n'aura pas été trouvé, nous serons en droit de conserver des doutes sur la valeur pathogénique du bacille de Lœffler dans les angines légères n'offrant pas l'aspect clinique de la diphtérie. MM. Widal et Bezançon ont proposé, dans une communication faite à la Société des hôpitaux, une revision des angines à streptocoques, en faisant remarquer très justement que le streptocoque, à l'état non virulent, existe dans la bouche d'un grand nombre d'individus sains. Ne pourrait-on pas avec autant de raison proposer aujourd'hui une revision des angines à bacilles de Lœffler, puisqu'il est bien certain que ce bacille se montre aussi assez souvent chez des personnes non diphtériques ?

Certes, la clinique eût été bien simplifiée, s'il eût suffi de faire un ensemencement de la gorge, de pratiquer un examen microscopique, pour porter un diagnostic de diphtérie.

Si la constatation du bacille de Lœffler eût imposé ce diagnostic à coup sûr, toutes nos investigations cliniques, si pénibles et parfois si difficiles chez les enfants, eussent été inutiles. Le bacille de Lœffler fut devenu un signe absolu de la maladie, au même titre que l'acare de la gale ; et comme, d'autre part, nous possédons un excellent remède, le sérum, on aurait pu dire que le diagnostic et le traitement de la diphtérie avaient acquis un caractère de rigueur tout à fait scientifique. Nous sommes encore loin de cet idéal, d'après les considérations ci-dessus exposées.

Nonobstant ces difficultés, je propose de diviser provisoirement les pharyngites à bacilles de Lœffler en deux classes :

1° La diphtérie bactériologique du pharynx, qui ne correspond à aucun signe objectif certain et constant que l'examen clinique puisse vérifier, et dont le seul caractère fixe est la présence du bacille de Lœffler sous ses diverses formes.

2° La diphtérie clinique du pharynx, dans laquelle on retrouve à peu près constamment le bacille de Lœffler, mais qui en outre présente les signes cliniques habituels de la diphtérie, c'est-à-dire des exsudats, des fausses membranes à tendance extensive.

La *membrane* de Bretonneau reste toujours le *criterium* inébranlable de cette forme de la diphtérie, qui seule est univoque et parfaitement déterminée jusqu'à présent.

DIPHTÉRIE BACTÉRIOLOGIQUE DU PHARYNX

Il serait inutile de s'étendre actuellement sur les diverses variétés d'angines qui constituent cette classe dont tous les caractères cliniques sont négatifs, et dont le seul trait commun est le bacille de Lœffler.

Le bacille de Lœffler a été constaté par nous ou par d'autres observateurs :

1° Dans certaines formes d'herpès du pharynx (Dieulafoy);

2° Dans les angines que nous qualifiions autrefois de pultacées avec des exsudats pulpeux, sans adhérence, limités sur les amygdales ;

3° Dans certaines tonsillites lacunaires, avec exsudats cryptiques ponctués ;

4° Dans bon nombre de pharyngites catarrhales avec ou sans hypertrophie amygdalienne préexistante ;

5° Dans les angines rubéoliques sans exsudats et dans quelques angines scarlatineuses à exsudats circonscrits sans tendance extensive, etc.

Il est impossible, en pratiquant l'examen clinique le plus attentif d'un pharynx, d'affirmer avec certitude que la culture donnera ou non du bacille de Lœffler. J'ai renoncé

pour ma part à porter un diagnostic précoce pour toute
cette classe de diphtéries bactériologiques. Tantôt, en
effet, des amygdalites pultacées, offrant une apparence
identique, donnent à la culture du staphylocoque ou du
streptocoque isolés ou associés; tantôt, au contraire, ces
mêmes amygdalites donnent
du bacille de Lœffler avec ou
sans association.

Je me borne à faire inscrire
la mention d'angine suspecte
toutes les fois que je constate
des exsudats blancs quelconques
dans une gorge enflammée. J'at-
tends le résultat de la culture
qui fournit assez souvent du
Lœffler.

Dans ce groupe des diphtéries bactériologiques, doivent
rentrer les pharyngites pré-
membraneuses et postmembra-

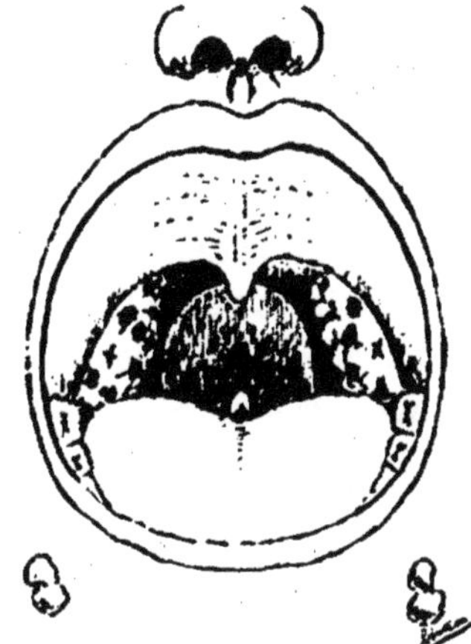

Fig. 6.
Diphtérie bactériologique.
Tonsillite lacunaire.
(Schéma.)

neuses de la diphtérie clinique, et à cet égard la constatation formelle du bacille de Lœffler est du plus haut
intérêt. Bien que le fait soit rare, vu la rapidité ordinaire de
la marche de la diphtérie, on a pu faire le diagnostic par
les cultures, avant l'apparition des membranes typiques[1];
de même, la présence du bacille permet aussi de poser un
diagnostic rétrospectif de diphtérie lorsque tout vestige
membraneux a disparu. Le bacille de Lœffler persiste
quelquefois dans le pharynx pendant des semaines après
la terminaison de la maladie.

[1] Chez l'un des élèves externes de mon service M. Dreyfus présentant une pharyngite d'apparence catarrhale, nous avons reconnu le bacille de Lœffler dans
les cultures sur sérum 24 heures avant l'apparition des exsudats membraneux.

La multiplicité des circonstances dans lesquelles nous rencontrons le bacille de Lœffler dans le pharynx, nous prouve bien qu'il n'est pas, à lui seul, un signe pathognomonique de la diphtérie; néanmoins, la constatation de ce bacille constitue un indice qui doit tenir en éveil l'esprit du clinicien. L'albuminurie n'est pas un signe constant de néphrite; c'est cependant un trouble morbide que l'on surveillera de fort près et dont on s'efforcera de démêler la cause.

De même, si l'on veut me permettre cette comparaison, le bacille de Lœffler n'indique pas, à coup sûr, un processus diphtérique dans le pharynx, mais il doit le faire craindre. La gorge sera donc examinée attentivement, de même que le larynx, et dès que les manifestations cliniques de la diphtérie, c'est-à-dire les exsudats extensifs ou les troubles vocaux se montreront, le traitement par le sérum devra être appliqué.

Il est extrèmement regrettable, je le répète, que le bacille de Lœffler ne doive pas être regardé comme un signe absolu de diphtérie, car nous savons que l'injection précoce du sérum est beaucoup plus efficace que l'injection tardive, que le développement des exsudats est assez généralement entravé par le sérum, et que la guérison est presque certaine si la maladie est traitée à son début.

Mais en pesant mûrement les avantages et les inconvénients des injections de sérum, on reconnaîtra qu'il serait illogique d'injecter sans distinction tous les enfants porteurs de bacilles de Lœffler.

Le clinicien prudent et expérimenté, qui connaît les allures de la diphtérie, saura bien choisir le moment pour intervenir; dès que l'apparition des membranes, l'aspect général du pharynx et de ses annexes viendront corroborer, d'une manière précise, l'indication un peu vague fournie par le bacille, on devra recourir au sérum.

En résumé, nous devons considérer la classe actuelle des diphtéries bactériologiques du pharynx, comme artificielle et temporaire. Au point de vue pratique, toute pharyngite, dans laquelle le bacille de Lœffler aura été noté, sera suspecte ; elle devra être surveillée de près par le médecin.

DIPHTÉRIE CLINIQUE DU PHARYNX

Nous nous trouvons maintenant en présence d'une entité morbide bien définie, caractérisée essentiellement par la production d'exsudats blanc grisâtre, concrets, extensifs, bien adhérents au derme de la muqueuse du pharynx, au point qu'ils ne peuvent en être détachés sans que l'on risque d'excorier cette muqueuse. C'est, en d'autres termes, la fausse membrane si bien décrite par Bretonneau, par Trousseau, Roger, Bouchut, etc., qui reste la manifestation indéniable de la diphtérie dans le pharynx.

Depuis que je suis chargé d'assurer le service du pavillon Bretonneau à l'hôpital Trousseau, j'ai observé plus de trois mille enfants atteints ou suspects de diphtérie, et j'ai pris soin de relever sur des schémas spéciaux du pharynx la topographie exacte des membranes pour chaque enfant. La localisation des exsudats est marquée au crayon bleu pour le premier jour et au crayon rouge pour le deuxième jour, sur la même feuille ; pour le troisième et le quatrième jour, une deuxième feuille nous sert à fixer la marche régressive des exsudats, si cela est nécessaire.

Sous l'influence de l'injection de sérum, les membranes tombent et disparaissent dans l'espace de deux jours pour les formes légères, et dans l'espace de trois à quatre jours pour les formes intenses. Dans les formes tenaces ou graves, les membranes se reproduisent quelquefois pendant cinq ou six jours, et plus. Je décrirai ultérieurement le processus de caducité rapide des membranes, déterminé par le sérum.

Mais il ne faut pas oublier que le processus de caducité de la membrane diphtérique, manifestement accéléré par l'action physiologique encore indéterminée du sérum, est en quelque sorte normal et naturel. J'ai suivi l'évolution d'un certain nombre de diphtéries légères et circonscrites du pharynx, dans lesquelles je n'ai pas cru devoir intervenir activement, et j'ai vu les membranes se détacher spontanément de la muqueuse, après deux, trois ou quatre jours. A la place occupée primitivement par la membrane, la muqueuse garde pendant quelques jours un aspect opalescent qui finit par disparaître.

. Dans le courant du mois de juillet 1895, j'ai inoculé, avec le Dr Ovide Benoît, des cultures virulentes de bacilles de Lœffler sur la vulve de plusieurs cobayes et de plusieurs lapines. Vingt-quatre heures après les inoculations, nous avons vu plusieurs fois des membranes se développer et nous y avons retrouvé, par la culture, des bacilles de Lœffler.

Nous avons laissé ces diphtéries expérimentales évoluer normalement, et après quatre ou cinq jours, le plus souvent, les membranes blanches disparaissaient, laissant la muqueuse rouge et un peu gonflée pendant quelques jours. Il est donc établi, aussi bien pour la diphtérie légère de l'homme que pour la diphtérie expérimentale, que la réaction naturelle de l'organisme suffit à provoquer la chute des membranes, et que la guérison peut survenir sans l'emploi d'aucun moyen artificiel.

La caducité, le décollement naturel des membranes a lieu après un temps variable, suivant les formes de diphtérie, mais on peut poser en principe que l'adhérence des membranes au derme sous-jacent est d'autant plus grande

que leur formation est plus récente. Lorsque j'ai pu
observer dès son apparition une plaque diphtérique, je
l'ai vue avec un aspect opalescent presque transparent, et
au bout de quelques heures devenir plus opaque, d'un
gris perle, un peu saillante à la surface de la muqueuse.
Plus tard, la plaque prend une teinte blanc laiteux, surtout quand elle est sur le point de se détacher. Ces modifications dans la coloration correspondent sans doute à
des transformations intimes très rapides dans la constitution de la plaque fibrino-épithéliale, qui réfléchit d'une
manière différente les rayons lumineux, suivant que sa
formation est plus ou moins récente.

Il n'est pas sans intérêt, au point de vue pratique, de
bien connaître les divers aspects de la membrane diphtérique, qui nous renseignent en quelque sorte sur son âge.

La membrane jeune, gris perlé, est, je le répète, très
adhérente à la muqueuse sous-jacente, elle fait corps avec
le revêtement épithélial, et il faudra excorier la muqueuse,
si on veut enlever l'exsudat par des badigeonnages ou des
frictions rudes, comme on le faisait autrefois. Or, toute
perte de substance de la muqueuse pharyngée, toute excoriation, quelque superficielle qu'elle soit, sera une place
sur laquelle les membranes ne manqueront pas de se
développer.

Il me parait donc préférable, dans les diphtéries légères
ou circonscrites, d'appliquer simplement le topique antiseptique, avec un tampon, sur la membrane elle-même et
sur les régions adjacentes de la muqueuse pharyngée sans
essayer d'arracher les membranes. La stérilisation du
pharynx à l'aide de la glycérine au sublimé à 1/30, fréquemment appliquée chez l'adulte et chez l'enfant docile,
est un traitement très convenable et inoffensif de la diphtérie légère ; des lavages détersifs avec de l'eau bouillie

ou une solution faible d'acide borique suffiront à entraîner les membranes, lorsqu'elles se détacheront d'elles-mêmes.

La membrane diphtérique, chez les enfants, n'a pas constamment des caractères typiques ; elle n'est pas toujours ferme, concrète, d'un aspect lisse ; elle devient souvent pulpeuse, molle, déliquescente, surtout lorsqu'elle est un peu ancienne, et elle se rapproche très sensiblement des exsudats pultacés, vulgaires. Aussi, dans le doute, tous les enfants qui ont des angines avec *du blanc*, sont dirigés sur le pavillon Bretonneau.

Lorsque ces exsudats pulpeux et discrets sont localisés seulement sur les amygdales, il n'est pas possible d'affirmer d'emblée la diphtérie ; mais s'ils coïncident avec des îlots membraneux, plus ou moins étendus, siégeant sur les piliers postérieurs, sur le fond du pharynx ou sur la luette, le doute n'est plus permis : il s'agit d'une angine à exsudats extensifs, c'est-à-dire d'une diphtérie.

En effet la topographie des plaques membraneuses dans le pharynx a la plus haute importance clinique pour établir le diagnostic.

Il est vrai que dans la très grande majorité des cas, le processus membraneux débute à la surface des amygdales, mais il est de règle aussi que ce processus, dans la diphtérie confirmée, s'étende rapidement en douze ou vingt-quatre heures, déborde la surface amygdalienne, gagne les piliers postérieurs du voile, ou remonte à l'intersection des deux piliers, envahisse parfois le bord libre du voile du palais, la luette, le fond même du pharynx, le bord libre de l'épiglotte. Il arrive même fréquemment que les exsudats membraneux occupent les fosses nasales et leur arrière-cavité, et descendent aussi dans le larynx et les voies aériennes. Ces localisations multiples de la plaque membraneuse constituent des combinaisons cliniques très variées et qui permettent de subdiviser l'angine diphtérique en un certain nombre de types d'une gravité croissante, comme l'ont déjà fait Henoch et d'autres observateurs.

En somme, la signification de la plaque membraneuse, au point de vue du diagnostic, est très différente suivant son siège.

La localisation amygdalienne est banale en quelque sorte, commune à tous les exsudats diphtériques ou non ; mais les localisations sur les piliers, pharyngée, palatine, uvulaire, épiglottique, nasale, laryngée, trachéo-bronchique, sont le propre de la diphtérie.

Je ne crois pas devoir distinguer, à ce point de vue, les rares cas de diphtérie extensive dans lesquels manque le bacille de Lœffler, et où l'on ne trouve que le streptocoque.

Ces diphtéries à streptocoques ont le même aspect clinique, la même topographie et la même gravité que les diphtéries habituelles à bacilles de Lœffler.

I. — DIPHTÉRIE CIRCONSCRITE DU PHARYNX

Cette forme de l'angine diphtérique établit en quelque sorte la transition entre les diphtéries bactériologiques et les formes typiques. Il n'est pas douteux que la présence du bacille de Lœffler nous ait fixé plus exactement que nous ne l'étions sur cette variété très atténuée de la diphtérie pharyngée.

Cependant, il n'est pas impossible, en pratiquant un examen clinique soigneux, de porter le diagnostic de diphtérie circonscrite du pharynx, avant que la culture du Lœffler ne vienne confirmer ce diagnostic.

Le plus souvent la plaque membraneuse est amygdalienne, n'occupe parfois qu'un seul côté ; mais elle a un aspect lisse, grisâtre, homogène; elle encapsule solidement tout ou partie de l'amygdale, résiste au léger frottement de l'abaisse-langue. Lorsque cette membrane tombe, elle forme comme une coque moulée sur le segment ovoïde de l'amygdale. La réaction ganglionnaire est tantôt bien marquée, tantôt nulle. La température ne dépasse pas 38°, le plus souvent. L'état général reste excellent et les enfants s'alimentent : dans d'autres circonstances, un vif mouvement fébrile précède et accompagne la formation de la membrane; les voies digestives sont embarrassées.

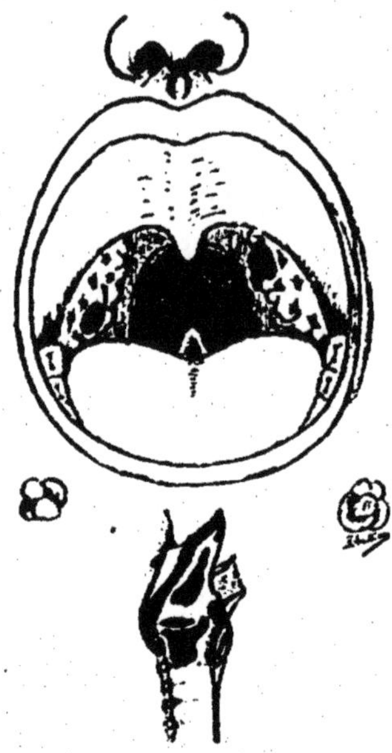

Fig. 7. — Diphtérie amygdalienne circonscrite avec ou sans croup [1]. (Schéma.)

Dans ces cas, il faut examiner avec le plus grand soin les piliers postérieurs et le fond du pharynx, abaisser fortement la langue en avant pour découvrir toute la paroi postérieure du pharynx et l'épiglotte; il suffira d'apercevoir un îlot membraneux *concomitant*, de la grandeur d'une lentille, sur le fond du pharynx pour être en droit de poser un diagnostic ferme de diphtérie. Presque constamment l'examen bactériologique viendra confirmer le lendemain le diagnostic porté la veille; et, fait bien remarquable, dans ces formes légères ou circonscrites, la culture du Lœffler n'est pas moins

<hr>

Ces schémas ont été dessinés par M. Audion, l'un des internes de mon service, d'après les fiches qui nous ont servi au pavillon Bretonneau pour inscrire la topographie des exsudats.

riche, habituellement, que dans les formes moyennes ou graves de diphtérie. Il faut donc renoncer à l'espoir de demander à la bactériologie des renseignements précis sur la forme de diphtérie en présence de laquelle se trouve le clinicien, et dont il peut seul apprécier la gravité.

Le processus diphtérique membraneux peut encore être plus atténué; j'ai vu des enfants n'ayant aucun mouvement fébrile, aucune réaction inflammatoire du pharynx, avec deux ou trois îlots grisâtres adhérents de la grandeur d'une lentille, siégeant sur les amygdales ou sur les piliers postérieurs. Ces îlots ne s'étendent pas, et ne se multiplient pas, mais ils sont quelquefois assez tenaces.

Je rappelle le cas d'un enfant, le jeune R., que j'ai cité antérieurement comme exemple de diphtérie bactériologique, qui garda ses îlots membraneux pendant une huitaine de jours, jouant et mangeant comme tous les convalescents. Nous nous décidâmes à lui faire une injection de sérum pour le débarrasser de ces petits exsudats diphtériques dont il ne paraissait nullement incommodé.

Le diagnostic de la diphtérie circonscrite dans le pharynx devient tout à fait évident, lorsqu'il existe du jetage avec un peu d'excoriation des narines, indiquant la propagation du processus dans les fosses nasales, et lorsque nous constatons des troubles de la phonation ou de la respiration, associés aux îlots membraneux pharyngés.

Toutes les fois qu'un enfant ayant la toux et la voix rauques ou éteintes, avec ou sans tirage, nous présente des exsudats, même très limités, amygdaliens, pharyngés, etc..., nous n'hésitons pas à porter le diagnostic de diphtérie circonscrite du pharynx avec croup. La coïncidence d'une laryngite avec des exsudats pharyngiens, dans ces conditions, indique nettement le caractère extensif de la maladie, soit que les membranes aient en grande partie disparu du pharynx et que nous n'en constations plus que les vestiges, soit que la diphtérie ait gagné la muqueuse laryngée en ne touchant que très légèrement le pharynx.

La localisation amygdalienne des exsudats ou des membranes ne doit pas être considérée, je ne saurais trop insister sur ce point, comme un signe certain de la diphtérie circonscrite. Tant que les exsudats restent nettement limités sur la surface de ces glandes, il est bien difficile d'être affirmatif; j'ai vu un très grand nombre d'amygdalites membraneuses uni ou bilatérales, dans lesquelles l'examen bactériologique ne décelait que des cocci, des staphylocoques ou des chaînettes de streptocoques, et ces amygdalites ne m'ont paru différer en rien de celles où nous trouvions du Lœffler. Mais, dès que les membranes amygdaliennes prennent une allure extensive vers les piliers du voile du palais, vers le pharynx, ou si elles coïncident avec du coryza accompagné de jetage ou avec des troubles laryngés, le diagnostic clinique de diphtérie devient certain. Nous arrivons ainsi graduellement aux formes de *diphtérie moyenne* du pharynx.

Dans toutes les formes un peu frustes de diphtérie du pharynx, on devra s'enquérir avec grand soin des conditions de milieu dans lesquelles l'affection s'est développée. Si un enfant, n'ayant encore que des exsudats circonscrits dans la gorge, a été en contact avec un diphtérique avéré, la contagion est bien probable. La notion étiologique devient capitale.

II. — DIPHTÉRIE MOYENNE DU PHARYNX

J'adopte l'expression de diphtérie moyenne du pharynx, due à Henoch, pour désigner la forme ordinaire, typique, en quelque sorte, de l'angine diphtérique.

Lorsque, à l'examen d'un pharynx, on distingue des exsudats membraneux plus ou moins étendus à la surface des amygdales, et des exsudats semblables cohérents ou en plaques, ou même en îlots, sur les piliers du voile palatin, surtout sur les piliers postérieurs, sur le fond même du pharynx, sur le bord libre du voile, ou sur la luette, on peut affirmer, presque avec certitude, qu'on se trouve en présence d'une angine diphtérique.

Tantôt les membranes existent simultanément sur les amygdales, sur le fond du pharynx, et sur le bord libre du voile du palais et de la luette ; tantôt, elles n'occupent que les amygdales et le fond du pharynx, ou bien encore les amygdales et le bord libre du voile du palais seulement.

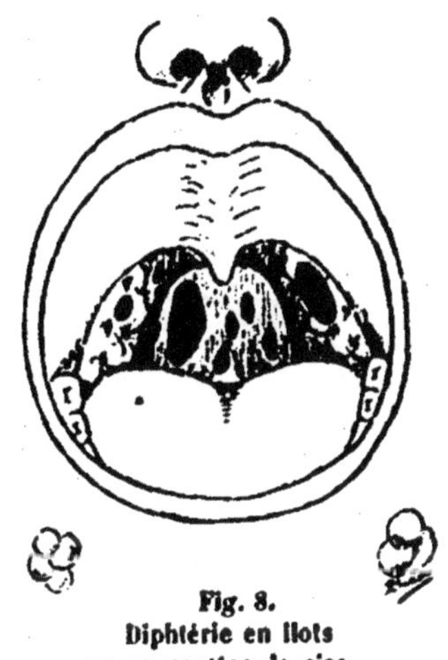

Fig. 8.
Diphtérie en îlots
ou en gouttes de cire.
(Schéma.)

Quelquefois même, les amygdales sont libres au moment de l'examen, et des îlots multiples, rétro-pharyngiens se montrent seuls. De là des variétés infinies dans l'aspect des gorges diphtériques, suivant la confluence, le siège, l'étendue, la forme des placards membraneux.

Il est une de ces variétés de diphtérie moyenne du pharynx qui est particulièrement fréquente et qui me paraît mériter le nom de *diphtérie en îlots*.

Les exsudats amygdaliens sont alors toujours accompagnés d'îlots irrégulièrement arrondis, indépendants, disséminés sur le fond du pharynx et sur les piliers postérieurs. L'aspect de ces îlots rappelle des *gouttes de cire* qui se seraient solidifiées sur la muqueuse pharyngée.

Assez souvent aussi, les deux piliers postérieurs et la région adjacente du pharynx sont tapissés de placards membraneux assez espacés l'un de l'autre sur la ligne médiane ; mais pendant l'exploration du pharynx, les deux piliers postérieurs se contractant, rapprochent les exsudats qui arrivent au contact, comme deux rideaux qui se fer-

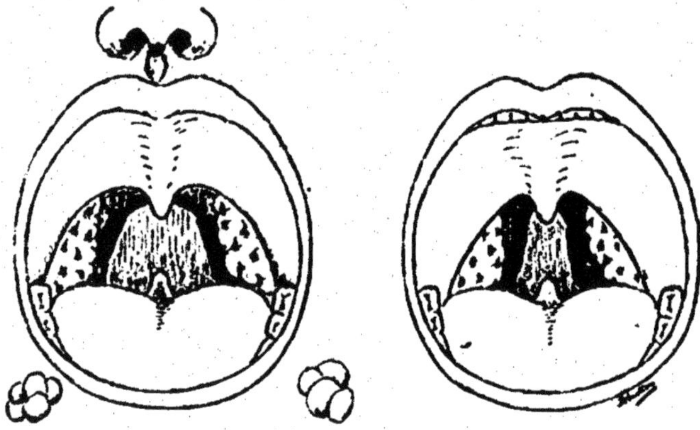

Fig. 9. — Diphtérie en rideau.
(Schéma.)

meraient. J'ai dénommé familièrement cette variété : diphtérie *en rideau*.

Je ne doute pas qu'assez souvent les exsudats rétro-pharyngiens n'échappent à un examen superficiel. Il est absolument nécessaire, pour bien voir les îlots membraneux qui sont parfois situés très bas, de déprimer fortement en avant la base de la langue avec l'abaisse-langue, et de découvrir ainsi tout le fond du pharynx ; on aperçoit très bien en même temps la pointe et les bords de l'épiglotte, sans appliquer le miroir. Les placards rétro-pharyngés descendants indiquent une diphtérie extensive ayant une grande tendance à gagner les voies aériennes. Aussi, on constate fréquemment la coïncidence du croup fruste ou du vrai croup avec la diphtérie en îlots. Il n'est même pas rare de voir, par l'inspection directe, des îlots membraneux bordant l'épiglotte, indiquant nettement que le processus a gagné le larynx.

Je dois ajouter que l'examen si important du fond du pharynx est parfois entravé par la tuméfaction des amygdales qui arrivent au contact par leur face interne, soit que le gonflement amygdalien se rapporte à une réaction inflammatoire violente du côté de la muqueuse, soit qu'il y ait une hypertrophie amygdalienne préexistante.

L'inspection du voile du palais est beaucoup plus aisée que celle du fond du pharynx. Les exsudats palatins, dans la diphtérie moyenne, ne dépassent guère les piliers antérieurs et le bord libre du voile ; ils bordent la luette ou bien l'engainent complètement.

Lorsque les exsudats dépassent le bord libre du voile, s'avançant sur le palais mou ou sur le palais osseux, souvent il s'agit des formes toxiques, les plus terribles de la diphtérie.

L'engainement membraneux de la luette, œdématiée ou non, indique un processus intense, mais non forcément grave. Il est remarquable que les membranes formant un capuchon à la luette tombent et se reproduisent quelquefois avec une grande ténacité. Comme le reste de la gorge est détergé, l'appendice uvulaire encapuchonné tranche vivement sur les parties voisines.

Dans les formes moyennes discrètes, les îlots ont à la fois et le plus souvent une localisation amygdalienne et rétro-pharyngée, un peu moins souvent une localisation amygdalienne et palatine. Dans les formes moyennes confluentes, les amygdales, le fond du pharynx et le voile du palais sont simultanément intéressés. Les amygdales peuvent être épargnées, mais le fait est rare.

Le caractère extensif des membranes est parfaitement

évident dans la diphtérie moyenne du pharynx, et l'extension membraneuse, ne se limitant pas au pharynx, a lieu du côté du larynx et des voies aériennes, un peu moins fréquemment du côté des fosses nasales. Tout enfant atteint de cette forme de diphtérie pharyngée est menacé de croup, s'il n'en est pas déjà atteint. Je n'hésite pas à conseiller dans ces conditions, une injection immédiate de sérum de 20 centimètres cubes. L'examen bactériologique confirme à peu près constamment, le lendemain, le diagnostic clinique posé dès la veille ; il fournit tantôt du Lœffler pur, tantôt du Lœffler avec association de staphylocoques, et plus rarement avec association de streptocoques.

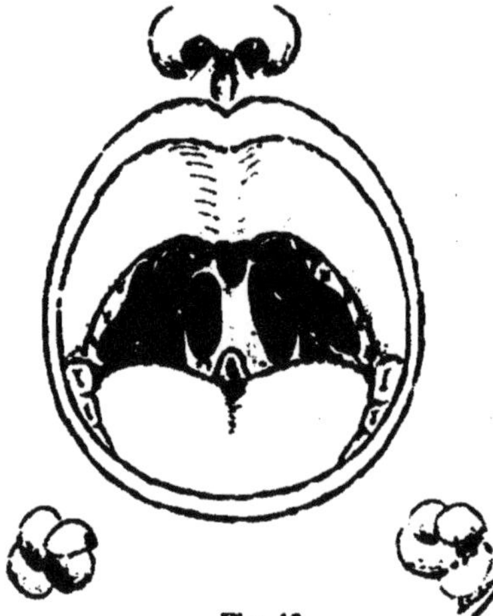

Fig. 10.
Diphtérie moyenne du pharynx.
(Schéma.)

Il est assez rare d'observer, dans cette forme en îlots, de petits placards membraneux labiaux ou parfois siégeant à la base de la langue en avant de l'épiglotte.

Je dois indiquer une forme d'angine membraneuse extensive, rappelant exactement par ses traits cliniques la variété confluente de la diphtérie moyenne, et dans laquelle l'examen bactériologique le plus soigneux ne révèle que des streptocoques.

D'après l'expérience que j'ai acquise au pavillon Bretonneau, j'estime que cette diphtérie évidente, clinique, à streptocoques, est rare ; je n'en ai guère rencontré que deux cas sur cent environ.

L'aspect diphtérique de la gorge est tellement net dans ces angines que j'ai toujours fait pratiquer plusieurs cultures, croyant qu'il y avait erreur dans les ensemencements.

Les analogies de la diphtérie extensive à streptocoques avec la diphtérie à bacilles de Lœffler, sont si grandes que le clinicien le plus exercé doit renoncer à établir une distinction d'après l'aspect des exsudats. Peut-être les membranes, après les injections de sérum, sont-elles plus tenaces que dans les diphtéries à Lœffler; peut-être aussi, l'engorgement ganglionnaire du cou, sans infiltration proprement dite du tissu cellulaire ambiant, est-il plus accentué ? Mais ces caractères sont bien incertains; nous trouvons aussi des diphtéries à Lœffler dont les exsudats sont tenaces, et dont l'adénopathie est très prononcée. J'ai vu d'ailleurs plusieurs de ces diphtéries à streptocoques se terminer par la mort, comme les diphtéries graves à Lœffler.

Je reviens à la diphtérie moyenne habituelle, et j'envisagerai successivement les réactions en rapport avec l'exsudation membraneuse :

1° Sur la muqueuse sous-jacente;

2° Sur l'appareil ganglionnaire du cou en connexion avec le pharynx ;

3° Sur l'état général et sur la température.

1° Les réactions de la muqueuse en rapport avec la production de la plaque fibrino-épithéliale sont extrêmement variables. Le plus souvent, la rougeur et le gonflement de la muqueuse amygdalienne et pharyngée sont très modérés; les plaques membraneuses se détachent sur un fond rouge vif. Quelquefois, surtout chez des enfants débiles, chez des tuberculeux, la réaction inflammatoire du côté de la muqueuse est nulle. La muqueuse, loin d'être vascularisée et tuméfiée, est pâle, comme exsangue, et le contour des exsudats est à peine distinct. Les membranes semblent pousser dans la gorge comme du muguet.

Il est beaucoup plus commun d'observer des diphtéries avec une réaction inflammatoire très intense. Les amygdales sont tuméfiées au point d'arriver au contact, la luette est souvent œdématiée, et n'étaient les exsudats cohérents, on se croirait en présence d'une angine phlegmoneuse.

J'ai même vu sur des adultes, et notamment sur mon interne, M. Hermary, des angines diphtériques avec rougeur et gonflement considérable de tout le pharynx, et avec des exsudats très mous et très circonscrits. Cependant, la notion étiologique et les cultures très riches en Lœffler pur, imposent le diagnostic de diphtérie.

Lorsque les exsudats membraneux sont tombés sous l'influence des injections de sérum, la muqueuse apparaît rouge, un peu dépolie, quelquefois elle est livide ; l'exsudat qui se reproduit, est plus mince et moins opaque qu'il ne l'était lors de la première poussée. Après la chute définitive de ces nouvelles membranes, la muqueuse garde souvent un aspect opalescent durant quelques jours. Il est assez commun d'observer des ulcérations plus ou moins étendues à la surface des amygdales, à l'intersection des piliers du voile du palais, et plus rarement sur la luette. Monti a bien décrit ces formes de diphtérie ulcéreuse, qui n'étaient pas inconnues de Rilliet et Barthez, et des cliniciens français.

Le plus habituellement alors, la chute des membranes amygdaliennes laisse voir une ulcération superficielle taillée à pic, qui se répare très vite. D'autres fois, une bonne partie du parenchyme amygdalien est éliminé ; d'autres fois, à l'intersection des piliers du voile, il y a une perte de substance profonde dans laquelle des exsudats pulpeux se reforment, et qui ne se répare que lentement, laissant une cicatrice déprimée. Il faut noter une variété érosive de la diphtérie dans laquelle, après la chute des exsudats, les ulcérations secondaires ont une tendance à s'étendre par un processus nécrosique.

La luette peut également se sphacéler partiellement ou même en totalité. Il n'est pas toujours possible de prévoir ces variétés nécrosantes de diphtérie ; cependant j'a. remarqué plusieurs fois, soit à la surface des amygdales, soit sur la luette, de petites eschares noires se détachant très bien sur le fond grisâtre des exsudats. L'élimination de ces eschares était constamment suivie d'une ulcération.

Jusqu'à plus ample informé, je ne pense pas que l'examen bactériologique nous donne l'explication de ces formes de diphtérie nécrosique. Il m'avait paru d'abord que ces formes étaient plus souvent liées aux staphylocoques, mais j'en ai rencontré également avec du Lœffler pur et avec du streptocoque. Nous n'avons donc aucune interprétation satisfaisante des variations d'intensité du processus inflammatoire, accompagnant l'exsudation fibrino-épithéliale, et nous devons nous borner pour le moment à les enregistrer.

2° La réaction de la diphtérie du pharynx sur l'appareil ganglionnaire ne peut avoir une grande signification au point de vue du diagnostic, contrairement à ce que l'on supposait autrefois. On s'appuyait volontiers sur la coïncidence d'une forte adénopathie sous-maxillaire avec les exsudats pharyngés pour admettre la diphtérie. Henoch a déjà bien vu que l'engorgement ganglionnaire est un phénomène banal, commun à toutes les angines.

J'irai plus loin : un très grand nombre de diphtéries en îlots du pharynx, avec ou sans croup, parfaitement évidentes à l'inspection, ne s'accompagnent d'*aucune adéno-pathie*. Et puis, il faut songer que beaucoup d'enfants impétigineux ont des engorgements préexistants des glandes du cou. J'ai rencontré un enfant n'ayant qu'une plaque circonscrite sur l'amygdale, avec une adénite sous-maxillaire énorme. La plaque se détergea, et l'adénite, probablement caséeuse, persista. Il est vrai que dans les diphtéries graves et dans les diphtéries toxiques proprement dites, l'adénopathie prend des proportions considérables ; mais ces cas ne constituent pas la majorité, tant s'en faut.

Dans les diphtéries à streptocoques, surtout quand elles surviennent au cours de la scarlatine, on note un gonflement lobulé considérable des glandes sous-maxillaires.

On serait donc tenté d'admettre que les processus inflammatoires du pharynx, à streptocoques, retentissent plus fortement sur l'appareil ganglionnaire que la diphtérie ordinaire à Lœffler.

3° L'état général des enfants atteints de diphtérie moyenne, tant que les exsudats n'ont pas gagné le larynx, n'offre rien d'inquiétant, comme l'a si bien dit Trousseau. Un peu d'embarras des voies digestives, un léger mouvement fébrile, peu durable, ne dépassant guère 38°, 38°5, tels sont les seuls troubles notables. L'urine contient parfois un peu d'albumine, surtout après quelques jours.

La diphtérie, dans ses formes moyennes, n'est pas une maladie hyperthermisante, et lorsque nous voyons une ascension brusque du thermomètre, il faut en chercher la cause ailleurs que dans le pharynx, dans les voies aériennes le plus souvent. Depuis que nous manions le sérum, nous voyons, de temps à autre, des hyperthermies soudaines plus ou moins fortes ; mais, si nous ignorons encore les substances hyperthermisantes contenues dans certains échantillons de sérum, nous n'en sommes pas moins autorisés à imputer cet accident au remède employé[1].

[1] Je crois devoir reproduire le tableau ci-dessous comme une annexe des descriptions précédentes. Il a été dressé, sur mes indications, par M. Bayeux, interne du service, qui a relevé avec grand soin les localisations membraneuses sur les fiches schématiques de 329 enfants :

FRÉQUENCE RELATIVE DES LOCALISATIONS DE LA DIPHTÉRIE, PENDANT LES MOIS DE FÉVRIER ET DE MARS 1896, A L'HÔPITAL TROUSSEAU.

Fausses membranes exclusivement pharyngées. (Angines sans croup : 129.)

Siégeant sur une seule amygdale	29
— deux amygdales	56
— une amygdale et la luette	3
— — — et le fond du pharynx	3
— — — et les piliers postérieurs	1
— les deux amygdales et la luette	8
— — — et le fond du pharynx	11
— — — et les piliers postérieurs	8
— — — la luette et le fond du pharynx	2
— — — la luette et les piliers antérieurs	1
— — — le fond du pharynx et les piliers postérieurs	1
— le fond du pharynx et les piliers postérieurs	1
— toute la gorge sans le voile du palais	2
— — — avec — —	3

Fausses membranes exclusivement laryngées. (Croup sans angine apparente : 31.)
Fausses membranes pharyngo-laryngées. (Angines avec croup : 132.)

Siégeant sur le larynx et en plus sur :	
— une amygdale	7
— les deux amygdales	10
— les piliers postérieurs	1
— le fond du pharynx	6
— une amygdale et le fond du pharynx	2
— une amygdale, le fond du pharynx et les piliers postérieurs	2
— les deux amygdales et la luette	4
— — — et le fond du pharynx	29
— le fond du pharynx et la luette	7
— les deux amygdales, le fond du pharynx et les piliers postérieurs	7
— les deux amygdales et les piliers postérieurs	7
— les deux amygdales, les piliers postérieurs et la luette	2
— les deux amygdales, les piliers antérieurs et la luette	3
— le fond du pharynx et la voûte palatine	1
— tout le fond de la gorge sans le voile du palais	2
— tout le fond de la gorge avec le voile du palais	1

III. — DIPHTÉRIE CONFLUENTE ET EXTENSIVE DU PHARYNX

De la diphtérie moyenne intense du pharynx à la diphtérie confluente et extensive, avec propagation aux voies aériennes, il n'y a qu'un pas. Ce qui caractérise essentiellement cette forme de l'angine diphtérique, c'est l'abon-

Angines avec localisations nasales : 23.

Diphtéries des fosses nasales avec fausses membranes :				
Siégeant sur une amygdale				1
—	les deux amygdales			6
—	—	—	et le fond du pharynx	5
—	—	—	et les piliers postérieurs	2
—	—	—	et la luette	4
—	—	—	la luette et les piliers postérieurs	1
—	tout le fond de la gorge			5
Croup avec localisation nasale				1

Angines avec croup et localisations nasales : 20.

Croup et diphtérie des fosses nasales avec fausses membranes :				
Siégeant sur une amygdale				1
—	deux amygdales			3
—	—	—	et le fond du pharynx	6
—	—	—	et les piliers postérieurs	2
—	—	—	et la luette	1
—	—	—	la luette, le fond du pharynx et les piliers antérieurs	1
—	le fond du pharynx			1
—	tout le fond de la gorge sans le voile du palais			4
—	—	—	avec	1

Diphtéries avec localisations palpébrales : 2.

Siégeant sur le larynx, fosses nasales et paupières			1
—	—	les paupières et tout le fond de la gorge	1

Chiffre total d'observations   329

Tableau indiquant le nombre de fois que chaque organe a été intéressé sur les 329 observations.

Siégeant sur une seule amygdale		49
—	les deux amygdales	237
—	la luette	55
—	le fond du pharynx	101
—	les piliers postérieurs	51
—	le voile du palais	5
—	le larynx	175
—	les fosses nasales	41
—	les paupières	2

danco des membranes qui tapissent tout le pharynx, ou au moins sa plus grande partie. Nous no distinguons plus de placards ou d'îlots isolés, indépendants ; nous sommes en présence d'uno nappe d'exsudat pulpeux, grisâtre, qui masque toutes les anfrac-tuosités du pharynx, sans déborder, en général, sur le palais mou ni sur le palais osseux.

Les exsudats, en même temps qu'ils sont con-fluents dans le pharynx, ont un pouvoir extensif extrême. Ils remontent dans l'arrière-cavité des fosses nasales, qui devient ainsi un cloaque mem-braneux, et envahissent toutes les fosses nasales. Au lavage, les enfants rendent des débris mem-braneux énormes, exacte-ment moulés sur les cor-nets et sur les replis de la muqueuse pituitaire.

L'extension membra-neuse diffuse dans les voies aériennes n'est pas

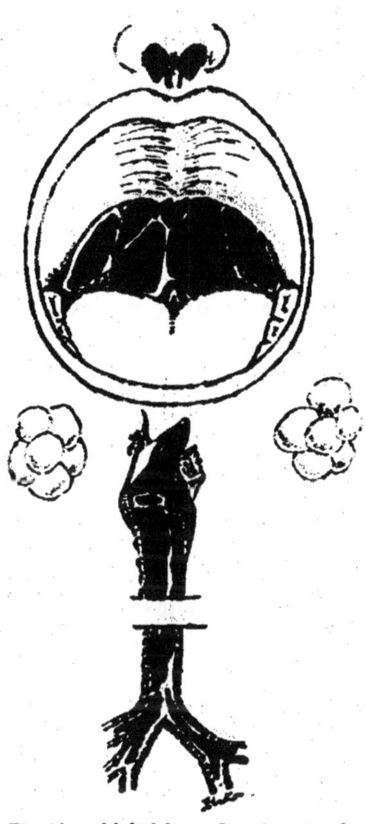

Fig. 11. — Diphtérie confluente extensive.
(Schéma.)

moins intense que dans les fosses nasales. L'épiglotte, le larynx, la trachée, les grosses, les moyennes et les petites bronches sont souvent entièrement blindés de membranes.

Le spasme phréno-glottique se superpose habituelle-ment, mais non toujours, à la laryngite membraneuse dans ces circonstances. Mais le tubage ne soulage que peu ces enfants ; le tube est souvent obstrué par les membranes, et à supposer même que l'obstacle laryngien soit levé par le tubage ou la trachéotomie, nous ne pouvons rien pour débloquer les divisions de l'arbre bronchique.

Il existe une immense surface membraneuse, et les enfants succombent partiellement à l'asphyxie, partiellement à l'intoxication résultant de l'extension considérable du processus membraneux sur les muqueuses pharyngéenasale et laryngo-trachéo-bronchique.

Le diagnostic de cette diphtérie grave du pharynx propagée aux voies aériennes ne présente pas de difficultés sérieuses, et le pronostic est très souvent fatal, quoi qu'on fasse. Les injections de sérum à doses massives, l'intubation, la trachéotomie, les inhalations d'oxygène, les toniques, m'ont paru impuissants à enrayer la maladie, dans ses formes les plus extensives.

L'enfant atteint aussi gravement a le teint plombé, une adénopathie cervicale variable ; le pharynx est tapissé d'une pulpe membraneuse qui ressemble à une bouillie ; si quelques parties du pharynx sont détergées, elles ont une teinte livide ; le jetage nasal est abondant et l'haleine fétide. L'albuminurie est habituelle. Que l'enfant soit tubé ou trachéotomisé, ou non, il rejette des membranes tubulées, moulées sur la trachée et les bronches. L'énorme profusion des membranes ne peut laisser aucun doute dans l'esprit. C'est dans des cas de ce genre que j'ai observé l'emphysème pulmonaire le plus marqué en rapport avec l'obstruction bronchique. L'examen bactériologique donne tantôt du Lœffler pur, tantôt du Lœffler associé aux staphylocoques ou aux streptocoques.

IV. — DIPHTÉRIE TOXIQUE DU PHARYNX

Bien que nous devions faire une part aux phénomènes d'intoxication précoce ou tardive, dans l'évolution de la diphtérie confluente et extensive du pharynx, comme je l'ai précédemment indiqué, je réserve le nom de *diphtérie*

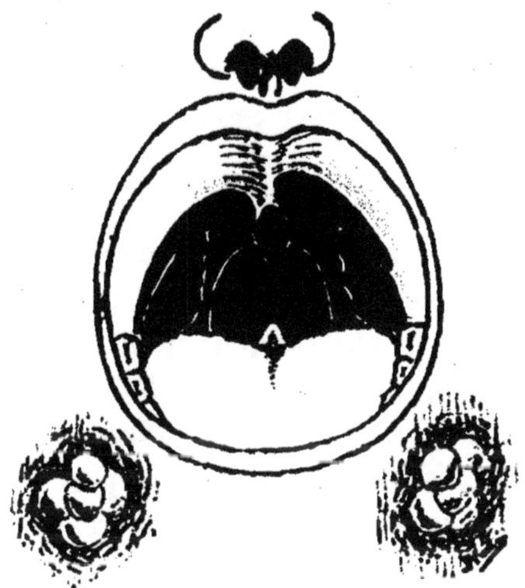

Fig. 12. — Diphtérie toxique.
(Schéma.)

toxique du pharynx à la forme la plus redoutable de cette maladie, presque toujours fatale, quoi qu'on puisse faire.

La diphtérie toxique du pharynx présente trois caractères principaux, qui ne permettent pas au clinicien de la méconnaître :

1° Les membranes pharyngées sont très confluentes, très denses et très épaisses ; elles tapissent tout le pharynx et envahissent le voile du palais, allant parfois jusqu'au palais osseux.

2° Le tissu cellulaire du cou est infiltré ; les régions sous-maxillaires, sus et sous-hyoïdiennes, sont tuméfiées régulièrement ; le cou présente l'aspect *proconsulaire*. Au palper cette infiltration déformante du cou donne une rénitence uniforme, dans laquelle il est difficile de distinguer les ganglions lymphatiques.

3° Les membranes pharyngées gagnent habituellement l'arrière-cavité du pharynx et les fosses nasales ; mais presque jamais, elles ne descendent dans le larynx et dans l'arbre aérien. Le croup est très exceptionnel dans cette forme de diphtérie. La mort survient avec des troubles cardio-vasculaires rappelant ceux de l'intoxication cholérique.

Entrons dans quelques détails descriptifs nécessaires pour préciser le diagnostic et le pronostic.

La diphtérie toxique du pharynx est heureusement rare ; je n'en ai pas observé plus d'une trentaine de cas bien caractérisés, sur plus de 3 000 enfants qui ont passé au pavillon Bretonneau en 1895 et 1896. Il m'a paru que cette forme était beaucoup plus commune au mois de mars et au mois d'avril, pendant ces deux dernières années.

Une seule fois, dans une observation que j'ai relevée l'an dernier, j'ai pu assister au début du processus[1].

---

[1] Voici, brièvement rapportée, l'histoire clinique de cet enfant, qui a passé au pavillon Bretonneau dans la première semaine de mai 1895.

Je le vois pour la première fois, dans la section des douteux, à la visite du 30 avril. C'est un vigoureux garçon de quatre ans auquel j'ai peine à faire quitter une croûte de pain pour examiner son pharynx.

Sur chaque amygdale je constate un exsudat blanc d'assez bonne apparence ; peu d'adénopathie cervicale, pas de phénomènes laryngés. A l'entrée, le petit malade a reçu une injection de 10 centimètres cubes. Je porte le diagnostic clinique de diphtérie circonscrite du pharynx.

Le lendemain, 1er mai, l'exsudat persiste et s'est un peu étendu ; une adénopathie sous-maxillaire notable a apparu. Je fais pratiquer une nouvelle injection de 10 centimètres cubes. L'examen bactériologique révèle des bacilles longs sans association.

L'enfant est transféré au pavillon Bretonneau, où je le retrouve le 2 mai ; d'épaisses fausses membranes se sont détachées de la gorge au lavage ; rougeur diffuse du pharynx, opalescence des amygdales ; quelques fausses membranes sont sorties par les fosses nasales après une irrigation ; l'adénopathie

Un enfant vigoureux, de quatre ans environ, présentait le matin, à l'heure de la visite, deux belles plaques membraneuses amygdaliennes, avec une adénopathie sous-maxillaire peu marquée. L'enfant avait reçu 10 centimètres cubes de sérum à l'entrée ; l'état général semblait bon ; rien ne pourrait faire prévoir l'aggravation très rapide de la maladie.

Dès le lendemain, les membranes s'étaient étendues au voile du palais, et le cou était devenu proconsulaire. Vainement, on pratiqua de nouvelles injections de sérum ; le petit malade succomba au bout de quelques jours.

Habituellement, on nous apporte les enfants lorsque

du cou a augmenté et une infiltration molle du tissu périganglionnaire a apparu. L'état général reste bon ; l'enfant s'alimente.

En présence de cette adénopathie volumineuse du cou, de cette infiltration cellulaire molle, mais non rénitente comme à l'ordinaire, je pensais bien à une forme toxique de diphtérie, mais je comptais, je l'avoue, sur la précocité du traitement pour entraver l'évolution de la maladie ; je disais même aux élèves qui m'entouraient : « Ce cas serait devenu toxique s'il n'avait pas été injecté tout de suite. »

Les jours suivants, les membranes ne se reproduisirent qu'à peine dans le pharynx, qui était cependant le siège d'une rougeur vive et d'un gonflement intense. Les urines se supprimèrent presque complètement et le pouls commença de fléchir et de défaillir : dans la crainte d'empêcher le rétablissement de la diurèse, je ne voulus pas augmenter la dose de sérum antidiphtérique injecté et je fis pratiquer une injection de 200 centimètres cubes de sérum artificiel. Mais tout fut inutile, et bien que nous constations une amélioration dans l'état de la gorge, qui était à peu près libre le 4 mai, une diminution très notable de l'adénopathie et de l'infiltration du cou, des phénomènes de paralysie du voile du palais devinrent manifestes ; les boissons étaient régurgitées par le nez.

L'enfant était très affaissé, somnolent, avait des nausées ; les extrémités étaient refroidies, le pouls resta imperceptible aux deux radiales pendant quarante-huit heures. Cependant les battements du cœur étaient sourds, assez réguliers et l'intensité des bruits cardiaques perçus à l'auscultation était hors de proportion avec l'asphygmie complète des radiales. Dans les humérales, on sentait au doigt une vague ondulation. Le 6 mai, l'enfant resta très assoupi ; il mourut en se retournant dans son lit l'après-midi.

A l'autopsie, nous trouvâmes la muqueuse du pharynx livide, mais dépourvue de membranes ; une ulcération profonde sur l'amygdale droite, recouverte d'un putrilage d'aspect gangréneux. Le larynx et les voies aériennes étaient libres d'exsudats. Dans les poumons, zones de splénisation légère aux deux bases.

Le cœur était flasque, pâle et dilaté en gibecière ; les cavités ventriculaires droite et gauche étaient très notablement agrandies. La rate était volumineuse.

tout le pharynx et le voile du palais sont recouverts d'exsudats membraneux[1].

Les membranes ont une épaisseur de 1 millimètre et plus ; elles sont fermes, adhérentes, un peu semblables à du *cuir blanc*, tapissant une surface plus ou moins étendue du voile du palais.

Les injections de sérum font bien tomber les exsudats après vingt-quatre ou trente-six heures ; mais ils se reproduisent, et ces repullulations membraneuses secondaires sont plus molles, plus minces, putrilagineuses, parfois noircies par du sang exsudé de la muqueuse. L'haleine est habituellement très fétide. L'abondance des membranes dans les fosses nasales est extrême. L'irrigation entraîne des moules membraneux qui obstruaient tous les méats et l'arrière-pharynx. Récemment, j'ai vu deux cas d'hémorragie nasale grave après la chute des membranes.

Il est habituel que la chute des premières membranes pharyngées et palatines soit suivie d'une paralysie très précoce du voile du palais, survenant dès le troisième ou le quatrième jour de la maladie. La voix est très nasonnée et la déglutition est troublée ; il y a de la régurgitation des boissons par les fosses nasales.

L'infiltration généralisée du cou a une signification plus importante encore au point de vue du pronostic, que la confluence et l'extension des membranes. Cette infiltration s'accompagne d'une rénitence qui n'est pas sans analogie avec celle que produit un phlegmon. Mais la peau reste incolore et la pression n'est pas douloureuse. Pour expliquer cette exsudation si rapide et si abondante de sérosité dans le tissu cellulaire entourant l'appareil ganglion-

[1] J'ai donné le nom de *coulées palatines* aux membranes extensives qui gaguent la face inférieure du voile du palais et la voûte palatine osseuse et dont la signification clinique a la plus haute gravité. (Voir la thèse de mon élève M. Roger sur la *diphtérie toxique*, Paris, 1896.)

naire du cou, il est impossible de ne pas songer à la pénétration d'un venin, d'une toxine qui aurait gagné les vaisseaux lymphatiques, et dont l'action, dépassant la sphère des ganglions, s'exercerait aussi dans les espaces lymphatiques ambiants.

J'ai vu survivre quelques enfants dont l'infiltration du cou était modérée, ou bien unilatérale ; mais lorsque tout le cou est tuméfié et déformé, la mort est à peu près certaine. Je me suis décidé à employer contre ces formes terribles de diphtérie le sérum à doses massives. Je fais injecter 40 centimètres cubes par jour, et jusqu'à 100 et 150 centimètres cubes en deux ou trois jours. Il m'a paru que nous avions ainsi conservé la vie à quelques enfants, mais je n'oserais pas être affirmatif, car la plupart des petits malades qui ont le cou proconsulaire succombent malgré la médication. D'autre part, avant l'emploi du sérum, on voyait survivre quelques rares malades atteints de diphtérie toxique.

L'action anti-membraneuse du sérum n'est pas moins évidente dans la diphtérie toxique que dans la diphtérie moyenne du pharynx. Généralement, le pharynx est presque détergé lorsque les enfants meurent, et l'infiltration du cou a entièrement disparu.

On croirait volontiers que l'apparition des troubles physiologiques annonçant la mort est en rapport avec la résorption des poisons accumulés dans la région cervicale ; ces poisons vont agir sur les organes de la circulation et surtout sur les centres vaso-moteurs.

La mort est quelquefois très rapide ; plus souvent, elle n'arrive que le huitième ou le dixième jour ; elle est due à une intoxication spéciale.

Le larynx est généralement respecté, de même que l'arbre aérien, la respiration est bien libre ; l'asphyxie, tout au moins mécanique, ne doit pas entrer en ligne de compte, comme dans les diphtéries moyennes avec croup, et complications broncho-pulmonaires.

Lorsque la mort survient dès les premiers jours, les enfants ont tout de suite le teint plombé, restent dans un état de torpeur profonde avec une température peu élevée, 37°,5, 38°, 38°,5 ; ils ont quelques vomissements, quelques mouvements convulsifs, et ils finissent par une syncope, lorsqu'on les remue dans leur lit ou lorsqu'on les lève pour les placer sur le vase.

Mais, ordinairement, le tableau de la mort est plus triste et plus dramatique. La gorge est en grande partie détergée ; le *facies*, toujours pâle, a repris un aspect plus naturel par la disparition de l'infiltration du cou. Malgré la paralysie du voile du palais, les enfants s'alimentent un peu. On serait tenté de les croire en voie de guérison. Mais les urines, qui étaient très albumineuses dès le début, se suppriment tout à fait. Du sixième au dizième jour après l'entrée, le pouls radial devient très mou et très faible : les battements du cœur sont encore assez bien frappés à l'auscultation. Puis, le pouls radial n'est plus perceptible que par intervalles, tantôt à un bras, tantôt à l'autre. Enfin, le pouls radial disparaît, c'est l'*asphygmie* complète. Les battements du cœur deviennent sourds, et restent réguliers en général. Si l'on explore les humérales ou les crurales, on sent un choc brusque et peu ample de l'ondée sanguine, alors que la pulsation n'est plus perceptible aux radiales. Néanmoins, les enfants conservent assez bien leur connaissance ; ils demandent à se lever. Dans les quarante-huit heures qui précèdent la mort, ils ont quelques vomissements, ils deviennent très agités ; leurs extrémités se refroidissent un peu sans être livides ; ils n'ont pas une bonne place dans leur lit ; ils veulent être remués, levés ; ils s'éteignent dans cet état d'agitation, reconnaissant jusqu'à la fin les personnes qui les entourent. La température reste souvent normale ou presque normale pendant toute la durée de la maladie.

Toutes les humeurs et tous les organes sont certainement altérés dans la diphtérie toxique. Mais c'est surtout le sang et l'appareil cardio-vasculaire qui offrent des modifications bien apparentes. Outre ces hémorragies que l'on constate pendant la vie, on rencontre à l'autopsie des suffusions hémorragiques dans les poumons, et le sang est noir et poisseux [1].

[1] Je relate ci-jointe une observation bien remarquable de diphtérie toxique à forme hémorragique qui a été recueillie par l'un des internes de mon service, M. Ghika.

A... Jeanne, âgée de cinq ans, entre à Bretonneau, le 22 juin 1896, atteinte d'une diphtérie toxique.

Rien de particulier dans ses antécédents héréditaires et personnels.

Elle est malade depuis huit jours ; depuis quatre jours, on a constaté des fausses membranes dans la gorge. On s'est contenté de lui faire des badigeonnages au jus de citron, et c'est seulement devant l'augmentation progressive du volume du cou, qu'on s'est décidé à la conduire à l'hôpital. A son entrée, l'état général est déjà très mauvais. Le teint est plombé, les yeux excavés et cerclés de noir.

Le cou est déformé par une forte tuméfaction portant sur les régions parotidiennes et sous-maxillaires, mais un peu plus marquée du côté droit. De ce côté, la peau est rouge, parcourue de traînées de lymphangite, évoquant, à première vue, l'idée d'un phlegmon, mais la palpation montre qu'il n'en est rien. Il s'agit d'un empâtement, d'un œdème dur, complètement indolent, dans lequel sont noyés les ganglions hypertrophiés. Du côté gauche, au contraire, l'hypertrophie ganglionnaire est faible et l'infiltration du tissu cellulaire assez modérée pour permettre la palpation distincte des ganglions.

C'est en somme un cou proconsulaire, asymétrique, à prédominance unilatérale.

La gorge tout entière est tapissée de fausses membranes, épaisses, sales, noirâtres, sèches, infiltrées de sang épanché. Les amygdales (très tuméfiées et arrivant presque au contact), la luette, le voile du palais, les piliers et le fond du pharynx disparaissent sous cet enduit pseudo-membraneux.

Beaucoup de fausses membranes tombèrent au lavage, laissant la gorge extrêmement saignante.

L'haleine est un peu fétide. La langue est sèche, la sécrétion salivaire très diminuée, les fosses nasales ne sont pas obstruées. La voix est un peu amygdalienne et l'hypertrophie des amygdales entraîne une sorte de cornage pharyngien très différent de celui du croup. Le larynx ne paraît pas être envahi.

Le pouls est petit, faible, mais encore régulier ; à l'auscultation du cœur, battements sourds, mais sans bruit de souffle. Dans les poumons il existe quelques râles sous-crépitants irrégulièrement disséminés. Les urines très rares contiennent un peu d'albumine. La température presque normale est à

Les cavités du cœur sont, en général, dilatées ; les parois sont flasques, et le myocarde est très pâle à la coupe. Les lésions microscopiques de la fibre cardiaque sont bien connues dans ces circonstances, et récemment un anato-

37°8. Dès son entrée la malade reçoit une injection de 40 centimètres cubes de sérum de Berlioz (de Grenoble).

Le 23 *juin*, il y a peu de modification dans l'état général. La tuméfaction du cou augmente à droite et l'on est frappé par la rougeur livide des téguments. L'indolence y est d'ailleurs absolue.

Les exsudats pharyngés se reproduisent dès qu'ils sont tombés au lavage. La gorge est tellement saignante que c'est à peine si on les voit. Les liquides commencent déjà à revenir par le nez, révélant l'existence d'une paralysie précoce du voile.

Le pouls est très petit, il y a un peu d'arythmie. Dans la journée la malade s'affaiblit manifestement, elle est d'une pâleur cadavérique. Elle a sans cesse un suintement sanguinolent au niveau des muqueuses pharyngées et pituitaires. Le pouls est très dépressible, très irrégulier, à peine perceptible par moment.

On entend à l'auscultation des poumons plusieurs foyers de râles sous-crépitants fins (au sommet droit, à l'aisselle gauche, etc.) que l'on rapporte à une congestion ou peut-être à des hémorragies pulmonaires.

Vers 4 heures de l'après-midi, on commence à injecter sous la peau de l'abdomen et des cuisses un litre de sérum artificiel (NaCl. à 7 pour 1000). L'absorption du liquide se fait très lentement et ce n'est qu'au bout de trois heures que l'injection est terminée.

D'ailleurs, les effets produits sont à peu près nuls. Tout au plus constate-t-on un renforcement léger du pouls, qui devient un peu plus ferme, un peu plus tendu, toujours irrégulier, mais il n'y a aucune émission d'urine (et cela depuis ce matin 7 heures) (on s'assure que la vessie est vide) ; la gorge, la bouche restent remarquablement sèches, la langue est rôtie. Tous ces phénomènes évoluent sans fièvre, sans obstruction des fosses nasales.

À 9 heures du soir, injection de 20 centimètres cubes de sérum de Berlioz (ce qui fait en tout 60 centimètres cubes). Nuit très agitée.

24 *juin*. — Toujours pas d'urine. Voilà plus de vingt-quatre heures qu'il y a anurie absolue. L'état ce matin est désespéré. Le pouls ne donne plus qu'une légère ondulation. Lipothymie ayant nécessité une piqûre de caféine. Hémorragies incessantes par la bouche, le nez. Persistance des exsudats absolument desséchés, noirâtres. Paralysie très nette du voile du palais. Infiltration du cou assez marquée.

Forte dyspnée due autant à l'état du cœur qu'à celui des poumons. Les foyers de râles sous-crépitants constatés hier se sont, en effet, beaucoup étendus. Ils sont même accompagnés de souffle et il y a un peu de submatité à leur niveau.

L'absence absolue de température fait toujours admettre qu'il s'agit là d'infarctus pulmonaires.

Les bruits du cœur sont très sourds, mais réguliers.

À midi, l'enfant succombe. Elle meurt dans le collapsus en se refroidissant progressivement.

Autopsie faite vingt-quatre heures après la mort. — Ce qui frappe dans cette autopsie, c'est la multiplicité et l'étendue des hémorragies viscérales.

Il existe des exsudats épais sanglants sur les amygdales, le pharynx et les deux faces de l'épiglotte. D'ailleurs, toute l'épaisseur des parois du pharynx

miste lyonnais a décrit des altérations spéciales dans les fibres lisses des artères. Néanmoins je ne doute pas, d'après les constatations cliniques, que ces lésions ne soient accompagnées durant la vie, d'un resserrement spasmodique des artères périphériques à type musculaire, comme on le voit dans le choléra. Le ralentissement ou

et du tissu cellulaire péri-pharyngien est le siège d'une infiltration sanguine. Le larynx, la trachée, les bronches ont un aspect livide, sans fausses membranes. Les deux poumons sont remplis d'énormes infarctus répartis principalement dans le lobe supérieur droit, le long du bord postérieur des deux poumons, à la base gauche.

Dans le lobe supérieur droit c'est à peine s'il reste en avant une mince lame verticale emphysémateuse, tout le reste est envahi par le sang.

Enfin, à côté de ces gros foyers, il existe une multitude de points beaucoup plus petits.

Sous le péricarde, sous l'endocarde (dans le voisinage de l'aorte), on note de petites ecchymoses. Le cœur droit est mou, flasque, le cœur gauche est arrêté en systole, ce qui fait paraître les parois plus épaisses; d'ailleurs le myocarde est très pâle et manifestement altéré.

Les plexus veineux péri-ovariens, les veines utéro-ovariennes sont gorgés de sang noir; la muqueuse utérine est saine, non hémorragique.

Le rein droit est transformé en une vaste poche kystique dans laquelle on reconnaît aisément le bassinet et les calices considérablement dilatés qui représentent à eux seuls le rein tout entier; peut-être en quelques points de la paroi d'apparence lamelleuse, fibreuse, existe-t-il un tissu un peu spongieux, un peu plus brun, représentant les restes du parenchyme rénal.

L'embouchure de l'uretère dans le rein est marquée par un rétrécissement extrêmement serré laissant une lumière filiforme, admettant à peine la pointe d'une aiguille.

Il s'agit donc d'une hydronéphrose congénitale par malformation de l'uretère.

Ce reste de l'uretère d'ailleurs est normalement développé.

Un fait à noter, c'est le calibre extrêmement réduit de l'artère et de la veine rénale que l'on voit ramper sur la paroi du kyste; l'artère a tout au plus 2 millimètres de diamètre, la veine un demi-centimètre; alors que les dimensions de ces vaisseaux dans le rein gauche sont plutôt supérieures à la normale. Il y a manifestement hypertrophie compensatrice de ce rein.

De ce côté aucune anomalie de développement, le rein se décortique bien, mais le parenchyme est très pâle et il y a probablement des lésions de néphrite diffuse. Dans la vessie, dans l'appareil digestif, rien. Les ganglions cervicaux, les ganglions lombo-aortiques sont volumineux et sont presque tous le siège d'une infiltration sanguine.

La rate contrairement au reste de l'appareil lymphatique est petite, sans foyer hémorragique, molle et diffluente. Foie volumineux congestionné.

Réflexions. — Cette observation nous offre un bel exemple de diphtérie toxique à forme hémorragique. Il est habituel que dans la diphtérie toxique, le sang subisse des modifications profondes qui nous apparaissent surtout par les extravasations au niveau des muqueuses ou dans les viscères. Mais il est plus rare de rencontrer des cas dans lesquels les épanchements sanguins pendant la vie sont aussi généralisés. M. Variot, sur plus de 3 000 diphtériques, n'a pas encore observé de forme hémorragique aussi intense que celle que nous avons rapportée.

l'arrêt de la circulation artérielle annonce fatalement la mort quelquefois deux ou trois jours à l'avance.

En reconnaissant l'insuccès habituel du sérum manié à doses massives dans la diphtérie toxique proprement dite il faut bien admettre que la clinique ne confirme pas exactement les prévisions des expérimentateurs et des bactériologistes. Si l'action anti-toxique du sérum est certaine dans la diphtérie expérimentale des animaux, elle est très douteuse, pour ne pas dire nulle, dans la diphtérie toxique de l'homme. Je sais qu'on peut objecter que les enfants n'ont pas été injectés assez tôt, que la quantité de toxine qui a pénétré dans les humeurs est déjà tellement considérable que l'antitoxine introduite tardivement dans l'organisme est impuissante à saturer ces toxines. Mais, au point de vue pratique, il n'en est pas moins avéré que le sérum est inefficace contre la diphtérie toxique confirmée.

Nos observations cliniques faites sur les diphtéries moyennes ne sont pas en faveur non plus de la doctrine antitoxique actuellement régnante, pour expliquer le pouvoir curatif incontestable du sérum. Les paralysies secondaires siégeant, soit au voile du palais, soit dans les membres, soit dans les muscles oculaires, soit ailleurs, ne sont pas plus rares après le traitement par le sérum qu'auparavant. La plupart des bons observateurs sont d'accord sur ce point. Ces paralysies sont bien d'origine toxique, et le sérum n'en prévient pas le développement[1].

L'action du sérum antidiphtérique, la mieux démontrée

---

[1] Je n'ai pas fait d'observations sur les paralysies diphtériques chez les enfants guéris par le sérum qui méritent une attention spéciale. Ces paralysies m'ont paru présenter les mêmes localisations, les mêmes caractères cliniques, la même marche, la même durée qu'avant la sérumthérapie. Les syncopes mortelles se produisent aussi quelquefois au cours de ces paralysies, comme nous l'avons vu avec le Dr Debize (de Chagny) chez un jeune garçon de l'hôpital, atteint d'une paralysie du voile du palais, convalescent d'une diphtérie grave.

pour le clinicien, c'est son pouvoir antimembraneux. La diphtérie est une maladie membraneuse, et la découverte de Behring est extrêmement précieuse en ce qu'elle nous a donné un moyen sûr de faire tomber les membranes, d'entraver temporairement leur extension et leur repullulation.

Dans les diphtéries des voies aériennes, dans le croup, où le péril réside dans l'obstruction par les membranes des canaux vecteurs de l'air, l'efficacité du sérum est admirable.

J'ai réservé à dessein, jusqu'à la fin de cet exposé, les résultats de l'examen bactériologique dans la diphtérie toxique. Tantôt, on trouve du Lœffler pur, tantôt du Lœffler associé aux staphylocoques ou aux streptocoques.

Le Lœffler, qu'il soit pur ou associé, n'offre pas de caractères spéciaux; et le bactériologiste le plus exercé ne pourrait pas affirmer, en présence d'une préparation microscopique, que le cas serait mortel. Le clinicien, au contraire, jugera d'un coup d'œil, d'après l'aspect de la gorge et du cou proconsulaire, que la vie est menacée à brève échéance.

Il serait bien satisfaisant pour l'esprit d'accepter les idées déjà un peu anciennes des associations microbiennes dans les angines, pour expliquer les insuccès du sérum dans la diphtérie toxique. Le streptocoque ou le staphylocoque venant adjoindre leurs effets toxiques à ceux du Lœffler, le sérum antitoxique contre le Lœffler seul, deviendrait inefficace.

J'ai accepté comme tout le monde, dans le principe, la conception si séduisante des angines polymicrobiennes : mais après avoir vu par moi-même un très grand nombre de diphtéries dans lesquelles l'examen bactériologique a été pratiqué, je me range à l'opinion des nombreux observateurs anglais et allemands qui renoncent à ces idées plutôt théoriques que pratiques.

On rencontre, il est vrai, des associations microbiennes dans quelques diphtéries toxiques. Mais on retrouve des associations identiques dans des angines membraneuses très légères.

Dans certaines diphtéries toxiques le Lœffler est pur ; il en est de même dans certaines diphtéries bénignes. Il y a plus d'un an, alors que le pavillon Bretonneau n'était pas encore cloisonné en vue de l'isolement des malades, les enfants étaient répartis dans les deux grandes salles, suivant qu'ils avaient des diphtéries à Lœffler pur ou associé.

La gravité des diphtéries à Lœffler pur ou associé, et la mortalité ne m'ayant pas semblé différentes dans les deux salles, j'ai abandonné ce classement qui me paraissait inutile.

Les derniers partisans de la doctrine des associations microbiennes prétendent que si les cultures ne fournissent pas de streptocoques associés au Lœffler dans les diphtéries toxiques avec cou proconsulaire, c'est que les streptocoques se seraient localisés d'emblée dans les ganglions du cou, où ils acquerraient une extrême virulence. Aussi les bactériologistes vont jusqu'à conseiller de ponctionner les ganglions, dans ces circonstances, pour s'assurer de la présence du streptocoque.

Je n'ai jamais pratiqué et je ne ferai jamais pratiquer de semblables explorations, car l'expérimentation clinique n'est pas suffisamment justifiée lorsqu'elle n'a pas pour but le soulagement des patients, mais simplement la vérification de vues hypothétiques.

A priori, l'accumulation des streptocoques dans la trame des ganglions est peu vraisemblable, puisque nous savons que la pénétration des streptocoques dans l'organisme est

suivie habituellement par l'hyperthermie. Les strepto-
coccies ganglionnaires ou autres sont hyperthermisantes,
la diphtérie toxique évolue souvent avec une température
normale ou presque normale. Ces derniers arguments
pour la défense des associations battues en brèche de
toutes parts ne sont donc rien moins que concluants.

Les médecins qui auront bien voulu suivre les descriptions que j'ai tracées des angines diphtériques, jugeront
peut-être que j'ai établi des divisions un peu nombreuses
et un peu compliquées.

Mais il en est du tableau clinique d'une maladie comme
d'une œuvre d'art : la précision et l'exactitude des détails,
les nuances contribuent aussi bien que les grandes lignes
à produire l'impression de la réalité. A côté des vues générales, une analyse patiente et méticuleuse est indispensable.

Le diagnostic clinique de la diphtérie n'a rien perdu de
son importance malgré l'introduction de la bactériologie
dans l'étude de cette maladie. Un nouveau procédé d'investigation est toujours le bienvenu pour le clinicien,
puisqu'il lui permet de préciser son opinion dans les cas
difficiles ou douteux. J'admets donc que la constatation
du bacille de Lœffler constitue un signe important dans
les angines suspectes ou dans la diphtérie du pharynx au
début, ce signe doit exciter la vigilance, mais non déterminer une intervention immédiate puisque, ainsi que je l'ai
dit en commençant cette description, le Lœffler se rencontre
dans certaines pharyngites extrêmement bénignes.

Lorsque nous avons affaire à une diphtérie moyenne
bien caractérisée par l'aspect et la topographie des exsudats, ou à une forme toxique, nous pouvons faire notre
diagnostic ferme immédiatement et pratiquer l'injection de
sérum, sans attendre les vingt-quatre heures nécessaires
pour la culture bactériologique.

Or, un délai de vingt-quatre heures n'est pas négligeable dans les formes intenses, et c'est à tort que l'on a conseillé, dans les cas semblables, de différer l'intervention jusqu'à l'examen microscopique.

Que le médecin qui exerce à la campagne ou dans une petite ville, qui n'a pas les ressources d'un laboratoire de bactériologie à sa disposition, se rassure : s'il a de solides notions sur l'évolution clinique de la diphtérie, il sera mieux armé pour établir son diagnostic, son pronostic et son traitement, que le bactériologiste le plus instruit et le mieux outillé qui n'aurait pas d'expérience au lit du malade.

Le diagnostic clinique de la diphtérie, en envisageant la question à un point de vue élevé, conserve donc une valeur capitale, et nous devons toujours nous efforcer de le perfectionner.

CHAPITRE VI

ANGINE DIPHTÉRIQUE A STREPTOCOQUES

Je ne donnerai dans ce bref aperçu que le résultat de mon expérience personnelle sur une forme peu commune d'angine membraneuse, à exsudats extensifs et confluents, qu'il me paraît impossible de distinguer de la diphtérie à Lœffler par le seul examen clinique.

Sur plus de 3000 malades qui ont passé au pavillon Bretonneau pendant les années 1895 et 1896, j'ai rencontré cette variété de diphtérie environ deux fois sur cent ; des mois entiers se sont écoulés sans que nous observions des cas de ce genre. Il est relativement fréquent de voir des amygdalites à exsudats circonscrits, à allure bénigne, ne donner à la culture sur sérum que des streptocoques et des staphylocoques ou d'autres microoganismes, en dehors de la scarlatine ou de toute autre maladie. Mais il est bien plus rare de se trouver en présence d'angines à exsudats extensifs débordant les amygdales, envahissant les piliers du voile et le fond du pharynx, tapissant le rebord du palais mou et engainant la luette, sans que l'examen bactériologique ne décèle autre chose que des streptocoques associés au staphylocoque le plus ordinairement.

Bien que je fusse prévenu, dans le courant de l'année 1896 j'ai vainement essayé de porter le diagnostic de diphtérie à streptocoques d'après l'aspect des membranes, d'après leur topographie, et en tenant compte de la réaction ganglionnaire et de l'état fébrile. — L'aspect clinique de ces angines m'a toujours paru identique à celui des angines membraneuses à Lœffler. — Peut-être cependant l'examen attentif des ganglions sous-maxillaires peut-il fournir quelques indications? Ces ganglions m'ont paru plus tuméfiés que dans les formes homologues de diphtérie à Lœffler; leur lobulation reste distincte; il n'y a pas d'infiltration dure du tissu cellulaire comme dans la diphtérie toxique proprement dite, avec cou proconsulaire

Cette forme de diphtérie à streptocoques s'accompagne souvent de jetage, gagne l'arrière-cavité nasale et les fosses nasales. Mais elle s'étend bien plus exceptionnellement au larynx.

J'ai cependant gardé le souvenir d'un cas de ce genre. Il s'agissait d'un jeune enfant soigné aux Enfants-Assistés par moi, en 1890, qui mourut avec du croup après avoir été atteint d'une angine membraneuse extensive, dans laquelle ni M. Roux ni son élève M. Morel, alors interne de mon service, ne purent trouver de bacille de Lœffler, soit pendant la vie, soit après la mort.

Je ne sais si d'autres cliniciens plus avisés que moi arriveront à poser le diagnostic de diphtérie à streptocoques d'après des caractères objectifs qui auraient pu m'échapper, mais je puis affirmer que l'absence de Lœffler dans ces cas a toujours été pour moi une surprise. J'ai fait répéter les cultures sur sérum pendant deux, trois et quatre jours et je n'éliminais la diphtérie à Lœffler qu'après ces épreuves bactériologiques multiples. — Dans des circonstances analogues, l'ensemencement d'une angine à Lœffler n'ayant pas été bien fait, la culture ayant mal poussé, il m'est arrivé de rectifier fréquemment par le seul examen clinique un examen bactériologique initial , dont la technique avait été défectueuse. — Je n'ai donc accepté le diagnostic de diphtérie à streptocoques qu'après des examens multiples démontrant absolument l'absence des bacilles de Lœffler.

J'ai ouï dire que des maîtres en pédiatrie, tels que MM. Cadet de Gassicourt et Bergeron, s'étaient vainement exercé à différencier par l'examen clinique ces formes rares de diphtérie, de la diphtérie à Lœffler.

Au point de vue pratique les chances d'erreur dans le diagnostic, 2 p. 100, me paraissent négligeables; comme il s'agit d'angines membraneuses extensives, il est préférable de faire tout de suite une injection de sérum. Nous n'avons pas d'ailleurs de remède efficace à opposer à ‘la diphtérie à streptocoques. Les injections de sérum de Marmorek m'ont paru inutiles et même dangereuses comme on le verra par l'observation ci-dessous recueillie par mon interne M. Bayeux.

Le 7 février, à 5 heures du soir, entre à l'hôpital Trousseau, une enfant de cinq ans, P... Germaine, pour une angine pseudo-membraneuse intense avec fièvre élevée, sans éruption.

On l'envoie au pavillon des *douleux*, section des *diphtériques*.

Les parents donnent les renseignements suivants : cette enfant est née à terme, a été élevée au sein jusqu'à quatorze mois; elle n'a jamais fait de maladie grave, n'a jamais toussé; en particulier, elle n'a eu ni la coqueluche, ni la scarlatine, ni la rougeole.

Elle est malade depuis cinq jours, se plaignant de la gorge, ayant eu des accès de fièvre, surtout la nuit, dormant mal, mangeant peu, n'ayant été qu'une fois à la selle, et encore, à la suite d'une purgation.

Visitée la veille de son entrée par un médecin, celui-ci a ordonné une purgation, de la tisane et une potion. On lui a badigeonné la gorge avec un collutoire.

Examinée à son entrée dans le pavillon, elle présente un état général mauvais et une angine d'aspect diphtérique.

Elle est pâle, abattue, avec une vive rougeur des pommettes; sa respiration est courte, rapide, un peu anxieuse; pas de toux. La voix est claire, amygdalienne. Les narines battent légèrement. Le larynx est parfaitement libre.

Rien à l'auscultation.

La langue est fortement saburrale, rouge à la pointe, sans desquamation véritable.

L'haleine est fétide.

L'examen de la gorge donne une impression absolue d'angine diphtérique intense. On constate, en effet, que les piliers, la luette, les amygdales et même le fond du pharynx, sont recouverts d'une couenne grisâtre, pulpeuse, sanieuse, adhérente, cohérente; le moindre attouchement de la gorge provoque une exsudation sanguine.

Pas de jetage.

Adénopathie moyenne; à gauche, un petit ganglion dur, mobile, peu douloureux, gros comme un haricot; à droite, un ganglion un peu plus volumineux.

Température : 39°,5.

En présence de signes aussi nets de diphtérie intense, on pratique une injection immédiate de 20 centimètres cubes de sérum antidiphtérique.

Ensemencement sur sérum à 5 heures et demie du soir.

8 *février*. — L'enfant est examinée, à la visite du matin, par M. Variot qui confirme absolument le diagnostic de diphtérie intense du pharynx et conseille de se tenir prêt à injecter 20 centimètres cubes de sérum, si l'examen

bactériologique, qui va être fait, confirme le diagnostic clinique. Toutefois, M. Variot fait remarquer que l'aspect de la gorge est identique à celui qu'on a figuré la veille au soir, sur le schéma, et que l'injection de sérum anti-diphtérique ne paraît pas avoir influencé l'exsudat membraneux à seize heures de distance.

A notre grand étonnement, nous constatons que la culture *n'a pas donné de bacilles de Lœffler* ; deux lamelles, préparées avec des prises faites en deux points éloignés de la culture, donnent deux préparations de *streptocoques*, en chaînettes plus ou moins longues, quelques-unes ayant jusqu'à douze grains ; sur le fond des préparations, colorées par la méthode de Gram, on aperçoit des colonies staphylococciques presque décolorées.

En conséquence, on injecte à l'enfant 10 centimètres cubes de sérum de Marmorek, et on pratique un deuxième ensemencement de la gorge, en faisant une prise en un point différent du premier, pour redresser une erreur possible d'ensemencement de la première culture.

A 6 heures du soir, l'état de la malade est aussi peu satisfaisant ; la gorge, peut-être sous l'action des lavages répétés, s'est un peu nettoyée ; l'enfant a rendu, dans le liquide d'irrigation, des débris pseudo-membraneux épais, grisâtres, à fond hémorragique.

La température est de 40°,2. L'enfant, très agitée, se plaint ; ses pommettes sont très rouges, ses yeux excavés.

Auscultation négative.

Respiration 55 par minute. Injection 10 centimètres cubes de Marmorek. Lavages répétés de la gorge pour la nuit.

9 février. — La nuit a été mauvaise ; l'enfant n'a pas dormi, a eu une soif vive, n'a presque rien pu boire à cause de la douleur de la déglutition.

La température est à 39°,6, la peau est sèche, brûlante, sans traces d'éruption.

L'examen de la gorge montre une certaine amélioration locale. Il ne reste plus de membranes que des îlots épars sur les deux amygdales, tout le long du bord des quatre piliers, sur les bords de la luette, et deux traînées linéaires sur le fond du pharynx.

Le reste de la gorge est très rouge. L'examen bactériologique de la deuxième culture donne un résultat identique au premier : *streptocoques* nombreux, et *staphylocoques*.

On pratique un *troisième* ensemencement.

10 février. — La température, ce matin, est tombée à 39°,2 au lieu de 40°,1, hier soir.

L'aspect de la gorge n'a pas changé ; les membranes ont persisté aux points où on les avait notées. L'examen de la culture donne des *streptocoques*.

A 6 heures du soir, la situation s'aggrave ; la température atteint 41° ; l'enfant est presque comateuse, sa langue est rôtie ; on note du subdélire, de la carphologie.

Le pouls est régulier, vibrant, à 160 ; la respiration courte à 52 ; rien dans la poitrine.

Devant cet état menaçant, et d'après le résultat du deuxième examen bactériologique, on pratique une injection de 20 centimètres de Marmorek et on prescrit des enveloppements froids pour la nuit, à partir de 8 heures du soir.

La température, prise toutes les deux heures, donne les résultats suivants :

10 heures soir	41°
Minuit	39°9
2 heures matin.	39°8
4 heures	39°5
6 heures.	39°4
8 heures.	39°1
10 heures	39°4

11 *février*, matin. — L'état général est meilleur ; l'enfant est assoupie, moins pâle ; elle a uriné plusieurs fois dans la nuit ; la langue est humide ; le pouls, bon, à 108 ; la respiration à 48.

D'autre part, on note au niveau de la deuxième piqûre (flanc gauche) un œdème de la paroi abdominale, siégeant dans le tissu cellulaire sous-cutané — très douloureux à la pression, sans rougeur ni chaleur locale, — donnant la sensation d'un empâtement diffus, sans fluctuation ni rénitence.

Les veines de la paroi saillantes et visibles forment des arborisations bleues tranchant sur la pâleur de la peau.

Pas d'adénopathie inguino-crurale notable. Il semble que l'ascension thermique d'hier soit en rapport avec cette poussée inflammatoire locale.

On ordonne 1 gramme de sulfate de quinine et 40 grammes de citrate de magnésie.

Le soir, la température a remonté à 40°, sans que l'état général s'aggrave ; l'enfant a eu deux selles dans la journée.

12 *février*. — Une détente notable s'est produite dans la nuit ; la température est ce matin tombée à 37°,6, l'enfant a un aspect meilleur, elle est calme.

Mais l'aspect de la gorge est toujours inquiétant ; il persiste un exsudat pulpeux, mollasse, très cohérent, sur tout le fond du pharynx et sur la lisière des piliers.

On comprend, de par les résultats du diagnostic bactériologique, que le sérum de Roux ait été inefficace contre les accidents locaux angineux ; le sérum de Marmorek même n'a pas agi sur ces exsudats streptococciques.

On pratique des badigeonnages de la gorge avec du sublimé à 1/30.

Le soir, l'adénopathie a diminué : la température est remontée à 38°,6.

L'examen bactériologique de la troisième culture donne encore comme résultat : streptocoques, quelques staphylocoques.

On pratique un quatrième ensemencement.

13 *février*. — Le fond du pharynx se déterge ; les deux piliers postérieurs restent bordés d'un liseré pseudo-membraneux blanc, cohérent, adhérent.

La langue est saburrale ; température : le matin 38°,6, le soir 40°.

14 *février*. — Dans la nuit, se sont reformés quelques exsudats opalescents sur le fond du pharynx.

Les piliers sont toujours recouverts de fausses membranes. 4° Examen : *streptocoques*.

15 *février*. — L'exsudat a presque disparu, on voit persister sur la partie supérieure du pilier antérieur gauche une plaque membraneuse, laquelle laisse à nu, le 16 février, en tombant, une dépression cratériforme assez profonde.

Du 15 au 19 février, l'état général de l'enfant s'améliore ; elle reprend ses couleurs, elle joue, mange bien, dort bien.

Localement, l'ulcération cratériforme s'accentue.

19 *février*. — A 4 heures du soir, l'enfant se plaint de beaucoup souffrir du ventre. On constate au niveau du flanc gauche, une collection fluctuante que l'on incise ; l'incision donne issue à 10 centimètres cubes environ de pus blanc, crémeux, qui, ensemencé, donne le lendemain de courtes chaînettes.

Drainage de l'abcès. Pansement au salol.

20 *février*. — La température monte, ce matin, à 39°6, sans que l'état de la gorge ou du cou explique cette ascension.

Le flanc droit est devenu douloureux à son tour ; signes de phlegmon sous-cutané. Incision, drainage, issue de pus identique au premier.

21 février. — Ce matin, température 37°6. État général bon.

Aspect du pharynx identique.

22 février. — La température est remontée à 39° sans nouveaux abcès. Mais en même temps que la fièvre, apparaît une éruption rubéoliforme, rappelant d'une façon frappante la rougeole confluente, c'est-à-dire présentant une rougeur diffuse, en larges placards, bordés de contours festonnés entre lesquels tranchent des îlots de peau blanche.

Cette éruption s'est étendue rapidement et siège sur toute la face antérieure des cuisses et sur le tiers supérieur de la face antérieure des jambes, sur la face postéro-externe des bras et des avant-bras, à l'entour de l'articulation du coude.

Rien sur la face, le thorax, l'abdomen.

Pas de conjonctivite, pas de coryza ni de stomatite érythémato-pultacée.

On diagnostique : éruption rubéoliforme sérique.

23 février. — Température : hier soir, 38°,2 ; ce matin 30°,3 ; ce soir, 40°,2.

Pourquoi cette nouvelle ascension thermique considérable ? La gorge est détergée ; les poumons indemnes. Il faut donc rapporter cette élévation thermique à la crise éruptive post-sérique.

L'enfant se plaint de souffrir dans le genou gauche et dans le coude droit.

L'éruption, d'ailleurs, s'est complètement modifiée, de coloration, de siège, de nature. Elle a complètement disparu sur les membres, partout où elle siégeait ; par contre, à la racine des membres, sur le thorax, l'abdomen, la face de *flexion* des avant-bras, sur les bras, à la face, même dans le cuir chevelu, est apparue une éruption érythémateuse polymorphe, rappelant l'herpès iris, c'est-à-dire présentant des placards plus ou moins larges à bords festonnés, confluents en certains points, isolés dans d'autres. Chaque placard ou chaque cocarde présente une collerette périphérique rouge orangé, et un disque central jaunâtre ; l'éruption disparaît à la pression.

Les parties recouvertes hier soir par l'éruption rubéoliforme montrent une surface épidermique rugueuse, recouverte de petites élevures papillaires ressemblant à des sudamina desséchés qui commencent à former des petits îlots de desquamation.

Le frottement avec l'ongle détache de la peau, en ces points, une fine poussière épidermique.

La langue a légèrement desquamé ; sa pointe et ses bords sont lisses, rouge pâle, sur une bordure de 3 millimètres environ ; sa face dorsale et sa base sont recouvertes d'un enduit saburral, criblé par les élevures papillaires desquamées qui apparaissent rouges et luisantes sur le fond blanc crémeux du reste de la muqueuse.

L'état général est bon.

La gorge est rouge sombre, luisante.

24 *février.* — Température : le matin, 38° ; le soir, 37°,3.

Crise urinaire dans la journée avec sueurs abondantes.

L'éruption a disparu.

28 *février.* — Après quatre jours d'amélioration, la température monte, ce matin, à 38°,8 ; l'examen de la gorge ne montre qu'une rougeur sombre sans exsudat.

3 *mars.* — A 5 heures du soir on note, avec une température de 38°,8, de la conjonctivite, du larmoiement,

du coryza, un peu de toux. Une éruption rubéolique est apparue sur la face, le cou et les épaules.

L'enfant passe au pavillon de la rougeole.

Elle a guéri.

Cette observation nous a paru présenter un grand intérêt d'actualité. Cliniquement, il nous a semblé impossible de diagnostiquer la streptococcie chez notre malade; nous n'avons pas hésité à lui injecter, dès son arrivée, 20 centimètres cubes de sérum. Devant la discordance entre l'examen clinique et l'examen bactériologique, nous avons pratiqué quatre ensemencements successifs de la gorge, pour nous mettre à l'abri de toute erreur.

La constance des résultats de l'analyse microscopique nous a empêché de réitérer les injections de sérum de Roux, comme la clinique pure nous y conviait; elle a déterminé le traitement antistreptococcique avec 40 centimètres cubes de sérum de Marmorek.

Il convient de noter que, malgré ces injections, l'exsudat a persisté pendant neuf jours ; ce résultat est à opposer à l'action si rapide du sérum anti-diphtérique dans les cas d'angines pseudo-membraneuses à bacilles de Lœffler.

La nature de l'éruption rubéoliforme qui a précédé de vingt-quatre heures l'érythème polymorphe, ne peut être discutée, puisque notre malade, quelques jours après, lorsque les phénomènes fébriles étaient apaisés, a présenté une éruption de rougeole légitime, laquelle a évolué normalement. Les premiers érythèmes doivent être imputés à l'action tardive des injections multiples de sérum.

Les phlegmons très étendus de la paroi abdominale ont été la conséquence des injections de sérum de Marmorek. Depuis cette époque, j'ai entièrement renoncé à l'emploi de ce sérum dont l'utilité m'a paru des plus contestables.

CHAPITRE VII

On donne, à proprement parler, le nom de *tirage* aux dépressions anormales qui se produisent, pendant l'inspiration, dans la région diaphragmatique et dans les régions sus-sternale et sus-claviculaires, lorsque surviennent, dans le croup, les phénomènes de sténose laryngée. D'après les auteurs classiques l'explication de ces déformations thoraciques et péri-thoraciques, serait assez simple : elles seraient la conséquence du vide intra-thoracique qui se produit, la glotte étant fermée ou obstruée, quand la poitrine est dilatée par les muscles inspirateurs. L'air extérieur ne pouvant pénétrer librement dans les voies aériennes, à cause de l'occlusion laryngée, la pression atmosphérique n'est plus contre-balancée par la pression de l'air contenu dans la poitrine. Aussi, à la base et au sommet du thorax, on voit se creuser des dépressions correspondant à l'affaissement des parties molles qui seraient refoulées par la pression atmosphérique, pour venir combler le vide intra-thoracique.

Cette explication toute physique a le mérite de la simplicité, mais j'ai de sérieuses raisons de douter de son exactitude, tout au moins dans ce qu'elle peut avoir d'absolu. D'autres facteurs que le vide interviennent certainement dans la production du tirage, et j'espère prouver, par mes observations et mes recherches que l'action dynamique des muscles inspirateurs et surtout du diaphragme, joue un rôle prédominant dans ce syndrome plus complexe qu'on ne le croit généralement.

Le tirage m'a paru être lié directement au *spasme phréno-glottique*, c'est-à-dire au spasme associé de la glotte et du diaphragme. Les dépressions péri-thoraciques apparaissent avec ce spasme et cessent avec lui.

Trousseau, qui nous a laissé des tableaux cliniques si fidèles et si émouvants de la suffocation dans le croup, a bien vu que la dyspnée était paroxystique, et que le spasme de la glotte avait une grande influence sur l'aggravation de la dyspnée. Il se sépare en cela de son maître Bretonneau qui, dominé par l'idée des membranes dans la diphtérie, ne voyait dans la suffocation que le signe d'une obstruction membraneuse du larynx.

Mais Trousseau n'a pas démêlé nettement, dans le croup, l'importance considérable du spasme du diaphragme associé au spasme de la glotte. Est-ce à dire qu'il ignorât cette association? Assurément non, puisqu'il décrit avec une admirable précision, dans sa leçon sur les convulsions internes, sur le spasme de la glotte, la désharmonie dans la contraction du diaphragme et dans la contraction des muscles constricteurs de la glotte. Dans l'inspiration à l'état normal, dit-il, la glotte se dilate pendant que le diaphragme s'abaisse; dans le spasme de la glotte, l'orifice glottique se resserre, tandis que le diaphragme se contracte convulsivement.

Mais, je le répète, Trousseau n'a pas appliqué directement au croup cette analyse si juste du spasme essentiel de la glotte.

Depuis que nous pratiquons le tubage d'une manière méthodique dans le croup, nous sommes placés dans des conditions beaucoup meilleures que ne l'étaient Trousseau et ses contemporains, pour bien étudier le spasme de la glotte et le spasme connexe du diaphragme.

Observons ce qui se passe chez un enfant que l'on apporte à l'hôpital avec un croup à la période de suffocation.

L'inspiration est, en général, lente, prolongée et profonde ; elle s'accompagne d'un cornage glottique qui est plus ou moins sifflant, strident : l'orifice de la glotte est évidemment rétréci, et l'air, en pénétrant dans la trachée, fait vibrer les parois laryngées, d'où l'inspiration sonore.

En même temps, nous voyons le thorax se resserrer plus ou moins à sa base, les côtes s'élèvent, mais ne s'écartent pas ; au contraire, la base du thorax paraît souvent étranglée en corset. Les dépressions que l'on voit au-dessous du diaphragme, tantôt n'occupent que la région xyphoïdienne et le creux épigastrique, tantôt, au contraire, gagnent le plastron sterno-chondral dans une certaine hauteur, bilobant pour ainsi dire le thorax. En même temps, on remarque des dépressions plus ou moins profondes dans la région cervicale sus-sternale, et dans les régions sus-claviculaires. La dépression médiane paraît d'autant plus accentuée que la contraction des muscles sterno-cléido-mastoïdiens est plus forte.

Dans les cas où la dyspnée est extrême, à la contraction des sterno-mastoïdiens, vient s'adjoindre celle des muscles sous-hyoïdiens et sus-hyoïdiens d'où la tendance à l'ouverture de la bouche. On aperçoit même, quelquefois, les fibres du peaucier se dessiner sous la peau dans ces mouvements d'inspiration forcée, tandis que la tête est renversée par les muscles de la nuque. Ces efforts considérables de tous les muscles inspirateurs pour lutter contre la sténose laryngée, s'accompagnent de troubles de la circulation bien évidents ; du côté des artères, nous constatons le pouls paradoxal, c'est-à-dire l'affaissement ou la disparition du pouls à la fin de l'inspiration : du côté des veines, nous observons la turgescence des veines jugulaires et quelquefois la dilatation des veines thoraciques.

La peau du visage est plus ou moins livide, de même que celle des extrémités. Les lèvres, les conjonctives, la langue, les pavillons des oreilles sont particulièrement cyanosés.

L'expiration qui succède à une inspiration ainsi troublée, est plus courte, mais néanmoins bruyante, ce qui indique la persistance du spasme glottique.

Cette expiration, contrairement à ce qui se passe à l'état normal, est *active*, c'est-à-dire que les muscles de la sangle abdominale se contractent fortement pour la produire. On sent très bien, en palpant l'abdomen, les muscles grands droits se gonfler et durcir sous la main. Les puissances musculaires du thorax, dans le tirage, sont dans un état de suractivité continuelle ; il n'existe même pas de repos pendant l'expiration. Il ne faut donc pas s'étonner de voir la fatigue musculaire survenir plus ou moins vite après ces efforts continus ; beaucoup d'enfants, dans ces circonstances, ont le visage couvert de sueur ; ils sont extrêmement agités, angoissants ; leurs yeux sont fixes, grands ouverts, anxieux. Le tableau de la suffocation est vraiment effrayant : je n'essaierai pas de le retracer après les maîtres qui nous en ont laissé une peinture si fidèle. L'intervention par le tubage chez un tel enfant va nous démontrer que la suffocation, de même que le tirage, est subordonné au spasme phréno-glottique.

Après que l'ouvre-bouche a été mis en place, on relève l'épiglotte et avec la pulpe de l'index gauche on pénètre dans le vestibule du larynx. En même temps que la peau de la phalange est plus ou moins serrée par les muscles des replis arythéno-épiglottiques, on sent distinctement les rubans vocaux qui sont au contact, et l'on ne parvient qu'avec peine à les entr'ouvrir en enfonçant l'index.

Très souvent, lorsqu'on a substitué le mandrin et l'extrémité du tube à la pulpe de l'index, on a la sensation d'une résistance qu'il faut vaincre pour faire pénétrer le tube dans la trachée. Ce spasme des cordes vocales peut être assez violent pour opposer un réel obstacle à l'introduction du tube. Lorsque le tube a franchi les cordes vocales, il se produit parfois un ressaut indiquant que le spasme des cordes vocales est rompu.

L'enfant, après que le mandrin du tube est retiré, rejette souvent des débris membraneux par le tube, d'autres fois seulement du muco-pus trachéal, surtout lorsqu'il s'agit de laryngites spasmodiques avec toux rauque et voix claire.

Fait curieux et bien digne de toute l'attention, alors même que le tube introduit n'a pas refoulé de membranes par bourrage, quoique le calibre du larynx et de la trachée soit libre, le tirage sus et sous-sternal ne cesse pas immédiatement. Bien que l'air entre très librement dans les voies aériennes, *les dépressions thoraciques persistent pendant une ou plusieurs minutes*. On reconnaît distinctement que la persistance, peu durable, d'ailleurs, du tirage est due à la continuation des contractions spasmodiques du diaphragme. Dès que les secousses diaphragmatiques s'arrêtent, les dépressions cessent de se manifester, et le tirage disparaît. Il semble que le spasme du diaphragme ne s'apaise que quelques minutes après que le spasme de la glotte a été vaincu par l'introduction du tube. Quoi qu'il en soit, le soulagement de la suffocation après le tubage est immédiat et admirable dans l'immense majorité des cas. Les mouvements respiratoires sont régularisés rapidement, la cyanose du visage et le pouls paradoxal disparaissent simultanément.

Je ne saurais trop insister sur l'importance de la prolongation, même très courte, du tirage et du spasme du diaphragme, après la dilatation de la glotte par le tube. Si les dépressions du tirage, comme on l'admet généralement, étaient la conséquence du vide intra-thoracique, ces dépressions devraient disparaître instantanément après que la perméabilité du conduit laryngien est rétablie par le tube. Or, il n'en est rien ; l'air qui est rentré dans l'arbre aérien par les premières inspirations qui suivent le tubage, a évidemment suffi à rétablir l'équilibre normal entre la pression atmosphérique et la pression intra-thoracique. Puisque les dépressions sus et sous-sternale persistent, c'est qu'elles sont dues à une autre cause, et je n'en trouve pas d'autre que le spasme prolongé du diaphragme.

Mais poursuivons nos observations, et nous allons constater que la dilatation de la glotte par le cathétérisme a comme conséquence plus ou moins durable la cessation du spasme de la glotte et aussi la cessation du spasme du diaphragme qui est connexe.

Lorsque le tube est en place dans le larynx, depuis quatre ou cinq minutes, après le rejet par la toux des mucosités ou des débris membraneux, le spasme du diaphragme s'apaise, les mouvements de la respiration deviennent réguliers. Retirons alors le tube par le fil qui est resté attaché. Le soulagement de la dyspnée reste acquis, l'enfant continue de respirer aussi librement que lorsqu'il avait le tube dans le larynx, le tirage avec ses dépressions ne reparaît pas, au moins pour un temps.

C'est là un fait capital également digne d'attention au

point de vue physiologique et au point de vue pratique. Il a suffi d'introduire pendant quelques minutes un tube dans le larynx pour vaincre le spasme phréno-glottique. Cette expérience fondamentale que tous les cliniciens peuvent reproduire, s'ils ont une suffisante habitude du cathétérisme du larynx, m'a servi de point d'appui ferme pour proposer le traitement du croup par la dilatation de la glotte et l'écouvillonnage, avec MM. Glover et Bayeux. Sans doute, un nombre restreint d'enfants guérissent par une seule dilatation de la glotte, ou par un seul écouvillonnage, mais nous avons eu de nombreux succès après deux ou trois cathétérismes du larynx. La rapidité du retour du spasme phréno-glottique est variable suivant les sujets ; le spasme est plus continu et plus tenace chez les bébés ; mais au-dessus de deux ans, un bon nombre d'enfants atteint de croup, avec spasme phréno-glottique, ont guéri après un ou plusieurs cathétérismes du larynx, sans avoir gardé le tube à demeure.

La solidarité fonctionnelle des muscles du larynx et du diaphragme, aussi bien dans les actes normaux de la respiration que dans les phénomènes anormaux qui caractérisent le tirage, est vraisemblablement en rapport avec les connexions anatomiques du nerf spinal et du nerf phrénique.

Les dernières racines du nerf spinal s'implantent dans la moelle cervicale, non loin de celles du nerf diaphragmatique, et les centres médullaires qui président à l'excito-motricité de ces deux nerfs sont bien voisins l'un de l'autre. J'ai vainement recherché dans nos ouvrages classiques de physiologie des données précises sur la connexité de l'innervation des muscles de la glotte et du diaphragme. Il serait cependant bien utile de reproduire sur les animaux le spasme phréno-glottique pour en étudier les modifications sous l'influence des agents physiques, tels que le tube, ou sous l'influence des substances médicamenteuses. En provoquant une irritation de la muqueuse laryngée, comme l'a fait Langlois, on détermine, par action réflexe, le spasme phréno-glottique que nous observons dans les laryngites suffocantes de l'enfant. De telles expériences méritent d'être continuées dans cette direction.

Les centres excito-moteurs des nerfs qui vont animer le diaphragme et les divers muscles du thorax sont échelonnés dans la moelle épinière ; mais il existe, en outre, dans le bulbe, un centre régulateur des mouvements respiratoires qui est bien connu par les physiologistes, depuis Flourens. Dans quelle mesure les centres spinaux et le centre bulbaire interviennent-ils lors de la production du spasme respiratoire ? La question est encore bien obscure. Notre maître, M. Cadet de Gassicourt, l'a déjà soulevée avant nous, et nous ne pouvons que renvoyer à l'analyse physiologique si exacte et si intéressante présentée par cet auteur dans son *Traité clinique des maladies de l'enfance*, p. 151 et suivantes.

J'ai tenté, avec l'un de mes internes, M. Bayeux, quelques recherches sur le cadavre, pour bien mettre en lumière l'action prépondérante du diaphragme comme cause des dépressions du tirage. En faisant le vide dans les plèvres d'un enfant, avec des tubes branchés sur une trompe, nous n'avons pas réussi à produire d'affaissement notable du plastron sterno-chondral, comme on le voit sur le vivant lorsque le tirage est intense. Nous n'avons pas répété cette expérience cadavérique ; nous ne sommes donc pas en droit d'en tirer de conclusion précise.

Mais nous avons pu obtenir plusieurs fois, sur des thorax souples d'enfants de deux à trois ans, une dépression très marquée de la partie inférieure du sternum et des cartilages costaux adjacents, en exerçant une traction un peu forte sur les piliers du diaphragme. La face convexe du foie paraît servir de poulie de réflexion et la traction faite sur les piliers se transmet par l'intermédiaire du centre aponévrotique aux fibres diaphragmatiques qui s'attachent au sternum et aux cartilages costaux.

Rien n'est plus aisé que de reproduire sur le cadavre les dépressions sus-sternale et sus-claviculaires. Par l'abdomen ouvert, on insinue les mains entre la face convexe du foie et la face concave du diaphragme, on attire le foie en bas, et par contre-coup le diaphragme à l'aide des ligaments suspenseurs ; l'abaissement du foie et du diaphragme a comme conséquence, chaque fois qu'on le répète, l'apparition des dépressions sus-sternale et sus-claviculaires ; les dépressions sont d'autant plus fortes que l'abaissement du diaphragme est plus prononcé. La dépression sus-sternale se creuse davantage, si l'on prend la précaution de tendre les muscles sterno-cléido-mastoïdiens, comme ils le sont lors du tirage, par la contraction forcée.

Il ne nous a pas paru, dans ces expériences cadavériques, que le vide intra-thoracique eût une influence notable pour faire varier les dépressions sus-sternale et sus-claviculaires. Que le larynx et la trachée soient ouverts ou fermés, c'est-à-dire que l'air pénètre ou non dans le thorax, les dépressions sus-sternale et sus-claviculaires produites par l'abaissement du diaphragme, ne sont ni plus ni moins accentuées.

Par l'effacement de la voûte diaphragmatique sur le cadavre, on attire en bas les organes contenus dans le médiastin, et spécialement le péricarde et la trachée. Cette traction déterminée par le diaphragme se transmet par la trachée et par les connexions fibreuses du péricarde avec les aponévroses cervicales, jusque dans les régions sus-claviculaires.

Sans doute, dans ces expériences sur le cadavre, nous sommes très éloignés des conditions physiologiques de l'inspiration forcée, alors que toutes les forces musculaires du thorax sont en activité; mais ces manœuvres nous montrent tout au moins qu'on peut reproduire artificiellement les dépressions du tirage, sans que le vide intra-thoracique semble intervenir comme facteur nécessaire.

Si l'on veut bien rapprocher ces observations expérimentales faites sur le cadavre, de celles plus concluantes faites sur le vivant, elles prennent une réelle importance. Nous avons établi plus haut que les dépressions du tirage persistaient sur l'enfant pendant quelques minutes, après que la perméabilité des voies aériennes a été rétablie par le tube introduit dans le larynx ; et nous avons montré de plus que ces dépressions cessaient avec le spasme du diaphragme qui ne s'apaise qu'un peu après que le spasme de la glotte a été vaincu par le tube dilatateur.

Le tirage envisagé comme une manifestation du spasme phréno-glottique [1] est un syndrome capital dans l'évolution du croup, mais il n'a rien de spécial à la laryngite diphtérique ; nous le retrouvons, avec quelques modifications, dans un grand nombre de circonstances.

Dans le croup, les phénomènes de suffocation forment le plan saillant du tableau symptomatique; ils constituent un danger imminent ; il n'est donc pas surprenant qu'on

---

[1] Le spasme des muscles dans le tirage n'est pas limité aux muscles de la glotte et au diaphragme; il s'étend plus ou moins à tous les muscles inspirateurs et expirateurs; mais il n'en est pas moins vrai que le spasme associé de la glotte et du diaphragme a un rôle prépondérant dans le trouble de la mécanique respiratoire.

ait en quelque sorte identifié la description clinique du croup avec celle du spasme phréno-glottique.

Toutefois nous savons bien maintenant que la laryngite diphtérique, parfaitement caractérisée par les troubles de la voix et de la toux, par la coïncidence d'exsudats pharyngés extensifs typiques, peut avoir une marche bénigne, sans que le spasme phréno-glottique vienne se superposer à la laryngite.

Bien souvent, une ébauche de tirage et de spasme phréno-glottique apparaît, mais pour cesser au bout de quelques heures ; les troubles respiratoires ne sont pas assez intenses pour faire songer à une intervention. J'ai proposé le nom de *croup fruste* pour désigner cette variété de laryngite diphtérique, estimant que l'absence du spasme phréno-glottique est suffisante pour faire créer une variété clinique de la maladie[1]. Le tableau du croup n'est achevé que lorsque le spasme phréno-glottique avec tirage et suffocation se montre au cours de la laryngite diphtérique.

Le spasme phréno-glottique présente des caractères identiques à ceux du croup, dans les faux croups graves non membraneux, dans les laryngites suffocantes de la rougeole, dans le spasme laryngé d'origine pulmonaire dont j'ai rapporté quelques exemples. Vainement, par l'aspect général des malades, par les variétés des dépressions du tirage, on tenterait de formuler un diagnostic différentiel d'avec le croup membraneux diphtérique ; ce n'est que par les commémoratifs, par l'inspection de la gorge et des fosses nasales, par l'examen bactériologique qu'on arrive à se former une opinion.

Le spasme phréno-glottique dans tous ces cas peut être

---

[1] M. Cadet de Gassicourt a signalé des laryngites diphtériques, guérissant à la première période, avant les phénomènes dyspnéiques. Le croup fruste ayant été observé avant l'emploi du sérum, on ne doit donc pas attribuer cette forme atténuée de la diphtérie à la médication nouvelle.

aussi redoutable que dans le croup ; après le tirage régulier, les accès de suffocation se succèdent plus ou moins vite ; l'asphyxie est également à craindre ; la nécessité des interventions, pour dissiper la sténose laryngée, est aussi urgente.

Tout récemment, j'ai observé dans mon service un enfant de treize mois atteint d'une laryngite non membraneuse, sans bacilles de Lœffler dans le larynx, qui a dû conserver le tube à demeure, pendant quatre jours, avant que son spasme phréno-glottique ne cédât. Cet enfant a rejeté plusieurs fois spontanément le tube, mais il était immédiatement repris d'un spasme phréno-glottique avec tirage extrêmement violent ; il se cyanosait rapidement et le tube devait être réintroduit en hâte. L'action dilatatrice du tube a du être prolongée pendant quatre jours.

Il est d'autres circonstances où le spasme phréno-glottique, moins intense et moins grave, est pourtant bien apparent. Dans les grandes quintes de coqueluche, les dépressions du tirage sont très manifestes au moment de la reprise bruyante. Ce spasme, très court en général, est quelquefois d'une telle violence que la lividité du visage est effrayante, et que les enfants peuvent tomber en résolution.

J'ai publié ailleurs l'histoire fort singulière d'un nouveau-né atteint de respiration stridoreuse congénitale ; nous avons noté chez lui, en même temps que le bruit glottique inspiratoire, le spasme associé du diaphragme. Les contractions spasmodiques du diaphragme ont cessé quelques minutes après l'introduction d'un tube dans le larynx[1].

---

[1] *Respiration stridoreuse chez un nouveau-né avec spasme phréno-glottique intermittent*[1].

Il est assez rare qu'on ait l'occasion de rencontrer des enfants qui, dès leur naissance, présentent une respiration très bruyante, une sorte de cornage respiratoire rauque, ressemblant plus ou moins au hoquet, au sanglot.

Ces bruits laryngés sont parfois si retentissants qu'on les entend d'une

[1] *In Journal de Clinique et de Thérapeutique enfantiles*, n° 25, 1896.

Je bornerai là cette énumération qui pourrait être plus longue ; elle est suffisante pour démontrer que le spasme phréno-glottique est un syndrome, qui se manifeste sous l'influence de causes très diverses et avec des modalités très remarquables.

Ce syndrome n'appartient donc pas en propre au croup,

pièce à l'autre ; ils se renforcent par intervalles, surtout sous l'influence des excitations, se prolongent parfois une demi-heure, puis s'éteignent généralement pendant le sommeil et lorsque l'enfant est calme. La petite malade dont je rapporte plus loin l'histoire d'après les notes que m'a remises M. Ghika, n'a jamais poussé de cri expiratoire. c'est-à-dire de vrai cri ; le cri a toujours été remplacé, chez elle, dans les premiers mois de la vie, par une sorte de sanglot, de gloussement inspiratoire.

On a donné, dit Eustache Smith, à cet état, le nom de stridor congénital, de spasme respiratoire infantile, mais *il n'est pas prouvé*, ajoute-t-il, *que le spasme intervienne dans ce phénomène*. Contrairement à l'opinion de ce médecin si autorisé, je crois pouvoir prouver que le stridor congénital dans ce cas est dû à des accès de spasme phréno-glottique.

Dans le courant du mois de février 1896, on nous apporte à l'hôpital Trousseau une petite fille âgée de deux mois. faible, chétive, bien qu'elle fût nourrie au sein par la mère. Celle-ci avait consulté dans une clinique particulière et le médecin avait été tellement frappé par la gêne respiratoire accompagnant les bruits laryngés, qu'il avait conseillé de nous amener l'enfant pour voir s'il n'y avait pas lieu de la tuber.

Nous apprîmes par la mère que le père était bien portant, que deux autres enfants étaient nés avant celle qui nous occupe ; une fille âgée de six ans, très bien développée et un autre enfant mort en bas âge de convulsions. au cours d'une coqueluche.

Nous faisons déshabiller entièrement la petite malade et pendant ce temps le bruit de cornage inspiratoire. de hoquet. déjà perceptible avant ces mouvements, devient extrêmement intense. « Il en est toujours ainsi. nous dit la mère lorsqu'on l'excite. En venant au monde, nous avons été bien étonnés de ne pas l'entendre crier comme les autres enfants, elle avait déjà cette espèce de gloussement qu'elle a toujours conservé et qui devient très fort lorsqu'on la remue, quand elle tète, quand elle se fâche, etc. »

Il est relativement aisé, chez cet enfant dont les téguments sont dépourvus de graisse, d'observer le trouble de la mécanique respiratoire en rapport avec les bruits laryngiens. Au moment où se produit le sanglot. le gloussement qui est évidemment inspiratoire, le thorax présente des déformations identiques à celles que l'on voit chez les enfants atteints de croup ou de laryngite suffocante avec spasme phréno-glottique, c'est-à-dire *avec tirage*. Dans l'inspiration. les espaces sus-sternal et sus-claviculaires se dépriment. comme s'ils étaient aspirés par le vide intra-thoracique.

En même temps que le diaphragme s'abaisse et que les fausses côtes sont relevées, le plastron sterno-chondral s'affaisse. et le thorax paraît se bilober un peu. La dépression est maxima dans la région xyphoïdienne au-dessus du diaphragme.

On remarque aussi que les espaces intercostaux se dépriment légèrement pendant ces mouvements inspiratoires. L'expiration est nettement active ; les muscles droits et obliques de l'abdomen se contractent et se tendent sous la main qui les explore.

Néanmoins l'enfant n'est pas cyanosée à proprement parler. bien que, quoiqu'il en constitue le trait symptomatique le plus marqué ; s'il est plus fréquent dans la laryngite diphtérique que dans d'autres états morbides, c'est que celle-ci est une affection plus commune chez les enfants.

Il me reste à distinguer les principales variétés cliniques des déformations du tirage, à préciser la marche de la dyspnée paroxystique qui, lorsqu'elle est progressive, a comme point culminant l'accès de suffocation, et comme conséquence ultime l'arrêt des mouvements respiratoires

dans les moments où elle est le plus excitée, les veines jugulaires soient un peu tuméfiées et que la peau du visage soit congestionnée.

Après notre examen on rhabille l'enfant ; elle se calme, son bruit de cornage diminue, ressemble à un léger hoquet et, d'après les renseignements que nous fournit la mère, le cornage est à peine perceptible lorsque l'enfant dort.

L'exploration de l'arrière-pharynx avec la pulpe de l'index nous ayant permis de constater quelques végétations adénoïdes, j'envoyai l'enfant à mon collègue, M. Broca, qui, le jour même, enleva avec une curette un petit amas de végétations de la grosseur d'un haricot.

Le Dʳ Robertson, cité par Eustache Smith, a avancé que le bruit strident était dû à la paralysie bilatérale des deux muscles crico-arythénoïdiens postérieurs qui sont dilatateurs de la fente glottique.

Cette paralysie serait déterminée par un irritation réflexe partant du pharynx rétro-nasal et par une excitation et un épuisement des noyaux dont l'action préside à l'innervation des dilatateurs de la glotte. Les bruits inspiratoires seraient expliqués par la prédominance de la contraction des constricteurs de la glotte, qui ne serait plus contre-balancée par la contraction normale des muscles dilatateurs paralysés.

Cette hypothèse très ingénieuse du Dʳ Robertson, acceptée par Eustache Smith n'a pas été corroborée par la suite des faits, comme on va le voir.

L'enfant nous fut rapportée régulièrement tous les huit jours, après l'opération que lui avait fait subir M. Broca. La mère nous dit bien qu'il y avait un peu d'amélioration, mais en observant attentivement nous ne pouvions pas partager les illusions maternelles. Dès que l'on déshabillait l'enfant, dès qu'on la faisait téter, dès qu'on l'excitait, le bruit de gloussement inspiratoire reparaissait très intense. Nous avons revu l'enfant tous les quinze jours environ, jusque dans les premiers jours du mois de juin, pendant cinq mois et le bruit persiste toujours ; les accès sont, il est vrai, moins fréquents et moins prolongés.

Il est donc bien certain que l'excision des végétations adénoïdes, d'ailleurs peu volumineuses, n'a pas suffi à faire cesser les accès de *stridor*, et que l'atténuation dans l'intensité des phénomènes peut être expliquée aussi bien par le développement normal des organes de l'enfant, qui a au moins doublé de poids depuis le mois de février, que par l'intervention opératoire.

J'ajouterai que, dans le commencement du mois de mai, nous avons entendu une ébauche du cri expiratoire, très courte et très rare. L'enfant a toujours son cri inspiratoire habituel, semblable maintenant au gloussement d'une poule ; pendant les accès le gloussement est très bruyant.

Pour expliquer la respiration stridoreuse dans ce cas dont nous avons et l'asphyxie. Je dois aussi spécifier, d'une manière sommaire, l'action des agents thérapeutiques sur le tirage et sur les spasmes phréno-glottiques.

Le tirage cervical, c'est-à-dire les dépressions sus-sternale et sus-claviculaires, est à peu près constant ; on le voit aussi bien chez les enfants très jeunes que chez ceux plus âgés ; il paraît s'accroître en général avec l'intensité de la dyspnée.

On a noté que le tirage cervical précédait toujours le tirage diaphragmatique, pour l'accompagner plus tard. Il n'y a rien de surprenant dans cette observation très exacte ; car il n'est pas nécessaire que la contraction du diaphragme

suivi exactement l'évolution, il me paraît impossible de ne pas admettre un spasme associé des muscles de la glotte et du diaphragme ; l'origine de ce spasme nous échappe, mais sa cause ne relève pas des végétations adénoïdes.

Le spasme phréno-glottique était parfaitement caractérisé ; le bruit de cornage inspiratoire, plus vibrant, il est vrai, que dans le croup ou dans la laryngite suffocante, était dû manifestement à l'occlusion des lèvres de la glotte ; d'autre part la contraction spasmodique du diaphragme à l'inspiration était suffisamment caractérisée par la dépression du plastron sterno-chondral, par la dépression xyphoïdienne, etc. Il y avait désharmonie entre les contractions des muscles du larynx et les contractions du diaphragme, comme dans le spasme de la glotte proprement dit : la glotte se ferme au lieu de s'ouvrir pendant que le diaphragme s'abaisse.

Pour faire lever tous les doutes, j'ai fait placer, durant quelques minutes, un tube dans le larynx, par l'interne du service. A ce moment, l'enfant était en plein accès ; les bruits glottiques étaient très retentissants, le spasme phrénique se manifestait par les dépressions habituelles du tirage dans la région sterno-chondrale et xyphoïdienne. Dès que le tube de un an fut en place, le stridor céda naturellement et le spasme du diaphragme cessa après quelques minutes ; les mouvements respiratoires se régularisèrent, les dépressions du tirage disparurent entièrement. La démonstration du spasme du diaphragme associé au spasme de la glotte me parut alors complète. Il avait suffi de vaincre le spasme de la glotte pour faire cesser celui du diaphragme. Lorsque le tube fut retiré, le stridor ne reparut pas immédiatement ; pendant dix minutes environ les inspirations ne furent pas bruyantes, mais bientôt le cornage et les gloussements recommencèrent et se produisirent comme par le passé.

J'ai revu l'enfant, à diverses reprises, dans le courant de 1896. Les bruits glottiques et les déformations thoraciques inspiratoires allèrent s'atténuant. Mais le gloussement reparaissait dès que l'enfant prenait le sein. Au mois de décembre 1896 le développement général était satisfaisant et l'enfant *commençait de pousser des cris expiratoires*. Le cornage avait à peu près disparu, mais en tétant, les bruits glottiques affaiblis étaient entendus à l'inspiration dans l'intervalle des déglutitions. La tendance au spasme glottique a donc nettement diminué avec les progrès généraux de la croissance.

soit encore spasmodique pour que cette contraction reten-
tisse sur la région cervicale.

Chez un adulte en santé, lorsque le diaphragme
s'abaisse fortement, dans une grande inspiration, on voit
apparaître une ébauche de la dépression sus-sternale.
Chez les malades dyspnéiques, un peu amaigris, le phénomène devient plus marqué. J'ai noté bien souvent chez
de jeunes enfants atteints de broncho-pneumonie, sans
spasme phréno-glottique, le tirage cervical en même temps
que des contractions un peu brusques du diaphragme.

Toutes ces remarques me confirment dans l'idée que le
tirage sus-sternal est subordonné aux contractions du
diaphragme, comme je l'ai déjà indiqué en rapportant nos
expériences cadavériques.

Mais si l'aspect des dépressions dans le tirage cervical
est assez constant, il en est tout autrement dans le tirage
thoracique.

Il est utile, en clinique, d'établir des types en rapport
avec les variétés des déformations thoraciques et avec la
topographie des dépressions[1]. Je propose de distinguer
les suivants :

1° Tirage avec dépression épigastrique et dépression
plus ou moins profonde du plastron sterno-chondral ;

2° Tirage avec dépression épigastrique et projection du
sternum en avant ;

3° Tirage en ceinture avec dépression épigastrique et
rétraction costale latérale.

Je ne saurais prétendre que toutes les variétés du tirage
thoracique rentrent, sans exception, dans ces trois types ;
que ces variétés ne se combinent jamais entre elles.

[1] Il est à présumer que les variétés des déformations thoraciques du tirage
sont en rapport avec des conformations différentes du squelette. La souplesse
ou la résistance de la paroi antérieure sterno-chondro-costale ne sont pas
toujours identiques chez les enfants.

Néanmoins, je crois devoir les adopter, tout au moins à titre provisoire, pour classer et coordonner les faits que j'ai à exposer.

1° Le tirage thoracique avec dépression sterno-chondrale est le plus frappant, et probablement aussi le plus fréquent. On voit d'abord apparaître la dépression épigastrique avec rétraction légère de l'appendice xyphoïde en arrière, lorsque la dyspnée commence; puis, à mesure que la dyspnée progresse, la partie adjacente du sternum et les cartilages costaux se dépriment.

Lorsque la dyspnée atteint son *summmum*, le sternum, les cartilages costaux, et l'extrémité des côtes s'enfoncent dans le thorax, à une profondeur de 3 à 4 centimètres. A chaque inspiration se creuse une grande dépression qui remonte parfois jusqu'à la hauteur des troisièmes côtes. Le thorax semble être comme bilobé. Cette déformation énorme disparaît à chaque expiration, pour se reproduire à l'inspiration suivante.

En général, la dépression thoracique médiane remonte moins haut, se continue avec la dépression épigastrique, et paraît être liée à la contraction forcée des piliers du diaphragme.

Notons que, pendant l'inspiration, les dernières côtes sont écartées brusquement de la crête iliaque de 2 à 4 centimètres; mais la capacité thoracique ne doit pas être beaucoup augmentée, car, en même temps que les côtes se relèvent, elles sont rétractées et attirées en dedans par les insertions du diaphragme.

Dans les cas où la dyspnée est très forte, les espaces intercostaux, sur les côtés, et en arrière, s'enfoncent visiblement au moment de l'inspiration.

2° Le tirage thoracique, avec projection du sternum en avant, est moins habituel que le précédent, mais il mérite cependant l'attention ; car si la capacité thoracique n'est pas très réduite en apparence, le spasme phréno-glottique n'est pas moins intense, et la dyspnée est aussi menaçante ; il est bon d'être éclairé sur ce point pour ne pas reculer outre mesure l'intervention. A chaque inspiration, on voit se creuser une dépression épigastrique plus ou moins profonde, formant un ressaut brusque avec l'extrémité du sternum et les cartilages costaux. En même temps, le sternum dans sa totalité est projeté en avant ; cette projection peut être de 2 ou 3 centimètres.

C'est surtout dans ces circonstances que la convexité des dernières côtes s'affaisse latéralement, formant une gouttière dans laquelle on pourrait presque placer la main ; cette variété de tirage mérite le nom de tirage en *corset*.

J'ai cru remarquer que le tirage avec projection du sternum en avant était plus fréquent chez les enfants qui ont le thorax anormalement bombé, et surtout chez les rachitiques. Dans plusieurs cas, j'ai observé que la projection du sternum était évidente dans sa partie moyenne, tandis que l'extrémité xyphoïdienne était rétractée. Le sternum dans sa totalité s'incurvait comme un arc.

3° Dans cette dernière variété du tirage, les mouvements du sternum et du plastron sterno-chondral, soit en avant, soit en arrière, sont peu marqués ; les dépressions occupent surtout l'épigastre et la paroi abdominale au-dessous des fausses côtes.

Le tirage en corset, c'est-à-dire l'affaissement latéral de la courbure des dernières côtes, coïncide fréquemment avec ce tirage en ceinture, dont les dépressions correspondent pour ainsi dire aux insertions du diaphragme.

Dans toutes ces variétés de tirage, lorsque le spasme des muscles inspirateurs est violent, il s'étend, comme l'a décrit Trousseau, aux muscles accessoires de la respiration, à ceux qui contribuent à fixer le thorax dans sa partie supérieure, spécialement aux sterno-mastoïdiens, aux scalènes, aux trapèzes et aux muscles de la nuque. J'ai déjà mentionné que la tête pouvait être renversée par la contraction des muscles de la nuque, que la bouche s'entr'ouvrait par la contraction simultanée des muscles sus et sous-hyoïdiens, que les fibres des muscles peauciers se dessinaient parfois sous la peau. J'ai observé aussi une rétraction rythmée des crémasters, à chaque mouvement inspiratoire.

Je dois ajouter que la cyanose et l'imminence de la suffocation ne sont pas en rapport direct avec l'intensité des déformations du tirage.

Bien souvent, des enfants qui ont présenté une dyspnée inquiétante, avec forte dépression sterno-chondrale, se calment spontanément, ou sous l'influence des narcotiques, sans qu'on soit obligé d'intervenir. Il s'agit alors d'un spasme phréno-glottique violent, mais peu prolongé.

La cyanose, la menace de suffocation, sont ordinairement plus prononcées et plus redoutables, lorsque le spasme respiratoire dure déjà depuis quelques heures, lorsque la fatigue musculaire survient ; peu importe d'ailleurs qu'on ait affaire à un tirage avec dépression sterno-chondrale ou avec projection du sternum. D'ailleurs, la fatigue de l'appareil musculaire du thorax arrive d'autant plus vite que les muscles expirateurs, eux-mêmes, entrent toujours en action, lors du spasme phréno-glottique. Les muscles de la sangle abdominale se contractent fortement pour abaisser et rétracter les côtes en dedans ; les muscles grands droits de l'abdomen se dessinent parfois sous la peau et se tendent comme des bandes rigides. L'expiration est éminemment active, et le cornage expiratoire indique que l'expulsion de l'air par la glotte resserrée n'est guère moins difficile que son introduction inspiratoire.

La marche de la dyspnée, dans le croup avec tirage, est extrêmement irrégulière; ce que l'on peut dire de plus général, c'est que l'intensité de la dyspnée mesure l'intensité du spasme phréno-glottique. L'obstruction membraneuse du larynx et de la trachée n'a pas une influence constante sur la gêne respiratoire. On rencontre des enfants qui rendent de longs moules membraneux trachéo-bronchiques, sans avoir eu de tirage inquiétant. Les diphtéries les plus membraneuses ne sont donc pas les plus spasmodiques. Nous ne connaissons pas encore, il faut en convenir, les causes qui interviennent pour exciter ou pour atténuer le spasme phréno-glottique venant se superposer à la laryngite diphtérique. Les variations dans l'excitabilité nerveuse des différents sujets jouent probablement un rôle difficile à préciser.

Tantôt la laryngite diphtérique évolue sans spasme ou avec un spasme très temporaire et très léger (Croup fruste). Tantôt la dyspnée progresse rapidement, surtout chez les enfants au-dessous de deux ans, et les accès de suffocation apparaissent après quelques heures. Tantôt, enfin, la dyspnée progresse lentement et va croissant régulièrement avec l'intensité du spasme phréno-glottique, durant vingt-quatre ou trente-six heures, avant que la suffocation ne devienne menaçante. Il s'agit ordinairement d'enfants vigoureux, âgés de trois à six ans.

La dyspnée avec tirage s'aggrave sous l'influence des mouvements, des manœuvres d'exploration, de la crainte. Un enfant, ayant un tirage lent et régulier avec cornage modéré, lorsqu'il est excité par la vue du médecin, par l'introduction d'une spatule dans le pharynx, est pris d'un spasme respiratoire plus ou moins intense avec accélération des mouvements respiratoires, avec cyanose des lèvres et du visage. Si on replace l'enfant dans son lit, si on le laisse au repos, la respiration, plus ou moins bruyante et profonde, redevient moins fréquente et régulière.

Chez un bon nombre d'enfants atteints du croup, les troubles respiratoires se bornent à un tirage modéré avec légers paroxysmes, et la dyspnée diminue graduellement pour disparaître, sans que la pénétration de l'air dans les voies aériennes soit assez entravée pour qu'on soit obligé de placer un tube pour éviter l'asphyxie.

Mais chez d'autres enfants, après un temps très variable, souvent au réveil, le spasme phréno-glottique se renforçant, produit des paroxysmes dypsnéiques qui constituent les accès de suffocation. Les mouvements respiratoires deviennent très courts, très précipités, sont comme avortés ; le cornage est très sifflant, ou ressemble parfois à un sanglot, si les cordes vocales peuvent encore vibrer ; les muscles inspirateurs se contractent d'une manière permanente et tétanique, avec des secousses irrégulières.

Les muscles expirateurs semblent se contracter en même temps que les inspirateurs, et les enfants laissent échapper les urines et quelquefois les matières fécales. Malgré cet effort synergique et désordonné de toute la musculature du thorax, l'air n'entre pas par la glotte dont le resserrement est au maximum. La cyanose et la lividité deviennent très marquées, les yeux grands ouverts sont fixes, la sclérotique offre une teinte bleuâtre. L'enfant sent venir ce paroxysme asphyxique, il commence par s'agiter, jette sa tête d'un côté du lit, puis de l'autre ; il s'assied, renverse la tête, se lève debout, tend les bras pour qu'on le prenne, et pour qu'on le soulage. Si cet état de spasme tétanique de la glotte et des muscles thoraciques se prolonge, toute la peau du visage et des extrémités devient bleue, les yeux se troublent, l'asphyxie est complète ; l'enfant tombe en résolution, tout à fait inconscient. C'est la mort apparente par asphyxie, qui ne doit pas être considérée comme définitive. La plupart des enfants trachéotomisés rapidement dans ces conditions peuvent encore être ranimés par la respiration artificielle et même guérir.

Il est bien rare que les premiers accès de suffocation se terminent de cette manière. Ce n'est qu'après une assez longue dyspnée paroxystique, que les accès de suffocation acquièrent une intensité et une durée qui peuvent les rendre fatals. Cependant, il est une variété de spasme très redoutable qui surgit inopinément après le détubage, chez quelques enfants qui ont gardé le tube à demeure pendant plusieurs jours. Le tirage est presque immédiatement suivi de l'accès de suffocation, et l'enfant succombe en quelques minutes s'il n'est pas surveillé, s'il n'est pas ranimé par la respiration artificielle. Ces spasmes phréno-glottiques tardifs dans le croup m'ont paru être liés aux ulcérations cricoïdiennes produites par le séjour du tube qui comprime la muqueuse laryngée. Les ulcérations sont probablement le point de départ de l'excitation qui amène l'accès de suffocation.

Nous disposons de moyens médicaux et chirurgicaux pour modifier ou pour vaincre le spasme phréno-glottique dans le croup.

Tout d'abord, quelle est l'action du sérum anti-diphtérique? Cette action n'est certainement pas directe, car si l'injection de sérum est faite lorsque le tirage est commencé, la dyspnée temporairement aggravée par la douleur peut continuer à progresser jusqu'aux accès de suffocation. Un grand nombre d'enfants qui ont reçu une injection de sérum depuis douze, quinze heures et plus, doivent être tubés ou trachéotomisés. C'est seulement après vingt ou vingt-quatre heures, que nous apercevons les effets curatifs du sérum sur le processus diphtérique dans le pharynx; nous voyons alors les membranes se décoller et se détacher; les exsudats membraneux n'ont que peu de tendance à se reproduire, l'extension de la diphtérie s'arrête le plus souvent sur les surfaces muqueuses non encore atteintes.

C'est donc en atténuant le processus diphtérique en évolution, en abrégeant sa durée, que le sérum agit indirectement sur le spasme phréno-glottique, mais le sérum n'a aucune influence sédative immédiate sur la dyspnée.

Force est donc de recourir à d'autres moyens pour retarder ou même pour éviter, s'il est possible, l'intervention chirurgicale.

J'ai employé avec un réel succès dans ce but les inhalations de vapeur d'eau sursaturant l'atmosphère des chambres où sont placés les petits patients. Dès le commencement de l'année 1895, en maintenant les enfants atteints de croup dans des chambres de vapeur spéciales, que j'ai fait installer dans mon service de l'hôpital Trousseau, je suis parvenu à abaisser à 14 p. 100 le chiffre des interventions chez les diphtériques. J'ai renoncé à incorporer à la vapeur des substances médicamenteuses et notamment de l'acide phénique, suivant la méthode proposée par M. Renou. La vapeur d'eau seule, en pénétrant dans le larynx et dans les voies aériennes, suffit assez souvent à modérer et même à apaiser le spasme phréno-glottique. Il est bien probable que c'est en ramollissant les membranes, en favorisant leur décollement, en délayant les exsudats muco-purulents, en facilitant leur expulsion, que la vapeur d'eau agit surtout. Peut-être aussi le contact d'un air très chargé d'humidité, avec la muqueuse laryngée et les terminaisons nerveuses, modifie le réflexe spasmodique.

L'action curative de la vapeur d'eau est beaucoup plus évidente et plus constante dans le spasme phréno-glottique du faux croup et des laryngites aiguës non diphtériques. La rapidité avec laquelle cède, en général, le tirage des enfants placés dans nos chambres de vapeur, est un assez bon procédé pour établir le diagnostic différentiel entre le vrai croup et le faux croup.

On a employé beaucoup d'agents médicamenteux pour calmer le spasme phréno-glottique, mais actuellement nous n'en connaissons encore aucun sur lequel nous puissions compter d'une manière absolue.

C'est là une lacune bien regrettable dans notre arsenal thérapeutique, et la découverte d'une semblable substance compléterait dignement l'invention du sérum anti-diphtérique, par Behring. Il est inutile de faire remarquer que si nous possédions un tel médicament, les interventions chirurgicales deviendraient inutiles. J'ai fait moi-même deux tentatives dans cette direction, mais sans avoir jusqu'à présent de succès décisif. J'ai administré aux enfants atteints de croup, placés dans la chambre de vapeur, une mixture de bromure de potassium et de teinture de valériane (1 gramme de chaque) par cuillerée à soupe de solution.

Après plusieurs mois d'essais, les résultats m'ont paru assez douteux et j'ai eu recours à la codéine. La codéine est un alcaloïde de l'opium, très bien supporté à la dose de 1 centigramme par vingt-quatre heures, chez les enfants au-dessus d'un an.

La dose de 2 centigrammes peut être atteinte chez les enfants de trois ans et au-dessus. La solution qui est administrée aux enfants contient 1 centigramme par cuillerée à soupe de solution, un tiers de centigramme par cuillerée à café.

Je fais donner d'abord une cuillerée à café, et si au bout d'une heure le sommeil n'est pas obtenu, je fais prendre une autre cuillerée à café. — Il est digne de remarque que les doses nécessaires pour produire le sommeil sont variables suivant les enfants, et que l'effet du médicament se prolonge au delà de douze heures. J'ai vu des enfants rester somnolents et engourdis le matin à la visite, bien qu'ils eussent reçu la codéine la veille au soir. — Sur plus de 100 enfants qui ont reçu de la codéine, *je n'ai jamais relevé d'accident* qui puisse être une contre-indication à ce médicament.

Pendant le sommeil produit par la codéine, le tirage diminue en général, les mouvements respiratoires sont lents et réguliers ; mais si, dans bien des cas, le spasme phréno-glottique modéré m'a paru céder, je dois dire aussi que le spasme a persisté, lorsqu'il était très intense. Chose singulière, le tirage, le cornage correspondant au spasme associé de la glotte et du diaphragme, continuent, bien que les enfants dorment profondément. Le sommeil de la codéine n'est pas suivi de la résolution de la con-traction spasmodique, dans ces circonstances.

Néanmoins, jusqu'à plus ample informé, je considère cette substance comme agissant d'une manière efficace dans les spasmes phréno-glottiques légers et même moyens ; et comme elle m'a paru inoffensive, j'en conseille volontiers l'usage pour reculer et même pour éviter l'in-tervention chirurgicale.

Lorsque tous les moyens médicaux ont échoué, lorsque l'enfant est fatigué par un tirage prolongé entremêlé d'accès de suffocation, lorsque la cyanose du visage annonce l'asphyxie commençante, lorsque le pouls paradoxal décèle un grand trouble de la circulation et une défaillance du cœur, il faut recourir aux procédés chirurgicaux.

Dans nos services hospitaliers et en ville, si nous laissons un interne à demeure, le tubage doit être préféré à la trachéotomie ; à la campagne, au contraire, où la surveillance incessante est difficile, pour ne pas dire impossible, il faudra placer une canule dans la trachée.

La plupart des médecins conseillent, pour vaincre le spasme phréno-glottique, de laisser le tube à demeure pendant quarante-huit heures ou trois jours ; mais après avoir bien étudié tous les inconvénients du tube à demeure, je ne saurais partager cette opinion, j'estime même que la dilatation prolongée de la glotte par le tube laissé en place pendant deux, trois ou quatre jours, n'offre pas de très grands avantages sur la trachéotomie. Les enfants trachéotomisés au-dessus de deux ans guérissent aussi bien que les tubés depuis l'emploi du sérum anti-diphtérique, comme l'ont prouvé les statistiques du *Metropolitan asylum board* à Londres.

Mais le tube d'O' Dwyer peut être employé autrement que comme un dilatateur permanent du larynx ; il peut nous servir aussi d'écouvillon et de dilatateur temporaire. Si un spasme phréno-glottique cède à l'écouvillonnage et à la dilatation extemporanée de la glotte, pourquoi vouloir laisser dans le larynx un corps étranger gênant la déglutition et vulnérant la muqueuse ? Je rapporterai plus loin les résultats que nous avons obtenus à l'hôpital Trousseau, en substituant au tubage permanent systématique l'écouvillonnage et les dilatations multiples du larynx. La plupart des spasmes phréno-glottiques ne peuvent être vaincus que par la dilatation prolongée par le tube à demeure ; mais un certain nombre d'enfants ont guéri par un seul écouvillonnage du larynx ou par des interventions répétées, sans que le tube ait dû être fixé dans le larynx.

Il faut graduer l'intervention, suivant l'intensité et la durée du spasme.

Le tubage est une méthode opératoire plus souple que la trachéotomie. Lorsque la plaie trachéale est faite, il n'y a pas grand avantage à enlever la canule avant quarante-huit heures ou trois jours. Au contraire, nous pouvons essayer de retirer le tube bien plus tôt, quitte à le réintroduire par un simple cathétérisme, si nous en voyons la nécessité.

Je ne doute plus maintenant que des trachéotomies ou des tubages prolongés soient faits pour des spasmes phréno-glottiques qui cèdent en deux ou trois minutes à l'écouvillonnage. La réelle supériorité du tubage sur la trachéotomie me paraît résider dans ce fait que le tube d'O' Dwyer peut servir, suivant les circonstances, d'écouvillon, de dilatateur temporaire ou de dilatateur permanent.

Quoi qu'il en soit, en employant le tube suivant ces principes, nous sommes parvenus à abréger la durée du séjour des tubes dans le larynx, dans des proportions inconnues jusqu'à présent.

CHAPITRE VIII

Il est assez fréquent de rencontrer des enfants atteints
de diphtérie pharyngée clinique, confirmée par l'examen
bactériologique, qui présentent en même temps une toux
rauque plus ou moins retentissante et qui conservent la
voix timbrée d'une manière à peu près normale. Assez
généralement le syndrome toux rauque et voix claire se
manifeste dans les laryngites diphtériques atténuées, sans
tirage ou avec un tirage modéré et temporaire. Mais, dans
d'autres circonstances, plus rares, la voix reste *claire*
lorsque les phénomènes de suffocation carastéristiques du
croup ont apparu; on tube et on trachéotomise des enfants
qui parlent très distinctement et qui poussent des cris
bruyants au moment de l'opération.

La voix, après avoir été voilée ou éteinte, redevient
parfois assez nette, si l'enfant rejette une fausse membrane moulée sur la muqueuse laryngée, comme l'ont
signalé les auteurs classiques; mais la phonation peut
n'avoir été troublée à aucun moment, et les petits
malades ont la toux rauque et la voix claire, sans avoir eu
antérieurement la toux et la voix éteintes.

Les modifications de la voix ne marchent donc pas toujours de pair avec les troubles respiratoires ou avec les phénomènes de suffocation, et l'on ne saurait trop répéter qu'il ne faut pas s'attendre à voir constamment le tableau clinique du croup se dérouler au complet chez les diphtériques.

Sans doute, l'extinction de la voix et de la toux est très ordinaire à une période avancée de l'évolution du croup, ainsi que l'a parfaitement spécifié Trousseau ; mais cette extinction n'est pas constante, tant s'en faut ; elle ne doit pas entrer en ligne de compte lorsqu'il s'agit d'intervenir par le tubage ou la trachéotomie.

Le syndrome toux rauque et voix claire semble indiquer, comme nous le prouverons tout à l'heure, que les exsudats membraneux ont respecté les cordes vocales ; mais lorsqu'un enfant a un tirage très intense, lorsqu'il suffoque, peu importe que ses cordes vocales soient libres d'exsudats, qu'il ait la voix claire, il ne faut pas hésiter à le tuber ou à le trachéotomiser. On laisserait succomber bien des enfants si l'on attendait l'extinction de la voix et de la toux pour lever l'obstruction laryngée.

La conservation de la voix dans le croup n'avait pas échappé à Rilliet et Barthez : « Chez cinq enfants la voix n'était pas altérée... » (T. I, p. 287.)

Ces auteurs établissent à ce sujet une distinction que je n'ai pas vérifiée dans les nombreuses observations que j'ai faites. La voix serait conservée le plus souvent, disent-ils, dans les laryngites diphtériques secondaires, tandis que, dans la diphtérie primitive, la voix serait presque toujours éteinte, comme l'admettent Trousseau et Bretonneau. J'ai vu assez fréquemment des enfants atteints de diphtérie laryngée primitive présenter le syndrome toux rauque et voix claire.

Dans le courant de l'année 1895, nous avons perdu

plusieurs enfants qui avaient la toux rauque et la voix claire jusque dans les dernières heures de la vie ; les uns avaient eu des phénomènes de suffocation nécessitant le tubage, les autres avaient des diphtéries graves du pharynx propagées au larynx, sans troubles respiratoires. Je me suis attaché, dans les examens nécroscopiques, à préciser la topographie des lésions laryngées correspondant au syndrome clinique toux rauque et voix claire.

Je rapporte ci-dessous plusieurs faits de ce genre que mon interne, M. Levrey, a bien voulu me relever dans le registre d'observations du pavillon Bretonneau :

I. — P. Marcel, quatre ans. — L'examen bactériologique de la gorge a donné des bacilles courts et des staphylocoques. L'enfant entre à la section des douteux, le 5 décembre 1895, avec un cornage et un tirage assez intenses. La gène respiratoire a commencé avant-hier et a été en s'accentuant. La toux est rauque, aboyante, mais la voix est claire, la parole est très distincte. Rougeole, il y a trois mois. Varicelle, il y a un mois.

Le 5 décembre, au matin, le cornage est bruyant, le tirage sus et sous-sternal est continu et profond. Les lèvres et les conjonctives commencent à se cyanoser ainsi que les doigts. Le pouls est un peu irrégulier, mais n'est pas nettement paradoxal. Le petit malade est extrêmement indocile ; on ne parvient qu'à grand'-peine à examiner le fond du pharynx et on aperçoit un exsudat blanc, mince, circonscrit à la partie supérieure de l'amygdale gauche. Cet exsudat n'ayant pas franchement l'aspect diphtérique, on attend l'examen bactériologique pour porter un diagnostic ferme.

En ville, le médecin qui a soigné le petit malade n'aurait pas vu de membrane, et la mère nous affirme qu'il n'y en a pas eu de rejetées par l'expectoration. Une injection de 20 centimètres cubes de sérum a été faite à l'entrée.

A la visite, on constate à nouveau que la toux a un timbre rauque, peu sonore, mais la voix est *bien* conservée, l'enfant parle bien et crie même bruyamment.

A midi, les phénomènes de suffocation deviennent menaçants, on pratique le tubage. Dans l'après-midi, expulsion de muco-pus par le tube, mais sans fausses membranes. Le soir, l'état général s'aggrave, quoique la respiration soit libre, que le tube ne soit pas obstrué ; la température s'élève à 41° vers 8 heures. L'enfant succombe à minuit.

Autopsie faite trente-six heures après la mort. Le pharynx et les amygdales sont libres d'exsudats membraneux. L'épiglotte, les replis arythéno-épiglottiques sont légèrement rouges et la muqueuse est peu tuméfiée. La face laryngée de l'épiglotte est tapissée partiellement, dans le tiers de son étendue, par une membrane mince, blanche et très adhérente à la muqueuse sous-jacente. Les deux cordes vocales ont leur aspect blanc nacré ; cependant le raclage superficiel de la corde vocale gauche entraine une très petite quantité de muco-pus concret. La muqueuse du larynx au-dessous des cordes vocales et dans la partie adjacente de la trachée est pâle, comme exsangue, peut-être à cause du séjour du tube qui a été laissé en place après la mort.

Dans le segment de la trachée immédiatement sous-jacent au larynx, on trouve une membrane mince moulée sur la muqueuse dans l'étendue de plusieurs centimètres. Cette membrane est transparente, mais présente une consistance assez grande pour être soulevée avec une pince.

Dans la bronche correspondant au lobe supérieur du poumon gauche, on découvre un moule membraneux.

Dans les lames antérieures des deux poumons, emphysème vésiculaire très marqué. Dans le lobe supérieur du poumon droit, un foyer caséeux, petit et bien circonscrit. Caillot fibrineux décoloré dans le ventricule gauche du cœur ; une plaque jaunâtre peu étendue d'athérome sur la grande valve de la mitrale.

Il s'agit évidemment, dans ce cas, d'une diphtérie peu membraneuse ; les exsudats étaient limités sur l'épiglotte, plus étendus dans la trachée, mais respectaient les cordes vocales.

Le syndrome *toux rauque et voix claire*, constaté douze heures avant la mort, au moment du tubage, correspond donc à une intégrité relative des cordes vocales et à des exsudats membraneux minces et circonscrits dans le vestibule du larynx et dans le premier segment de la trachée. Remarquons, en outre, que la violence des phénomènes de suffocation est absolument hors de proportion avec l'importance et l'étendue des lésions trouvées dans le larynx après la mort.

Voici une autre observation clinique dans laquelle le syndrome *toux rauque et voix claire* coïncidait avec une diphtérie pharyngée, et laryngée sans phénomènes de suffocation, sans tirage :

II. — S., Alphonsine, âgée de trois ans, serait souffrante depuis deux jours avec mal de gorge et fièvre ; est apportée à la section des douteux le 26 novembre 1895. A l'examen du pharynx, nous constatons des exsudats grisâtres, pulpeux, très confluents. Le fond du pharynx, la luette, les amygdales sont entièrement tapissés de membranes molles.

Adénopathie sous-maxillaire modérée, toux rauque, sonore, *voix claire* ; l'enfant parle et crie. Nous voyons en même temps une éruption morbilliforme discrète sur le thorax, les bras et les cuisses. La face est respectée, pas de catarrhe oculaire ; nous considérons l'éruption comme un rash diphtérique. Vu la gravité de cette forme de diphtérie, l'enfant reçoit 40 centimètres cubes de sérum en deux doses, à dix heures d'intervalle. L'examen bactériologique révèle des bacilles courts et des streptocoques.

Vers 9 heures du soir, le même jour, l'enfant est prise de convulsions généralisées, et elle suffoque. L'interne de garde n'a que le temps d'ouvrir la trachée ; mais malgré toute la diligence faite, les mouvements respiratoires et le cœur s'arrêtent avant que l'opération ne soit terminée ; tous les efforts pour la ranimer, respiration artificielle, tractions rythmées de la langue sont inutiles. La *toux rauque* et la *voix claire* ont été notées jusque dans les derniers moments de la vie.

Les parents mettent opposition à l'autopsie et le pharynx et le larynx seuls sont enlevés par la plaie du cou faite lors de la trachéotomie.

Tout le pharynx et les amygdales sont tapissés d'exsudats grisâtres, adhérents, surtout confluents dans les gouttières latérales du pharynx. On trouve aussi des membranes à la base de la langue et sur la face antérieure de l'épiglotte. Toute l'épiglotte sur les bords est épaissie et comme recroquevillée. Ces bords sont parsemés d'îlots membraneux qui se prolongent sur les replis arythéno-épiglottiques.

La face postérieure laryngée de l'épiglotte est très vascularisée, mais on n'y voit pas de membranes distinctes.

La muqueuse du vestibule du larynx est d'un rouge vif, semble un peu épaissie. Les cordes vocales inférieures sont aussi vascularisées notablement, mais ne sont recouvertes par aucun exsudat, non plus que la muqueuse de l'intérieur du larynx. La muqueuse qui revêt en arrière les muscles arythénoïdiens et crico-arythénoïdiens postérieurs est entièrement masquée par des membranes.

L'enfant semble avoir succombé à des phénomènes toxiques qui se sont manifestés par des convulsions généralisées; mais bien que les membranes recouvrant les bords de l'orifice supérieur du larynx fussent plus confluentes que dans l'observation précédente, le tirage n'a pas apparu.

Nous notons là encore l'intégrité relative des cordes vocales correspondant à la toux rauque et à la voix claire.

Je crois devoir reproduire encore un fait très analogue de croup sans tirage avec toux rauque et voix claire dont nous avons relevé exactement les lésions *post mortem*.

III. — G. Zulma, âgée de trois ans, entre le 3 décembre 1895, au pavillon Bretonneau. Nous portons dès le premier jour le diagnostic clinique de diphtérie moyenne du pharynx avec croup, sans tirage. L'examen bactériologique a donné le lendemain des bacilles moyens et des streptocoques.

L'enfant a été en contact dans le même appartement avec un autre malade diphtérique. Le pharynx et les amygdales sont tapissés de plaques d'exsudat grisâtre adhérent à la muqueuse. Adénopathie volumineuse dans la région sous-maxillaire gauche. Mais l'enfant a une large plaque d'impetigo ulcéré dans la région occipitale et l'on conserve des doutes sur l'origine de cette adénopathie.

La toux est rauque, peu sonore, la voix est claire et distincte. L'enfant est mal développée, chétive; le pronostic est aggravé par le mauvais état de la nutrition générale. Le 4 décembre, le pharynx est un peu détergé (20 centimètres cubes de sérum à l'entrée). Les îlots membraneux sont plus circonscrits, toute la muqueuse du pharynx tuméfiée a une teinte livide. La toux est toujours rauque mais la voix est parfaitement claire. Ni cornage, ni tirage, néanmoins on place l'enfant dans la chambre de vapeur. Plusieurs vomissements dans la matinée, grande pâleur et faiblesse extrême au moment de la visite. L'enfant succombe vers midi après avoir été portée au pavillon Bretonneau. Sa toux est restée rauque et la voix claire jusqu'aux derniers moments. Pas de phénomènes de suffocation pour motiver une intervention.

Autopsie le lendemain. Le pharynx est à peu près libre de membranes, mais la muqueuse paraît épaissie et est d'une rougeur livide. Sur chaque amygdale on note une ulcération de 1 centimètre au moins de surface, taillée à l'emporte-pièce, peu profonde. (Cette lésion est extrêmement habituelle dans les formes toxiques de diphtérie.)

L'épiglotte, les replis arythéno-épiglottiques sont doublés d'une muqueuse épaissie, livide. La face antérieure de l'épiglotte n'offre pas d'exsudat, mais sur la face laryngée on voit une fausse membrane peu épaisse, grisâtre. Les cordes vocales et les orifices des ventricules du larynx sont recouverts d'une couche de muco-pus qui disparaît sous un filet d'eau.

La muqueuse des cordes vocales inférieures est un peu rosée, mais elle a gardé son aspect nacré ; dans la trachée, à 1 centimètre et demi au-dessous des cordes vocales inférieures, on détache avec la pince une grosse fausse membrane épaisse, un peu teinte par du sang. La muqueuse de la trachée dans toute son étendue et celle des grosses bronches est d'un rouge livide et couverte d'une couche de muco-pus.

Quelques îlots de broncho-pneumonie hémorragique disséminés dans les deux poumons, prédominants dans le poumon gauche. Emphysème des lames antérieures des poumons. Quelques ecchymoses à la face antérieure du péricarde.

Ces trois observations sont concordantes pour démontrer que le syndrome *toux rauque et voix claire*, constaté assez fréquemment dans le cours de la laryngite diphtérique avec ou sans tirage ; que ce syndrome, dis-je, implique une intégrité relative des cordes vocales inférieures qui sont libres d'exsudats membraneux. — Les constatations anatomiques multiples que nous avons faites après la mort confirment donc les présomptions physiologiques ; il paraît en effet très difficile de comprendre comment les cordes vocales pourraient continuer à vibrer normalement si elles étaient tapissées d'exsudats diphtériques.

Il ressort aussi de ces observations que la raucité de la toux n'a pas la même cause ni le même mécanisme que la raucité de la voix. La toux aboyante, croupale, vulgaire, semble plutôt due à une consonance défectueuse de la muqueuse du vestibule du larynx et, probablement aussi, de la muqueuse trachéale modifiée par un processus inflammatoire quelconque. Il est vraisemblable que ces remarques qui s'appliquent directement à la laryngite diphtérique, sont vraies aussi pour les laryngites ayant une autre origine, dans lesquelles la toux rauque coexiste avec la voix claire. — La raucité de la toux ne semble donc pas devoir être attribuée à une lésion des cordes vocales, mais plutôt à une altération des muqueuses sus-glottiques et peut-être aussi sous-glottiques.

Après avoir lu les trois observations que j'ai relatées avec quelques détails, on se demandera sans doute pourquoi, chez le premier enfant, nous avons vu le syndrome toux rauque et voix claire être accompagné de phénomènes de suffocation qui ont imposé le tubage, et pourquoi le tirage a manqué chez les deux derniers enfants qui n'ont pas eu de troubles respiratoires à proprement parler.

Les lésions anatomiques, sans être absolument identiques dans le larynx de ces trois enfants, sont fort semblables. Cependant, les manifestations cliniques sont radicalement différentes. Les phénomènes d'obstruction laryngée ont eu lieu dans un cas et ont manqué dans les deux autres.

Il me paraît embarrassant de donner une interprétation dogmatique de ces variations cliniques ne correspondant pas à des modifications anatomiques.

Je suis disposé à faire une part à l'excitabilité très variable de l'appareil nerveux laryngé suivant les enfants.

Le 10 décembre 1895, j'ai rencontré dans mon service un cas typique de croup fruste avec diphtérie pharyngée confluente, toux et voix entièrement éteintes *sans aucun tirage*, même après des explorations multiples.

D'autres enfants, dans les mêmes conditions apparentes, suffoquent au point qu'on doit les tuber très rapidement.

Les enfants au-dessous de deux ans qui sont si sujets aux accès de suffocation de la laryngite striduleuse, échappent plus rarement au tubage que les enfants plus âgés, dans le cours de la laryngite diphtérique. L'excitabilité des nerfs laryngés est plus grande chez les enfants très jeunes.

D'autres enfants au-dessous de deux ans présentant des déformations rachitiques du squelette, sont aussi plus sujets que les enfants non rachitiques à des spasmes violents de la glotte dans le cours de la diphtérie.

La clinique rigoureuse nous force donc d'accepter que les phénomènes spasmodiques jouent un rôle absolument prédominant dans l'évolution de la laryngite diphtérique. Nous ne connaissons encore que bien incomplètement les conditions complexes qui augmentent l'excitabilité de l'appareil nerveux central et périphérique du larynx, et qui déterminent en un mot le spasme de la glotte, et par suite la suffocation.

Voici un cas bien obscur de spasme de la glotte tardif au cours d'un croup d'emblée, recueilli par mes internes MM. Bayeux et Levrey.

Tr. Julie, quatre ans. — Ensemencement ; bacilles moyens et streptocoques ; injection : 0,20 cc. de sérum.

6 *décembre*. — Fille d'un alcoolique et d'une mère un peu nerveuse. Entrée à Trousseau le 6 décembre après huit jours de maladie : mal de gorge, toux et voix rauques.

La nuit précédente, l'enfant avait eu quelques accès de suffocation. Quelques heures après son entrée à l'hôpital, vers 3 heures du soir, le tirage sus et sous-sternal devient rapidement intense et l'enfant pâlit : on pratique le tubage. Elle avait été reçue dans un service de médecine générale, car elle ne présentait pas de fausses membranes ; on n'en a d'ailleurs jamais constaté, bien que, à deux reprises, l'examen bactériologique ait décelé des bacilles diphtériques et des streptocoques. Seulement la muqueuse du pharynx était rouge et les amygdales moyennement hypertrophiées. La fièvre était de 38°,5 le matin et 39° le soir.

7 *décembre*. — Après le tubage, l'enfant est reçue dans le service de M. Variot qui la fait placer dans la chambre de vapeur et qui pense à un croup d'emblée. L'enfant est injectée de 0,20 c. c. Température 38° et 38°,5 le soir.

8 *décembre*. — L'enfant a été calme toute la nuit et la journée. Elle respire normalement par le tube : température 38°,2 et 38°,6.

9 *décembre*. — A la visite, l'enfant étant très bien et la température normale, M. Variot fait énucléer le tube. Le tube était resté en place quarante-huit heures. Presque aussitôt après l'ablation du tube, l'enfant est prise d'une quinte de toux et recommence à avoir du tirage. Vers 11 heures, il est nécessaire de retuber l'enfant. Immédiatement soulagée, elle reste calme une partie de l'après-midi, mais, vers 3 heures, on s'aperçoit que l'enfant est gênée pour respirer et qu'elle n'a plus le tube dans le larynx. On pense que l'enfant l'a dégluti, mais on ne l'a pas retrouvé dans les matières. L'examen de la gorge ne montre aucun exsudat, mais il provoque une augmentation du tirage. On pratique un nouveau tubage. On note

que l'enfant reste agitée, très impressionnable. La température est de 38° et 38°2.

10 *décembre*. — L'enfant respire tranquillement, température 37°; soir, température 38°.

11 *décembre*. — L'enfant est très bien, toute la nuit et toute la journée.

12 *décembre*. — Après quarante-huit heures de tubage, sans accidents et avec une température de 37°, on pratique le détubage. L'enfant est enlevée de la chambre de vapeur et mise dans la salle commune. Elle est en très bon état les 13, 14, 15 décembre.

16 *décembre*. — Vers 10 heures du soir, sans aucun prodrome, l'enfant est prise d'un accès de suffocation avec arrêt complet de la respiration. L'infirmière prévient en toute hâte l'interne qui arrive environ deux minutes après. Pendant ce temps, on pratiquait la respiration artificielle. L'enfant était absolument inerte, froide, les yeux clos, la respiration complètement suspendue. Vu l'état de mort apparente du sujet, on pensait plutôt à faire une trachéotomie; néanmoins on se décide à pratiquer un tubage *in extremis*.

L'enfant est prise sur les genoux d'une infirmière pendant qu'une autre lui soulève la tête et la maintient droite entre ses mains : on fait un tubage très rapide, durant à peine quelques secondes et l'on continue la respiration artificielle.

L'enfant reste encore au moins deux minutes en état de mort apparente. Enfin, elle entr'ouvre les yeux, fait quelques mouvements de déglutition, puis une respiration profonde, suivie bientôt d'inspirations plus longues et plus régulières. Il faut continuer encore cinq minutes les mouvements de respiration artificielle pour voir la face et les lèvres de l'enfant reprendre leur coloration rose; on excite les mouvements respiratoires par la flagellation et l'application de compresses chaudes au creux épigastrique. On remarque alors que l'enfant présente une sorte de raideur de tout le corps, qui va en s'atténuant à mesure que la respiration se régularise. Reportée dans son lit, l'enfant a une petite crise de larmes.

Le lendemain on constate une élévation de température d'un demi-degré, qui d'ailleurs ne s'est pas maintenue.

Il est à remarquer que pendant le tubage l'enfant n'a rejeté ni membranes, ni muco-pus ; l'épiglotte se rabattait difficilement sur la base de la langue ; il n'y avait pas d'œdème des replis arythéno-épiglottiques.

17 et 18 décembre. — L'enfant respire normalement avec le tube : température 37°.

20 décembre. — L'enfant qui n'a présenté rien d'anormal dans la journée d'hier, et dont la température est de 37°, est détubée à 7 heures du soir après quatre jours de tubage. Elle reste calme, sans quintes de toux, ni gêne respiratoire pendant une heure environ. Tout d'un coup, en jouant avec la surveillante qui ne l'avait pas quittée, l'enfant pâlit et s'arrête de respirer ; on court chercher l'interne qui, trois minutes environ après l'accident, trouve l'enfant pâle, inerte, et que ne raniment pas les respirations artificielles : l'air ne pénètre pas dans la poitrine. On pratique le tubage en toute hâte : l'enfant n'a plus de pouls et la respiration artificielle ne fait pas revenir l'enfant à la vie. La trachéotomie pratiquée comme ressource ultime, reste également sans résultats.

Autopsie. — On ne constate aucun exsudat ni dans le pharynx, ni dans les voies aériennes ; rien d'anormal sur les cordes vocales ; pas d'ulcérations laryngiennes.

Les deux poumons sont emphysémateux dans leur lobe supérieur et les lames antérieures ; un peu de congestion et un petit infarctus dans le lobe moyen. Pas d'adénopathie trachéo-bronchique.

Les autres organes paraissent sains.

Rien ne pouvait faire prévoir la terminaison fatale survenue au deuxième accès spasmodique, qui a duré un peu moins que le premier, avant qu'on ait pu intervenir. Une trachéotomie, même précoce, n'aurait pu l'empêcher puisque, au moment où l'accès de suffocation s'est produit, il s'était écoulé un laps de temps bien supérieur à celui pendant lequel l'enfant aurait gardé sa canule. D'ailleurs, nous savons que les spasmes secondaires à la trachéotomie ne sont pas exceptionnels et nous rappellerons que ce spasme de la glotte consécutif à la trachéotomie peut être guéri par le tubage.

Il semble bien qu'il s'agisse ici encore d'un spasme de la glotte tardif et brusque. Il serait difficile d'incriminer les premiers tubages, d'avoir pu, en provoquant des érosions laryngées, déterminer un spasme. Outre qu'il n'y en avait pas trace à l'autopsie, ces ulcérations auraient déterminé un spasme immédiat et permanent : l'enfant ne serait pas restée détubée à deux reprises pendant quarante-huit heures et une troisième fois détubée pendant quatre jours. D'autre part, l'enfant alors qu'elle était tubée, n'était pas en état de spasme glottique permanent puisque quatre heures après son deuxième tubage, elle avait rejeté son tube sans présenter d'accès de toux ni de gêne respiratoire. Enfin, la trachéotomie n'a pu ranimer l'enfant à la seconde alerte (pas plus que le tubage) et il n'est pas inutile de faire remarquer que, au premier accès, on a pu sauver l'enfant grâce au tubage rapide et sans recourir à la trachéotomie.

Le spasme de la glotte associé au spasme du diaphragme constitue en somme un danger immédiat pour la vie, dans la diphtérie propagée aux voies aériennes. Trousseau, en analysant la convulsion interne, le spasme essentiel de la glotte indépendant de la diphtérie, a bien montré le défaut d'harmonie qui existe alors entre la contraction du diaphragme et celle des autres muscles inspirateurs.

A l'état physiologique l'orifice de la glotte se dilate pendant que le diaphragme s'abaisse ; à l'état spasmodique, au contraire, la glotte se resserre pendant que le diaphragme se contracte d'une manière violente.

La contraction simultanée des constricteurs de la glotte et du diaphragme ne permet pas la pénétration régulière de l'air dans le thorax lors de l'inspiration, d'où la menace de suffocation, la cyanose, la turgescence des veines, les troubles cardiaques, le pouls paradoxal, etc.

Les causes déterminantes de l'obstruction laryngée au cours du croup, sont probablement multiples et certainement plus complexes que ne le croyait Bretonneau, qui attribuait à la fausse membrane laryngée une importance excessive et trop exclusive, dans l'apparition des phénomènes de suffocation.

Il paraît bien que le mécanisme physiologique du spasme glottique, dans la diphtérie, est variable suivant que l'on envisage le spasme primitif, celui qui se produit dans les premiers jours, ou le spasme tardif qui intervient lorsque l'évolution du processus diphtérique est terminé.

L'âge des enfants doit certainement être pris en considération, si l'on veut évaluer la probabilité du spasme glottique, dans la diphtérie propagée au larynx et aux voies aériennes, ainsi que je l'ai déjà indiqué.

Un enfant au-dessous de dix-huit mois qui présente des troubles de la phonation en même temps qu'une angine diphtérique membraneuse, échappe rarement au spasme phréno-glottique. Au-des us de cet âge et surtout à partir de quatre ans, il est assez fréquent de rencontrer des diphtériques chez lesquels le croup est très atténué, consistant dans de la raucité de la toux ou de la voix et dans un tirage très modéré et temporaire ; il en est même chez lesquels le croup reste tout à fait *fruste*. Dans ces cas la laryngite diphtérique se caractérise seulement par de la raucité de la voix ou de l'aphonie, sans aucun spasme des muscles du larynx.

A défaut d'autre explication, il faut bien admettre, pour comprendre ces variations dans les phénomènes de tirage et de suffocation, une hyperexcitabilité spéciale de l'appareil nerveux laryngé, chez certains enfants. Nous voyons de petits malades ayant un tirage violent et menaçant avec toux rauque et voix claire, c'est-à-dire n'ayant pas de membranes sur les cordes vocales, tandis que nous en observons d'autres qui ont la toux et la voix éteintes et qui rendent des membranes moulées sur le larynx et la trachée, avec un tirage modéré ne nécessitant pas le tubage.

Ce n'est donc pas dans l'abondance des exsudats membraneux laryngés qu'il faut chercher toujours la cause du tirage. Les diphtéries les plus membraneuses, je le répète, ne sont pas toujours les *plus spasmodiques*. J'ai vu plusieurs enfants rendre des membranes laryngo-trachéales de 6 à 8 centimètres de longueur sans grande difficulté, et sans qu'on pense à leur introduire un tube, tant les troubles respiratoires étaient légers.

J'ai pu observer au laryngoscope un enfant docile atteint de diphtérie pharyngée typique, ayant une laryngite sans membranes apparentes, avec cornage et tirage intenses. Il s'agissait d'un croup à la période prémembraneuse, puisque le lendemain, des membranes s'étaient développées sur l'épiglotte et les cordes vocales.

Le spasme de la glotte se déclare parfois d'une manière

soudaine chez des enfants qui avaient d'abord supporté, sans grande réaction, la diphtérie laryngée.

J'ai cru remarquer la coïncidence du spasme avec le décollement des exsudats, vingt-quatre ou trente-six heures après les injections de sérum. Les enfants en proie à un tirage lent et régulier jusque-là, sont pris tout d'un coup d'un accès de suffocation ; ils ont une toux quinteuse et le passage de l'air produit un bruit de clapotement membraneux ; après ces efforts de toux, ils rendent des membranes moulées de plusieurs centimètres de longueur. Il est bien probable que la titillation de la muqueuse laryngée par la membrane flottante, intervient pour provoquer le spasme violent mais momentané de la glotte, qui cesse lorsque la membrane est expulsée.

Le resserrement des cordes vocales qui s'oppose au rejet des exsudats membraneux ne serait-il pas entretenu aussi par des amas de mucosités purulentes abondamment secrétées par les bronches, et venant exciter par leur contact répété la muqueuse laryngée hypoglottique ?

Je considère ce fait comme bien probable, car il m'a suffi de faire placer un tube pendant quelques minutes dans le larynx pour dilater les cordes vocales, faciliter en même temps l'évacuation des mucosités épaisses qui encombraient la trachée et obtenir une grande diminution du tirage durant plusieurs heures après le retrait du tube, ou même la suppression du tirage.

Outre ces causes d'irritation locale de la muqueuse de la glotte, quelques enfants nerveux, agités, gardent une hyperexcitabilité extrême des nerfs laryngés pendant six, huit, dix jours et plus, au point qu'ils suffoquent dès que le tube est retiré et que le retubage immédiat s'impose.

La majorité des enfants diphtériques tubés, traités par le sérum, peuvent être détubés après quarante-huit heures ou trois jours, lorque les membranes pharyngées sont détergées ; la prolongation du spasme de la glotte ne peut donc plus être imputée au processus membraneux.

Ce spasme prolongé de la glotte n'est peut-être pas toujours essentiel, de même que le spasme tardif très grave se reproduisant plusieurs jours après le retrait du tube, après une période d'accalmie respiratoire complète.

D'après les autopsies nombreuses d'enfants que j'ai faites, et d'après les constatations cliniques, je suis disposé à penser que deux causes principales peuvent être invoquées :

1° Les ulcérations laryngées assez fréquentes après le tubage.

2° Les lésions broncho-pulmonaires coïncidant avec le croup.

En faisant les autopsies d'enfants qui meurent avec le tube, on note dans le larynx des ulcérations inconstantes, mais non rares, siégeant soit à la partie antérieure du cricoïde, au-dessous des cordes vocales, soit sur les côtés des arythénoïdes en arrière.

L'ulcération cricoïdienne antérieure est arrondie en général, taillée à l'emporte-pièce, d'un centimètre de longueur environ dans son diamètre vertical. La muqueuse est détruite à ce niveau, le cartilage est à nu.

Les ulcérations arythénoïdiennes siègent à la partie postérieure des cordes vocales, sont symétriques et dénudent aussi le cartilage ; ces ulcérations sont moins étendues en général que la précédente.

C'est sans doute la pression un peu forte et continue du tube contre la muqueuse laryngée, qui amène une nécrose circonscrite de cette dernière. Les enfants qui ont conservé le tube plusieurs jours, lorsqu'ils n'ont pas de spasme prolongé, restent aphones en général pendant quelques temps, peut-être à cause d'une fluxion collatérale de la muqueuse laryngée, autour des ulcérations.

Lorsque l'on trouve de semblables ulcérations à l'autopsie, on serait tenté de leur attribuer toujours les spasmes prolongés ou tardifs de la glotte qui surviennent après le tubage.

Une pareille conclusion serait inexacte, car le spasme tardif grave, mortel même, survient quelquefois chez des enfants détubés qui ont le larynx sain, en apparence, mais qui sont atteints de lésions broncho-pulmonaires secondaires.

Dans plusieurs autopsies d'enfants mourant tubés, avec un spasme prolongé ou tardif de la glotte, j'ai vainement recherché des lésions laryngées. La muqueuse était entièrement débarrassée de membranes, à peine vascularisée, n'offrait pas la moindre perte de substance. et je n'ai pas trouvé d'autre cause du spasme glottique que des lésions plus ou moins étendues de broncho-pneumonie.

Dans un cas les ganglions médiastinaux étaient en même temps très tuméfiés et non caséeux ; ils avaient pu par leur masse comprimer les nerfs pneumo gastriques dans leur trajet intra-thoracique.

Le spasme de la glotte, d'origine réflexe ou pulmonaire, est accepté par les laryngologistes, et notamment par Gottstein; il me semble bien vraisemblable qu'il doit entrer en jeu dans les troubles respiratoires tardifs du croup.

Je reproduis ci-jointes deux observations cliniques qui ont été relevées par M. Bayeux, interne du service, dans le cahier de visite du pavillon Bretonneau ; dans l'un de ces faits le spasme tardif coïncide avec des ulcérations laryngées et des lésions broncho-pulmonaires, dans l'autre le larynx est sain, les poumons seuls sont lésés.

Spasme tardif de la glotte. — Mort. — Ulcérations laryngées.

La nommée M. Germaine, âgée de trois ans et demi. Entrée le 7 mai 1896, salle Bretonneau.

Malade depuis deux jours, se plaint de la gorge, toux rauque, voix couverte.

Le 7 mai, à 10 heures du matin, tirage intense, sec et continu, chambre de vapeur.

Examen de la gorge à l'entrée : une plaquette sur chaque amygdale; une autre au tiers supérieur de chaque pilier postérieur.

Température 38°. — Diagnostic : angine diphtérique peu membraneuse avec spasme phréno-glottique.

A midi, accès de suffocation très violent : tubage immédiat, rejet de pus en assez grande quantité avec des débris membraneux pulpeux, peu consistants. Injection 20 centimètres cubes de sérum.

Soulagement notable pendant le tubage.

A 11 heures du soir, température 38°,8 ; enfant calme, respiration tubulaire facile.

8 mai. — Résultat de la culture : Læffler. Cocci.

Température ce matin 38°,2.

5 heures du soir. — Un peu d'agitation ; le tube est bien libre. Température 39°. — Bains tièdes pour la nuit.

9 mai. — La température est descendue à 38°,6 ; dans la nuit est apparue une éruption scarlatiniforme qui a commencé au niveau des piqûres de sérum et qui a envahi l'abdomen et le thorax. On pense que l'ascension thermique d'hier soir, de même que l'érythème, est due au sérum.

La respiration est à 32.

On détube l'enfant, sans incident, la langue est saburrale, non dépouillée. L'angine a entièrement disparu.

Du 9 au 12 mai, l'enfant va très bien, elle reste sans tube, la voix est éteinte, un peu de sifflement laryngé sans tirage.

La température reste entre 37 et 38°.

Le 12 mai, le matin, la température descend à 37°,9.

Le soir à 5 heures, brusque ascension à 40°,6. L'éruption persistant, mais très pâle.

L'auscultation donne un foyer de râles humides avec respiration un peu rude dans le lobe supérieur droit.

On institue les bains à 34° pour la nuit, toutes les 3 heures.

13 mai, à la visite (10 heures du matin), la température est

à 39°,1, les signes d'auscultation sont analogues ; l'enfant semble mieux.

La journée est assez bonne, l'enfant dort, on cesse les bains.

Le soir, température 38°,9. — Grog et lait.

Le 14 mai à 7 heures du matin, la température atteint 39°,2 ; on reprend les bains.

14 mai. — L'enfant est très améliorée ; la température reste au-dessous de 39° ; on a cessé les bains.

15 mai. — État stationnaire.

16 mai. — Ce matin, la température a baissé à 38°,2, l'enfant est calme, ne tire pas, toujours un léger sifflement laryngé avec *voix éteinte*.

A 4 heures 1/4 après midi, spasme subit et très violent ; apnée rapidement établie ; aspect violacé, bientôt (deux minutes après), l'enfant pâlit et tombe en résolution musculaire.

On est allé chercher l'interne de garde, pendant qu'on fait la respiration artificielle ; tubage aussi rapide que possible.

Une première introduction ne livre pas passage à l'air, détubage, pas de changement.

Une deuxième introduction n'est pas plus heureuse ; la respiration artificielle prolongée reste sans résultat. L'enfant était détubée depuis sept jours.

Autopsie. — 18 mai.

Pas de fausses membranes pharyngées, ni laryngées ; la muqueuse pharyngée est très vascularisée.

Au niveau de l'arc antérieur du cricoïde, deux ulcérations à l'emporte-pièce, laissant à nu le cartilage.

Trachée et bronches très vascularisées, livides.

Poumons. — Lobe supérieur droit : broncho-pneumonie ancienne. Lobe moyen : emphysémateux. Foyers de broncho-pneumonie disséminés des deux côtés,

Infarctus disséminés sous la plèvre et dans le parenchyme. *Reins* peu volumineux ; congestion intense des pyramides.

Spasme persistant après une diphtérie peu membraneuse. —
Broncho-pneumonie. — Tubages répétés. — Trachéotomie.
— Mort.

La nommée Louise, âgée de dix-huit mois, entre le 12 mai 1896, salle Bretonneau, à 5 heures du soir ; elle n'est malade que depuis quelques heures, au dire de la mère ; elle a commencé à être gênée pour respirer à minuit.

A son entrée, elle est cyanosée, pouls nettement paradoxal, tubage d'urgence. On donne un bain sinapisé pour ranimer l'enfant.

Dix minutes après, le pouls paradoxal a disparu. Pas de rejet de membranes.

Température 39°.

Gorge. — Trainée membraneuse sur le pilier postérieur droit.

Diagnostic. — Angine pseudo-membraneuse avec spasme phréno-glottique et croup.

Injection de 20 centimètres cubes de sérum.

13 mai. — Température, 38°,2, assez bon état général ;

Pouls, 144 plein et régulier. Respiration à 52 par minute. Auscultation difficile à cause du gargouillement tubulaire.

Après-midi assez bonne. Le soir, température 38°,8. Injection 20 centimètres cubes de sérum.

14 mai. — La température atteint 39°, mais le pouls descend à 130 et la respiration à 45 ; on s'abstient de sérum et de bains.

15 mai. — La température est descendue à 38°,4. Le pouls, à 110. La respiration, à 40. On détube à 8 heures du matin.

A 9 heures, reprise du spasme, dyspnée extrême, retubage d'urgence. A 5 heures du soir, état stationnaire, tube libre. Température 38°.

16 mai. — Température baisse à 38°. Le pouls monte de 110 à 140. La respiration, de 40 à 60. Un bain sinapisé. Le soir, température 38°.

17 mai. — Température reste à 38°. La respiration descend de 60 à 52. Le pouls de 140 à à 130. Détubage à 9 heures du matin.

L'enfant reste, cette deuxième fois, détubée jusqu'au 18 à 7 heures du matin, c'est-à-dire vingt-deux heures ; on la retube à 7 heures du matin, après un tirage permanent intense de trois quarts d'heure.

On l'ausculte et l'on constate des signes de broncho-pneumonie bilatérale.

18 mai. — État stationnaire.

19 mai. — On détube l'enfant à 10 heures du matin ; elle reste avec un peu de spasme ; à la visite, on agite la question de la trachéotomie, si le spasme se reproduit.

A midi, tirage très intense, avec cyanose prononcée ; *trachéotomie* en un temps, suivie d'une détente momentanée très nette ; pas de rejet de membranes.

Le sang qui s'écoule est assez abondant et noir ; rejet, à la suite de l'opération, de muco-pus peu cohérent.

L'après-midi la respiration s'accélère, l'enfant pâlit, s'agite progressivement, à 4 heures la température monte à 40°; on lui donne un bain tiède à la suite duquel la température descend à 39°,6.

Mais l'état général devient rapidement ultime : piqûre d'éther à 4 h. 20 — oxygène — Mort à 4 h. 1/2.

Autopsie : *larynx sain ;* plaie trachéale médiane, sous-cricoïdienne, portant sur les 4 premiers anneaux.

Broncho-pneumonie pseudo-lobaire de tout le poumon gauche.

Lésions moins accusées à droite, pas de gonflement des ganglions trachéo-bronchiques. Le spasme prolongé peut être rapporté à une excitation réflexe venant du poumon.

Etant donnée l'intégrité du larynx, il est difficile de donner une autre interprétation au spasme de la glotte avec suffocation ayant nécessité la trachéotomie dans ce cas.

CHAPITRE IX

UTILITÉ DE L'INSPECTION DIRECTE DE L'ÉPIGLOTTE
CHEZ LES ENFANTS DIPHTÉRIQUES

Avant d'aborder le diagnostic clinique du croup, il me
semble utile de bien mettre en lumière le parti que le
médecin peut tirer de l'inspection directe de l'épiglotte
dans les cas plus ou moins embarrassants où la diphtérie
a gagné le larynx. Nos meilleurs cliniciens français, Rilliet
et Barthez, Archambault, Bouchut, etc., ne paraissent pas
s'être attachés à l'exploration de l'épiglotte, lors de l'examen du pharynx[1]. Cette exploration peut fournir cependant des indications et des signes d'une haute valeur.

Il est bien rare, comme tout le monde l'a reconnu, que
l'examen laryngoscopique soit possible chez les enfants
diphtériques.

Quelques petits malades très dociles, ayant dépassé cinq
ou six ans, en dehors des accidents de suffocation, se
prêtent seuls à l'application du miroir, comme je m'en suis
assuré avec mon ami le docteur Chambellan.

L'examen laryngoscopique ne peut donc pas être considéré comme un procédé clinique d'investigation.

Mais, par contre, l'inspection directe de la face antérieure, du sommet et des bords de l'épiglotte est extrê-

[1] Guersant, dans l'article *Croup* du Dictionnaire en 30 volumes, signale accidentellement des membranes visibles sur l'épiglotte.

mement aisée chez les enfants de tout âge. Depuis quelque temps je pratique et je fais pratiquer systématiquement par les internes de mon service, MM. Bayeux et Ghika, l'examen de l'épiglotte, et je fais topographier sur mes schémas les membranes épiglottiques aussi exactement que les membranes amygdaliennes, pharyngées ou palatines.

La manœuvre nécessaire pour découvrir l'épiglotte est des plus simples. Lorsque l'enfant a la bouche grande ouverte, on porte l'abaisse-langue un peu en arrière sur la langue, on exerce une pression assez forte sur la base de la langue en faisant basculer légèrement le manche de l'abaisse-langue coudé, en haut. Cette pression provoque presque toujours un mouvement réflexe des muscles du pharynx qui soulèvent le larynx et fait apparaître ainsi la pointe de l'épiglotte et ses bords. Chez certains enfants, une pression douce sur la base de la langue découvre l'épiglotte ; chez d'autres, qui ont le larynx placé peut-être plus bas, la pression doit être exercée plus fortement sur la base de la langue pour déterminer la contraction réflexe des constricteurs du pharynx et le soulèvement en masse du larynx et par suite de l'épiglotte. Avec un peu d'habitude, il est rare qu'on ne réussisse pas, grâce à ce tour de main, à bien voir l'épiglotte chez les enfants et même aussi chez certains adultes.

Comme l'inspection directe de l'épiglotte doit être faite très vite, puisqu'il faut profiter du mouvement rapide d'ascension du larynx, il est bon de ne porter d'abord l'attention que de ce côté ; puis on embrasse d'un autre coup d'œil les amygdales, le pharynx et le voile du palais.

Bien souvent, soit dans la diphtérie pharyngée, soit même dans la diphtérie laryngée, l'épiglotte a simplement l'apparence d'un cône rouge ; les bords et l'extrémité semblent épaissis.

Mais d'autres fois, et le fait est loin d'être rare, on voit très distinctement, à l'extrémité de l'épiglotte et sur ses bords, une bordure blanche correspondant manifestement à un exsudat[1]. Il arrive que cette bordure dépassant la

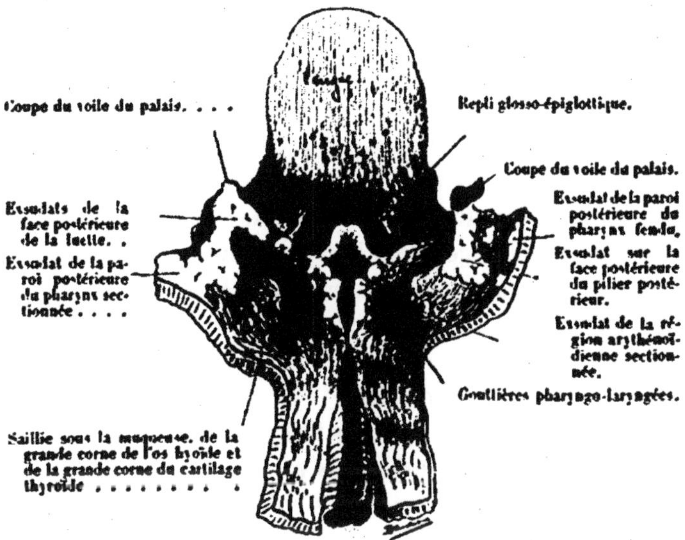

Fig. 13. — Épiglotte bordée de membranes dans une diphtérie confluente.

marge et l'extrémité de l'épiglotte empiète un peu sur la face antérieure.

J'ai donné le nom de *signe de l'épiglotte* à la localisation marginale des exsudats dans cette région. Nous avons actuellement au pavillon Bretonneau quatre enfants chez lesquels la constatation du *signe de l'épiglotte* a été faite très nettement[2].

Il serait superflu d'insister sur la valeur séméiologique

[1] Sur le cadavre, le liseré membraneux épiglottique, visible pendant la vie, apparaît comme une expansion de l'exsudat tapissant la face postérieure de l'épiglotte et se repliant sur le bord libre.

[2] Avril 1896.

des membranes épiglottiques notées par l'inspection directe. Le fait que des exsudats occupent l'extrémité ou les bords de l'épiglotte permet d'affirmer l'extension de la diphtérie au vestibule du larynx, et doit faire craindre l'envahissement de la muqueuse laryngée et des cordes vocales, si ces parties ne sont pas encore touchées par le processus diphtérique. La signification clinique des membranes épiglottiques est donc bien évidente ; mais elle n'a qu'une importance accessoire, lorsque le croup est bien caractérisé par la toux, la voix éteinte, l'association du spasme phréno-glottique aux troubles vocaux, et la coïncidence d'exsudats pharyngés dont la topographie est typique.

Mais il est deux circonstances dans lesquelles le signe de l'épiglotte m'a semblé extrêmement précieux, quand on peut le constater :

1° Dans le croup d'emblée ;

2° Dans le croup fruste sans tirage.

Le croup d'emblée est moins rare que ne le croyaient Bretonneau et Trousseau, et les cultures bactériologiques tendent à faire classer dans la diphtérie un bon nombre de laryngites suffocantes que nous considérions jadis comme des faux croups graves.

Les meilleurs cliniciens sont d'accord pour reconnaître que la symptomatologie du croup d'emblée et celle du faux croup grave ne présentent pas de caractères vraiment distinctifs.

Il faut attendre l'examen bactériologique, la constatation du Lœffler pour se prononcer.

Plusieurs fois j'ai pu poser immédiatement le diagnostic de croup d'emblée, sans avoir vu de membranes dans le pharynx, par la seule inspection directe de l'épiglotte offrant une bordure membraneuse. L'aspect de l'épiglotte peut donc nous renseigner alors sur le processus laryngien qui produit le spasme phréno-glottique, le tirage et la suffocation.

J'ai désigné sous le nom de *croup fruste* les laryngites de nature diphtérique, se caractérisant par des troubles vocaux pouvant aller jusqu'à l'extinction de la voix et de la toux, mais sans que le spasme phréno-glottique, les phénomènes de tirage et de suffocation ne viennent se superposer aux troubles vocaux.

Cette notion de la laryngite diphtérique extrêmement atténuée n'est peut-être pas encore courante, mais elle est parfaitement réelle et j'en appelle sur ce point au témoignage de tous les cliniciens qui soignent, comme je le fais, un très grand nombre d'enfants diphtériques.

Lorsqu'une laryngite avec raucité ou extinction de la voix et de la toux, sans troubles respiratoires, évolue simultanément avec une angine diphtérique à exsudats typiques, est-il possible de ne pas rapporter la laryngite à la même cause que l'angine ? Dans ces conditions, tantôt le spasme phréno-glottique avec tirage s'ébauche et cesse en quelques heures, tantôt il s'accentue, tantôt il manque complètement et les enfants guérissent sans tirage.

Comme on pourrait, à la rigueur, contester la nature diphtérique de la laryngite sans spasme phréno-glottique, en supposant qu'il s'agit d'un processus laryngé non diphtérique coïncidant simplement avec l'angine membraneuse, j'ai fait pratiquer quelques ensemencements des sécrétions laryngées, et les cultures ainsi faites m'ont donné en général du Lœffler. Mais je ne me dissimule pas que je n'ai pas jusqu'à présent d'instrument convenable pour recueillir les sécrétions du larynx. Les ensemencements laryngés n'ont donc pas encore la précision désirable pour permettre d'affirmer la nature diphtérique du *croup fruste* d'après l'examen bactériologique.

Mais, à défaut des cultures bactériologiques, l'inspection directe de l'épiglotte et la vue des membranes marginales suffisent à prouver la nature membraneuse, diphtérique de la laryngite sans spasme phréno-glottique, qui mérite vraiment le nom de *croup fruste*.

J'ai fait relever dans le cahier de visite du pavillon Bretonneau les cas de diphtérie, dans lesquels on a noté la bordure membraneuse de l'épiglotte. Il n'y a guère plus de deux mois que l'inspection de l'épiglotte a été faite régulièrement et déjà chez 16 enfants la localisation épiglottique des exsudats est mentionnée dans nos observations cliniques. Ce signe n'est donc pas rare, ainsi que je l'ai avancé plus haut, et il mérite bien d'être recherché, surtout lorsqu'on est dans le doute sur l'extension de la diphtérie au larynx.

Je reproduis, à titre de documents, quelques-unes des observations sur lesquelles je me suis appuyé pour décrire sommairement cette localisation, souvent méconnue pendant la vie, des exsudats diphtériques.

I. — *Angine diphtérique. Croup fruste. Bordure épiglottique membraneuse.*

Suzanne J..., cinq ans, entrée le 19 mai 1896.

Les parents sont actuellement bien portants.

L'enfant a été nourrie au sein par sa mère. Elle a eu la rougeole à huit mois, et n'a eu ni scarlatine, ni coqueluche, ni angine grave antérieure. Depuis six semaines elle est soignée en ville pour une bronchite.

Il y a trois jours l'enfant a commencé à souffrir de la gorge et elle entre le 19 mai.

C'est une enfant d'aspect malingre.

L'examen de la gorge montre les deux amygdales augmentées de volume, dont l'une, la droite, est recouverte de fausses membranes épaisses, ainsi que le pilier postérieur droit. On trouve quelques traces d'exsudat sur le fond du pharynx. En abaissant la base de la langue *on voit, sur l'épiglotte, une bordure d'exsudat en fer à cheval*[1].

Au moment de l'examen de la gorge, l'enfant rejette une fausse membrane moulée, venant incontestablement du larynx.

Il n'y a pas de jetage, il n'y a pas eu et *il n'y a pas de tirage*. La toux et la voix sont éteintes.

La palpation du cou révèle une adénopathie moyenne, plus marquée à droite. On ne trouve rien à l'auscultation.

Le 19 au soir, l'enfant subit une injection de sérum de 20 centimètres cubes.

La culture a poussé en moins de dix-huit heures.

On trouve du bacille de Lœffler, du streptocoque et du staphylocoque.

Trois jours après l'enfant est en voie de guérison, sans avoir eu aucun tirage.

II. — *Diphtérie circonscrite du pharynx. Croup avec spasme phréno-glottique. Membrane marginale sur l'épiglotte.*

Charles S..., quatre ans, entré le 19 mai 1896.

Les parents bien portants.

L'enfant a été élevé au sein pendant quatre mois et ensuite au biberon. Il a eu la rougeole il y a cinq mois.

Depuis huit jours l'enfant tousse, il a commencé à présenter de la gêne de la respiration dans la nuit du 18 au 19.

Enfant vigoureux qui présente un tirage moyen avec dépression sus et sous-sternale.

L'examen de la gorge montre un exsudat pseudo-membraneux très circonscrit sur les deux amygdales. On ne voit rien d'anormal sur les piliers postérieurs, ni sur le fond du pharynx, ni sur la luette. En abaissant fortement la base de la langue on trouve *un liseré pseudo-membraneux*, limité à la moitié gauche de l'épiglotte.

L'adénopathie cervicale est bilatérale et de moyenne intensité.

La toux et la voix sont rauques.

Le 19 mai, à 5 heures, injection de 20 centimètres cubes de sérum.

Les cultures poussent peu abondamment.

[1] Dès le lendemain le liseré membraneux s'est détergé et n'est plus indiqué que par une opalescence. Chez d'autres enfants, j'ai vu les bordures membraneuses épiglottiques suivant l'évolution des exsudats pharyngiens, se prolonger deux ou trois jours.

On trouve du Lœffler court et moyen, du streptocoque et du staphylocoque.

III. — *Croup sans angine, diagnostiqué par le liséré membraneux épiglottique.*

B.... André, trois ans, entré le 26 mars 1896, tubé d'urgence à l'entrée.

Tirage énorme. Toux éteinte. Voix éteinte.

Pas d'exsudat pharyngien.

On note un liséré épiglottique qui permet de faire le diagnostic de diphtérie et qui détermine l'injection précoce de 10 centimètres cubes.

Température 40° à l'entrée.

Le lendemain, culture de Lœffler, nouvelle injection.

Tubages. — Une première fois trente-six heures.

Retubé d'urgence cinq heures après. Ce second tubage dure quatre jours, on est obligé de détuber d'urgence par obstruction. Rejet d'une fausse membrane arrêtée derrière le tube. Guérison.

IV. — *Angine diphtérique amygdalo-pharyngée sans croup. Liséré membraneux épiglottique.*

K... Georgette, sept ans, entrée le 1ᵉʳ avril 1896.

Mal de gorge depuis deux jours. Pas de phénomènes laryngés. Exsudat amygdalien gauche très étendu s'étendant sur les piliers postérieurs. Liséré épiglottique très net.

Injection de 20 centimètres cubes à l'entrée.

Les fausses membranes tombent en quarante-huit heures, sans qu'il y ait eu de troubles de la voix ni de la respiration.

Lœffler. Staphylocoques. Streptocoques.

V. — *Diphtérie intense, amygdalienne, pharyngée avec croup fruste et liséré membraneux épiglottique.*

R... Fernand, deux ans et demi, entré le 6 janvier 1896.

Malade depuis vingt-quatre heures. Voix claire, toux rauque.

Amygdalite membraneuse intense en îlots.

Les exsudats ont touché le fond du pharynx et le bord droit de la luette, on note un liséré épiglottique.

Injection précoce de 10 centimètres cubes à l'entrée.

Guéri sans tirage.

**VI. — *Diphtérie moyenne du pharynx avec croup et bordure
membraneuse épiglottique.***

A... Ernest, cinq ans et demi, entré le 29 mars 1896.

Malade depuis quatre jours. Plusieurs accès de suffocation
depuis vingt-quatre heures.

A l'entrée tirage intense, tubage d'urgence.

Angine. — Ilots sur les amygdales sans extension au pharynx
ni jetage. Liséré épiglottique.

Injection à l'entrée de 20 centimètres cubes.

Le 31, à 4 heures du matin, obstruction brusque du tube. Enucléation d'urgence. Retubage immédiat avec encapuchonnement,
deuxième énucléation immédiate. Rejet d'une deuxième fausse
membrane.

Deuxième retubage. Soulagement notable.

Broncho-pneumonie étendue.

Mort dans la journée avec 40°.

Lœffler.

**VII. — *Diphtérie amygdalo-pharyngée avec bordure
membraneuse épiglottique.***

V... Maurice, trois ans et demi, entré le 24 mars 1896.

A eu la rougeole huit jours avant. A toujours toussé depuis.

A l'entrée, ilots en goutte de cire sur les amygdales et le fond du
pharynx. Tirage considérable, bordure épiglottique membraneuse.

Toux rauque, voix claire.

Injection à l'entrée de 10 centimètres cubes de sérum de *Marmorek*.

L'enfant commence à tirer davantage. Le soir, 20 centimètres
cubes de sérum de Roux.

Tirage augmente jusqu'au matin sans être menaçant. Ce tirage
a duré trois jours. L'enfant n'a pas été tubé.

Sort guéri le 10 avril.

Lœffler pur.

**VIII. — *Diphtérie légère amygdalienne circonscrite. Bordure
épiglottique membraneuse. Croup.***

L... Albert, quatre ans, entré le 31 mars 1896.

Entré à 4 heures du matin avec tirage assez intense. Exsudats
sur les amygdales et liséré sur l'épiglotte.

Injection de 10 centimètres cubes de sérum.

A 11 heures du matin, violent accès de suffocation. Tubage.

Est resté tubé quarante-huit heures. L'exsudat épiglottique a duré trente-six heures. Reste aphone jusqu'au 19 avril, sort guéri.

Lœffler. Staphylocoque.

CHAPITRE X

LE POULS PARADOXAL DANS LE CROUP

Les caractères du pouls dans le croup avec tirage sont assez difficiles à préciser.

Lorsque l'enfant a un tirage intense et continu, avec une obstruction laryngée telle que les viscères abdominaux semblent en quelque sorte aspirés dans le thorax, pendant l'inspiration, en même temps qu'une forte dépression sus-sternale et sus-claviculaire se produit, l'agitation est extrême, et c'est à peine si l'on peut explorer le pouls pendant dix à quinze secondes consécutives ; il ne faut pas songer, dans ces conditions, à se servir d'un appareil enregistreur quelconque, ni à ausculter le cœur. Lorsque le tirage, au lieu d'être intense et régulier, est remplacé par de véritables accès de suffocation, il faut alors presque renoncer à tâter le pouls de l'enfant, pour lequel toute gêne, toute contrainte devient absolument insupportable.

Ces difficultés d'exploration clinique expliquent peut-être comment les auteurs les plus recommandables et les plus autorisés ont pu méconnaître autrefois certaines modifications du pouls qui sont assez fréquentes dans le croup.

Voici les caractères du pouls dans le croup, tels que les ont spécifiés Rilliet et Barthez (t. I, p. 267) : « Dans les cas où la laryngite pseudo-membraneuse a débuté sous nos yeux, nous avons noté le pouls, le premier jour, à 112 chez un enfant de dix ans, à 128 chez un garçon de trois ans. A mesure que la maladie marche, le pouls devient de plus en plus accéléré et l'est surtout avant et après les accès de suffocation ; il atteint alors le chiffre de 140 à 160. M. Hache a compté jusqu'à 170 pulsations dans un cas où la maladie avait atteint son maximum. En général, régulier au début, le pouls devient, à une période un peu avancée de la maladie, très petit, faible, difficile à compter. Ces caractères sont exagérés pendant les accès de suffocation, on a peine alors à sentir les battements de l'artère. »

Archambault, dans l'article CROUP du *Dictionnaire encyclopédique*, décrit les variations du pouls en ces termes : « Le pouls peut être fréquent, 120, 130, 140, mais en même temps la température enregistrée à l'aide du thermomètre oscillera autour du chiffre de 38°, 38°5. Fréquemment même, on ne trouvera pas plus de 37°6 à 37°8. D'ailleurs, la fréquence du pouls n'est point en rapport constant avec l'élévation de la température, c'est-à-dire que celle-ci, étant peu élevée, peut correspondre à de nombreuses pulsations dans le cas de croup simple ; seulement, en général, on voit la fréquence du pouls et la température augmenter parallèlement chez un même croupeux quand se développe une complication inflammatoire. »

Cette description du pouls dans le croup, d'après nos meilleurs cliniciens, est manifestement incomplète, et, plus récemment, de bons observateurs ont appelé l'attention sur une perturbation du rythme du pouls que l'on a désigné, depuis Kussmaul, sous le nom de *pouls paradoxal*[1].

----

[1] M. Rauchfuss, au congrès de Moscou (1897), désigne le pouls paradoxal sous le nom d'*asystolie inspiratoire*, en lui attribuant la même signification clinique que nous.

On a beaucoup discuté et on discutera peut-être encore sur la justesse de ce terme de pouls paradoxal. M. Duroziez, dont la compétence est incontestable dans les questions de cardiopathie, me disait qu'il ne pouvait accepter cette bizarre expression [1]; mais en attendant qu'elle soit remplacée par une autre plus logique et moins critiquée, je suis bien obligé de m'en servir.

Lorsqu'on parvient à tâter le pouls d'un enfant atteint de croup, en proie à un fort tirage, il est assez habituel de sentir l'ondée artérielle dans la radiale s'affaisser notablement au moment de l'inspiration. Cette diminution d'amplitude dans le pouls, en rapport avec les mouvements inspiratoires diminuant la pression intra-thoracique, n'est vraisemblablement que l'exagération d'un phénomène physiologique décrit spécialement par Marey. L'inspiration diminue la pression autour de l'aorte thoracique, et par conséquent, le sang des artères périphériques reflue vers ce vaisseau. Or, ces effets ne se bornent pas toujours à un simple abaissement du pouls correspondant à l'inspiration, mais peuvent aller jusqu'à un véritable arrêt. C'est là le pouls paradoxal proprement dit.

En examinant attentivement un enfant placé dans de telles conditions, on remarque un arrêt complet du pouls toutes les trois, quatre ou cinq pulsations, correspondant exactement à chaque inspiration. Au moment même où la dépression sous-sternale et sus-sternale est la plus apparente, l'ondée sanguine ne frappe pas le doigt, et cette intermittence, cette arythmie offre un type assez régulier, tout à fait subordonné au rythme des mouvements respiratoires.

Le simple affaissement du pouls au moment des inspirations, avec quelques intermittences complètes, est plus

---

[1] L'entretien que j'ai eu sur ce sujet avec M. Duroziez, a précédé de peu de temps la mort de ce médecin si distingué.

commun dans le croup que le vrai pouls paradoxal, qui est régulièrement arythmique.

MM. Levrey et Piatot, internes du service de la diphtérie, ont relevé dans le cahier de visite du pavillon Bretonneau les trois faits suivants qui sont tout à fait typiques :

OBSERVATION I. — *Diphtérie du pharynx, du nez et du larynx. Pouls paradoxal.*

L... Hélène, deux ans.

Ensemencement. — Bacilles moyens et streptocoques.

8 novembre 1895. — L'enfant est entrée la veille aux douteux diphtériques. Elle est malade depuis six jours et présente la toux et la voix rauques depuis vingt-quatre heures.

A l'heure de la visite, la gorge est rouge, les amygdales modérément tuméflées. D'épaisses fausses membranes tapissent la face interne des amygdales et la luette.

Le jetage est abondant. Fétidité de l'haleine.

L'adénopathie est très marquée.

Le tirage est intense ; l'auscultation ne permet d'entendre aucun bruit morbide dans les poumons. 48 respirations par minute.

L'enfant, déjà fatiguée par le tirage, est pâle. Ses muqueuses se cyanosent.

Après deux ou trois pulsations bien frappées, on constate un *arrêt du pouls correspondant à chaque inspiration.*

On pratique le tubage à 11 heures et on explore le pouls aussitôt après. La respiration et le pouls sont régularisés.

OBSERVATION II. — *Diphtérie moyenne du pharynx et croup. Pouls paradoxal.*

L... Berthe, cinq ans. Entrée le 5 novembre 1895.

Ensemencement. — Bacilles courts et streptocoques.

6 novembre. — L'enfant est malade depuis quatre jours.

A l'examen de la gorge, on voit des ilots membraneux très cohérents sur les amygdales et la paroi postérieure du pharynx.

Le jetage est prononcé. La toux et la voix sont rauques. L'enfant commence à tirer dès qu'on l'excite.

7 novembre. — Persistance des membranes et du jetage. La respiration est fréquente et laborieuse. Le tirage et le cornage sont très intenses.

Le pouls est à 110 et *nettement paradoxal*.

Toutes les quatre pulsations, il y a un arrêt, une intermittence complète ; puis on sent trois pulsations bien frappées et ainsi de suite. Cette arythmie est en quelque sorte régulière ; elle correspond à chaque inspiration.

A 11 heures, l'enfant est tubée. Presque immédiatement la respiration redevient normale, la cyanose disparaît. Le pouls est redevenu tout à fait régulier et a conservé sa fréquence.

8 novembre. — Le pouls est régulier, mais rapide. Il persiste des exsudats sur les amygdales.

9 novembre. — L'enfant est détubée à 8 heures du matin. Le tirage a disparu, mais il persiste de l'aphonie. La gorge est détergée. — 15 novembre. — L'enfant, guérie, sort de l'hôpital.

OBSERVATION III. — *Croup. Pouls paradoxal.*

M... Emile, six ans. Entré le 11 juin 1893.

Ensemencement. — Bacilles moyens et streptocoques.

11 juin. — L'enfant est malade depuis la veille. Toux rauque et gêne respiratoire. A son entrée, tirage intense ; placé dans la chambre de vapeurs, où il passe la nuit et est très soulagé.

12 juin. — Ce matin, le tirage est modéré, le cornage très marqué. On constate que l'enfant présente le *pouls paradoxal*. Il y a une dépression du pouls correspondant à chaque inspiration.

Le soir, l'enfant est pris d'un accès de suffocation.

On tube l'enfant et on pratique la respiration artificielle, ce qui provoque le rejet d'une longue fausse membrane. Un quart d'heure après, l'enfant, en vomissant, rend son tube. L'enfant reste, calme, et est définitivement soulagé (écouvillonnage).

13 juin. — Pas de tirage, léger cornage. Affaiblissement du murmure vésiculaire dans le poumon droit, avec légère matité.

14 juin. — Matité et affaiblissement du murmure vésiculaire persistant à la base droite.

22 juin. — L'enfant quitte le service guéri.

J'ai été particulièrement frappé de la rapidité, je peux même dire, de l'instantanéité avec laquelle le pouls paradoxal disparaissait aussitôt après le tubage. Dès que l'obstruction laryngée était levée par l'introduction du tube, dès que l'air pénétrait librement dans la poitrine et que le tirage cessait, le pouls, restant très fréquent, redevenait parfaitement régulier.

L'intervention thérapeutique prouve donc bien manifestement que le pouls paradoxal est en rapport direct avec le trouble de la mécanique respiratoire déterminé par le rétrécissement de calibre du larynx et de la glotte.

Au point de vue pratique, la constatation du pouls paradoxal dans le croup me semble avoir son utilité. Il apparaît surtout lorsque le tirage est extrêmement intense et il coïncide généralement avec une cyanose plus ou moins marquée; l'adynamie consécutive aux efforts respiratoires excessifs est à redouter dans ces conditions. Lorsqu'un enfant a un tirage continu et régulier, sans accès de suffocation, on peut espérer, et nous en avons eu de nombreux exemples, que l'injection de sérum, le séjour dans la chambre de vapeur suffiront à calmer cette suffocation et à la guérir.

Je crois avoir contribué à établir, par les statistiques multiples que je publierai plus loin, que le nombre des interventions dans le croup pouvait être réduit d'un tiers environ, si l'on prenait patience et si l'on surveillait attentivement les enfants soumis à des inhalations continues de vapeur d'eau. Or, en retardant ainsi l'intervention chirurgicale, sans danger pour l'enfant, il m'a paru quelquefois embarrassant de fixer le moment précis où un croup devait être tubé ou trachéotomisé.

Je crois pouvoir avancer que la constatation du pouls paradoxal fournira une sérieuse indication dans ces circonstances; il est rare de voir des enfants ayant un pareil trouble de la mécanique respiratoire et de la cir-

culation périphérique échapper au tubage ou à la trachéotomie[1].

[1] À mon instigation, M. Ioannovich a bien voulu faire quelques recherches
dans mon service sur le pouls paradoxal.

L'étude du pouls paradoxal, dit M. Ioannovich dans sa thèse inaugurale
(Lyon 1896, est de date tout à fait récente.

Soupçonné déjà dès 1873, époque à laquelle Kussmaul a décrit le pouls
paradoxal dans la médiastinopéricardite calleuse, par quelques physiologistes
et cliniciens, entre autres Marey, François Franck, Riegel, Baümler, Sommer-
brodt, etc., son étude dans le croup ne date que de 1895. C'est à cette époque
qu'un médecin anglais, Edward Brockbank, fit une communication dans le
British Medical Journal sur le pouls paradoxal dans la laryngite aiguë. Depuis,
l'attention de M. Variot fut portée vers ce signe qu'il constata fréquemment
dans les croups avec grand tirage.

Quand, en 1873, Kussmaul[1] voulut faire du pouls paradoxal un signe
pathognomonique de la médiastinopéricardite calleuse, en Allemagne tout
comme en France, plusieurs auteurs s'élevèrent avec raison contre cette idée
trop exclusive. Ils montrèrent les uns par des expériences, les autres par
quelques faits cliniques que le pouls paradoxal pouvait se rencontrer dans
un grand nombre de cas et que cette particularité du pouls n'était le plus
souvent qu'un phénomène physiologique exagéré, mis en évidence dans certaines manifestations pathologiques de l'appareil respiratoire.

En France, le professeur Marey[2], le premier, montra, à l'aide de son ingénieux appareil, le sphygmographe, de la façon la plus nette, en expérimen-
tant[3] sur les animaux et sur l'homme, que la diminution de l'amplitude
du pouls durant l'inspiration était un phénomène physiologique, et que
nombreux devaient être les cas dans lesquels on pouvait rencontrer cette
irrégularité du pouls, là surtout où cette influence de la respiration sur
la pulsation cardiaque était exagérée. Il avait très bien prévu la possibilité de l'existence de cette particularité du pouls dans le croup, puisqu'il
s'explique ainsi dans le chapitre traitant de l'influence de la respiration sur le
pouls.

« Toute gêne[4] à l'entrée de l'air à travers les voies respiratoires augmente
l'influence thoracique et produit en conséquence l'ascension du tracé pendant l'expiration, sa descente pendant l'inspiration, et le croup est une des
maladies dans laquelle le passage de l'air est surtout gêné. »

Presque à la même époque, François Franck fit, dans la *Gazette hebdomadaire*, une étude complète du pouls paradoxal[5].

Parmi les maladies qu'il cite comme pouvant donner naissance au pouls
paradoxal, telles que : la médiastinopéricardite, les anévrismes intra-thora-
ciques volumineux, la persistance du canal artériel, etc.; il mentionne le
croup et cela en ces termes : « Dans tous les cas où se produira un obstacle
à l'entrée de l'air, comme par exemple dans le croup, la sténose laryngée,
on peut rencontrer le pouls paradoxal. »

En Allemagne, Baümler[6] s'occupa surtout de l'étude clinique du pouls
paradoxal. Tenant compte des faits physiologiques émis par MM. Marey et

[1] Kussmaul. *Berliner Klin. Wochen.*, IV, 37, 38, 39.
[2] Marey. *Circulation*, p. 459.
[3] Courtier. *Thèse*, Paris, 1876.
[4] Marey. *Circulation*.
[5] *Gazette hebdomadaire de médecine et de chirurgie*, année 1879, p. 49.
[6] *Deuts. Archiv. für Klin. Medicin*, t. XIV, p. 123, 1873.

Franck, il admit deux groupes de cas dans lesquels le pouls devient très petit et presque imperceptible durant l'inspiration.

1° Obstacles à l'entrée de l'air dans les poumons (augmentation de la pression négative inspiratoire);

2° Obstacles mécaniques se manifestant pendant l'inspiration, gênant le libre cours du sang dans l'aorte et diminuant le pouvoir propulsif du ventricule gauche.

Dans le premier groupe, l'auteur comprend les sténoses des voies aériennes, et spécialement le croup. Dans le second, le cas de Küssmaul, où en même temps il y a un gonflement des veines du cou pendant l'inspiration.

D'autre part, M. Riegel, à l'appui de son opinion émise déjà dans un premier article[1], présente deux faits de rétrécissement du larynx avec pouls paradoxal. Le premier concernant[2] une jeune fille de douze ans, qui présentait une dyspnée intense due à un œdème de la glotte consécutif à une laryngite ulcéreuse. Le second était un cas de croup. Les tracés graphiques de ces deux malades ont fourni des résultats tout à fait concordants et le pouls paradoxal était de plus bien marqué.

Malgré toutes ces recherches qui, tout en voulant démontrer la généralisation du pouls paradoxal, n'admettaient pas moins la possibilité du pouls paradoxal dans le croup, cette étude resta très incomplète.

A part les deux faits que nous avons cités plus haut et qui appartiennent à Riegel, aucun de nos ouvrages classiques ne mentionne cette particularité du pouls dans le croup.

Il y aurait peut-être à supposer que cette irrégularité du pouls a été prise pour une irrégularité simple, telle qu'on la rencontre parfois dans le croup, car aujourd'hui nous pouvons dire que cette particularité, intimement liée au mouvement respiratoire, est assez fréquente, pour qu'il ne soit guère possible de la laisser échapper.

Peut-être aussi les moyens d'exploration du pouls, souvent très difficiles à l'aide d'un appareil enregistreur, ont contribué à rendre cette étude incomplète.

Cependant malgré toutes ces difficultés, cette fréquence du pouls paradoxal dans le croup ne pouvait passer inaperçue plus longtemps aux mains des cliniciens. Tout dernièrement, en 1895, M. Edward Brockbank présenta une observation de laryngite aiguë dans laquelle le pouls paradoxal était des plus nets; les tracés qu'il a pris avant et après l'ouverture de la trachée en font la démonstration. Depuis cette époque, M. Variot, qui possède un service spécial de diphtériques à l'hôpital Trousseau, a eu souvent l'occasion de le constater et l'a noté dans ses observations. C'est dans son service et en suivant ses bons conseils que nous avons pu nous rendre compte de la fréquence du pouls paradoxal dans le croup, et c'est là que nous avons puisé toutes nos observations.

Conclusions. — 1° Le pouls paradoxal se rencontre assez souvent dans le croup; il accompagne toujours le spasme phréno-glottique (tirage, dépressions chondro-costales) et il est surtout marqué quand le spasme est lui-même très prononcé. Cependant il y a des cas, et cela sans qu'on ait pu en trouver la cause, où alors même que le spasme est bien accentué, le pouls paradoxal n'existe pas.

2° Le pouls paradoxal n'a rien à faire avec la diphtérie, car on peut le rencontrer dans la laryngite aiguë accompagnée de spasme phréno-glottique comme dans l'observation de Brockbank.

3° Souvent très net, il est quelquefois caractérisé par une diminution de la pulsation radiale avec quelques intermittences complètes, et cette diminution

---

[1] Riegel. *Berlin klin. w. n.*, 17, p. 673, 1876
[2] Id. *Ibid.*, 126, p. 349, 1876.

d'amplitude, cet arrêt est isochrone au mouvement inspiratoire, le plus souvent toutes les deux ou trois pulsations.

4° Par l'introduction d'un tube dans le larynx ou l'ouverture de la trachée, le phénomène disparaît instantanément et fait place à un pouls tout à fait régulier, le plus souvent rapide. Cette particularité très importante du pouls paradoxal nous montre de la façon la plus nette qu'il s'agit là d'un trouble mécanique de la circulation. Ce trouble est dû plus au spasme phréno-glottique qu'à la localisation de la membrane diphtérique dans le larynx. Par suite de la gêne au passage de l'air pendant l'inspiration, le vide thoracique est très augmenté, l'aorte diminue de pression et comme cette action est quelquefois très accentuée, le pouls cesse de battre au même moment.

5° Le pouls paradoxal, sans présenter un pronostic grave par lui-même, est à surveiller. Il indique un trouble profond de la mécanique respiratoire et des phénomènes de stase veineuse l'accompagnent souvent. Enfin l'enfant est abattu, par suite des efforts respiratoires.

6° Au point de vue pratique la constatation du pouls paradoxal est capitale; elle indique une intervention prochaine. Tous les enfants, dont nous relatons l'observation, qui présentaient le pouls paradoxal, n'ont pas échappé à cette règle.

Au point de vue du choix, étant donné que la trachéotomie est préférable en ville au tubage, lequel, au contraire, est une opération excellente, mais pratiqué à l'hôpital, il est bon, avant de recourir à la trachéotomie, d'employer certains moyens qui ont donné de bons résultats et réduit le nombre des interventions. Ces moyens sont la mise de l'enfant dans la chambre de vapeur, l'administration d'une mixture à la valériane et au bromure, et une surveillance toute particulière. Le sérum antidiphtérique de son côté contribuera à la guérison.

Quand tous ces moyens ont échoué, si l'enfant est très abattu avec signes d'asphyxie et pouls paradoxal, il faut intervenir, et cela dans le plus bref délai; on donnera la préférence, suivant le cas, au tubage ou à la trachéotomie.

CHAPITRE XI

DIAGNOSTIC DU CROUP

LARYNGITE DIPHTÉRIQUE SUFFOCANTE (*croup vrai*) AVEC EXSUDATS MEMBRANEUX APPARENTS. — LARYNGITE DIPHTÉRIQUE NON SUFFOCANTE, AVEC EXSUDATS MEMBRANEUX COEXISTANTS (*croup fruste*). — LARYNGITE SUFFOCANTE AVEC EXSUDATS MEMBRANEUX, SANS BACILLES DE LŒFFLER.

Si l'on s'en rapporte aux belles descriptions de Trousseau, le diagnostic du croup, à part quelques circonstances exceptionnelles, ne présente pas de difficultés réelles. La laryngite striduleuse de Bretonneau, le faux croup autrement dit, se distingue d'une manière tellement évidente du vrai croup par son début, par ses symptômes et par sa marche, qu'il est vraiment impossible de confondre les deux affections l'une avec l'autre.

Cependant, après avoir observé au pavillon Bretonneau plusieurs centaines d'enfants atteints de croup vrai et de faux croup, je suis disposé à croire que les distinctions cliniques si séduisantes de Trousseau, correspondant aux distinctions anatomiques de Bretonneau, ne sont peut-être pas aussi tranchées qu'on le pense généralement, et qu'il n'est pas rare de voir des faux croups dans lesquels les phénomènes de suffocation, durant assez longtemps, sont identiques à ceux du vrai croup, nécessitant de même le tubage ou la trachéotomie.

DIAGNOSTIC DU CROUP AVEC EXSUDATS MEMBRANEUX APPARENTS

Il est une classe de faits, heureusement la plus nombreuse, dans laquelle le clinicien ne saurait conserver d'hésitation. Un enfant est apporté avec la toux et la voix rauques ou éteintes, un cornage bruyant, une respiration laborieuse, un tirage sus et sous-sternal bien apparent ; on examine le pharynx et on découvre sur les amygdales, ou sur les piliers du voile du palais, ou sur le fond du pharynx, des exsudats blancs, adhérents. Il n'y a pas de doute, le diagnostic de croup s'impose ; il s'agit d'une diphtérie pharyngée propagée aux voies aériennes.

Mais l'intensité des phénomènes de suffocation n'est nullement proportionnelle à l'abondance des exsudats pharyngiens. Chez un enfant offrant un tirage et un cornage intenses, on n'apercevra souvent qu'une plaquette très circonscrite sur la face interne des amygdales, ou sur l'un des piliers du voile du palais, ou sur la luette ; tantôt même, il faudra déprimer fortement la base de la langue avec l'abaisse-langue pour apercevoir une plaque rétro-pharyngienne descendant du côté du vestibule du larynx. Quelquefois, les amygdales sont tellement tuméfiées qu'on entrevoit à peine un exsudat bordant, lorsque dans les mouvements du pharynx provoqués par l'exploration, une partie de la face postérieure des amygdales se tourne momentanément en avant vers l'œil de l'observateur ; les membranes limitées n'existent alors qu'à la partie postérieure des amygdales. La recherche de ces exsudats circonscrits dans le pharynx anfractueux d'enfants ayant des phénomènes de suffocation demande de l'habitude, de la patience et du sang-froid.

Si l'enfant suffoque et se cyanose un peu, on le laissera

reprendre haleine, on le rassurera et on recommencera un nouvel examen qui sera généralement décisif. *La constatation dans le pharynx d'une membrane même très peu étendue est de la plus haute importance ;* elle permet en effet d'affirmer la nature diphtérique de la laryngite suffocante.

Qu'on ne s'attende pas, lorsque la diphtérie pharyngée sera localisée, à trouver des adénopathies sous-maxillaires très appréciables : il ne s'agit pas dans ces formes communes de croup, de diphtérie très intense et très grave par elle-même. Le danger réside spécialement dans la propagation rapide des membranes à la muqueuse du larynx et des voies aériennes, et dans les phénomènes de suffocation qui s'ensuivent.

Il existe d'autres formes de croup dans lesquelles les formations membraneuses sont extrêmement étendues et abondantes : tout le pharynx est tapissé de membranes, le jetage est manifeste, les narines sont excoriées et l'on aperçoit même des exsudats dans les fosses nasales ; dans ces circonstances, on est en droit de présumer que les membranes laryngées et trachéo-bronchiques sont également épaisses et confluentes. Ces croups ne sont pas justiciables du tubage parce que les tubes s'obstruent d'habitude très vite ; la trachéotomie elle-même soulage la dyspnée, mais est assez rarement suivie de guérison, malgré les injections de sérum.

Cette forme de diphtérie très extensive puisqu'elle occupe les fosses nasales, le pharynx et les voies aériennes, est évidemment très grave ; elle doit cependant être différenciée des formes toxiques proprement dites, qui se cantonnent dans le pharynx et dans les fosses nasales, et qui ne se propagent presque jamais au larynx.

Toute la gorge, dans les formes toxiques vraies, est tapissée d'un exsudat épais ayant l'aspect du cuir blanc, s'avançant plus ou moins sur le voile du palais et la voûte palatine ; l'adénopathie sous-maxillaire avec empâtement du tissu cellulaire donne au cou l'aspect proconsulaire. Ces angines toxiques, souvent mortelles, ne se compliquent pas de phénomènes de suffocation. La laryngite, quand elle existe, n'est caractérisée que par des troubles vocaux.

A défaut d'exsudat pharyngé, on devra examiner soigneusement les fosses nasales, quand on se trouvera en présence d'une laryngite suffocante. Les lavages des fosses nasales entraînent assez souvent des membranes qui flottent dans l'eau, chez les enfants qui ont un jetage plus ou moins prononcé. On peut apercevoir aussi des plaques diphtériques à l'orifice des narines; mais il existe une diphtérie rétro-nasale qui échappe à l'examen clinique. Dans plusieurs autopsies, j'ai trouvé la face supérieure du voile du palais et l'arrière-cavité nasale occupées par des exsudats membraneux qui n'avaient pas été vus pendant la vie et qui ne pouvaient pas l'être, étant données les conditions habituelles d'exploration.

Il est plus rare de noter avec les troubles laryngés la coïncidence de la diphtérie labiale, buccale, oculaire, vulvaire, cutanée, etc. Si, dans ces diverses régions, les exsudats ont nettement l'aspect diphtérique, leur valeur séméiologique est presque égale à celle des exsudats pharyngés ; si au contraire on conserve des doutes sur la nature de ces membranes aberrantes, on fera un ensemencement et on attendra l'examen de la culture pour formuler une opinion précise.

DIAGNOSTIC DU CROUP SANS PHÉNOMÈNES DE SUFFOCATION, AVEC EXSUDATS PHARYNGIENS COEXISTANTS. — CROUP FRUSTE

Nous associons volontiers le terme de croup aux phénomènes de suffocation qui en sont en effet la manifestation symptomatique habituelle. Mais nous constatons en clinique que bien souvent les troubles de la laryngite diphtérique sont et restent légers, et que les enfants guérissent sans présenter à aucun moment de tirage intense, ni de gêne respiratoire inquiétante.

On nous apporte tous les jours des enfants ayant des exsudats plus ou moins étendus dans le pharynx ; la toux et la voix sont rauques ; on note ou non un peu de cornage, un très léger tirage surtout lorsqu'on excite les enfants.

Une injection de sérum est pratiquée, les enfants sont placés dans la chambre de vapeur et, au bout de vingt-quatre ou de quarante-huit heures au plus, la toux est grasse, la voix redevient claire, les phénomènes d'obstruction laryngée ne se sont pas produits ; tout s'est borné à des signes de laryngite légère.

Il n'est pas permis de douter que ces croups frustes, comme je les nomme, ne soient de vrais croups, car l'examen bactériologique des cultures du pharynx, dans cas cas d'angine diphtérique avec laryngite légère, décèle des bacilles de Lœffler.

Je relève au hasard, dans la statistique des quatre premiers mois de l'année 1895, que j'ai dressée avec MM. Chabry et Riffé, internes du service, quelques observations résumées de ces laryngites diphtériques bénignes :

D..., Jeanne, entrée le 10 mars, sortie le 17 mars. Diagnostic clinique : Diphtérie moyenne du pharynx et croup. Diagnostic bactériologique : Bacilles moyens. Injection de sérum de 10 centimètres cubes. Toux rauque, voix éteinte. Pas de tirage. Exsudats sur l'amygdale droite et sur le fond du pharynx. 13 mars, gorge entièrement détergée ; 14 mars, pouls arythmique. Guérison.

M..., Augustine, sept ans et demi. Entrée le 27 mars, sortie le 1er avril. Diagnostic clinique : Diphtérie moyenne du pharynx et croup. Diagnostic bactériologique : Bacilles moyens. Injectée de

10 centimètres cubes à l'entrée ; serait malade depuis six jours. Exsudats épais sur les amygdales. Toux et voix rauques ; pas de cornage ni de tirage ; adénopathie légère. Le 25 mars, l'enfant rejette une fausse membrane nasale au lavage ; le pharynx est presque entièrement tapissé de fausses membranes. Le 27, la gorge est détergée. Guérison.

M..., Louise, quatre ans, entrée le 19 mars, sortie le 28 mars. Diagnostic clinique : Diphtérie moyenne du pharynx et croup. Diagnostic bactériologique : Bacilles moyens. Injectée de 20 centimètres cubes de sérum à l'entrée, puis de 10 centimètres cubes le lendemain. Serait malade depuis cinq jours ; toux et voix éteintes. Pas de trouble respiratoire notable. Exsudats étendus sur les deux amygdales. Le 4 mars, on constate de la matité et du souffle à la base gauche. Le 6 mars, érythème scarlatiniforme généralisé très intense. Le 13, disparition de l'érythème. Sort guéri.

L..., Georges, âgé de trois ans, entré le 14 mars, sorti le 21. Diagnostic clinique : Diphtérie moyenne du pharynx et croup. Diagnostic bactériologique : Bacilles moyens. A reçu 20 centimètres cubes de sérum en deux fois. Serait malade depuis deux jours ; toux rauque, voix éteinte. Pas de cornage, ni de tirage. Exsudats épais sur les amygdales et la luette. Adénopathie à droite. Le 16 mars, la gorge est à peu près détergée.

Dans aucune de ces observations, on n'a noté de troubles respiratoires superposés aux modifications de la voix et de la toux ; néanmoins, il s'agissait de diphtéries bien évidentes du pharynx, confirmées par l'examen bactériologique, et tout portait à croire que la diphtérie commençait de s'étendre du côté des voies aériennes.

Il me serait facile de relever d'autres faits très analogues aux précédents, dans lesquels, à la toux et à la voix rauques, venaient s'adjoindre un tirage et un cornage très légers qui cédaient au bout de quelques heures et qui étaient exagérés lorsqu'on excitait les enfants.

C'est là, en quelque sorte, le deuxième degré de la laryngite diphtérique, établissant la transition entre le croup tout à fait fruste et le croup ordinaire avec phénomènes de suffocation plus ou moins intenses.

Il ne faut pas croire qu'il soit rare de rencontrer des laryngites diphtériques bénignes, caractérisées seulement par les troubles de la phonation ou par des modifications légères et temporaires des mouvements respiratoires, coïncidant avec des angines plus ou moins graves.

Dans le courant du mois de janvier, nos chambres de vapeur n'étaient pas encore installées et l'on intervenait de très bonne heure, dès que le tirage et les phénomènes de suffocation étaient prononcés. Sur 101 diphtériques qui ont passé au pavillon Bretonneau pendant ce mois, 38 croups ont été tubés, 14 trachéotomisés; 24 croups ont guéri sans intervention.

De ces 24 derniers, 9 n'ont eu que la voix et la toux rauques ou éteintes, sans tirage; 15 ont présenté un tirage, léger le plus souvent, quelquefois intense, mais peu prolongé, puisqu'on n'a pas eu recours au tubage.

Je ne voudrais pas donner ces chiffres comme absolument définitifs, mais ils représentent à peu près pour moi la proportion relative des formes légères ou frustes de la laryngite diphtérique et des formes graves qui constituent le vrai croup, tel qu'il a été si bien décrit par Trousseau et par nos anciens cliniciens.

Le croup sans tirage, ou croup fruste, est donc une variété de la diphtérie laryngée qu'il est bon de connaître, bien qu'elle ne doive être diagnostiquée qu'avec une grande prudence et qu'il ne soit pas permis d'en tirer aucune indication pronostique.

S'il est un certain nombre d'enfants chez lesquels les troubles respiratoires resteront nuls ou insignifiants, il en est beaucoup d'autres, par contre, chez lesquels un croup sans tirage, examiné le matin, sera le soir un croup avec tirage et même avec accès de suffocation.

Dès que les enfants ont la toux et la voix rauques, je les fais placer dans la chambre de vapeur et surveiller étroitement ; la laryngite diphtérique s'arrête parfois à ce stade clinique. Mais le spasme glottique, l'obstruction laryngée peuvent se produire rapidement et les phénomènes de suffocation en résulter.

Nous n'avons pas de documents toujours positifs pour préciser les altérations de la muqueuse laryngée qui correspondent au croup sans tirage. Presque tous les enfants ainsi atteints guérissent, et l'on sait que l'examen laryngoscopique est à peu près impossible. Nous sommes donc généralement réduits à des inductions, pour expliquer les troubles de la phonation dans la laryngite diphtérique bénigne. Ne peut-on pas admettre qu'il existe des formes très circonscrites, très superficielles de diphtérie laryngée, semblables à celles de la diphtérie pharyngée ? On ne voit, quelquefois, qu'un ou deux îlots membraneux sur les amygdales ou sur les piliers avec une réaction inflammatoire très peu accentuée de la muqueuse ambiante : l'examen bactériologique n'en est pas moins positif. Par analogie, on pourrait supposer que la propagation de la diphtérie pharyngée au larynx serait atténuée, qu'elle se bornerait à des exsudats minimes de la muqueuse recouvrant le vestibule, avec une congestion très modérée des cordes vocales.

Ces lésions seraient trop peu intenses pour exalter l'excitabilité réflexe des nerfs laryngés et pour provoquer le spasme glottique, qui joue un rôle prépondérant dans les phénomènes de suffocation. Je propose cette interprétation, à défaut d'une autre qui s'appuierait sur des observations directes, pour expliquer la bénignité des accidents dans le croup fruste.

La laryngite diphtérique bénigne a peu fixé l'attention

de nos anciens cliniciens ; Trousseau, ni Archambault n'en font pas mention [1].

Peut-être observons-nous plus souvent cet arrêt et cette atténuation dans la diphtérie laryngée, depuis que nous manions le sérum, qui est une substance antimembra-

[1] Voici quelques notes historiques extraites de l'excellente thèse de mon élève M. Vagniot (Paris, 1897) sur le *croup fruste*.

Dès 1859, Barthez dans sa lettre à Rilliet, lettre qui fit époque dans l'histoire de la diphtérie, signale les formes atténuées du croup; il les appelle croups arrêtés à la première période. et presque seul, parmi les auteurs qui ont mentionné ces faits, il ne les considère pas comme rares, puisqu'il en rapporte 11 sur 169 cas de diphtérie du larynx, donnant ainsi une proportion qui se rapproche de celle que nous observons aujourd'hui. Retenons qu'il s'agissait d'enfants ayant au moins deux ans et la plupart trois et quatre ans. Barthez ajoute : « Il est bien avéré pour moi que le croup peut s'arrêter parfois à la première période et que la guérison peut alors être obtenue, soit par les moyens médicaux. soit par le bénéfice seul de la nature même chez des enfants très jeunes. »

En 1861, Bricheteau dans sa thèse. qui est la relation d'une épidémie de diphtérie, note trois cas de croups frustes sur 208 croups : mais il s'agissait de croups d'emblée et bien que l'auteur nous dise que les enfants étaient aphones et présentaient une toux « rentrée », il est permis d'émettre quelques doutes sur la nature exacte de l'affection. Au contraire dans 185 cas où le croup était accompagné de diphtérie pharyngée. Bricheteau signale un cas de croup fruste très net chez un enfant de trois ans qui se termina par la guérison en l'espace de dix jours.

Archambault, dans le *Dictionnaire de Dechambre*, pense que la guérison du croup est exceptionnelle à la première période. et M. Jules Simon dans un autre article du *Dictionnaire* ne fait pas allusion à cette heureuse issue.

M. Cadet de Gassicourt [1] insiste davantage sur ce point en décrivant les croups « guéris à la première période ». Il a même écrit que probablement il y avait dans nombre de ces cas, des fausses membranes jusque sur les cordes, malgré l'absence de gêne respiratoire, en regrettant que l'emploi difficile du laryngoscope n'ait pas permis de le constater.

Nous verrons plus loin que cette opinion était parfaitement juste et se trouve vérifiée par les nécropsies que nous publions. — Une observation du même auteur est aussi à retenir : il s'agissait d'une petite fille de 6 ans 1/2 entrée à l'hôpital pour une diphtérie moyenne du pharynx. chez elle la voix enrouée d'abord finit par s'éteindre complètement sans qu'on vît apparaître la moindre dyspnée jusqu'à la guérison qui était parfaite quatorze jours après : M. Cadet de Gassicourt ajoute « ce fait est *assez exceptionnel* » en ce sens que rarement la voix peut s'éteindre à ce point et la respiration devenir aussi obscure à l'auscultation. sans que les phénomènes de suffocation apparaissent ou sans que les symptômes dyspnéiques s'aggravent progressivement, en d'autres termes le croup ne « *guérit guère à cette période transitoire* et passe alors à la 2ᵉ période. la période dyspnéique ».

Nous opposerons, en passant, à ce cas exceptionnel les 58 cas analogues que nous avons pu facilement recueillir, et cette simple constatation ne nous permet-elle pas de dire que les croups frustes paraissent plus nombreux aujourd'hui ?

[1] *Traité clinique des maladies de l'enfance.*

neuse si puissante ; néanmoins déjà Barthez, puis plus tard mon éminent maître M. Cadet de Gassicourt et M. Dieulafoy ont indiqué que le croup pouvait guérir à la première période.

Les deux observations suivantes relevées, entre bien d'autres, par mes internes MM. Levrey et Ghika en 1895, me semblent tout à fait probantes dans cet ordre d'idées. — L'une a rapport à un enfant qui a fini par succomber à une diphtérie toxique ; l'autre est celle d'un petit malade atteint d'une diphtérie du pharynx avec laryngite, sans phénomènes de suffocation et même sans aucun tirage.

B..., Émile, âgé de dix ans et demi.

L'ensemencement du pharynx a donné des bacilles moyens, des bacilles courts et des staphylocoques.

L'ensemencement direct du larynx a donné des bacilles moyens et des staphylocoques.

Le 16 décembre, à son entrée, nous apprenons que l'enfant est soigné depuis cinq jours en ville pour un mal de gorge.

La toux est rauque et la voix tout à fait éteinte. On note, à l'examen du pharynx, un exsudat encapuchonnant la luette, se propageant sur le voile du palais et la voûte palatine dans une certaine étendue.

Les amygdales, très tuméfiées, arrivent jusqu'au contact : la muqueuse est d'un rouge sombre, livide, elle est recouverte d'îlots membraneux arrondis, gris jaunâtre assez étendus.

Adénopathie sous-maxillaire modérée, mais infiltration notable du tissu cellulaire du cou. Dès le soir de l'entrée, la toux, de même que la voix, sont tout à fait éteintes.

Aucune gêne de la respiration ; aucun tirage.

Injection de 10 centimètres cubes de sérum à l'entrée.

Le 17 décembre, l'adénopathie a déjà diminué et l'infiltration du tissu cellulaire cervical a presque disparu ; les joues sont plus colorées qu'hier : le voile du palais est à peu près débarrassé d'exsudats, mais la luette est en partie sphacélée ; il reste quelques membranes sur les amygdales, toujours tuméfiées. Aucun tirage. Nouvelle injection de 20 centimètres cubes.

Le 18 décembre. — Quelques fausses membranes persistent sur l'amygdale gauche ; toute la muqueuse du pharynx est d'un rouge vif. La voix est partiellement revenue avec de la raucité, la toux est grasse.

20 décembre. — Voix presque claire, quelques opalescences sur les amygdales et les piliers du voile du palais.

22 décembre. — Gorge nette, voix claire, respiration normale.

24 décembre. — Hier, vers une heure, l'enfant est devenu très pâle et a eu plusieurs vomissements qui se sont répétés dans la journée et dans la nuit.

A ce moment les extrémités étaient froides, la pression sur l'abdomen était douloureuse. Le pouls à 100; les pulsations étaient faibles et irrégulières. Température 37°.2.

Ce matin, tous ces troubles se sont plutôt amendés; les vomissements se sont arrêtés après quelques prises de glace. — La douleur abdominale semble localisée dans la région de la fosse iliaque droite. Nouvelle injection de 20 centimètres cubes de sérum. A 11 heures du matin, le pouls a disparu aux radiales; il ne persiste qu'une ondulation dans les artères crurales.

Par instants, si l'on tâte simultanément les deux pouls radiaux, on sent réapparaître une vague ondulation correspondant au pouls tantôt d'un côté, tantôt de l'autre. Les battements du cœur sont assez bien frappés à l'auscultation.

La peau de la face, des pieds et des mains est d'une grande pâleur, un peu froide.

Le 25 décembre. — Injection de 20 centimètres cubes de sérum. Le pouls a entièrement disparu, les extrémités sont froides, le teint est plombé. L'enfant est agité, délire complètement, pousse des cris et meurt dans la soirée.

Autopsie. — Il n'y a plus la moindre apparence de fausses membranes, ni dans le pharynx ni dans le larynx. La muqueuse de ces organes est d'un rouge vif.

Le parenchyme pulmonaire des deux côtés est le siège d'une congestion hémorragique diffuse; néanmoins le parenchyme crépite à la pression et ne plonge pas dans l'eau.

Le cœur est très volumineux; il a presque les dimensions du cœur d'un adulte; à la coupe de la pointe du cœur, les deux cavités ventriculaires sont dilatées, spécialement la gauche. Les caillots contenus dans ces cavités ont l'aspect de la gelée de groseille.

Il s'agit évidemment dans ce cas d'une diphtérie toxique qui s'est propagée anormalement jusque dans le larynx. Il est en effet bien remarquable que ces formes si graves de diphtérie avec exsudats extensifs et infiltration du tissu cellulaire cervical, restent presque toujours confinées dans le pharynx, et que la mort survient alors par toxémie et non par suffocation. Quoi qu'il en soit, la nature même du processus laryngé ne saurait être contestée ; il a d'ailleurs été contrôlé par l'ensemencement direct du mucus laryngien.

L'autre cas de *croup fruste* que je relate, s'est montré dans le cours d'une diphtérie circonscrite du pharynx confirmée par l'examen bactériologique.

G..., Henri, sept ans et demi. Diagnostic clinique à l'entrée ; diphtérie circonscrite du pharynx et croup fruste. Diagnostic bactériologique : bacilles moyens. Injection de sérum de 20 centimètres cubes.

Examiné le 1er janvier, l'enfant serait malade depuis huit jours. Il a la toux rauque et la voix tout à fait éteinte. Adénopathie sous-maxillaire double probablement préexistante. Aspect strumeux. — Les amygdales sont tuméfiées : la muqueuse d'un rouge vif est parsemée d'îlots blancs circonscrits multiples ; de petits îlots membraneux sur le fond du pharynx et les bords de la luette. L'enfant, bien qu'il ait la voix éteinte, respire librement ; pas le moindre tirage, même quand on l'explore ou quand on l'excite.

2 janvier. — La toux est encore un peu rauque mais plus grasse qu'hier, la voix est toujours éteinte. On note quelques îlots membraneux sur le fond du pharynx ; ces îlots placés très bas ne sont vus que lorsqu'on déprime fortement la base de la langue. — Pas de jetage, ni de tirage ; température 37°,5. La tuméfaction des amygdales persiste ; elles arrivent au contact.

3 janvier. — La toux est grasse, la voix est enrouée mais recommence à être timbrée, les amygdales sont un peu moins volumineuses.

Du 4 au 8 janvier la voix reste toujours enrouée, mais s'éclaircit de plus en plus.

L'enfant sort guéri en douze jours.

Ces deux faits cliniques se passent de commentaires ; ils corroborent mieux que toute considération théorique la notion de la laryngite diphtérique sans phénomènes de suffocation, c'est-à-dire du *croup fruste*.

Le fait suivant, recueilli dans mon service en 1896 par mes internes MM. Audion et Bayeux, est encore plus démonstratif et mérite d'être cité.

Diphtérie laryngo-trachéo-bronchique, sans tirage manifeste.
Mort. — Autopsie.

R..., Léa, âgée de cinq ans, entre à l'hôpital Trousseau le 2 novembre 1896 à midi (pavillon Bretonneau), avec une angine membraneuse intense et des troubles laryngés atténués en apparence.

Cette enfant, malade depuis près d'une semaine, a été soignée en ville au moyen de badigeonnages, sans avoir reçu de sérum antidiphtérique.

Elle est grande, bien constituée, et n'a pas jusqu'à présent fait de maladies graves.

Son état général est mauvais ; elle est pâle, émaciée, maigre, abattue ; elle a l'aspect d'une enfant intoxiquée.

Examen de la gorge : angine membraneuse étendue sur les amygdales, les piliers, le voile, la luette et le fond du pharynx. Les membranes sont épaisses, de couleur gris sale, l'haleine est extrêmement fétide ; les ganglions rétro-maxillaires sont volumineux et surtout sont entourés d'une zone d'infiltration molle, qui constitue un cou proconsulaire typique.

La température est de 37°,8.

Quant aux *phénomènes laryngés*, on note que la voix et la toux sont absolument éteintes, et que cette enfant présente une gêne respiratoire à peine appréciable, et qui semble être plutôt en rapport avec le blindage du pharynx qu'avec un croup vrai. On ne note d'ailleurs pas de dépressions sus-sternale ni épigastrique. La respiration est lente, très légèrement sifflante.

A la *percussion* on perçoit une sonorité exagérée de toute la cage thoracique.

L'*auscultation* dénote simplement un peu d'affaiblissement du murmure vésiculaire du côté droit, et dans le tiers supérieur du poumon gauche.

Dans ces conditions, on ne place même pas l'enfant dans la chambre de vapeur ; on lui fait un grand lavage du pharynx, et des fosses nasales, et une injection de 40 centimètres cubes de sérum dès son entrée.

Dans l'après-midi et dans le courant de la nuit, sans que la gêne respiratoire ait augmenté aucunement, l'enfant va en s'affaiblissant, tombe dans un état de torpeur croissante et meurt le 3 novembre à 9 heures du matin, sans qu'on ait, à aucun moment, noté de phénomènes de tirage ayant nécessité une intervention quelconque. On pense au moment de la mort que cette enfant a succombé à une intoxication diphtérique.

L'examen bactériologique a montré sur sérum des colonies de Lœffler moyen pur.

Autopsie : 4 novembre, pratiquée à 11 heures du matin.

A l'examen du *pharynx*, on constate que les amygdales sont profondément déchiquetées, ulcérées par places, et présentent en d'autres points des pertes de substances qui semblent bien produites par un vrai processus nécrosique. Quelques ilots membraneux épais y adhèrent encore, mais la presque totalité de leur surface est décapée et présente une couleur livide et violacée.

Les piliers, la luette et le fond du pharynx sont encore recouverts de trainées membraneuses, décollées par places, épaisses, et de mauvais aspect.

Le *vestibule du larynx* est presque entièrement comblé par une masse membraneuse qui se propage dans la profondeur.

L'épiglotte, libre de membranes, est œdématiée et sa muqueuse est violacée, livide, épaissie.

A l'ouverture du larynx, on constate que le revêtement membraneux du vestibule se continue sans interruption sur les bandes ventriculaires, pénètre dans les ventricules qu'il comble, et se prolonge jusque dans la portion sous-glottique qu'il recouvre également.

En sectionnant la *trachée* sur sa face postérieure, on constate que l'enduit membraneux cricoïdien se propage en doublant la face interne de la trachée jusqu'aux grosses bronches, et, en prolongeant les incisions, on peut suivre les fausses membranes dans les bronches de premier et de deuxième ordre. La muqueuse de la trachée et des bronches est violacée.

Poumons. — Ce qui frappe surtout, c'est la grande étendue de l'emphysème : tout le poumon droit et le lobe supérieur du poumon gauche sont comme insufflés. Le lobe inférieur gauche est d'ailleurs le siège d'une congestion extrêmement intense. A la coupe, on ne trouve pas de moules membraneux dans le lobe inférieur gauche, mais on en trouve jusque dans les lobules pulmonaires emphysémateux.

Cœur. — En systole, à peu près vide de sang, sain en apparence à la coupe.

Rien à noter du côté des autres organes.

Réflexions. — L'extension vraiment insolite du processus membraneux diphtérique dans la presque totalité de l'arbre aérien coïncidant avec une angine pharyngée totale, est un fait rare, et ceci pour plusieurs raisons :

1° Tout d'abord parce que les angines pharyngées totales causent la mort par intoxication, généralement, avant d'envahir les voies aériennes.

2° Parce que l'expérience clinique montre que dans la majorité des cas, les diphtéries trachéo-bronchiques coïncident avec des angines diphtériques moyennes ou même parfois avec des angines membraneuses très peu étendues, parfois avec un simple liséré épiglottique ; il peut même ne pas exister d'angine actuelle, soit que l'on puisse admettre l'existence d'un croup d'emblée, soit au contraire, ce qui est bien souvent le cas, que les enfants arrivent à l'hôpital à une époque où l'angine dont ils étaient porteurs depuis plusieurs jours a disparu.

3° Enfin l'examen des nombreuses fiches, fait depuis deux ans au pavillon Bretonneau, nous a montré que ces angines pharyngées totales n'ont que peu de tendance à envahir les voies aériennes.

Les très rares enfants qui en guérissent, à la suite d'injections de sérum (car leur évolution clinique montre le plus souvent soit des phénomènes de collapsus mortel, soit des phénomènes paralytiques à longue échéance qui sont manifestement sous la dépendance d'une intoxication grave), ces enfants, s'ils ne sont pas morts intoxiqués, guérissent après les péripéties les plus inquiétantes, sans avoir présenté le plus souvent, à aucun moment, de phénomènes laryngés. Nous avons donc constaté, avec un certain étonnement, cet envahissement de l'arbre aérien.

Il nous a semblé non moins surprenant que le larynx, la trachée et les bronches se soient trouvés atteints par le processus membraneux sans que l'enfant, que nous avons suivie avec le plus d'attention possible et que nous avons examinée à de nombreuses reprises en vue d'une intervention possible, n'ait jamais présenté de phénomènes de tirage appréciables ; non pas que nous ayons été surpris de l'absence totale de spasme phréno-glottique, laquelle est fréquente dans la diphtérie laryngo-trachéale très membraneuse, mais parce que nous n'avons pas un seul instant, dans tout le cours de cette observation clinique, eu à relever de

phénomènes de gène respiratoire, progressive, continue, non spasmodique, ni ces quintes de toux éteinte, avec bruit de clapet trachéal, ni ce bruit de drapeau bronchique, autrefois signalé par
Barth dans les cas de ce genre, ni rien enfin qui pût nous mettre
sur la voie du diagnostic d'un obstacle laryngo-trachéal.

Nous noterons en outre que l'emphysème considérable constaté
à l'autopsie est, selon toute apparence, en corrélation avec le blo-
quage progressif des bronches sub-lobulaires. (C'était l'ancienne
théorie de Laennec.)

Pouvons-nous penser en face de ce cas clinique et en face de cette
autopsie, qu'une intervention chirurgicale aurait pu amener l'évacuation des membranes trachéo-bronchiques et la guérison de
l'enfant ?

L'énorme extension des membranes rend cette hypothèse bien
aléatoire, et d'ailleurs quel signe clinique aurait été de nature à
motiver cette intervention ? Il n'a jamais existé ni accès de suffocation, ni tirage permanent ; mais nous savons que, dans des cas
où de tels signes faisaient défaut, l'un des auteurs qui se sont le
plus attachés à fixer les conditions de l'intervention dans le
croup, M. Cadet de Gassicourt, a proposé de se baser pour opérer
sur la constatation de l'apnée, comme phénomène d'auscultation.
Or l'auscultation ne nous avait décelé qu'une simple diminution
du murmure vésiculaire, laquelle, rapprochée de la sonorité exagérée donnée par la percussion, nous avait fait porter le diagnostic, confirmé par l'autopsie, d'emphysème pulmonaire concomitant.

Au point de vue spécial du traitement de la diphtérie, un double
enseignement nous semble devoir être tiré de cette observation :

1° Il y a des cas où le sérum est inefficace, et en particulier dans
les cas de *trachéo-bronchite* membraneuse généralisée ; on conçoit
en effet que même si le sérum avait eu le temps de décoller ces
membranes, la malade eût été dans l'impossibilité de les expulser.

2° Une temporisation, pour attendre l'examen bactériologique,
en face d'un *pharynx* aussi manifestement diphtérique que l'était
celui de notre malade, doit être absolument répudiée : car le sérum
antidiphtérique constitue vraiment le seul remède précoce à opposer à l'envahissement membraneux, et différer l'action, c'est
s'exposer de gaîté de cœur à voir des phénomènes toxiques for-
midables se déclarer, ou bien à laisser le processus diphtérique
prendre une telle extension, qu'il sera désormais trop tard pour
que le sérum puisse accomplir son œuvre.

Il y a donc lieu de distinguer deux variétés de croups frustes, l'une dans laquelle l'absence de spasme de la glotte et de phénomènes de suffocation paraît être en rapport avec la limitation du processus diphtérique dans le larynx et avec le peu d'intensité et de durée de ce processus. C'est la variété la plus habituelle.

Mais il est une autre variété dans laquelle les exsudats membraneux se développent manifestement dans le larynx sans que l'appareil nerveux soit hyperexcité, sans que les phénomènes spasmodiques apparaissent. Dans le courant de l'année 1896, j'ai observé cinq à six enfants au-dessus de six ans qui ont rejeté des membranes moulées sur le larynx et la trachée, après les quintes de toux, sans qu'ils nous présentassent de gêne respiratoire notable et sans aucun tirage.

Bien plus souvent, j'ai rencontré des enfants ayant des diphtéries laryngo-trachéales très membraneuses, qui présentaient un tirage très modéré, devenant plus intense lorsque les membranes se décollaient, et qui rendaient, par une sorte d'écouvillonnage spontané, de longs moules membraneux.

La plupart de ces enfants ont guéri sans que le tubage ou la trachéotomie soient devenus nécessaires. Le spasme de la glotte dans ces circonstances était léger, peu durable, malgré l'intensité du processus membraneux.

Il m'a paru vraisemblable que le croup fruste membraneux des enfants déjà un peu âgés, ne s'accompagnait pas de spasme violent, parce que l'excitabilité de l'appareil nerveux laryngé allait diminuant avec les progrès du développement. La laryngite diphtérique n'est pas très rare dans le cours de la diphtérie de l'adulte, mais il est tout à fait exceptionnel que le spasme de la glotte intervienne comme facteur important. Le croup suffocant de l'adulte est extrêmement rare.

On trouvera dans la thèse inaugurale déjà citée de M. Charles Vagniot[1], la relation d'un grand nombre de faits qui établissent solidement la notion clinique du *croup fruste*.

LARYNGITE SUFFOCANTE AVEC EXSUDATS MEMBRANEUX SANS BACILLES DE LOEFFLER

Cette forme de laryngite suffocante avec exsudats membraneux pharyngés propagés aux voies aériennes est très rare. Il est absolument impossible de la distinguer par les caractères cliniques du croup membraneux ordinaire à bacilles de Lœffler. C'est donc l'examen bactériologique seul qui permettra d'affirmer qu'on se trouve en présence d'une diphtérie extensive à streptocoques ; et, en pareille occurrence, je conseillerais volontiers de faire plusieurs cultures réitérées sur sérum avant d'admettre que le bacille de Lœffler est réellement absent de la gorge. L'ensemencement d'un premier tube peut ne pas avoir été fait dans des conditions convenables.

Malgré la rareté de la diphtérie laryngée à streptocoques, il me semble impossible de contester son existence.

J'ai conservé le souvenir d'un fait typique de ce genre que j'ai observé en 1890, avec M. Morel, à l'hôpital des Enfants-Assistés, où j'étais chargé temporairement d'un service. J'y ai déjà fait allusion antérieurement. Il s'agissait d'un enfant de trois ans environ dont la gorge était tapissée 'e membranes confluentes et extensives. Les lèvres elles-mêmes étaient recouvertes partiellement d'un enduit membraneux. Des troubles laryngés survinrent avec des phénomènes de suffocation ; un érythème généralisé se produisit à la surface de la peau et le petit

---

[1] *Le croup fruste*, thèse de Paris, 1897.

malade succomba malgré tous nos efforts. M. Morel fit plusieurs ensemencements des membranes sur sérum et jamais il ne trouva de bacilles de Lœffler, mais seulement des streptocoques. Les cultures furent examinées à l'Institut Pasteur par M. Roux lui-même qui vint assister à l'autopsie. Cette diphtérie à streptocoques, dont le tableau clinique était si complet, ébranla fortement, à cette époque, ma confiance dans la spécificité du bacille de Lœffler.

J'ai rencontré, sur plus de trois mille enfants diphtériques, ou suspects de diphtérie, qui ont passé au pavillon Bretonneau en 1895 et 1896, quelques autres cas analogues ; mais, vu leur extrême rareté, ils ne doivent pas troubler l'esprit du clinicien qui est autorisé à manier le sérum antidiphtérique dès qu'il constate des troubles laryngés coïncidant avec des exsudats membraneux pharyngés. Les chances d'erreur sont si minimes qu'on peut les considérer commes négligeables.

L'observation ci-dessous, recueillie par mon interne, M. Ghika, peut donner une idée très exacte de l'évolution de la diphtérie laryngée à streptocoques.

Angine pseudo-membraneuse et laryngite à streptocoques. — Trachéo-bronchite avec sécrétions très abondantes. — Tubage d'urgence. — Trachéotomie par suite de l'insuffisance de l'évacuation du pus par le tube. — Guérison.

La nommée C., Jeanne, âgée de sept ans, entre à Bretonneau le 29 mai 1896.

Rien de particulier dans ses antécédents héréditaires et personnels.

L'enfant est grande pour son âge, un peu maigre. Elle est malade depuis cinq jours ; mal de gorge, toux, inappétence, fièvre. Depuis hier, la toux est franchement croupale, et un tirage rapidement intense est apparu dans la nuit.

Elle est conduite d'urgence à l'hôpital Trousseau à 11 heures du matin. L'enfant est fortement cyanosée ; toux très rauque, voix claire, tirage et cornage très accentués.

On la tube aussitôt. Elle rend des flots de muco-pus sans débris de fausse membrane. Soulagement immédiat.

A l'examen de la gorge, on note une légère hypertrophie amygdalienne, un peu de rougeur du pharynx, un petit îlot pseudo-membraneux blanc, bien circonscrit sur chaque amygdale, et un autre îlot de la grosseur d'une lentille sur le fond du pharynx.

Pas de jetage nasal. Adénopathie sous-maxillaire très légère. La fièvre est modérée 38°,2.

A l'auscultation, il existe quelques gros râles ronflants et muqueux disséminés, sans zone de matité, sans foyer de broncho-pneumonie : les autres organes n'offrent rien de particulier. On pose le diagnostic de diphtérie moyenne du pharynx avec croup et trachéo-bronchite et l'on fait une injection de 20 centimètres cubes de sérum.

A 6 heures du soir, la fièvre est plus forte, 39°,1. L'enfant rejette son tube à 11 heures du soir. Le tirage réapparaît peu à peu, et à 7 heures du matin (30 mai) on est obligé de la retuber.

A ce moment, la température atteint 39°,6.

L'enfant rejette beaucoup de muco-pus ; est très pâle, abattue ; les râles de bronchite sont plus nombreux.

A midi, le pus barbote dans le tube qui devient insuffisant pour en permettre l'évacuation complète et facile ; le tube ne s'obstrue pas, et pourtant l'enfant est cyanosée.

M. Variot redoute que la stase du pus dans les bronches ne favorise le développement d'une broncho-pneumonie, et il conseille de recourir à la trachéotomie comme ouvrant une voie beaucoup plus large à l'expulsion des sécrétions bronchiques.

L'opération est pratiquée à midi par M. Guillot, interne du service.

L'enfant est un peu soulagée, mais le soir, la température atteint 40°.

Le lendemain 31 mai, au matin, l'enfant est moins cyanosée. La température est à 39°, le pouls à 124. Il y a 48 respirations par minute.

Les signes de bronchite sont toujours très marqués, mais aucun foyer de broncho-pneumonie à l'auscultation.

Les exsudats pharyngés sont tombés.

A aucun moment, l'enfant n'a rendu de fausses membranes par son tube et sa canule.

D'ailleurs un fait intéressant à noter, c'est que contrairement à l'examen clinique qui imposait le diagnostic de diphtérie du pharynx et du larynx, les cultures n'ont donné que du streptocoque et pas de Lœffler. Il s'agit donc d'une diphtérie à strepto-coque propagée au larynx, fait exceptionnel.

Vers le soir, l'enfant est très agitée, elle a du délire, la tempé-rature atteint 41°. Râles sous-crépitants gros et moyens surtout aux bases qui sonnent mal.

On prescrit des bains à 35° toutes les trois heures. Après chaque bain, la température descend de deux ou trois dixièmes, pour remonter ensuite sensiblement au même niveau.

Les symptômes nerveux se calment un peu.

Le 1er juin au matin, la température est à 39°,6. Les signes d'auscultation ont peu varié, l'agitation est toujours très grande.

Le soir 39°,8. Dans la nuit du 1er au 2, le thermomètre atteint deux fois 40°, malgré les bains.

Vers le matin du 2, il y a une détente manifeste 38°,8. Cepen-dant l'agitation continue; le faciès est grippé.

A l'auscultation râles moins nombreux, sibilances et quelques gros râles sous-crépitants aux deux bases, surtout à droite. Le jetage par la canule de trachéotomie est moins abondant, moins purulent, plus muqueux.

Toute la journée la température se maintient à 39° environ.

Le 3 juin au matin, la défervescence est presque complète 37°,7, l'état général bien meilleur. Il n'y a plus que quelques sibilances aux deux bases.

A 8 heures du matin, on essaye d'enlever la canule, mais on est obligé de la remettre aussitôt, car l'enfant s'agite et se cyanose.

La température étant un peu remontée dans la journée, on con-tinue les bains.

Le 4 juin, la fièvre ne se reproduit pas, on cesse les bains, on enlève définitivement la canule. Les symptômes de bronchite ont disparu. L'enfant est hors de danger.

Du 4 juin au 10 juin, la convalescence marche très rapidement, la plaie trachéale se cicatrise sans accident. Tout est terminé du côté du larynx, des bronches.

Aujourd'hui 11 juin, bien que la cicatrisation de la plaie ne soit pas absolument complète, l'enfant peut être considérée comme entièrement guérie. Elle mange avec appétit et sa température est tout à fait normale.

Il est encore bien difficile actuellement de préciser les indica-tions réciproques du tubage et de la trachéotomie dans le traite-ment du croup. Néanmoins l'association de la trachéo-bronchite, avec sécrétion muco-purulente très abondante, au spasme phréno-glottique dans le cours de la laryngite suffocante ou de la diphtérie laryngée, paraît plutôt justiciable de la trachéotomie que du tubage. L'évacuation du pus sécrété par la muqueuse de l'arbre aérien ne se fait que difficilement par le calibre un peu étroit du tube : on entend des râles trachéaux bruyants, indiquant bien le séjour et l'accumulation du muco-pus qui est forcément aspiré dans les petites bronches, lors des mouvements d'inspiration. On doit craindre dans ces circonstances le développement de la broncho-pneumonie. L'ouverture large de la canule à trachéotomie permet plus aisément le jetage et l'expulsion de ces produits de sécrétion, et l'on cesse d'entendre les gargouillements trachéaux si habituels chez les enfants tubés qui présentent de la trachéo-bronchite intense.

Il paraît donc bien que la trachéotomie, qui a donné d'excellents résultats depuis l'application de la sérumthérapie, doit être employée de préférence au tubage dans certaines circonstances et surtout chez les enfants un peu âgés.

CHAPITRE XII

DIAGNOSTIC DU CROUP D'EMBLÉE. — LARYNGITE DIPHTÉRIQUE SANS FAUSSES MEMBRANES APPARENTES

Nos cliniciens les plus éminents ne sont pas d'accord sur la fréquence du croup d'emblée relativement au croup ordinaire avec exsudats membraneux apparents.

« Je ne nie pas, a dit Trousseau, que le croup puisse débuter par le larynx, mais je soutiens que c'est là un fait rare et exceptionnel[1]. » En formulant cette maxime clinique, Trousseau ne faisait que propager les idées émises par son maître Bretonneau en 1818, dans son premier travail sur la diphtérie.

Guersant, après avoir soutenu d'abord la fréquence du croup d'emblée, s'était rangé ensuite à l'opinion de Bretonneau et de Trousseau, à savoir que 19 fois sur 20 la maladie débutait par le pharynx, pour s'étendre ensuite au larynx.

Rilliet et Barthez n'acceptèrent pas que la proportion des croups d'emblée fût aussi réduite que le pensaient Bretonneau et Guersant. « De l'ensemble des faits, concluent Rilliet et Barthez, il résulte que la proportion indiquée par Guersant, qui porte seulement à un vingtième le nombre des enfants chez lesquels le croup débute par le larynx, est beaucoup trop faible[2].

[1] *Clinique médicale de l'Hôtel-Dieu de Paris*, t. 1, p. 117, édition de 1862.
[2] Rilliet et Barthez, t. I. p. 291.

On pouvait espérer que cette discordance d'opinions serait tranchée par l'introduction de la bactériologie dans l'étude clinique de la diphtérie. Toute laryngite suffocante sans membranes visibles, dans laquelle les cultures du mucus pharyngien donnaient du bacille de Lœffler, devait *ipso facto* être considérée comme diphtérique et classée comme croup d'emblée. En partant de ce principe, dans le courant de l'année 1895, j'ai dressé un tableau des croups d'emblée pour 597 malades diphtériques de mon service, et j'ai relevé 57 croups d'emblée et 150 croups avec membranes apparentes, soit une proportion de plus d'un quart de croups d'emblée.

Mais en poussant plus loin mes investigations cliniques et anatomiques dans le courant de l'année 1896, je suis arrivé à reconnaître qu'un bon nombre des laryngites que je regardais d'abord comme des croups d'emblée n'avaient donné, à l'examen bactériologique, que des *bacilles courts*, et qu'elles ne présentaient aucun exsudat membraneux, lors des autopsies faites vingt-quatre ou quarante-huit heures après l'entrée des malades à l'hôpital.

Or, la spécificité du bacille court est extrêmement douteuse pour la grande majorité des bactériologistes et l'absence de membranes durant la vie et après la mort, soit dans le pharynx, soit dans le larynx, est tout à fait exceptionnelle au cours de la diphtérie. Nous ne sommes donc pas en droit rigoureusement de distraire des faux croups graves tous les cas de ce genre, pour grossir le nombre des croups d'emblée, et il me paraît tout au moins prudent de laisser en suspens la question du croup non membraneux, comme je l'exposerai plus loin.

Cependant, lorsque les cultures sur sérum, dans le cas de laryngite suffocante, sans membranes pharyngées, montrent de belles cultures de bacilles moyens ou de bacilles

longs, associés ou non au streptocoque, ou au staphylocoque, le diagnostic de croup d'emblée devient extrêmement
probable. Mais il n'est pas fréquent que ce diagnostic soit
posé d'après le seul examen bactériologique des cultures du
mucus pharyngé, qui exige vingt-quatre heures en général.
Lorsque les phénomènes de suffocation deviennent menaçants, on pratique le tubage ou la trachéotomie et des
débris membraneux sont ordinairement rejetés. La fausse
membrane est aussi caractéristique dans le croup que le
crachat dans la pneumonie. Bien souvent j'ai vu les difficultés du diagnostic d'un croup d'emblée, levées au
moment même des manœuvres du tubage. Les exsudats
membraneux sont décollés par le tube et expulsés par
des quintes de toux.

Comme il est très important d'être fixé sur le processus
en évolution qui cause la suffocation dans le cours d'une
laryngite, je conseillerais volontiers, avant même que le
tirage ne soit très menaçant, de pratiquer un cathétérisme
explorateur du larynx avec le tube d'O'Dwyer. Ce cathétérisme n'a pas grand inconvénient, quand il est fait par
un opérateur exercé.

Je suis convaincu que, dans les conditions hospitalières
où nous sommes placés, la laryngite suffocante non diphtérique et le croup d'emblée forment un bloc clinique,
dans lequel il est impossible de faire une sélection en
s'appuyant seulement sur les signes qui nous ont été
légués par nos devanciers et spécialement par Trousseau.
Dans les angines, nous avons l'exsudat sous les yeux et,
le plus souvent, ses caractères nous permettent de poser
un diagnostic qui devance la culture, tandis que, dans les
laryngites, l'exsudat nous échappe et nous n'avons que
des symptômes et des signes communs aux obstructions
laryngées, quelle qu'en soit la cause. En France, je ne

suis pas le premier à mettre en doute l'opinion de Trousseau, qui regarde le faux croup comme une affection à allures bénignes, à début soudain et à marche rapide et favorable. Mon collègue, M. Sevestre, a inspiré un excellent travail à son interne, M. Touchard, sur les laryngites aiguës graves de l'enfance.

En Angleterre, où le dogme clinique formulé par Trousseau n'est pas accepté, le diagnostic du croup est considéré comme extrêmement épineux. L'un des pédiâtres anglais les plus autorisés s'exprime ainsi[1] : « Le vieux proverbe : « La valeur d'un pudding se juge « en le mangeant, » me semble tout à fait en situation. Un enfant est amené à l'hôpital avec les symptômes que je viens de décrire, et il est généralement impossible de dire tout d'abord si la laryngite est simple ou membraneuse.

« Si l'on n'aperçoit pas de membranes dans la gorge, s'il n'y a pas d'inflammation locale, pas de tuméfaction, ni d'induration des ganglions du cou, mais seulement une fièvre légère sans albuminurie, on pourra espérer que la laryngite est simple ; mais, au début, on ne peut rien dire de plus, le cas devra se révéler de lui-même.

« Un diagnostic *ferme et précoce est impossible ;* l'étudiant devra se souvenir que de nombreux cas de laryngites qui paraissaient membraneuses, ont rapidement cédé au simple traitement par l'air humide et chaud, et qu'au contraire les laryngites, qui paraissaient très simples au début, ont pris lentement tous les caractères d'une laryngite membraneuse mortelle. »

Si l'on se place au point de vue pratique, qui est essentiel, la difficulté de distinguer le faux croup du croup

---

[1] *Traité pratique des maladies des enfants,* par James Goodhart. — Traduction française, par G. Variot et Follenfant, p. 366.

d'emblée impose le devoir d'appliquer aux deux affections la même thérapeutique.

Tout enfant présentant des signes de laryngite intense devra bénéficier du même traitement que s'il s'agissait sûrement d'un croup membraneux. Une injection de sérum antidiphtérique devra être faite immédiatement ; l'enfant sera placé dans la chambre de vapeur, et si les phénomènes de suffocation deviennent menaçants, on devra se tenir prêt à pratiquer le tubage ou la trachéotomie, suivant les conditions dans lesquelles on sera placé. Dans la laryngite suffocante non membraneuse, le tubage qui remédie parfaitement au spasme glottique ne donnera pas toujours les succès qu'on pourrait attendre, bien qu'on ne courre pas le risque de voir le tube obstrué par des membranes, comme il arrive trop souvent dans le croup membraneux.

L'incertitude du clinicien pour séparer deux affections spécifiquement différentes n'aura donc pas de contre-coup fâcheux dans la pratique, étant données nos ressources thérapeutiques actuelles. Les inconvénients du sérum ne sont pas à mettre en parallèle avec les dangers d'une laryngite suffocante le plus souvent diphtérique d'ailleurs.

Je ne m'attarderai pas à discuter longuement le diagnostic différentiel du croup d'emblée avec d'autres affections. Le croup étant la plus commune des laryngites suffocantes, on pensera toujours à lui toutes les fois qu'on se trouvera en présence des phénomènes dus à l'obstruction laryngée, au spasme glottique.

La laryngite striduleuse si bien décrite par Bretonneau et par Trousseau est une phlegmasie superficielle de la muqueuse laryngée chez les jeunes enfants, avec toux et voix rauques et accès de spasme glottique à début soudain généralement nocturne. La soudaineté des accidents soit d'emblée, soit dans le cours de la grippe, de la rougeole, etc., la rapidité avec laquelle disparaissent les phénomènes de spasme de la glotte, le retour immédiat de l'enfant à la santé, sont des caractères cliniques qui permettront d'éliminer le croup dont les allures sont plus lentes et progressives.

Nous avons reçu en dix mois, sur près de 1,500 malades, quatre enfants atteints d'abcès rétro-pharyngiens.

Ils présentaient un cornage pharyngien intense, des accès de suffocation provoqués surtout par la déglutition. La bouche était entr'ouverte, les boissons refluaient en général par les fosses nasales. L'examen du pharynx ne montrait aucun exsudat membraneux, mais les piliers et les amygdales étaient refoulés en avant par une tuméfaction lisse, proéminente dans l'isthme du gosier. Par le toucher digital on percevait une sensation de fluctuation : une simple ponction au bistouri, en évacuant la collection purulente, suffisait à soulager les enfants qui étaient entièrement guéris en quelques jours. Une seule fois, avec M. Piatot, nous avons noté la mort subite au moment même de l'ouverture de l'abcès ; mais cette terrible éventualité n'est pas très exceptionnelle et doit être prévue.

Cependant j'ai vu, dans un cas, le diagnostic rester incertain jusqu'à la mort ; la suffocation était tellement intense qu'on dut pratiquer la trachéotomie lorsque l'enfant, âgé de trois ans, était en état de mort apparente. Quelques heures après l'opération, l'enfant succombait. A l'autopsie, on trouva une vaste poche purulente prévertébrale repoussant en avant l'œsophage et le larynx, et descendant dans le médiastin postérieur jusqu'à la troisième vertèbre dorsale. En haut, la poche ne faisait pas saillie dans la partie du pharynx accessible à l'exploration digitale.

Très rarement on rencontre, chez l'enfant, des laryngites

chroniques dues à la syphilis héréditaire ou à la tuberculose et qui peuvent devenir spasmodiques à un moment donné ; le diagnostic différentiel avec le croup d'emblée ne laisse pas que d'être embarrassant, puisque l'examen du larynx à l'aide du miroir laryngien est impossible.

Pendant que j'étais remplacé dans mon service par M. Tissier, on apporta un enfant avec des phénomènes de suffocation qui fut reconnu à l'autopsie comme atteint de laryngite tuberculeuse. J'ai conservé moi-même le souvenir d'un fait de laryngite ulcéreuse du même genre. En lisant l'observation résumée par M. Piatot, on reconnaîtra que l'enfant était souffrant, depuis longtemps dans un mauvais état de santé générale. Il est probable que si les commémoratifs fournis par les parents sont assez circonstanciés, on parviendra à établir le diagnostic ; quoi qu'il en soit, l'examen bactériologique permettra, en général, d'éliminer la diphtérie.

Tuberculose du larynx.

B..., Suzanne, vingt-six mois.

Examen bactériologique. — Bacilles courts.

9 juillet. — Enfant malade depuis onze jours. Malingre, rachitique ; système pileux très développé. Gorge normale. Voix claire mais tirage assez intense. Cornage très prononcé. Rien à l'auscultation.

L'enfant n'est pas améliorée par la chambre de vapeurs. Les jours suivants le tirage et le cornage persistent ; la voix reste claire. Aucun phénomène pulmonaire.

L'enfant meurt le 14 juillet.

Autopsie. — Congestion du lobe inférieur droit. Hémorragie sous-pleurale au lobe supérieur.

Ecchymose du péricarde pariétal.

Pas d'altération du cœur.

Hypertrophie notable des ganglions mésentériques.

Larynx. Épiglotte épaissie, irrégulière, déjetée à droite.

Ligaments glosso-épiglottiques épaissis.

Les lésions du larynx siègent à droite, entre la corde vocale droite et le bord supérieur de l'os hyoïde.

C'est une ulcération profonde ayant détruit dans toute son épaisseur le ligament aryténo-épiglottique.

Ulcération à fond jaunâtre, caséeux, siégeant sur la face laryngée de l'épiglotte.

Les polypes du larynx, de même que les corps étrangers du larynx, peuvent déterminer des accès de spasme de la glotte nécessitant le tubage ou la trachéotomie. L'absence de membranes rejetées au moment de l'introduction du tube ou de la canule, les commémoratifs, l'expulsion du corps étranger lui-même, l'examen bactériologique permettront, tôt ou tard, d'établir le diagnostic.

Les spasmes de la glotte, au cours de l'hystérie et du rachitisme, quand ils sont intenses et durables, rappellent assez exactement le tableau du croup d'emblée. L'étude attentive des commémoratifs et l'examen bactériologique seront indispensables pour éliminer le croup. Il est bon de signaler, à cette occasion, que le croup membraneux diphtérique s'accompagne, en général, d'un spasme glottique plus violent et plus tenace, chez les enfants rachitiques et hystériques.

J'ai vu une petite fille de dix ans, offrant les stigmates ordinaires de l'hystérie, conserver un spasme de la glotte extrêmement intense pendant cinq à six jours, lorsque toutes les membranes pharyngées étaient détergées sous l'influence du sérum. Plusieurs fois nous tentâmes d'enlever le tube laryngien, mais au bout d'une demi-heure, d'une heure, l'enfant était reprise d'un tirage violent ; elle quittait son lit, renversait la tête en arrière, prenait des poses plastiques rappelant ce que l'on voit chez les grandes hystériques. Elle finit d'ailleurs par guérir.

J'expose, dans l'un des chapitres qui suivent, les caractères distinctifs du spasme glottique d'origine pulmonaire qui ne paraît pas avoir fixé l'attention des cliniciens, autant qu'il le mériterait. L'examen bactériologique est un des principaux éléments d'information qui serviront à séparer le spasme d'origine pulmonaire du croup d'emblée.

CHAPITRE XIII

LE CROUP DIPHTÉRIQUE NON MEMBRANEUX

CROUP DIPHTÉRIQUE OBSERVÉ AU LARYNGOSCOPE
A LA PÉRIODE PRÉMEMBRANEUSE

Le croup diphtérique avec spasme de la glotte, suffocation, etc., peut-il évoluer sans que le processus membraneux soit à aucun moment apparent, ni dans le pharynx ni dans le larynx ?

C'est, au premier abord, ce qui semble ressortir de l'examen bactériologique appliqué à l'étude des laryngites suffocantes.

J'ai observé un bon nombre de faits dans lesquels l'examen bactériologique décelait le bacille de Lœffler et néanmoins aucun vestige membraneux n'avait été aperçu ni pendant la vie, ni après la mort. Les enfants avaient été tubés, et l'introduction du tube n'avait pas décollé de membranes et n'en avait pas provoqué le rejet.

Si nous accordions à l'examen bactériologique une valeur absolue, cette notion nouvelle du croup diphtérique non membraneux serait d'ores et déjà acquise. Mais telle n'est pas l'opinion personnelle que je me suis formée, après avoir observé consciencieusement et sans parti pris, plus de trois mille enfants diphtériques qui ont passé par le pavillon Bretonneau. Le bacille court que l'on rencontre le plus souvent dans ces croups non membraneux n'est pas spécifique, d'après les bactériologistes les plus éminents ; et je pense que ces laryngites suffocantes, à bacilles courts, doivent provisoirement, tout au moins, rester dans la classe des faux croups graves, dont je donnerai plus loin les caractères cliniques.

Je conçois très bien que, dans cette question si délicate qui doit rester en suspens, les opinions soient partagées, et mes propres idées ont varié sur ce point en deux années : je comprends que les bactériologistes soient disposés à donner la prépondérance au bacille de Læffler sur la fausse membrane de Bretonneau, comme criterium de la diphtérie.

Voici, d'ailleurs, les arguments que l'on peut mettre en avant en faveur de la diphtérie non membraneuse.

Trousseau n'ignorait pas ces formes frustes de diphtérie :

« Dans certaines épidémies, en effet, on a vu des individus prendre des angines qui, par leurs caractères anatomiques, semblaient être soit des angines couenneuses, celles que produit l'herpès du pharynx, soit même des *angines simples*, bien qu'en réalité on eût affaire à des angines diphtériques, mais à des angines diphtériques singulièrement modifiées... Ainsi, dans la séance de la Société médicale des Hôpitaux de Paris, le 25 août 1858, mon honorable collègue Alphonse Guérard a cité les faits suivants qu'il venait d'observer récemment dans une même famille, dans l'espace de six mois environ : Un enfant succombe au croup laryngé ; deux angines *érythémateuses* se déclarent deux jours après, chez deux jeunes filles qui reçurent les soins de notre estimable confrère Gillette. Quelques jours plus tard, le père, soigné par Guérard, prend une angine avec pseudo-membranes dans le pharynx. Enfin, deux autres enfants sont atteints, l'un d'une angine simple, l'autre d'une angine couenneuse. » Peter, dans sa thèse sur la diphtérie et le croup, signale des observations analogues : « On y voit une petite fille de deux mois succomber à une angine couenneuse en cinq jours, la mère prise la veille de la mort de l'enfant d'une angine couenneuse…, la bonne avoir trois jours après la mort de l'enfant une angine grave, mais non *pseudo-membraneuse* : le père, cinq jours après la mort de son enfant, contracter une angine simple de moyenne intensité, le grand-père et la grand'mère avoir des angines simples et très bénignes[1]… »

Guersant, dans l'article CROUP du *Dictionnaire* en trente volumes, rapporte une statistique de 171 croups avec autopsie. Dans vingt et un cas, il a été impossible de voir le moindre vestige de membranes.

Mais ni Guersant, ni Trousseau, ni plus tard Archambault n'allèrent jusqu'à penser qu'il pouvait exister des croups diphtériques non membraneux. Ils tentèrent d'expliquer l'absence de membranes par la durée de la maladie, par des modifications cadavériques, etc.

Cependant, en bonne logique, Trousseau, qui signalait des angines érythémateuses dans certaines épidémies de diphtérie, aurait pu admettre des laryngites de même genre.

Dans le courant du mois de janvier et du mois de février de l'année 1893, j'ai fait, avec mon interne M. Chabry, plusieurs autopsies d'enfants atteints de laryngite suffocante qui avaient succombé très rapidement après leur entrée au pavillon Bretonneau. Aucun exsudat n'avait été vu dans la gorge, mais l'examen bactériologique était positif et nous nous attendions à trouver dans le larynx ou dans la trachée et les bronches des exsudats membraneux.

[1] Clinique médical de l'Hôtel-Dieu

tères distinctifs du spasme glottique d'origine pulmonaire qui ne paraît pas avoir fixé l'attention des cliniciens, autant qu'il le mériterait. L'examen bactériologique est un des principaux éléments d'information qui serviront à séparer le spasme d'origine pulmonaire du croup d'emblée.

CHAPITRE XIII

LE CROUP DIPHTÉRIQUE NON MEMBRANEUX

CROUP DIPHTÉRIQUE OBSERVÉ AU LARYNGOSCOPE
A LA PÉRIODE PRÉMEMBRANEUSE

Le croup diphtérique avec spasme de la glotte, suffocation, etc., peut-il évoluer sans que le processus membraneux soit à aucun moment apparent, ni dans le pharynx
ni dans le larynx?

C'est, au premier abord, ce qui semble ressortir de
l'examen bactériologique appliqué à l'étude des laryngites
suffocantes.

J'ai observé un bon nombre de faits dans lesquels
l'examen bactériologique décelait le bacille de Lœffler et
néanmoins aucun vestige membraneux n'avait été aperçu
ni pendant la vie, ni après la mort. Les enfants avaient
été tubés, et l'introduction du tube n'avait pas décollé de
membranes et n'en avait pas provoqué le rejet.

Si nous accordions à l'examen bactériologique une
valeur absolue, cette notion nouvelle du croup diphtérique
non membraneux serait d'ores et déjà acquise. Mais telle
n'est pas l'opinion personnelle que je me suis formée,
après avoir observé consciencieusement et sans parti pris,
plus de trois mille enfants diphtériques qui ont passé
par le pavillon Bretonneau. Le bacille court que l'on

L'état général est bon, la respiration est lente, régulière. Pas de cyanose, pas d'élévation thermique.

11 octobre. — Le tirage a beaucoup diminué, l'enfant ne tire que lorsqu'on l'excite. L'enfant est pris, à 3 heures de l'après-midi, d'un violent accès de suffocation : le tubage devenant nécessaire, on place un tube court.

12 octobre. — La respiration devient fréquente, les ailes du nez battent ; la température est de 40°. L'enfant est pâle, les muqueuses cyanosées.

Dans les poumons, submatité à la base gauche ; souffle à ce niveau. Râles humides des deux côtés.

L'enfant, détubé le matin, est repris d'un accès de suffocation vers 5 heures du soir. Retubage. L'opération ne fait pas cesser le tirage de l'enfant. A 11 heures du soir, la surveillante fait sauter au pouce le tube qui menace de s'obstruer.

A 1 heure du matin, l'enfant est dans un état d'asphyxie imminente : on pratique la trachéotomie.

Mort à 7 heures du matin.

Autopsie. — Aucun exsudat membraneux ni dans le pharynx, ni dans le larynx, la trachée et les grosses bronches.

Vascularisation de la muqueuse des bronches : leur calibre est rempli d'un muco-pus épais, roussâtre.

Noyaux de broncho-pneumonie très étendus dans les deux lobes du poumon gauche. Le poumon droit présente à la coupe l'aspect d'une véritable éponge purulente : on fait sourdre de pus par les petites bronches.

Rien à noter dans les autres organes.

IV. — Ferdinand M...., quatorze mois, entré le 26 janvier 1895.

Bacilles moyens. Injection de 10 c. c. de sérum à l'entrée.

26 janvier. — L'enfant est tubé d'urgence, étant en proie à un violent accès de suffocation. Gorge rouge, amygdales tuméfiées : pas de fausses membranes.

29 janvier. — Souffle tubaire à gauche.

4 février. — Mort.

Autopsie — Pas de fausses membranes dans le pharynx, le larynx ou la trachée.

Muco-pus concret dans les grosses bronches. Bords de l'épiglotte tuméfiés et vascularisés.

Poumon droit : noyaux de broncho-pneumonie tuberculeuse ; de même dans le poumon gauche.

Dégénérescence graisseuse du foie.

J'hésite encore, je l'avoue, pour classer ces faits dans le cadre de la diphtérie, et je suis plutôt disposé à les ranger parmi les faux croups graves, avec diphtérie bactériologique. — Je ne prétends pas que les phénomènes de suffocation dans les laryngites diphtériques soient toujours liés aux membranes, et l'observation ci-dessous prouve que le spasme glottique peut précéder l'apparition des membranes.

Le 2 décembre 1895, il nous a été possible, grâce à un heureux concours de circonstances, de voir, chez un enfant de cinq ans, le jeune L...., l'orifice supérieur du larynx sans l'emploi d'aucun instrument, et d'appliquer ensuite un miroir pour inspecter l'intérieur du larynx et les cordes vocales. Toutes ces explorations ont été faites à 11 heures du matin, et le tirage était tellement intense que l'enfant a dû être tubé à midi. Il s'agissait donc bien d'un spasme violent, et néanmoins nous n'avons pas aperçu d'exsudat membraneux avant le tubage.

Voici les détails de cette observation véritablement remarquable : nous trouvons, le 2 décembre, dans la chambre de vapeur de la section des douteux, le jeune L...., âgé de cinq ans, qui a été apporté à une heure avancée de la soirée et sur lequel les antécédents font entièrement défaut.

C'est un garçon d'assez bonne apparence, d'un développement moyen, très doux et même très docile. Il a la toux et la voix rauques, presque éteintes par moments.

Le cornage est assez bruyant et le tirage sus et soussternal est continu et profond ; pas d'accès de suffocation, mais les muqueuses commencent à se cyanoser un peu.

En pratiquant l'examen du pharynx et en abaissant la langue, comme d'habitude, on est très surpris de voir l'épiglotte et la partie supérieure du larynx proéminer au point que l'inspection en est très facile. Le bord courbe de l'épiglotte est saillant en avant, recouvert d'une muqueuse rouge un peu épaissie; la partie adjacente visible des replis arythéno-épiglottiques a le même aspect. Au premier abord, toute la muqueuse du pharynx et celle tapissant les amygdales sont tuméfiées, d'un rouge un peu sombre, et ce n'est qu'en examinant avec un bon éclairage qu'on distingue, à la face interne des amygdales, dans les dépressions cryptiques, quelques exsudats très circonscrits, presque transparents. L'examen bactériologique ayant décelé des bacilles moyens, on porte le diagnostic de diphtérie légère du pharynx et de croup.

La conformation spéciale et exceptionnelle du larynx, qui, anormalement surélevé, se prête à l'examen direct, me suggère l'idée de pratiquer l'examen laryngoscopique.

L'enfant est porté dans la chambre noire du laboratoire et très facilement on parvient à appliquer le miroir laryngoscopique.

Nous avons distinctement vu, M. Levrey, mon interne, et moi, que l'orifice vestibulaire du larynx était limité par une muqueuse tuméfiée, sans aucun exsudat, et que les cordes vocales, d'une teinte un peu rosée, très mobiles, étaient également dépourvues d'exsudat membraneux.

Cet examen a été fait à 11 heures du matin, et, à midi, la suffocation étant menaçante, on plaça dans le larynx un tube qui fut bien supporté jusqu'à 9 heures du matin le lendemain. Au moment du lavage de la gorge, la respiration étant très difficile, la surveillante a extrait le tube par énucléation, et l'enfant ne conserve qu'un tirage très modéré jusqu'au moment de la visite, à 11 heures, le 3 décembre. Pas de membranes rendues par le tube, même après le détubage.

Les exsudats pharyngiens sont encore plus réduits

qu'hier ; il n'y a plus qu'une petite traînée blanchâtre très mince sur l'amygdale droite. Nous pratiquons à nouveau l'examen laryngoscopique le lendemain avec mon ami le docteur Chambellan : mais cette fois on voit des membranes blanches très distinctes tapissant la face postérieure de l'épiglotte, l'espace inter-arythénoïdien et la partie postérieure des cordes vocales. L'enfant a la voix et la toux tout à fait éteintes ; la veille, j'ai fait ensemencer deux nouveaux tubes pour contrôler l'examen bactériologique et l'on retrouve des bacilles moyens.

Le 4 décembre le tirage a tout à fait cessé. Un examen laryngoscopique montre que la muqueuse laryngée est débarrassée de ces exsudats et qu'elle garde une couleur rouge vif. Le 6 décembre, des signes de broncho-pneumonie apparaissent à la base gauche, la température s'élève. Néanmoins l'enfant a guéri.

CHAPITRE XIV

LE SPASME GLOTTIQUE D'ORIGINE PULMONAIRE

Il me paraît bien avéré maintenant que chez certains enfants, les lésions broncho-pulmonaires peuvent se compliquer de spasme de la glotte.

Trousseau dans ses leçons cliniques a signalé des formes de faux croup grave, c'est-à-dire de laryngite aiguë, non diphtérique, avec spasme évoluant simultanément avec la broncho-pneumonie. Mais j'ai constaté dans plusieurs autopsies d'enfants qui avaient dû être tubés, à cause de la suffocation imminente, que la muqueuse laryngée était saine en apparence, tandis que les poumons étaient le siège de foyers plus ou moins confluents de broncho-pneumonie. Tantôt il existait en même temps des ganglions médiastinaux volumineux, livides à la coupe, tantôt ces altérations ganglionnaires étaient peu prononcées.

En envisageant les connexions intimes des ganglions avec l'origine des nerfs récurrents, on est porté à attribuer l'hyperexcitation de l'appareil nerveux laryngé à la compression produite par les masses ganglionnaires.

Mais j'ai aussi rencontré des cas de spasme glottique au cours de la broncho-pneumonie, alors que les ganglions médiastinaux peu développés n'avaient subi qu'un faible contre-coup du processus inflammatoire pulmonaire. Force est donc d'admettre, dans ces circonstances, un spasme laryngé réflexe, ayant son point de départ dans les lésions du parenchyme respiratoire.

C'est une sorte de convulsion interne, pour employer le vieux langage clinique, venant s'ajouter à la broncho-pneumonie.

Tous ces faits ne laissent pas que d'être très embarrassants lorsque l'on doit poser le diagnostic précis de croup et surtout de croup d'emblée.

Le faux croup grave n'offre aucun caractère distinctif d'avec le croup d'emblée, avant que des membranes aient été rejetées soit spontanément, soit après les manœuvres du tubage. Quant aux spasmes laryngés proprement dits, au cours de la broncho-pneumonie, nous ne pouvons guère espérer les distinguer à coup sûr du faux croup grave de Trousseau ni du croup d'emblée. L'examen bactériologique des sécrétions pharyngées, malgré l'incertitude de ses résultats, ne doit pas être négligé dans des conjonctures aussi difficiles. La présence ou l'absence du Lœffler est une assez forte présomption en faveur du croup ou en faveur du faux croup ou du spasme laryngé simple.

Je puis citer un exemple manifeste de spasme laryngé d'origine pulmonaire, dont l'observation clinique a été recueillie avec grand soin par l'un des internes de mon service, M. Ghika.

Henri D..., âgé de un an, entre au pavillon des douteux, le 29 juin 1896 à 10 heures du soir. L'enfant aurait toujours été débile depuis sa naissance. Il a le faciès rachitique, la tête volumineuse ; la fontanelle est encore largement ouverte, les bosses frontales sont saillantes. Le père serait tuberculeux et trois frères et sœurs de l'enfant seraient morts de méningite.

La maladie actuelle n'aurait débuté qu'il y a trois jours par de la toux, de la fièvre et de la gêne respiratoire.

Dans l'après-midi qui précède l'entrée, les phénomènes de suffocation deviennent intenses. Lorsque l'enfant est apporté à l'hô-

CHAPITRE XVI

LES COMPLICATIONS BRONCHO-PULMONAIRES DU CROUP

BRONCHO-PNEUMONIE. — EMPHYSÈME. — TUBERCULOSE

Le contingent le plus important de la mortalité chez les enfants atteints de croup, traités par le sérum antidiphtérique, nous est fourni par ceux qui présentent des complications broncho-pulmonaires soit précoces, soit tardives. Il n'est pas téméraire d'avancer qu'il est de règle, dans les autopsies qu'on pratique au pavillon Bretonneau, de relever des lésions plus ou moins étendues de bronchopneumonie, associées ou non à des altérations tuberculeuses du parenchyme pulmonaire ou des ganglions trachéo-bronchiques.

J'ai demandé aux internes du service de la diphtérie MM. Audion et Bayeux de me dresser le tableau de la mortalité de nos croups pendant deux mois pris au hasard, ceux de septembre et d'octobre 1896. Voici les chiffres qui m'ont été fournis. En septembre :

Enfants atteints du croup	44
Guéris après ou sans intervention opératoire. . .	37
Morts après intervention, tubage ou trachéotomie.	7
Morts par broncho-pneumonie initiale.	6
— — tardive.	1
Guéri après broncho-pneumonie initiale	1
— — tardive.	1

En octobre 1896 nous avons eu :

Croups ou laryngites diphtériques.	19
Guéris (un bon nombre sans intervention opéra-	
toire).	13
Morts (*tous tubés ou trachéotomisés*).	6
Morts par broncho-pneumonie initiale.	5
Mort par collapsus cardiaque.	1

Le sérum antidiphtérique dont l'action antimembraneuse et curative est si évidente dans le croup vulgaire, m'a paru inefficace dans le plus grand nombre des cas, lorsque des complications broncho-pulmonaires sont associées à la diphtérie laryngée et au spasme phréno-glottique.

Nous avons injecté de nouvelles doses de sérum après l'injection initiale, dans l'espoir de faire baisser la température, suivant les indications qui avaient été primitivement données par M. Roux et ses collaborateurs ; nous n'avons pas obtenu de résultats appréciables. Je ne rappellerai que pour mémoire les tentatives malheureuses que j'ai faites avec le sérum antistreptococcique de M. Marmorek, pour combattre ces complications pulmonaires ; j'ai dû bien vite renoncer à employer un remède aussi dangereux [1].

---

[1] A part la communication qui a été faite par M. Chantemesse, attaché à l'Institut Pasteur, sur le traitement de l'érysipèle, il faut bien reconnaître que la plupart des médecins n'ont pas été satisfaits du sérum de M. Marmorek. — M. Josias, qui l'a expérimenté dans la scarlatine, n'en a obtenu aucun bon effet. Les accoucheurs des hôpitaux, à une grande majorité, se sont prononcés contre l'emploi de ce sérum pour le traitement de l'infection puerpérale.

J'ai appris qu'un de mes collègues de l'hôpital Trousseau, qui avait essayé le sérum de Marmorek contre les complications broncho-pulmonaires de la rougeole, avait dû bien vite y renoncer.

A la fin de l'année dernière, j'ai commencé moi-même de faire pratiquer des injections de sérum antistreptococcique, fourni par l'Institut Pasteur, à quelques enfants atteints de croup avec lésions broncho-pulmonaires. Tous les médecins savent que les moyens dont nous disposons pour combattre la broncho-pneumonie sont bien infidèles ; la balnéation, les enveloppements humides, les inhalations d'oxygène, l'alcool, etc., échouent trop souvent, et la plupart des enfants que nous perdons tardivement au pavillon Bretonneau meurent par le poumon.

Comme il est assez généralement accepté que les broncho-pneumonies

Nous devons donc accepter que le sérum antidiphtérique, impuissant en général à entraver l'évolution fatale des diphtéries toxiques, l'est aussi pour entraver la marche des broncho-pneumonies qui emportent encore un grand nombre d'enfants atteints de croup.

Cette inefficacité du sérum dans ces circonstances, nous permet de présumer avec beaucoup de vraisemblance, que les broncho-pneumonies de nature diphtérique sont plus

diphtériques sont liées à des infections secondaires et que l'on y retrouve fréquemment le streptocoque, je me suis cru autorisé, faute de mieux, à tenter des injections de sérum antistreptococcique. Un des enfants ainsi traités, atteint d'une broncho-pneumonie très grave, ayant survécu après des injections multiples, je signalai le fait à M. Marmorek et je fus encouragé à continuer mes tentatives. Mais je ne tardai pas à m'apercevoir que l'évolution de la broncho-pneumonie n'était que peu ou pas modifiée et, dès ce moment, je me trouvai en présence d'accidents locaux qui suivaient constamment les injections. Les enfants injectés avaient des abcès volumineux qui décollaient une surface plus ou moins étendue des téguments de l'abdomen.

Néanmoins je ne voulus pas abandonner immédiatement le remède de M. Marmorek; j'avais vu déjà en janvier et février 1895 des échantillons de sérum antidiphtérique déterminer des accidents semblables, et je pensais que M. Marmorek, de même que M. Roux, arriverait à rendre son sérum aseptique; les abcès consécutifs aux injections de sérum antidiphtérique sont devenus assez rares maintenant.

Mais en février et mars 1896, les choses allèrent de mal en pis; je fis injecter des doses de 10 et de 20 centimètres cubes de sérum anti-streptococcique à une dizaine d'enfants atteints d'amygdalites membraneuses à streptocoques, avec ou sans Lœffler.

Je me proposais de rechercher l'action anti-membraneuse du sérum de Marmorek dans ces conditions; mais les troubles produits par le remède étaient bien autrement graves que ceux de la maladie elle-même.

La température s'élevait de 2 ou 3 degrés, quelques heures après l'injection : la peau de la paroi abdominale devenait rouge, tendue et très douloureuse; plusieurs fois, le lendemain de l'injection, j'ai cru être en présence d'un érysipèle phlegmoneux de la paroi abdominale.

Les enfants étaient prostrés, avec la langue sèche; la température se maintenait à 40° pendant deux ou trois jours et, à ce moment, le pus commençait à se collecter sous la peau de l'abdomen. J'étais obligé, pendant ce temps, de faire baigner les enfants toutes les trois heures pour abaisser la température. Lorsque le pus était évacué par une incision, la fièvre tombait et l'état général s'améliorait.

Aucun des enfants ainsi traités n'a succombé aux suites directes des injections de sérum ; mais nous devions conserver, pendant huit ou quinze jours, les petits malades, jusqu'à ce que leur foyer purulent fût tari.

L'un des enfants, ainsi injecté, fut emporté par sa mère avant que la peau de l'abdomen ne fût recollée et que l'ouverture du phlegmon ne fût refermée.

Quatre semaines plus tard, on nous rapporta l'enfant avec une éruption de varicelle présentant un aspect purpurique, puis gangréneux; la plaie de l'abdomen suppurait toujours abondamment, le décollement persistait sur rares qu'on ne croyait jadis, et que les lésions pulmonaires constituent le plus souvent un processus morbide encore mal déterminé, mais relevant généralement d'une autre cause que de la diphtérie.

Nous voyons de temps à autre des diphtéries laryngo-trachéo-bronchiques extrêmement extensives qui déterminent la mort ; et à l'autopsie des enfants qui ont succombé, nous trouvons, en même temps que des moules membraneux, dans tout l'arbre aérien, des foyers d'atélectasie et aussi des lésions très étendues de broncho-pneumonie. Mais j'ai aussi rencontré dans ces diphtéries extensives des manifestations très prédominantes d'emphysème, avec quelques rares foyers de splénisation. D'autre part, j'ai vu guérir un bon nombre d'enfants qui avaient rejeté des moules membraneux laryngo-trachéaux et même laryngo-trachéo-bronchiques, sans que la broncho-pneumonie surgisse.

Ce serait donc une erreur de croire que la broncho-

une grande étendue. En outre, l'enfant était atteint d'une diphtérie pharyngée à Læffler. Il succomba dans un état d'adynamie profonde, malgré des injections de sérum antidiphtérique.

Je ne doute pas que la transformation gangreneuse de l'éruption de varicelle ne soit en rapport avec la suppuration prolongée qui avait affaibli cet enfant. En voyant ces accidents septiques se développer si constamment après les injections de sérum de Marmorek, je redoublai de vigilance ; je recommandai à la surveillante qui pratique très habilement, et sans aucun accident, les injections de sérum antidiphtérique, de prendre les précautions les plus strictes pour la stérilisation des instruments.

Mais tout fut inutile, les injections pratiquées par les internes du service, MM. Bayeux et Ghika, déterminaient les mêmes hyperthermies et les mêmes infiltrations phlegmoneuses de l'abdomen.

Il ne me restait évidemment qu'à suspendre une médication aussi imparfaite et aussi dangereuse, et je donnai l'ordre de cesser complètement les injections de sérum antistreptococcique de l'Institut Pasteur dans mon service. J'ai écrit à M. Marmorek pour le prier de venir à l'hôpital Trousseau constater, *de visu*, les effets de son sérum. Il n'a pas répondu à mon appel.

Que conclure de la tentative malheureuse faite par un expérimentateur aussi consciencieux et aussi distingué que M. Marmorek, sinon que les recherches de laboratoire doivent être longuement mûries avant d'être appliquées directement sur l'homme ? Il est vrai que M. Marmorek cherchait à ouvrir une voie nouvelle et que le terrain n'avait pas été déblayé, comme dans la diphtérie, par un homme tel que Behring.

diagnostic précis. Lorsque l'on a dû introduire un tube dans le larynx de l'enfant, on était manifestement en présence de phénomènes de suffocation liés à un spasme de la glotte. L'enfant aurait sans doute succombé très vite, si l'on n'eût pas ouvert un passage à l'air en pratiquant le tubage. Le soulagement immédiat qui a suivi l'introduction du tube, la régularisation relative des mouvements respiratoires ne peuvent laisser aucun doute sur le rôle joué par le spasme glottique dans ce paroxysme asphyxique.

Les lésions broncho-pulmonaires constatées par les signes physiques durant la vie et vérifiées à l'autopsie, doivent faire admettre l'origine réflexe broncho-pulmonaire de ce spasme de la glotte.

Comme on n'a constaté durant la vie aucune membrane dans le pharynx, ni à l'entrée de l'enfant, ni pendant son séjour ; d'autre part, comme à l'autopsie, la muqueuse laryngée et trachéo-bronchique sont *entièrement libres* de produits membraneux, il semble bien difficile d'incriminer la diphtérie. Tout nous porte à croire que les bacilles de Leffler fournis par la culture du mucus pharyngé ne sont pas à l'état virulent, puisqu'ils n'ont déterminé aucune réaction membraneuse quelconque dans le pharynx et les voies aériennes, et qu'il s'agit d'une diphtérie bactériologique coïncidant avec le processus broncho-pulmonaire au cours duquel a apparu le spasme de la glotte.

rares qu'on ne croyait jadis, et que les lésions pulmonaires constituent le plus souvent un processus morbide
encore mal déterminé, mais relevant généralement d'une
autre cause que de la diphtérie.

Nous voyons de temps à autre des diphtéries laryngo-
trachéo-bronchiques extrêmement extensives qui déterminent la mort ; et à l'autopsie des enfants qui ont succombé, nous trouvons, en même temps que des moules
membraneux, dans tout l'arbre aérien, des foyers d'atélectasie et aussi des lésions très étendues de broncho-
pneumonie. Mais j'ai aussi rencontré dans ces diphtéries
extensives des manifestations très prédominantes d'emphysème, avec quelques rares foyers de splénisation.
D'autre part, j'ai vu guérir un bon nombre d'enfants qui
avaient rejeté des moules membraneux laryngo-trachéaux
et même laryngo-trachéo-bronchiques, sans que la broncho-pneumonie surgisse.

Ce serait donc une erreur de croire que la broncho-

une grande étendue. En outre, l'enfant était atteint d'une diphtérie pharyngée à Læffler. Il succomba dans un état d'adynamie profonde, malgré des
injections de sérum antidiphtérique.

Je ne doute pas que la transformation gangreneuse de l'éruption de varicelle ne soit en rapport avec la suppuration prolongée qui avait affaibli cet
enfant. En voyant ces accidents septiques se développer si constamment
après les injections de sérum de Marmorek, je redoublai de vigilance ; je
recommandai à la surveillante qui pratique très habilement, et sans aucun
accident, les injections de sérum antidiphtérique, de prendre les précautions
les plus strictes pour la stérilisation des instruments.

Mais tout fut inutile, les injections pratiquées par les internes du service,
MM. Bayeux et Ghika, déterminaient les mêmes hyperthermies et les mêmes
infiltrations phlegmoneuses de l'abdomen.

Il ne me restait évidemment qu'à suspendre une médication aussi imparfaite et aussi dangereuse, et je donnai l'ordre de cesser complètement les
injections de sérum antistreptococcique de l'Institut Pasteur dans mon service. J'ai écrit à M. Marmorek pour le prier de venir à l'hôpital Trousseau
constater, de visu, les effets de son sérum, il n'a pas répondu à mon appel.

Que conclure de la tentative malheureuse faite par un expérimentateur
aussi consciencieux et aussi distingué que M. Marmorek, sinon que les
recherches de laboratoire doivent être longuement mûries avant d'être appliquées directement sur l'homme ? Il est vrai que M. Marmorek cherchait à
ouvrir une voie nouvelle et que le terrain n'avait pas été déblayé, comme
dans la diphtérie, par un homme tel que Behring.

diagnostic précis. Lorsque l'on a dû introduire un tube dans le larynx de l'enfant, on était manifestement en présence de phénomènes de suffocation liés à un spasme de la glotte. L'enfant aurait sans doute succombé très vite, si l'on n'eût pas ouvert un passage à l'air en pratiquant le tubage. Le soulagement immédiat qui a suivi l'introduction du tube, la régularisation relative des mouvements respiratoires ne peuvent laisser aucun doute sur le rôle joué par le spasme glottique dans ce paroxysme asphyxique.

Les lésions broncho-pulmonaires constatées par les signes physiques durant la vie et vérifiées à l'autopsie, doivent faire admettre l'origine réflexe broncho-pulmonaire de ce spasme de la glotte.

Comme on n'a constaté durant la vie aucune membrane dans le pharynx, ni à l'entrée de l'enfant, ni pendant son séjour ; d'autre part, comme à l'autopsie, la muqueuse laryngée et trachéo-bronchique sont *entièrement libres* de produits membraneux, il semble bien difficile d'incriminer la diphtérie. Tout nous porte à croire que les bacilles de Loeffler fournis par la culture du mucus pharyngé ne sont pas à l'état virulent, puisqu'ils n'ont déterminé aucune réaction membraneuse quelconque dans le pharynx et les voies aériennes, et qu'il s'agit d'une diphtérie bactériologique coïncidant avec le processus broncho-pulmonaire au cours duquel a apparu le spasme de la glotte.

CHAPITRE XV

LES CARACTÈRES CLINIQUES DU FAUX CROUP GRAVE

Nous avons eu, à la fin du mois de novembre et au commencement du mois de décembre 1896, une série, je pourrais presque dire, une petite épidémie de faux croups graves. Une douzaine d'enfants atteints de laryngite suffocante non membraneuse, avec spasme glottique extrêmement intense, sont entrés dans mon service, et ont dû être tubés.

Nous avons été d'autant plus frappés de la multiplicité de ces faux croups graves, que nous n'avons reçu, à la même époque de l'année, qu'un nombre restreint de croups diphtériques membraneux, avec bacilles de Lœffler, moyens ou longs, constatés dans les cultures sur sérum.

Durant ces trois derniers mois, le mouvement des vrais diphtériques, avec détermination pharyngée ou laryngée, est réduit de plus d'un tiers, au pavillon Bretonnneau, par rapport au mouvement de l'an dernier, dans la même saison.

C'est surtout dans les mois d'hiver que j'ai observé le faux croup grave, pendant les deux années que j'ai eu la direction du service de la diphtérie à l'hôpital Trousseau. En été et au printemps, nous recevons à la section des douteux quelques enfants atteints de laryngite suspecte non diphtérique, mais il est exceptionnel que les phénomènes spasmodiques soient assez intenses, pour que nous soyons obligés de placer un tube dans le larynx. Au contraire, dans la mauvaise saison, les laryngites suffocantes prennent un caractère de gravité tel qu'elles ne le cèdent en rien, à ce point de vue, au croup diphtérique. Sur nos douze faux croups graves tubés, trois sont morts et un quatrième enfant ayant rejeté le tube avec persistance et étant pris, après chaque rejet du tube, d'un spasme menaçant, a dû être trachéotomisé. Huit jours après la trachéotomie, il est impossible d'enlever la canule sans que le spasme laryngien ne se reproduise plus ou moins vite. On a tenté de replacer un tube pour dilater les cordes vocales et pour permettre d'enlever la canule. Nous ne pouvons rien préjuger sur l'avenir de cet enfant. Je me crois donc autorisé à dire, tout au moins pour cette petite épidémie, que les chances de mort ne sont pas moindres dans le faux croup grave que dans le croup diphtérique.

Il est absolument impossible par l'étude la plus attentive des phénomènes de suffocation de distinguer le faux croup du vrai croup. Le spasme phréno-glottique a les mêmes caractères dans les deux cas, les dépressions cervicales et thoraciques sont également accentuées, le cornage est aussi bruyant, la gène respiratoire, la cyanose sont aussi grandes, le pouls paradoxal est aussi fréquent, la nécessité de l'intervention opératoire est aussi urgente.

L'action de la vapeur d'eau est impuissante à apaiser les phénomènes spasmodiques. Le spasme phréno-glottique est tellement violent qu'on doit tuber les enfants en hâte.

Fait bien singulier, il m'a paru que tous les enfants atteints de faux croup grave qui ont survécu avaient un spasme laryngien plus opiniâtre, plus tenace, plus résistant au tube à demeure que les vrais croups diphtériques membraneux. J'ai essayé chez l'un d'eux de pratiquer la dilatation extemporanée. Mais, après dix minutes, le tirage et la suffocation avaient recommencé et j'étais obligé de replacer un tube à demeure. Tous les matins, après vingt-quatre heures, au moment de la visite, ces enfants étaient détubés, par énucléation, pour nous assurer s'ils pouvaient se passer de tube, si le spasme glottique avait cessé. Presque toujours on devait remettre le tube à demeure au bout d'un quart d'heure, d'une demi-heure, etc., et cela pendant huit ou dix jours. Or, il est peu fréquent que les croups diphtériques traités par le sérum doivent conserver le tube plus de deux à trois jours.

Ce n'est donc pas sur la bénignité spéciale des phénomènes de suffocation que nous devons nous appuyer pour distinguer le faux croup grave du vrai croup.

Il faut rechercher avec le plus grand soin, dans le pharynx, sur le vestibule du larynx, sur l'épiglotte, dans les fosses nasales, à la vulve, sur la peau, les vestiges membraneux qui constituent l'empreinte par excellence de la diphtérie. Au moment de l'introduction du tube, on doit examiner les mucosités rejetées par l'enfant ; le moindre débris membraneux bien net, mêlé à l'expectoration, prend une importance d'autant plus considérable que les cultures faites avec le mucus pharyngien donnent des résultats incertains et pourraient même induire en erreur.

Chez presque tous nos enfants atteints de faux croup, l'examen bactériologique des cultures sur sérum, ensemencées avec le mucus pharyngien, a montré des colonies de bacilles courts. Si nous n'avions pas fait l'examen nécroscopique de trois de nos petites malades, après un séjour de moins de quarante-huit heures dans nos salles, nous pourrions conserver quelques doutes sur la nature diphtérique des accidents laryngés, après la constatation du bacille court. Nous pourrions supposer qu'il s'agissait peut-être de croup d'emblée, sans manifestations membraneuses pharyngées ou nasales.

Mais dans les trois autopsies, nous n'avons relevé aucune apparence de membrane, ni dans le larynx, ni dans l'arbre trachéo-bronchique.

Il est donc bien avéré que le bacille court, sur la nature et la spécificité duquel les bactériologistes sont encore loin de s'entendre, ne nous fournit aucune indication certaine sur la nature du processus laryngien en évolution. Nous ne sommes nullement autorisés à poser le diagnostic de croup d'emblée, lorsque nous sommes en présence d'une laryngite suffocante, sans aucun vestige membraneux, alors même que nous obtenons des cultures de bacilles courts avec le mucus pharyngien. Beaucoup d'enfants ont normalement du bacille court dans le pharynx à l'état de santé ; le fait est admis par tous les bactériologistes et les cliniciens.

La constatation de ce bacille dans les pharyngites ne donne pas de signe certain pour établir notre diagnostic ; il en est exactement de même pour les laryngites.

Les enfants atteints de faux croup grave que j'ai observés avaient en général une température de 39° et même de 40°.

Tous ont reçu des injections de sérum antidiphtérique ; il me paraît préférable de pratiquer des injections de sérum à tous les enfants atteints de laryngite suffocante, dans l'incertitude initiale où nous sommes sur la cause du spasme glottique.

Le faux croup grave étant plus rare que le croup diphtérique, mieux vaut faire courir aux enfants les risques des accidents sériques, que de s'exposer à les priver dans ces circonstances, d'un remède très efficace contre le croup membraneux. Nous n'avons d'ailleurs aucune substance qui agisse sûrement contre le spasme de la laryngite suffocante.

Peut-être dans ces élévations thermiques habituelles au cours du faux croup, peut-on incriminer dans une faible mesure le sérum ? Mais la température n'étant pas d'ordinaire élevée dans les croups membraneux sans complications pulmonaires, nous devons rester dans le doute.

Chez les trois enfants atteints de faux croup grave qui sont morts, nous avons trouvé des lésions plus ou moins étendues dans les poumons, des lésions broncho-pulmonaires prédominantes aux bases, en arrière. Dans l'observation clinique qui sera relatée ci-dessous, il y avait, outre les altérations du parenchyme pulmonaire, d'anciennes adénopathies trachéo-bronchiques caséeuses, ayant un volume très notable.

Pendant la vie les difficultés de l'exploration physique du thorax sont telles chez les enfants qui suffoquent ou qui sont porteurs d'un tube, que bien souvent il n'est pas possible de topographier les lésions pulmonaires par l'auscultation ou la percussion.

L'étude de la marche de la température est, en pareille circonstance, le guide le plus sûr pour apprécier avec probabilité les complications thoraciques. Cette remarque pour le faux croup a son application également pour le croup vrai.

Comme les enfants dont nous avons fait l'autopsie sont morts après avoir été tubés pendant vingt-quatre ou quarante-huit heures, il n'est pas aisé de démêler les lésions initiales dans le larynx. La muqueuse est un peu rosée, mais il n'y a que peu de gonflement et pas de boursouflure, d'infiltration sous-muqueuse apparente ; dans un cas même la muqueuse laryngée avait sa coloration normale. On est très étonné de voir que des lésions catarrhales aussi superficielles de la muqueuse laryngée déterminent des troubles spasmodiques aussi redoutables.

Il me paraît bien difficile de faire la part qui revient aux lésions laryngées, aux lésions broncho-pulmonaires, aux adénopathies trachéo-bronchiques dans la pathogénie du spasme laryngien au cours du faux croup. J'ai signalé plus haut des cas de spasme de la glotte sans lésions laryngées, coïncidant avec des lésions de broncho-pneumonie. N'est-il pas vraisemblable que, sous le nom de faux croup grave, nous englobons des faits dans lesquels les lésions sont plus variées qu'on ne le supposerait, et qui n'ont comme trait commun symptomatique que les phénomènes de suffocation avec spasme phréno-glottique ?

Observation de faux croup grave mortel avec broncho-pneumonie et adénopathie trachéo-bronchique. Relevée par M. Bayeux, interne du service.

Léon, âgé de vingt-cinq mois, entre à l'hôpital Trousseau, pavillon Bretonneau, le 5 décembre 1896.

Cet enfant arrive à 5 heures du soir, dans un état laryngo-spasmodique très intense.

Il est pâle, en sueur, avec une respiration lente, extrêmement pénible : les veines du cou sont gonflées de sang, les yeux brillants.

On le place dans la chambre de vapeur.

Renseignements pris, on apprend qu'il est malade depuis deux jours : il a été pris de toux rauque l'avant-veille au soir, brusquement ; sa voix s'est couverte : elle est rauque à l'entrée. — Pas d'autres renseignements.

La température est à 38°.

Le pouls est petit, paradoxal.

A 5 heures et demie, il devient nécessaire de le tuber ; à cause de sa grande fatigue, on lui laisse le tube ; l'obstruction semble peu à redouter, car l'examen de la gorge ne décèle *aucun exsudat*, et le cathétérisme laryngé au moyen du tube n'a provoqué l'évacuation d'aucun débris membraneux.

Toutefois, en prévision d'un processus diphtérique possible, on pratique une injection de 20 centimètres cubes de sérum.

6 décembre. — La nuit a été assez bonne ; toutefois, l'enfant tousse beaucoup ; il présente une dysphagie notable, et boit très mal avec son tube.

Il a craché, cette nuit, une certaine quantité de muco-pus.

A 10 heures du matin, après dix-sept heures de tubage, on enlève le tube. L'énucléation est suivie du rejet d'une grande quantité de pus ; la toux est intense, quinteuse, très pénible, dure dix minutes environ, après quoi l'enfant se calme un peu et se met à respirer assez facilement.

Un quart d'heure après, le tirage reprend, et un second tubage s'impose à midi et demi.

La température ce matin est à 38°,2.

La respiration à 48.

Le pouls faible, régulier, à 160.

L'examen de la culture sur sérum ne donne pas de résultat ; on en pratique une nouvelle.

Auscultant l'enfant tubé, on entend de gros râles bronchiques disséminés, sans souffle.

Température à 4 heures du soir, 39°,4.

7 décembre. — A 1 heure du matin, l'enfant s'agite et semble pris d'une angoisse subite : la respiration s'accélère, devient anxieuse et le bruit tubaire prend un timbre serratique. On pense alors à des phénomènes d'obstruction lente, on enlève le tube, lequel est parfaitement perméable : l'état de l'enfant ne se modifie pas. — On est alors frappé de la sensation de chaleur que donne à la main la peau de l'enfant.

La température, prise séance tenante, s'élève à 40°,1. — Le nombre des respirations est de 80.

Auscultant de nouveau l'enfant, on constate la présence d'un souffle tubaire s'étendant : à droite, dans les deux tiers inférieurs du poumon ; à gauche, dans le tiers supérieur.

Des mouvements convulsifs agitent les membres et les paupières : les yeux sont fixes, brillants.

La peau est sèche, d'une chaleur mordicante.

Bains à 30° toutes les 3 heures, pour le reste de la nuit.

La respiration est pénible, sifflante. — Retubage.

A 7 heures du matin, la température est à 40°,3, l'état général est aussi mauvais, la température ne s'abaisse que de quelques dixièmes après les bains ; on détube l'enfant dont la respiration s'accompagne d'un gargouillement intense. Pas d'amélioration.

Bientôt, l'enfant agonise ; il se recouvre d'une sueur abondante. La température monte à 42°,1 et il meurt à 10 heures un quart.

L'examen de la deuxième culture a *montré des formes bacillaires courtes.*

A l'autopsie, pratiquée le 8 décembre, on note :

Pas trace de fausses membranes, ni dans le larynx, ni dans la trachée.

L'épiglotte, à sa face postérieure, le vestibule, les cordes vocales supérieures, sont rouges, un peu congestionnés, sans lésions érosives.

La glotte est saine, ainsi que la région cricoïdienne.

La trachée est livide, ainsi que les bronches; un exsudat muco-purulent abondant et épais les encombre.

Les poumons présentent plusieurs gros blocs de broncho-pneumonie hémorragique; un premier occupant tout le lobe moyen du côté droit, un deuxième tout le lobe inférieur droit; deux autres, gros chacun comme une noisette, au milieu des lobes supérieurs.

Ces noyaux sont entourés d'une zone d'emphysème cortical, couleur *paille*, tranchant sur la couleur *rouge vineux* des blocs d'hépatisation.

En outre, le pédicule de chaque poumon est entouré de ganglions volumineux : l'un à la racine de la bronche droite, dans l'espace inter-trachéo-bronchique, est du volume d'un œuf de pigeon ; les autres, au nombre de quatre, sont de la grosseur d'une noix : — tous ces ganglions, à la coupe, laissent sortir un abondant magma caséeux.

Le plus gros ganglion présente, à son centre, une cavité pleine d'un liquide épais, louche.

Le cœur est sain en apparence, en systole. Les reins sont légèrement congestionnés. Pas de lésions notables des autres viscères.

*Faux croup grave. Diphtérie bactériologique du pharynx.
Broncho-pneumonie. Mort. Autopsie.*

B..., Émile, âgé de cinq mois, entré le 16 novembre 1896.

Antécédents : l'enfant est nourri au biberon, il est malade depuis quatre jours. Traitement en ville, un vomitif.

Le 16 novembre. — A l'entrée à 11 heures du matin, tirage en corset, l'enfant est pâle mais peu cyanosé, il y a de fortes dépressions latérales des fausses côtes, le pharynx ne présente pas de fausses membranes.

Auscultation (avant le tubage) on ne peut pas entendre le murmure vésiculaire dans les poumons.

Tubage avec le tube d'un an : on constate en passant le tube un spasme des cordes vocales qui fermait l'orifice glottique.

Après le tubage l'enfant respire, mais les dépressions du tirage persistent pendant quelques instants ; l'auscultation pratiquée après le tubage permet d'entendre le murmure vésiculaire.

La température a été de 37°,2 le matin et 37°,6 le soir.

Injection de 10 centimètres cubes de sérum le matin.

Le 17 novembre. — Examen bactériologique : *Lœffler court.*

Température : 40°.

Auscultation : gros ronchus disséminés, mais souffle douteux à droite (l'enfant a son tube).

A 10 heures 1/2 l'enfant *rejette son tube*, après vingt-un heures de séjour, dans un accès de toux ; la respiration qui était peu fréquente quand le tube était en place, acquiert une fréquence de plus en plus grande ; bientôt il y a quatre-vingts respirations à la minute et il faut retuber l'enfant. Avant le tubage on ausculte : le murmure vésiculaire est perçu sans modifications à gauche, mais il y a un peu de souffle à droite, le cornage est assez intense.

Le tirage n'a plus les mêmes caractères que la veille : il y a bien des dépressions latérales sous les mamelons, mais le type de cette respiration semble être celui de la broncho-pneumonie. Donc à 11 heures du matin, *nouveau tubage.*

L'enfant prend des bains tièdes depuis le matin.

La journée se passe sans incident.

Température 38°,5 le soir.

L'enfant *rejette son tube* à 5 heures (six heures de séjour).

Il est *retubé à 7 heures*, avec un tube de 3 ans.

Le 18 novembre. — *Mort* à 1 heure du matin. Enucléation du tube après la mort (six heures de séjour).

Autopsie pratiquée le 19 novembre.

Pas de membrane laryngée, ni trachéale, ni pharyngée ; donc diphtérie bactériologique.

Exulcération superficielle sur la partie latérale gauche du cricoïde. Aucune lésion des cordes vocales.

Poumon droit : broncho-pneumonie hémorragique circonscrite dans les trois lobes.

Poumon gauche : lésions analogues dans le lobe inférieur, emphysème dans le supérieur.

La surface des deux poumons, surtout à gauche, est rosée à cause d'un emphysème marqué des lobules formant une couche emphysémateuse à la périphérie.

Faux croup grave. Diphtérie bactériologique du pharynx.
Infarctus pulmonaire. — Mort. Autopsie.

M..., Paul, âgé de dix-sept mois, entré le 12 novembre 1896.

Le 12 novembre. — A 2 heures de l'après-midi à son *entrée*, l'enfant a la toux rauque et la voix claire ; il corne, mais on ne remarque pas de signes de tirage. Il est placé dans la chambre de vapeur. Les parents racontent qu'il n'a jamais été malade, qu'il a été pris subitement le matin même de toux rauque.

Dans l'après-midi il reçoit à 2 heures et à 2 heures 1/2 une cuillerée à café de solution de codéine : soit 2/3 de centigramme.

Jusqu'à 7 heures il dort sans tirer d'une manière appréciable.

A cette heure, à la contre-visite, on constate une légère dépression épigastrique médiane et latérale des fausses côtes.

Il n'y a pas de jetage.

Dans le pharynx on ne voit *pas de fausses membranes*, mais du muco-pus. La température est de 37°,6, l'adénopathie sous-maxillaire est modérée ; l'ensemencement du mucus pharyngé examiné le lendemain donne, malgré l'absence d'exsudats, du *Lœffler court*.

A 7 heures 1/2 subitement, à l'étonnement de l'interne et du personnel, l'enfant est pris d'un accès de suffocation violent : il devient blême, se cyanose, et les dépressions du tirage s'accentuent fortement : on le porte rapidement à Bretonneau et l'enfant est *tubé* par l'interne de garde. Il crache du muco-pus.

A 11 heures du soir il *rejette son tube* dans un accès de toux, mais on ne le voit pas cracher de fausses membranes ; le tirage reparaît rapidement et nécessite le *tubage* qui est pratiqué à minuit par l'interne de garde.

Le 13 novembre. — Le matin l'enfant a 38° ; son état n'est pas mauvais, on note seulement un peu de fréquence de la respiration. Malgré l'absence de fausses membranes on lui injecte 20 centimètres cubes de sérum.

A midi on *énuclée le tube* qui ne présente pas trace d'obstruction. Il était resté en place quatre heures une première fois, puis douze heures.

A 4 heures 1/2, l'enfant recommence à tirer, il y a en même temps du cornage. La respiration est musicale par moments, elle est très fréquente : 60 à la minute.

L'auscultation ne donne encore aucun renseignement, la température continue à s'élever à 39°.

En présence du tirage, on pratique le *tubage*, l'enfant paraît soulagé. On commence à le baigner à cause de l'hyperthermie (bains à 30°), la nuit se passe sans incident nouveau.

Le 14 novembre. — L'enfant a toujours son tube. La respiration est fréquente et la température s'élève encore ; on continue les bains. Rien à l'auscultation, 39°,8.

On note une rougeur scarlatiniforme disparaissant à la pression du doigt, sur toute la moitié supérieure du corps et de la face.

Le soir : température 40°.

Apparition d'une diarrhée assez fétide.

Température 39°.

15 novembre. — On entend au niveau de la trachée et du larynx du gargouillement, et l'enfant crache du muco-pus.

Énucléation du tube à 11 heures 1/2. On excite l'enfant à tousser et cracher, on lui donne un bain sinapisé. L'état de l'enfant ne s'améliore pas.

La respiration est fréquente, 68 par minute.

On entend à l'auscultation quelques gros râles, mais pas de souffle.

A midi, teinte légèrement cyanotique de la peau qui est froide. Le pouls est faible, très fréquent.

Le soir, le thermomètre marque 40°,6, la cyanose a augmenté.

La gêne respiratoire est considérable : l'enfant fait à chaque inspiration un mouvement de renversement de la tête en arrière et, en raison de la fréquence de la respiration, on voit un véritable mouvement d'oscillation continue de la tête ; le gargouillement trachéal persiste malgré l'administration d'un peu d'ipéca qui n'est suivie que de quelques efforts de vomissement sans résultat appréciable.

Les bains sont continués depuis deux jours sans interruption, mais l'état de l'enfant empire de plus en plus et la *mort* survient à 8 heures du soir.

Autopsie pratiquée le 17 novembre.

Le pharynx et les bords de l'épiglotte présentent une muqueuse rouge, mais *pas de fausses membranes.*

Les cordes vocales paraissent tout à fait saines ainsi que le vestibule.

Sur les côtés du cricoïde et surtout à gauche, *petites érosions* superficielles, allongées et environnées d'une zone anémiée (l'enfant a eu le tube 4 heures + 12 heures + 43 heures).

Pas de membranes dans la trachée dont la muqueuse est rouge ; des grosses bronches vient du muco-pus d'aspect très séreux.

Poumons : dans le poumon gauche peu ou pas de lésions, sauf un peu d'emphysème dans les couches superficielles.

Dans le poumon droit, à la base (lobe inférieur), quelques noyaux de broncho-pneumonie très discrets.

Dans le lobe moyen grand foyer de broncho-pneumonie, d'aspect hémorragique, ressemblant à un infarctus.

Cœur : ventricule gauche, rien d'anormal.

Ventricule droit, un caillot vermiforme attaché aux piliers de la paroi postérieure remonte par l'infundibulum dans l'artère pulmonaire. Ce caillot est formé par un noyau blanc environné de couches de sang noir coagulé ; la partie centrale blanche ne peut pas être suivie au delà de la bifurcation de l'artère, point où le caillot se bifurque lui-même ; la branche droite de bifurcation se continue par un filament fin et rouge noirâtre, avec un caillot volumineux que l'on trouve dans la branche de ramification de l'artère pulmonaire, qui correspond au lobe moyen du poumon droit, lobe où l'on avait noté des lésions ayant l'aspect d'un infarctus. Ce caillot a un noyau blanc comme celui du ventricule, il se ramifie et oblitère plusieurs branches artérielles. Il semble être plutôt thrombosique qu'embolique.

Dans les autres organes, on ne trouve pas d'infarctus semblables à ceux du poumon.

Les reins sont un peu livides à la coupe.

*Laryngite aiguë suffocante, associée à la broncho-pneumonie.
Diphtérie bactériologique du pharynx à bacilles moyens.*

B..., Émile, âgé de dix-neuf mois, entré le 7 novembre 1896.

L'enfant est malade depuis deux jours, il tire depuis vingt-quatre heures.

7 novembre. — A 10 heures du matin, à l'entrée, il a la toux rauque, la voix claire ; l'enfant tire d'une façon assez intense et continue : il n'y a pas de grandes dépressions, c'est un petit tirage enceinture, et pourtant il y a de la cyanose de la face et des extrémités.

La respiration est fréquente, 50 par minute, sonore quand on excite l'enfant ; on place l'enfant dans la chambre de vapeur et on lui donne deux cuillerées à café de solution de codéine à 10 heures et à 10 heures 1/2 ; on lui injecte 20 centimètres cubes de sérum.

Cependant l'examen du pharynx qui est difficile, permet de constater qu'il n'y a *pas de membranes.*

Adénopathie sous-maxillaire légère.

Au point de vue bactériologique, Lœffler moyen.

A midi, le tirage ayant augmenté, l'enfant se fatigue ; on essaie *la dilatation ;* l'enfant reçoit un tube qui est laissé en place deux minutes et demie. C'est un tube de deux à trois ans, la respiration se régularise, l'enfant paraît calmé.

Mais le cornage reparaît au bout de cinq minutes, le tirage reprend au bout de dix minutes.

L'enfant se fatigue de plus en plus, et *on lui met un tube* à demeure un quart d'heure après la première introduction : soulagement immédiat.

L'après-midi l'enfant a dormi. Le soir : température 40°.

L'enfant prend des bains tièdes depuis l'après-midi. Température 39°.

Le 8 novembre. — Pharynx rouge sans exsudat. Respiration et pouls très fréquents.

On continue les bains, et on injecte 20 centimètres cubes de sérum.

Le soir : 7 heures 3/4, il rejette son tube et s'en passe toute la nuit.

Température 39°,6 ; il avait eu le tube trente-deux heures, il ne l'a pas eu depuis.

Le 9 novembre. — Température 38°,6.

La respiration est plus calme bien qu'encore fréquente.

A l'auscultation, on entend un souffle assez étendu à la base du poumon gauche.

A dater de ce jour, la respiration est restée fréquente d'environ 60 par minute, la température a oscillé entre 37°,6 et 39°.

L'enfant était baigné pendant les périodes d'hyperthermie.

Le souffle du côté gauche a été jusqu'au 20 novembre d'une étendue considérable. On entendait même un peu de souffle à la base droite.

Le 18 novembre. — Poussée fébrile à 39°, qui dure.

Le 19 novembre. — S'éteint définitivement.

Le 22 novembre. — Depuis ce jour, la température ne dépasse pas 37°,4 on entend toujours le souffle à gauche qui est encore considérable.

Bon état général. Le 1ᵉʳ décembre la convalescence marche régulièrement.

Faux croup grave. — *Diphtérie bactériologique à bacilles courts.*

B..., Aimée-Jeanne, âgée de vingt-deux mois, entrée le 20 novembre 1896.

Antécédents. — L'enfant est malade depuis le 19 (la veille), elle tire depuis le 20 à 4 heures du matin.

Le 20 novembre. — *A l'entrée*, 11 heures du soir : toux rauque, voix légèrement éteinte, tirage assez intense pour nécessiter le *tubage* vers 11 heures du soir : (tube de deux ans) ; on essaye d'enlever le tube, mais le tirage reparaît ; alors retubage.

On la place dans la chambre de vapeur.

Injection de 20 centimètres cubes de sérum. Température 38°. Pharynx : *pas d'exsudat.*

Le 21 novembre. — Examen bactériologique : *bacilles courts.* Température 38°,6.

La respiration est fréquente ; on entend barboter le pus dans la trachée et le pharynx.

A l'examen du pharynx ; beaucoup de muco-pus, mais pas d'exsudat.

A 9 heures 1/2, *énucléation* du tube (il est resté en place dix heures et demie), alors commence le cornage, et même le tirage reprend.

On injecte 20 centimètres cubes de sérum.

A 10 heures 1/2, on *repasse un tube* qu'on laisse à demeure (dix heures de séjour).

A 8 heures du soir, on essaie d'enlever le tube : l'enfant se remet à tirer et on est obligé de remettre le tube à 9 heures du soir. Température 39°.

Le 22 novembre. — L'enfant est calme avec son tube. Température 38°.

A 11 heures 1/2, *détubage* (après quatorze heures).

Codéine à 11 heures et 11 heures 1/2, une cuillerée à café de solution chaque fois. Dans l'après-midi, l'enfant recommence à tirer. Le soir à 11 heures : *tubage* avec un tube de trois ans. Température 38°,4.

Le 23 novembre. — Température 38°. *Énucléation* du tube à 9 heures 1/2 (dix heures de séjour), tube obstrué par du pus. Solution de codéine, une cuillerée à café (1/3 de centigr.) à 10 heures.

Dans l'après-midi, l'enfant tire de nouveau. A 7 heures 1/2, *tubage.* Température 38°,6.

Le 24 novembre. — Température 37°,8. Détubage à 11 heures du matin (seize heures). *Retubée* à midi. Température 38°,2.

Le 25 novembre. — Température 37°,8 le matin ; 38°,2 le soir. L'enfant garde son tube toute la journée.

Les urines présentent 0,50 centigrammes d'albumine.

Le 26 novembre. — Température 37°,6. *Détubée* à 11 heures du matin (quarante-sept heures); solution de codéine, une cuillerée à café. *Retubée* à 2 heures 1/2. Température, le soir 38°.

Le 27 novembre. — Température 37°,4 le matin; 37°,6 le soir.

L'enfant garde le tube toute la journée et le lendemain. Elle reste en observation.

On doit remarquer que dans ces quatre derniers cas de faux croup grave le spasme phéno-glottique a été beaucoup plus persistant qu'il ne l'est habituellement dans le croup diphtérique membraneux et que les enfants ont dû tous garder le tube à demeure. Il est vrai qu'il s'agit d'enfants au-dessous de deux ans chez lesquels nous savons que le spasme est plus durable.

CHAPITRE XVI

LES COMPLICATIONS BRONCHO-PULMONAIRES DU CROUP

BRONCHO-PNEUMONIE. — EMPHYSÈME. — TUBERCULOSE

Le contingent le plus important de la mortalité chez les enfants atteints de croup, traités par le sérum antidiphtérique, nous est fourni par ceux qui présentent des complications broncho-pulmonaires soit précoces, soit tardives. Il n'est pas téméraire d'avancer qu'il est de règle, dans les autopsies qu'on pratique au pavillon Bretonneau, de relever des lésions plus ou moins étendues de bronchopneumonie, associées ou non à des altérations tuberculeuses du parenchyme pulmonaire ou des ganglions trachéo-bronchiques.

J'ai demandé aux internes du service de la diphtérie MM. Audion et Bayeux de me dresser le tableau de la mortalité de nos croups pendant deux mois pris au hasard, ceux de septembre et d'octobre 1896. Voici les chiffres qui m'ont été fournis. En septembre :

Enfants atteints du croup	44
Guéris après ou sans intervention opératoire	37
Morts après intervention, tubage ou trachéotomie	7
Morts par broncho-pneumonie initiale	6
— — tardive	1
Guéri après broncho-pneumonie initiale	1
— — tardive	1

En octobre 1896 nous avons eu :

Croups ou laryngites diphtériques.   49
Guéris (un bon nombre sans intervention opéra-
   toire).   43
Morts (*tous tubés ou trachéotomisés*).   6
Morts par broncho-pneumonie initiale.   5
Mort par collapsus cardiaque.   1

Le sérum antidiphtérique dont l'action antimembraneuse et curative est si évidente dans le croup vulgaire,
m'a paru inefficace dans le plus grand nombre des cas,
lorsque des complications broncho-pulmonaires sont associées à la diphtérie laryngée et au spasme phréno-glottique.

Nous avons injecté de nouvelles doses de sérum après
l'injection initiale, dans l'espoir de faire baisser la température, suivant les indications qui avaient été primitivement données par M. Roux et ses collaborateurs ; nous
n'avons pas obtenu de résultats appréciables. Je ne rappellerai que pour mémoire les tentatives malheureusés que
j'ai faites avec le sérum antistreptococcique de M. Marmorek, pour combattre ces complications pulmonaires ;
j'ai dû bien vite renoncer à employer un remède aussi
dangereux [1].

[1] A part la communication qui a été faite par M. Chantemesse, attaché à
l'Institut Pasteur, sur le traitement de l'érysipèle, il faut bien reconnaître que
la plupart des médecins n'ont pas été satisfaits du sérum de M. Marmorek.
— M. Josias, qui l'a expérimenté dans la scarlatine, n'en a obtenu aucun bon
effet. Les accoucheurs des hôpitaux, à une grande majorité, se sont prononcés
contre l'emploi de ce sérum pour le traitement de l'infection puerpérale.

J'ai appris qu'un de mes collègues de l'hôpital Trousseau, qui avait essayé
le sérum de Marmorek contre les complications broncho-pulmonaires de la
rougeole, avait dû bien vite y renoncer.

A la fin de l'année dernière, j'ai commencé moi-même de faire pratiquer
des injections de sérum antistreptococcique, fourni par l'Institut Pasteur, à
quelques enfants atteints de croup avec lésions broncho-pulmonaires. Tous les
médecins savent que les moyens dont nous disposons pour combattre la
broncho-pneumonie sont bien infidèles ; la balnéation, les enveloppements
humides, les inhalations d'oxygène, l'alcool, etc., échouent trop souvent, et la
plupart des enfants que nous perdons tardivement au pavillon Bretonneau
meurent par le poumon.

Comme il est assez généralement accepté que les broncho-pneumonies

Nous devons donc accepter que le sérum antidiphté-rique, impuissant en général à entraver l'évolution fatale des diphtéries toxiques, l'est aussi pour entraver la marche des broncho-pneumonies qui emportent encore un grand nombre d'enfants atteints de croup.

Cette inefficacité du sérum dans ces circonstances, nous permet de présumer avec beaucoup de vraisemblance, que les broncho-pneumonies de nature diphtérique sont plus

diphtériques sont liées à des infections secondaires et que l'on y retrouve fréquemment le streptocoque, je me suis cru autorisé, faute de mieux, à tenter des injections de sérum antistreptococcique. Un des enfants ainsi traités, atteint d'une broncho-pneumonie très grave, ayant survécu après des injections multiples, je signalai le fait à M. Marmorek et je fus encouragé à continuer mes tentatives. Mais je ne tardai pas à m'apercevoir que l'évolution de la broncho-pneumonie n'était que peu ou pas modifiée et, dès ce moment, je me trouvai en présence d'accidents locaux qui suivaient constamment les injections. Les enfants injectés avaient des abcès volumineux qui décollaient une surface plus ou moins étendue des téguments de l'abdomen.

Néanmoins je ne voulus pas abandonner immédiatement le remède de M. Marmorek; j'avais vu déjà en janvier et février 1895 des échantillons de sérum antidiphtérique déterminer des accidents semblables, et je pensais que M. Marmorek, de même que M. Roux, arriverait à rendre son sérum aseptique; les abcès consécutifs aux injections de sérum antidiphtérique sont devenus assez rares maintenant.

Mais en février et mars 1896, les choses allèrent de mal en pis; je fis injecter des doses de 10 et de 20 centimètres cubes de sérum anti-streptococcique à une dizaine d'enfants atteints d'amygdalites membraneuses à streptocoques, avec ou sans Lœffler.

Je me proposais de rechercher l'action anti-membraneuse du sérum de Marmorek dans ces conditions; mais les troubles produits par le remède étaient bien autrement graves que ceux de la maladie elle-même.

La température s'élevait de 2 ou 3 degrés, quelques heures après l'injection: la peau de la paroi abdominale devenait rouge, tendue et très douloureuse; plusieurs fois, le lendemain de l'injection, j'ai cru être en présence d'un érysipèle phlegmoneux de la paroi abdominale.

Les enfants étaient prostrés, avec la langue sèche; la température se maintenait à 40° pendant deux ou trois jours et, à ce moment, le pus commençait à se collecter sous la peau de l'abdomen. J'étais obligé, pendant ce temps, de faire baigner les enfants toutes les trois heures pour abaisser la température. Lorsque le pus était évacué par une incision, la fièvre tombait et l'état général s'améliorait.

Aucun des enfants ainsi traités n'a succombé aux suites directes des injections de sérum; mais nous devions conserver, pendant huit ou quinze jours, les petits malades, jusqu'à ce que leur foyer purulent fût tari.

L'un des enfants, ainsi injecté, fut emporté par sa mère avant que la peau de l'abdomen ne fût recollée et que l'ouverture du phlegmon ne fût refermée.

Quatre semaines plus tard, on nous rapporta l'enfant avec une éruption de varicelle présentant un aspect purpurique, puis gangréneux; la plaie de l'abdomen suppurait toujours abondamment, le décollement persistait sur rares qu'on ne croyait jadis, et que les lésions pulmonaires constituent le plus souvent un processus morbide encore mal déterminé, mais relevant généralement d'une autre cause que de la diphtérie.

Nous voyons de temps à autre des diphtéries laryngo-trachéo-bronchiques extrêmement extensives qui déterminent la mort ; et à l'autopsie des enfants qui ont succombé, nous trouvons, en même temps que des moules membraneux, dans tout l'arbre aérien, des foyers d'atélectasie et aussi des lésions très étendues de broncho-pneumonie. Mais j'ai aussi rencontré dans ces diphtéries extensives des manifestations très prédominantes d'emphysème, avec quelques rares foyers de splénisation. D'autre part, j'ai vu guérir un bon nombre d'enfants qui avaient rejeté des moules membraneux laryngo-trachéaux et même laryngo-trachéo-bronchiques, sans que la broncho-pneumonie surgisse.

Ce serait donc une erreur de croire que la broncho-

une grande étendue. En outre, l'enfant était atteint d'une diphtérie pharyngée à Lœffler. Il succomba dans un état d'adynamie profonde, malgré des injections de sérum antidiphtérique.

Je ne doute pas que la transformation gangreneuse de l'éruption de varicelle ne soit en rapport avec la suppuration prolongée qui avait affaibli cet enfant. En voyant ces accidents septiques se développer si constamment après les injections de sérum de Marmorek, je redoublai de vigilance ; je recommandai à la surveillante qui pratique très habilement, et sans aucun accident, les injections de sérum antidiphtérique, de prendre les précautions les plus strictes pour la stérilisation des instruments.

Mais tout fut inutile, les injections pratiquées par les internes du service, MM. Bayeux et Ghika, déterminaient les mêmes hyperthermies et les mêmes infiltrations phlegmoneuses de l'abdomen.

Il ne me restait évidemment qu'à suspendre une médication aussi imparfaite et aussi dangereuse, et je donnai l'ordre de cesser complètement les injections de sérum antistreptococcique de l'Institut Pasteur dans mon service. J'ai écrit à M. Marmorek pour le prier de venir à l'hôpital Trousseau constater, *de visu*, les effets de son sérum, il n'a pas répondu à mon appel.

Que conclure de la tentative malheureuse faite par un expérimentateur aussi consciencieux et aussi distingué que M. Marmorek, sinon que les recherches de laboratoire doivent être longuement mûries avant d'être appliquées directement sur l'homme ? Il est vrai que M. Marmorek cherchait à ouvrir une voie nouvelle et que le terrain n'avait pas été déblayé, comme dans la diphtérie, par un homme tel que Behring.

pneumonie au cours du croup est toujours une lésion propagée du tronc aux branches de l'arbre aérien. Le plus souvent les exsudats sont circonscrits au pharynx et au larynx et nous n'en constatons pas moins des lésions coexistantes de broncho-pneumonie extrêmement étendues et extrêmement graves. Celles-ci sont d'ailleurs banales, n'offrent aucun caractère anatomique qui permette de les distinguer des lésions similaires si communes dans les poumons des enfants ; tantôt quelques lobules disséminés sont touchés ; plus habituellement les lobes inférieurs sont le siège d'une densification pseudo-lobaire.

L'aspect hémorragique du parenchyme pulmonaire à la coupe se rencontre surtout dans les cas de diphtérie extensive et spécialement dans les diphtéries toxiques du pharynx, même sans propagation au larynx. Il est très admissible que les toxines diphtériques puissent produire de semblables infiltrations hémorragiques chez l'enfant, comme on le voit dans l'intoxication diphtérique expérimentale des animaux. Mais qu'on ne s'attende pas, dans la majorité des cas, à rencontrer des lésions hémorragiques : la broncho-pneumonie qui complique le croup ne saurait être reconnue généralement sur la table d'autopsie, si l'on était privé des commémoratifs cliniques.

L'inefficacité du sérum, la non-continuité des lésions du larynx jusque dans les lobules pulmonaires, l'aspect vulgaire des altérations du parenchyme pulmonaire, forment un faisceau de preuves en faveur de l'indépendance de la broncho-pneumonie, du croup.

Il s'agit là d'un véritable complexus morbide de plusieurs infections, l'une bien déterminée, la diphtérie, l'autre encore obscure dans ses causes, la broncho-pneumonie.

On a dit que l'association du bacille diphtérique au

streptocoque, pullulant si facilement dans le poumon, exaltait sa virulence et *vice versa*. J'accepte volontiers cette ingénieuse hypothèse scientifique; mais, en attendant qu'elle soit démontrée, je puis déclarer, avec tous les médecins, que cette dualité morbide (la diphtérie laryngée et la broncho-pneumonie) forme une association clinique évidente et très redoutable.

Il m'a paru que cette association clinique, cette super-position de la broncho-pneumonie à la diphtérie, avait son maximum de fréquence dans certaines circonstances que je vais indiquer rapidement.

En hiver, dans les mois froids et brumeux, le croup se complique plus souvent de broncho-pneumonie qu'en été. Cela est vrai aussi pour le faux croup, pour les laryn-gites aiguës graves, comme j'en ai cité récemment des exemples. Rien de surprenant à cela. Ne savons-nous pas que si les phlegmasies du tube digestif chez les enfants sont plus communes en été, les inflammations des voies aériennes sont bien plus fréquentes en hiver?

Mais il y a plus, presque tous nos enfants qui, en sep-tembre et en octobre 1896, ont eu des complications pulmonaires, avaient dû être tubés à cause de l'obstruc-tion laryngée menaçante.

Le tubage est une opération non sanglante, plus avan-tageuse que la trachéotomie, quand elle est possible à l'hôpital ou dans la clientèle, mais le tubage n'est pas une opération inoffensive. Malgré le retrait du fil, la déglutition est troublée par le pavillon du tube, le rejet du muco-pus et des membranes ne se fait pas toujours bien par le calibre du tube, et il est certain que les complications se montrent plus souvent chez les enfants tubés que chez ceux qui ont pu guérir sans tubage.

Les enfants qui sont porteurs de lésions tuberculeuses

antérieurement latentes, soit dans le parenchyme pulmonaire, soit dans les ganglions bronchiques, sont aussi plus prédisposés à ces complications, si l'on en juge par le très grand nombre de foyers tuberculeux qui sont des trouvailles d'autopsie.

La contagion joue très probablement aussi un rôle dans le développement de ces complications broncho-pulmonaires. La plupart des médecins acceptent cette notion causale bien appuyée sur la doctrine microbienne. Je m'y suis conformé dans la pratique et j'ai toujours fait isoler les enfants atteints de broncho-pneumonie. Le cloisonnement actuel du pavillon Bretonneau se prête assez bien à ces séparations des enfants suspects. Mais comme j'ai vu la contagion s'exercer surtout dans les mois d'hiver, je reste dans le doute sur la part réciproque qu'il convient d'attribuer à la saison et à la contagion dans le développement des broncho-pneumonies[1].

Il est fort utile, aussi bien pour prendre des mesures d'isolement que pour être fixé sur la gravité pronostique du cas en évolution, de reconnaître si l'on se trouve ou non en présence d'un croup compliqué.

Nous savons que le diagnostic de la broncho-pneumonie, surtout dans les premiers jours, doit être porté bien plus d'après les troubles fonctionnels de l'appareil respiratoire, que d'après les signes fournis par l'exploration physique du thorax. Ces derniers signes qui, chez l'adulte, sont souvent d'une précision admirable, sont au contraire fort infidèles chez l'enfant, qu'il s'agisse de la broncho-pneumonie initiale ou tardive, dans le cours de la diphtérie. Qui n'a vu des enfants chez lesquels la respi-

---

[1] Les enfants qu'on a laissés s'affaiblir outre mesure par un tirage trop prolongé et qui sont tubés *in extremis* ou en état de mort apparente, m'ont paru aussi plus exposés à la broncho-pneumonie.

ration est haletante, la température élevée, l'état général des forces mauvais, et chez lesquels cependant l'auscultation et la percussion des poumons restent presque muettes ?

Dans le croup, les difficultés cliniques sont en quelque sorte accumulées ; non seulement le rythme respiratoire est troublé, mais il existe un spasme phréno-glottique avec tirage, qui ne permet pas de décider ce qui appartient au poumon et à l'obstruction laryngée, dans la dyspnée.

L'auscultation est à peu près impossible chez un enfant qui suffoque ; l'air entre mal dans l'arbre aérien ou même n'entre pas du tout, si le spasme de la glotte est au *maximum*.

Mais l'appréciation du rythme respiratoire reprend une réelle valeur diagnostique, lorsque les enfants ont reçu un tube laryngien ou une canule trachéale.

L'accélération persistante des mouvements de la respiration pouvant s'élever à 60,80 par minute, lorsque l'obstacle laryngien a été levé par le tube, est un phénomène inquiétant qui doit faire craindre une densification, avec imperméabilité, du parenchyme pulmonaire. L'auscultation des enfants tubés est certainement plus facile que celle des enfants trachéotomisés ; le timbre du murmure vésiculaire est beaucoup moins modifié par le tube que par la canule. Bien souvent en auscultant des enfants quelques minutes après le tubage, j'ai perçu le murmure dans les bases des poumons où il était absent avant l'introduction du tube ; bien souvent aussi, j'ai entendu dans ces conditions des bruits anormaux, des foyers de râles ; plus rarement des foyers soufflants [1].

---

[1] J'ai conservé le souvenir d'un cas, dans lequel nous trouvâmes, à l'autopsie, des lésions parfaitement caractérisées unilatérales de pneumonie franche lobaire occupant les deux lobes inférieurs de l'un des poumons. Il s'agissait d'une fille de neuf ans qui présentait une forme de diphtérie pha-

Mais, d'une manière générale, il ne faut pas compter sur les signes d'auscultation perçus même après le tubage, pas plus que sur les signes fournis par la percussion ; la plupart des enfants qui ont été en proie à un tirage prolongé présentent un emphysème aigu vésiculaire cortical qui masque les foyers sous-jacents de broncho-pneumonie.

L'accélération anormale des mouvements respiratoires, avec battement des ailes du nez, persistance de légères dépressions sus et sous-sternale, malgré le tubage, avec affaissement général des forces, est donc un trouble fonctionnel capital qui doit faire craindre l'évolution de la broncho-pneumonie.

Lorsque la respiration est extrêmement précipitée, quand il n'y a pas de temps de repos séparant l'expiration de l'inspiration suivante, lorsque les enfants font *la machine à vapeur*, si l'on veut nous permettre cette expression imagée, le pronostic est des plus sombres et la mort surviendra à bref délai.

Presque tous les enfants diphtériques, atteints de broncho-pneumonie, rejettent du pus venant de la trachée et des bronches. Lorsqu'on explore le pharynx d'un enfant tubé dans ces conditions, il est habituel que la bouche soit remplie par un flot de pus qui est expulsé dans les mouvements de défense que fait l'enfant. Au repos, chez ces enfants tubés, on entend un gargouillement trachéal produit par le muco-pus qui s'accumule. Le tube ne livre qu'incomplètement passage à cette sécrétion

ryngée, laryngée et trachéo-bronchique extrêmement confluente. Tout récemment, en juin 1897, on admit par erreur dans mon service de médecine générale une jeune fille de treize ans aphone et extrêmement dyspnéique ; on la considérait comme tuberculeuse; dans la nuit qui suivit elle rendit des moules membraneuses trachéo-bronchiques; de plus, on découvrit un grand épanchement pleural gauche. Une ponction évacuatrice fut faite dans la plèvre; on retira 600 grammes de liquide hémorragique ; la mort suivit la ponction de quelques heures : l'autopsie ne put être faite, mais le diagnostic de diphtérie était parfaitement évident.

purulente ; la glotte ne peut plus se fermer et les efforts de toux pour l'expectoration avortent [1].

Plusieurs fois j'ai fait trachéotomiser des enfants tubés chez lesquels il y avait manifestement rétention du pus dans l'arbre aérien, espérant que la canule trachéale faciliterait l'écoulement de la sécrétion. J'ai obtenu quelques rares succès.

Le rejet abondant du pus venant des voies aériennes me paraît être, avec l'accélération des mouvements respiratoires, un bon signe de la broncho-pneumonie.

La marche de la température nous fournit aussi des indications précieuses sur les complications pulmonaires.

En jetant un coup d'œil sur la feuille thermique d'un enfant atteint de croup, on reconnaît bien vite en général si l'on a affaire à un croup simple ou compliqué.

Le croup membraneux limité au larynx ne s'accompagne ordinairement que d'une élévation thermique insignifiante, 38°, 38°,5, et au bout de quarante-huit heures la température revient à la normale.

[1] *La sulfuration des canules et des tubes après la trachéotomie ou le tubage.* Dans les complications pulmonaires de la diphtérie, l'haleine est le plus souvent fétide, et tous ceux qui ont approché les petits opérés, ont pu observer que les canules et tubes introduits dans la trachée se recouvraient d'un dépôt noir des plus nets. Ce dépôt est apparent aussi bien sur les canules en argent que sur les tubes en métal employés pour le tubage. Il faut frotter assez longtemps les canules avec du blanc pour leur rendre leur éclat brillant. Sur les conseils de M. le docteur Variot, j'ai cherché à préciser par l'analyse la composition de cette couche. Il est facile de s'assurer que ce dépôt est formé par un sulfure. Dans un petit appareil, nous introduisons du zinc et de l'acide chlorydrique dilué, et nous constatons que le gaz dégagé est sans action sur le papier d'acétate de plomb; nous ajoutons alors la canule noircie et immédiatement le papier réactif présenté au dégagement prend la teinte brune du sulfure de plomb.

L'expiration fournit donc des gaz contenant des produits sulfurés, mais ceux-ci n'y existent qu'en très faible proportion, car la teinte noire n'apparaît guère qu'au bout de deux ou trois jours, sauf quelques cas exceptionnels où elle était manifeste après vingt-quatre heures. Il serait évidemment très intéressant de pouvoir déterminer d'une façon précise la quantité et la nature des composés sulfurés ainsi produits; mais on se heurte à une difficulté très grande, celle de soumettre un enfant malade à l'application fort gênante d'un masque muni de tubes destinés à recueillir les produits expirés, lorsqu'au contraire cet enfant a besoin d'un large espace pour effectuer ses actes respiratoires. (COCHINAL.)

Au contraire, le thermomètre s'élève rapidement à 39°
et même à 40°, si le parenchyme pulmonaire est lésé.

Il est une forme de broncho-pneumonie initiale qui était
déjà bien connue avant qu'on ne pratiquât le tubage et la
sérothérapie, et qui a une allure véritablement foudroyante ; elle emporte les enfants en quarante-huit heures
ou trois jours. Le thermomètre indique 38°,38°,5 à l'entrée
des enfants ; il monte à 39°, 40°, 41° et la mort arrive
habituellement au milieu de mouvements convulsifs. C'est
cette même broncho-pneumonie, si rapidement mortelle,
qu'on observait après la trachéotomie et qui n'a pas disparu avec le tubage, bien que le choc opératoire soit
diminué et que l'effusion du sang soit supprimée.

Il serait prématuré de conclure à la broncho-pneumonie
initiale, parce que le thermomètre marque 39°, le lendemain du jour où un enfant a été tubé. Nous avons vu bien
souvent des élévations thermiques très temporaires suivre
le tubage, et les enfants guérir sans complications broncho-
pulmonaires.

Il y a peut-être lieu de faire aussi une part aux injections de sérum dans ces hyperthermies éphémères. Mais
si l'élévation thermique persiste pendant quarante-huit
heures ou trois jours, le diagnotic de broncho-pneumonie
devient très probable.

Le thermomètre annonce non seulement l'éclosion des
broncho-pneumonies initiales, mais aussi le développement des complications tardives survenant de cinq à
huit jours après le détubage. La diphtérie laryngée a terminé son évolution, les enfants sont convalescents et soudainement la température s'élève ; l'exploration physique
des poumons ne confirme pas toujours immédiatement les
indications thermométriques, mais ces dernières n'en ont
pas moins une grande valeur.

Toutefois il ne faudrait pas mesurer d'une manière absolue la gravité des complications pulmonaires à la marche de la température. J'ai suivi plusieurs enfants qui offraient de vastes foyers de souffle bilatéraux aux deux bases et qui succombaient avec des températures de 38°, 38°,5. Les lésions à l'autopsie ne différaient en rien de la broncho-pneumonie ordinaire avec hyperthermie.

Malgré ces exceptions qui nous prouvent bien que les lois cliniques sont presque impossibles à poser dans l'état actuel de nos connaissances, je considère l'hyperthermie comme un excellent guide pour révéler les complications broncho-pulmonaires précoces ou tardives du croup.

Je rappelle en dernier lieu les signes qui nous sont fournis par l'exploration physique. Ces signes sont d'une constatation difficile, sont inconstants; mais, quand ils existent, ils acquièrent un haut degré de précision et ils corroborent très utilement ceux fournis par les troubles fonctionnels et par la température. Lorsque la densification du parenchyme pulmonaire est étendue et superficielle, la percussion donne une submatité souvent très nette ; de même l'auscultation révèle des foyers de râles sous-crépitants confluents, précédant ou non l'apparition de souffle tubaire parfois très intense. La présence d'un tube dans le larynx ne gêne que peu la perception des bruits respiratoires dans le thorax.

En résumé, on peut dire que le clinicien est bien armé pour établir le diagnostic des complications broncho-pulmonaires dans le croup; elles passeront rarement inaperçues si l'esprit est en éveil.

L'accélération des mouvements respiratoires, l'expectoration purulente abondante, l'hyperthermie, les signes d'auscultation constituent un ensemble de moyens vraiment pratiques pour distinguer les croups simples des croups compliqués.

Sans doute, ces signes pris individuellement n'ont pas un caractère de rigueur mathématique, et ils ne sont pas toujours groupés au complet; mais le médecin perspicace, après un examen attentif, restera bien rarement dans l'embarras.

Les infections broncho-pulmonaires qui se développent au cours du croup, ont une gravité pronostique d'autant plus grande que nous n'avons aucune médication spécifique à leur opposer. Le sérum antidiphtérique paraît être inefficace dans cette association morbide, comme je l'ai dit.

Nous voyons bien rétrograder certaines broncho-pneumonies après cinq à dix jours; mais les formes initiales ont, en général, une marche extrêmement rapide et parfois même foudroyante. Il est assez commun de voir ces broncho-pneumonies passer à l'état subaigu, se prolonger deux ou trois semaines après la guérison de la diphtérie; mais cette prolongation de durée n'est pas toujours favorable et la terminaison fatale est fréquente dans ces formes plus lentes.

Il m'a paru que les broncho-pneumonies tardives apparaissant cinq à dix jours après l'intervention opératoire, guérissaient plus souvent que les broncho-pneumonies initiales.

En attendant que la thérapeutique de ces infections si redoutables s'appuie sur des bases scientifiques, nous combattons l'hyperthermie par des bains tièdes répétés, suivant la méthode du professeur Renaut (de Lyon); nous administrons de l'oxygène, de l'alcool, du champagne; nous recourons aux injections hypodermiques de caféine, sans nous faire illusion sur l'efficacité de notre intervention.

L'EMPHYSÈME PULMONAIRE

L'emphysème vésiculaire des poumons au cours du croup est d'une fréquence telle que dans presque toutes les autopsies des enfants qui ont succombé on note cette altération si manifeste du parenchyme pulmonaire occupant des territoires plus ou moins étendus. — Il s'agit là sans aucun doute d'un emphysème aigu, comme on l'a remarqué pendant l'évolution de la coqueluche, de certaines broncho-pneumonies et de la plupart des affections dans lesquelles la force et l'amplitude des mouvements thoraciques sont exagérées.

Rilliet et Barthez ne font qu'une courte mention de l'emphysème dans le croup, mais ces auteurs ont parfaitement distingué l'emphysème aigu des enfants, de l'emphysème chronique de l'adulte si admirablement décrit par Laënnec. Dans l'emphysème aigu de l'enfance la trame élastique du parenchyme est forcée momentanément et les vésicules restent dilatées, comme si le poumon était insufflé. Mais contrairement à ce qui se passe dans l'âge adulte, où la dilatation des alvéoles coexiste avec une destruction des cloisons, une raréfaction définitive du parenchyme, tout porte à croire que l'emphysème aigu de l'enfant n'est qu'une modification temporaire qui cède lorsque la cause qui l'a produite a cessé d'agir.

On conçoit que l'étude clinique de l'emphysème du poumon dans le croup soit fort difficile, sinon impossible. Lorsque les enfants ont un tirage intense avec spasme de la glotte, il faut évidemment renoncer à l'exploration physique du thorax. Mais dès que les phénomènes de suffocation, après s'être prolongés plus ou moins longtemps, sont calmés on constate assez souvent que la sonorité à la percussion est très exagérée dans la région antérieure de la poitrine; cette exagération de la sonorité, qui va jusqu'au tympanisme, se rencontre parfois en arrière de la poitrine et même aux bases.

Lorsque les mouvements respiratoires sont assez régularisés pour qu'on puisse pratiquer l'auscultation, j'ai noté quelquefois une diminution assez grande du murmure vésiculaire au niveau des lames antérieures; ce fait est loin d'être constant.

Mais si les signes physiques de l'emphysème dans le croup ne sont pas aisés à observer; par contre, l'examen anatomique sur la table d'autopsie offre toute la précision désirable.

A ce point de vue il me paraît nécessaire d'établir deux catégories de faits bien distinctes :

1º L'emphysème coexiste avec des lésions congestives ou broncho-pulmonaires plus ou moins étendues.

2º L'emphysème généralisé ou partiel est en rapport avec une obstruction membraneuse des bronches, sans que le parenchyme pulmonaire présente d'autres lésions concomitantes.

La première catégorie de faits est de beaucoup la plus nombreuse, mais je ne m'attarderai guère à sa description. Les lésions de l'emphysème ne diffèrent que peu ou pas de celles que l'on rencontre dans les broncho-pneumonies banales. — Il me paraît beaucoup plus important d'insister sur l'emphysème lié à l'obstruction des bronches bloquées par les membranes ; c'est une lésion singulière qui est vraiment spéciale à la diphtérie.

1º *Emphysème coexistant avec les lésions broncho-pulmonaires.*

Comme je l'ai indiqué, le plus grand nombre des enfants

atteints de croup que nous perdons au pavillon Bretonneau depuis le nouveau traitement par le sérum, meurent avec des complications broncho-pulmonaires simples ou tuberculeuses.

Souvent ces petits malades sont guéris de la diphtérie, et ils succombent à des broncho-pneumonies plus ou moins étendues dont l'évolution avait commencé en même temps que leur diphtérie, ou postérieurement.

Les lésions de broncho-pneumonie dans presque tous ces cas sont prédominantes aux bases et plus ou moins symétriques ; c'est en somme le tableau anatomique de la broncho-pneumonie que nous attribuons maintenant à des germes différents du bacille de Lœffler déterminant une infection simultanée ou secondaire dans les poumons.

La localisation de l'emphysème coïncidant avec ces foyers congestifs ou broncho-pneumoniques est assez constante : ce sont les lames antérieures des deux poumons d'abord, puis les sommets qui sont particulièrement affectés.

Quelquefois dans la partie moyenne des poumons en arrière, au pourtour d'ilots de broncho-pneumonie, le parenchyme est exsangue et manifestement emphysémateux.

Il est une variété d'emphysème qui me parait mériter le nom de *cortical*, et qui peut être limité à un lobe du poumon ou occuper un poumon entier ou même les deux. — J'ai rencontré plusieurs fois des poumons qui paraissaient pâles et exsangues à leur surface, lorsqu'on les retirait du thorax ; si on prenait ces poumons entre les doigts, on sentait de gros noyaux centraux, durs. A la coupe, toute la partie centrale du poumon était le siège d'une broncho-pneumonie d'aspect un peu hémorragique ; mais il restait une coque superficielle de 1 ou 2 centimètres, très pâle, crépitant mollement comme le tissu emphysémateux.

Je discuterai plus loin, avec quelques détails, la cause

et le mécanisme de l'emphysème dû à l'obstruction bronchique ; mais pour expliquer la prédominance de l'emphysème dans les lames antérieures et les lobes supérieurs au cours de la broncho-pneumonie compliquant le croup, il me semble que le tirage doit être mis en cause.

Lorsque l'enfant tire, l'ampliation des poumons dans le sens diaphragmatique est fortement entravée ; ce sont donc surtout les parties supérieures et antérieures du thorax qui se dilatent, et c'est dans ces régions que l'air est introduit par les mouvements d'inspiration forcée.

Je suis même disposé à penser que dans la broncho-pneumonie simple, sans croup, occupant les bases des poumons, le tirage, latéral et même aussi médian que l'on observe, doit entrer en ligne de compte pour produire l'emphysème des lames antérieures et des sommets. L'imperméabilité relative des bases ne peut être compensée que par la dilatation des parties supérieures des poumons.

2° Emphysème pulmonaire lié à l'obstruction membraneuse des bronches.

Laënnec signale le croup comme une cause d'emphysème interlobulaire ; je n'ai rencontré cette variété d'emphysème que trois fois et encore très circonscrite. Il se manifeste par des bulles d'air extravasé sous la plèvre viscérale, au voisinage du hile des poumons.

Par contre j'ai observé plus souvent l'emphysème vésiculaire très prononcé de tout un lobe des poumons, à l'exclusion des autres lobes, lorsque la maîtresse bronche correspondante et les divisions bronchiques étaient obturées plus ou moins complètement par des membranes diphtériques. Mon interne, M. Ghika, m'a préparé plusieurs belles pièces de ce genre.

Mais il est une variété d'emphysème vésiculaire qui me paraît, je le répète, vraiment spéciale au croup et que j'ai plusieurs fois trouvée associée à la bronchite membraneuse. — C'est *l'emphysème généralisé de tous les lobes des deux poumons* prédominant *aux lobes supérieurs*, sans densification appréciable des bases, sans lésions concomitantes de congestion du parenchyme ou de bronchopneumonie. — Les poumons enlevés du thorax sont pâles, très volumineux ; la limite extérieure des lobules est bien visible : on se croirait en présence de poumons récemment insufflés.

Voici une observation clinique typique d'un fait de ce genre relevée par MM. Levrey et Ghika, internes du service :

H. Louis, quatorze ans et demi, entré le 16 décembre 1895 au pavillon Bretonneau. Depuis cinq jours l'enfant se plaint de la tête et de la gorge. Depuis la veille il est plus souffrant ; il a la voix altérée et un léger tirage, avec de la fièvre et de l'abattement.

Le pouls est faible et fréquent, le visage pâle ; l'enfant a reçu en ville 10 centimètres cubes de sérum. À son entrée on pratique une nouvelle injection de 20 centimètres cubes. À l'examen du pharynx, les amygdales paraissent tuméfiées. Elles sont tapissées d'exsudats grisâtres assez épais, de même que le voile du palais et la luette. L'enfant crache assez fréquemment des débris membraneux ; au lavage des fosses nasales, il rend également des membranes. L'adénopathie sous-maxillaire est assez notable surtout à droite, mais pas d'infiltration du cou, à proprement parler. La voix est à peu près conservée et la toux grasse est un peu rauque. La peau du visage est d'un blanc mat ; mais dès qu'on agite un peu le malade, les muqueuses des lèvres se foncent et deviennent livides, en même temps que la respiration est laborieuse, sans cornage.

Diagnostic. — Diphtérie très intense du pharynx, des fosses nasales, de la trachée et probablement des bronches. L'enfant a rendu quelques membranes moulées sur la trachée, et le murmure vésiculaire est très inégal des deux côtés de la poitrine en arrière.

Diagnostic bactériologique. — Bacilles courts et moyens. Streptocoques.

Le 17 décembre, nouvelle injection de 20 centimètres cubes de sérum. Le pouls est mou, mais régulier. Le pharynx est en partie détergé. Les exsudats persistent encore sur les deux amygdales, mais la luette n'est que bordée; l'enfant a rejeté plusieurs fois des fausses membranes moulées et ramifiées.

A l'auscultation on entend des râles sous-crépitants fins à la base droite; le murmure vésiculaire est mieux perçu des deux côtés.

La voix est tout à fait éteinte; la toux est fréquente, rauque et grasse. Les mouvements respiratoires sont profonds et pénibles, mais le tirage ne se montre que lorsqu'on dérange ou qu'on excite l'enfant.

Le 18 décembre. — Pouls nettement paradoxal; l'amygdale droite et le pilier antérieur restent recouverts d'un enduit grisâtre sanieux. La voix est éteinte; cornage assez bruyant; tirage sus-sternal; très peu de dépression épigastrique et diaphragmatique. Le *facies* est pâle, plombé.

Nouvelle injection de 20 centimètres cubes de sérum.

19 décembre. — L'enfant a les lèvres violacées, un cornage bruyant et un tirage sus et sous-sternal bien marqué, les mouvements respiratoires deviennent très difficiles; le pouls paradoxal persiste. Il a encore rendu, la veille et dans la nuit, des membranes moulées sur l'arbre aérien.

En présence de cet état asphyxique, au moment de la visite, on se décide à une intervention. On place le tube le plus volumineux de l'appareil; mais le calibre de ce tube semble étroit pour un larynx de cet âge, car l'enfant articule quelques paroles dont le son est timbré.

On constate avec le doigt que le tube est bien en place dans le larynx, mais on présume que les cordes vocales continuent de vibrer partiellement, à cause du calibre insuffisant du tube métallique.

Quoi qu'il en soit, l'enfant n'est nullement soulagé par l'introduction du tube dont la lumière a plus de un centimètre de diamètre. La dyspnée est excessive, le tirage est peut-être plus intense qu'auparavant, le visage se cyanose, l'asphyxie complète est imminente.

L'enfant est placé sur la table et la trachéotomie est faite séance tenante. Il est nécessaire de pratiquer quelques violents mouvements de respiration artificielle pour ranimer le patient. Dix minutes après l'opération, les mouvements respiratoires ont repris leur régularité; mais le tirage n'a pas cessé; les fausses côtes et les côtes, jusqu'au dessous des mamelons, se dépriment à chaque inspiration. C'est surtout la partie supérieure du thorax qui se dilate.

Il se produit un bruit de scie au niveau de la canule et dans la trachée; avec une plume enduite d'huile mentholée on écouvillonne à plusieurs reprises la trachée et on fait sortir des débris membraneux teints par le sang. Sous l'influence des inhalations d'oxygène faites directement dans la canule, les muqueuses reprennent une teinte rosée; le visage est toujours pâle. Mort à quatre heures de l'après-midi, après plusieurs crises de dyspnée et d'agitation.

A l'*autopsie* on retrouve le tube qui avait été dégluti, dans l'estomac. Sa longueur était de cinq centimètres et sa largeur de plus de deux centimètres au niveau du pavillon. On avait vainement recherché le tube dans le pharynx après la trachéotomie; le tube n'avait séjourné que cinq heures dans l'estomac.

Le pharynx est à peu près détergé de ses membranes. Des exsudats minces, pulpeux, se détachant sous un filet d'eau tapissent l'épiglotte et la muqueuse laryngée, au niveau des ventricules.

Les cordes vocales, grisâtres, dépolies ne sont pas recouvertes de membranes; on ne constate pas non plus d'enduits membraneux dans la trachée. Par contre dans les grosses bronches et les divisions bronchiques des deux poumons, on voit des moules membraneux obstruant complétement les conduits; à la coupe du parenchyme, on distingue très bien dans les petites bronches les moules prolongés.

Les deux poumons ont presque le volume de ceux d'un adulte, bien que la taille de l'enfant et sa capacité thoracique ne soient pas très développées.

On croirait que ces poumons *viennent d'être insufflés ;* on distingue nettement à leur surface la délimitation lobulaire.

L'emphysème est le plus prononcé au niveau des lames antérieures, mais il existe même aux bases, sur la face diaphragmatique, quoique moins intense dans ces régions.

Pas de congestion notable des bases, pas de foyer de bronchopneumonie à la coupe.

J'ai observé aussi, à la suite du croup, l'emphysème aigu, généralisé des deux poumons en rapport, non avec une obstruction bronchique *membraneuse*, mais avec une abondante accumulation de muco-pus concrété dans tout l'arbre aérien. Les bronches de moyen et de petit calibre sont alors tout à fait oblitérées par la sécrétion purulente, tandis que le parenchyme pâle, exsangue, paraît être insufflé.

Voici un cas typique de ce genre dont la note clinique a été relevée par mon interne, M. Levrey :

L. G., âgé de quatre ans et demi, entre le 22 novembre 1895 au pavillon Bretonneau.

Il est apporté au milieu de la nuit dans un état de suffocation tel qu'il est tubé immédiatement par l'interne de garde.

Il reçoit 10 centimètres cubes de sérum et est placé dans la chambre de vapeur.

Le matin, à la visite, nous trouvons l'enfant avec une respiration calme et régulière.

L'examen du pharynx permet de constater un exsudat membraneux circonscrit à la partie supérieure de l'amygdale droite et quelques exsudats circonscrits, disséminés sur l'amygdale gauche : pas d'adénopathie sous-maxillaire.

Examen bactériologique. — Bacilles moyens, staphylocoques.

Le 23 novembre, après trente-six heures de séjour du tube, on détube l'enfant. Pendant une heure, les mouvements respiratoires restent à peu près normaux, mais au bout de ce temps l'enfant est repris d'un violent accès de suffocation et on est obligé de replacer le tube. Le tube est introduit laborieusement, et il n'est que difficilement maintenu en place, à cause des mouvements de vomissement, pendant lesquels une fausse membrane est rejetée.

Ces manœuvres opératoires ont beaucoup fatigué le petit patient, qui est dans un état de prostration extrême, avec un tremblement de tous les membres ; la peau du visage est très pâle, le pouls est presque imperceptible.

Après quelques heures, ces troubles nerveux ont disparu ; le tube est bien supporté ; la température est de 37°,4.

24 novembre. — On constate toujours des îlots membraneux sur les amygdales.

25 novembre. — On essaie à nouveau de retirer le tube. De 9 heures du matin à 3 heures et demie du soir, l'enfant respire assez librement sans tube ; mais soudainement il est repris d'un tirage très violent, il se cyanose, et le retubage est pratiqué. — Immédiatement après l'opération, rejet de fausses membranes

trachéales. — Quelques râles sous-crépitants à la base du poumon gauche.

27 novembre. — Nouvelle tentative de détubage, retubage presque immédiat.

Ce jour-là et les jours suivants, un érythème scarlatiniforme généralisé apparaît sur toute la peau du corps; pas d'élévation thermique. L'érythème est attribué au sérum.

29 novembre. — L'enfant est détubé le matin; puis, à midi, le tirage reparaissant, on replace le tube qui est rejeté immédiatement.

La respiration étant plus facile, on ne replace plus le tube, et l'enfant a pu dès lors s'en passer.

1er décembre. — L'érythème a disparu : la muqueuse du pharynx reste tuméfiée d'un rouge vif, sans exsudats; la toux et la voix sont rauques.

4 décembre. — La température commence à s'élever, et le 6 décembre elle atteint 39°,5. Les mouvements respiratoires sont fréquents, pénibles.

7 décembre. — Température de 40°.

L'auscultation est difficile à cause de l'agitation de l'enfant. On ne constate pas de foyer de souffle ; on présume néanmoins des lésions broncho-pulmonaires en raison de l'accélération des mouvements respiratoires et de l'élévation thermique.

8 décembre. — La cyanose et l'adynamie s'accentuent. l'enfant succombe.

Autopsie le 10 décembre.

Aucun exsudat dans le pharynx. — Toute la surface du larynx, de la trachée et des grosses bronches est enduite d'une couche continue de muco-pus concret ressemblant beaucoup au premier abord, à une couche de membranes diphtériques. Mais cet enduit muco-purulent n'a pas de consistance et se délaie immédiatement sous un filet d'eau ; la muqueuse sous-jacente à cet enduit, dans la trachée et les bronches, est épaissie et d'une rougeur livide. Les moyennes et les petites bronches sont tout à fait remplies de ce muco-pus qu'on fait sourdre en grosses gouttes, en pressant légèrement sur le parenchyme pulmonaire après qu'il a été incisé au couteau.

Tous les lobes des poumons sont le siège d'un emphysème intense. Le parenchyme est pâle, mou au toucher, mais ne présente pas de foyers de congestion, ni de broncho-pneumonie.

Les modifications emphysémateuses du parenchyme sont beaucoup plus marquées dans les lobes supérieurs et dans les lames antérieures que dans les autres lobes.

On note accidentellement trois lobes au poumon gauche et cinq lobes au poumon droit. Rien de spécial dans les autres organes.

Je ne veux retenir de cette observation intéressante à plus d'un titre que la constatation, *post mortem*, d'un emphysème aigu, généralisé des deux poumons, lié à une inflammation bronchique, post-diphtérique.

L'obstruction complète des bronches par le muco-pus concret a donc eu les mêmes conséquences sur le parenchyme pulmonaire que l'obstruction membraneuse.

L'observation clinique et anatomique de ces faits bien précis m'a suggéré quelques idées sur le mécanisme de l'emphysème pulmonaire dans le croup, que j'exposerai brièvement.

Pour ce qui est des cas peu fréquents, il est vrai, mais parfaitement caractérisés d'emphysème pulmonaire généralisé sans lésions broncho-pulmonaires, dus à l'obstruction bronchique membraneuse, il me semble impossible de ne pas reconnaître la justesse de l'ancienne théorie de Laënnec, faisant jouer un rôle prépondérant au bouchon muqueux qui laisse entrer l'air dans les vésicules, mais qui s'oppose à sa sortie.

« Nous avons vu, dit Laënnec[1], que dans le catarrhe sec les petits rameaux bronchiques sont souvent complètement obstrués, soit par des crachats perlés ou nacrés, soit par le gonflement de leur membrane muqueuse. Or, comme les muscles qui servent à l'inspiration sont forts et nombreux ; que l'expiration, au contraire, n'est produite que par l'élasticité des parties et la faible contraction des muscles intercostaux, il doit souvent arriver que dans l'inspiration, l'air, après avoir forcé la résistance que lui opposait la mucosité ou la tuméfaction de la membrane

[1] *Traité de l'auscultation médiate.* Édition de la Faculté de médecine, p. 260.

muqueuse, ne peut la vaincre dans l'expiration, et se trouve emprisonné par un mécanisme analogue à celui de la crosse du fusil à vent. Les *inspirations* suivantes, ou au moins les plus fortes d'entre elles, amenant dans le même lieu une nouvelle quantité d'air, produisent nécessairement la dilatation des cellules aériennes auxquelles se rend la bronche oblitérée et, pour peu que l'accident soit durable, cette dilatation doit devenir un état fixe et permanent. »

Cette théorie du bouchon muqueux, si bien exposée par Laënnec, n'est plus généralement acceptée pour expliquer le développement de l'emphysème habituel, chronique.

Je ne vois cependant aucune autre explication meilleure de l'emphysème aigu dans le croup avec obstruction bronchique, que celle proposée d'une manière beaucoup plus générale par Laënnec. Nous avons sous les yeux le bouchon muqueux sous forme de membrane, et un emphysème vésiculaire très intense consécutif à des mouvements d'inspiration forcée pendant la période de tirage et de suffocation. Toutes ces conditions si bien spécifiées par Laënnec se trouvent donc réalisées rigoureusement dans le croup.

Gairdner dont je rappellerai plus loin les recherches, et bien d'autres auteurs considèrent Laënnec comme le partisan, sinon le créateur, de la théorie de l'expiration pour expliquer la production de l'emphysème.

On sait, en effet, que certains médecins ont attribué une action prépondérante tantôt à l'inspiration, tantôt à l'expiration dans la pathogénie de l'emphysème pulmonaire.

Je m'étonne vraiment qu'on ait prêté à Laënnec des opinions qu'il n'a pas émises. Passe encore pour Gairdner qui, étant Anglais, a pu ne pas bien saisir le texte de

Laënnec; mais il est extraordinaire que certains médecins français aient interprété inexactement la belle description de Laënnec.

S'il fallait corroborer les idées de Laënnec sur le rôle de l'inspiration dans l'emphysème, il suffirait de se reporter au passage suivant (p. 226, *loc. cit.*) où il est question de l'emphysème interlobulaire.

« Les enfants sont plus sujets à cette affection que les adultes ; elle a lieu fréquemment chez eux, lorsqu'ils sont attaqués du croup ou d'un catarrhe aigu très intense dans lequel l'obstruction bronchique est très grande. On ne peut attribuer cet accident à leurs cris, puisque le cri se fait principalement dans l'expiration ; mais les *inspirations violentes* qu'ils font immédiatement avant de crier ou dans les accès de colère, si communs chez les enfants en bas âge lorsqu'ils souffrent, et les efforts qu'ils font pour se débattre, sont sans doute la principale cause de l'accident dont il s'agit. »

Gairdner me paraît donc avoir critiqué à tort Laënnec[1]. « Quelques écrivains concevant comme Laënnec que l'emphysème se produit dans l'acte expiratoire, croient que cet état résulte des violents efforts de toux et autres actes expiratoires nécessitant la violence, etc. »

Gairdner rejette d'ailleurs la théorie du bouchon muqueux, sous prétexte que l'obstruction bronchique ne peut produire en même temps l'affaissement ou l'atélectasie du parenchyme, et la dilatation extrème des vésicules pulmonaires.

Ce raisonnement fort spécieux ne prévaut pas contre les faits, et je considère, comme hors de doute, que

---

[1] L'un de mes internes, M. Hermary, a bien voulu me traduire le mémoire célèbre de Gairdner sur l'emphysème. (Edinb. Monthly Journal 2 XIII, 1851. J'ai cette traduction sous les yeux.

l'obstruction bronchique membraneuse ou muco-purulente peut, dans certaines circonstances, déterminer un emphysème aigu et généralisé. Je ne prétends pas que ces faits soient très habituels, mais ils existent et cela suffit.

L'emphysème pulmonaire est-il toujours produit par ce mécanisme ? Cela est peu probable et j'admettrais volontiers avec Gairdner que l'emphysème accompagnant si fréquemment la broncho-pneumonie est dû à d'autres causes.

« C'est, dit Gairdner, une lésion complémentaire dans la partie saine d'un poumon malade...

« Supposons une lésion d'atélectasie avec diminution du volume du poumon. Il est clair que la force d'expansion dans l'inspiration agira anormalement sur les lobes restant sains et attirera en eux l'air qui ne peut entrer dans les parties oblitérées. Si cette force est assez puissante pour surmonter la résistance offerte par le tissu du poumon sain, il y aura obstruction de la circulation capillaire et modification chronique de structure, c'est-à-dire emphysème... » Et plus loin : « L'emphysème pulmonaire dans tous les faits que j'ai observés est une lésion mécanique secondaire, dépendant d'un état de l'appareil respiratoire qui conduit à une diminution partielle du volume du tissu pulmonaire, et conséquemment trouble la distribution de l'air inspiré. »

Gairdner soutient naturellement que les mouvements d'inspiration seuls interviennent pour dilater les vésicules pulmonaires. — En cela il est d'accord avec Laënnec, se croyant en contradiction avec lui.

Les idées de Gairdner sur la pathogénie de l'emphysème dans le cours de l'atélectasie et de la broncho-pneumonie sont extrêmement logiques et défendables encore aujourd'hui ; mais cet auteur a été trop exclusif en rejetant absolument la théorie proposée par Laënnec, qui est directement vérifiée dans certains cas d'emphysème compliquant le croup.

L'emphysème vésiculaire du poumon, survenant si souvent pendant l'évolution du croup, n'est pas un objet de simple curiosité anatomique. Lorsque cette altération du parenchyme respiratoire est intense et généralisée, elle prend certainement une part dans les phénomènes d'asphyxie.

Il est vrai que les vésicules dilatées du poumon ne sont pas imperméables à l'air comme lorsque ces vésicules sont remplies par des exsudats inflammatoires ; mais les échanges des gaz respiratoires sont néanmoins fort troublés dans le parenchyme emphysémateux. On connaît bien la belle expérience de M. Poiseuille prouvant que l'activité de la circulation sanguine dans les poumons varie en quelque sorte avec leur extension artificielle.

On adapte à l'artère pulmonaire d'un animal un instrument par lequel une quantité donnée de liquide est injectée, sous une pression déterminée, à travers les capillaires du poumon. Le passage du liquide au travers d'un poumon normal s'effectue en vingt-neuf secondes. Si l'on insuffle les poumons de manière à ce qu'ils remplissent exactement la cavité thoracique, le liquide traverse encore les réseaux capillaires en vingt-neuf secondes.

Mais si l'insufflation est poussée plus loin jusqu'à un commencement d'emphysème, la même quantité de liquide ne traverse qu'en soixante-deux secondes. Si l'emphysème est poussé plus loin par l'insufflation, il faut quatre-vingt-quinze secondes pour que le liquide passe par la même voie. Enfin, quand l'emphysème était à son maximum et généralisé, il fallait cent vingt-neuf secondes au liquide pour sortir par les veines pulmonaires, mêlé à des bulles d'air.

Il est donc évident que le cours du sang est très ralenti

dans le parenchyme pulmonaire emphysémateux, qu'il s'agisse du croup comme cause déterminante ou de toute autre affection. — Nous devons faire une part à cette lésion aiguë pour expliquer la cyanose et les phénomènes asphyxiques dans le croup. Peut-être même l'imperméabilité relative des vaisseaux capillaires retentit sur le cœur, dont les battements sont souvent faibles, irréguliers, alors même que le pouls n'est pas nettement paradoxal.

TUBERCULOSE

La gravité de l'association de la diphtérie à la tuberculose n'avait pas échappé à Rilliet et Barthez.

« L'un de nous, M. Rilliet, a pu étudier à fond ce point important d'étiologie et il est arrivé à ces conclusions bien dignes d'intérêt : 1° que les enfants atteints de croup ont, pour la plupart, les attributs du tempérament lymphatique ; 2° qu'ils appartiennent à des familles où règnent les tubercules, les dartres ou le cancer... »

La tuberculose n'est évidemment que l'un des facteurs qui s'opposent au succès de la sérumthérapie dans la diphtérie ; mais ce n'est pas un facteur négligeable, vu la grande fréquence de la première maladie. La persistance des manifestations diphtériques, après les injections de sérum, pourra faire craindre une tuberculose latente et engager le clinicien à pratiquer un examen complet du thorax et des autres organes, à ce point de vue.

Cette gravité de la tuberculose est telle que sur 54 décès qui se sont produits en janvier et février 1895 au pavillon Bretonneau, nous avons relevé 16 fois des lésions tuberculeuses évidentes dans les organes thoraciques ; une douzaine d'autopsies sur 54 n'ont pu être pratiquées à cause de l'opposition formelle des parents, ce qui permet de supposer que la proportion eût été encore plus élevée.

Sans doute les lésions tuberculeuses plus ou moins circonscrites, constatées seulement au moment de l'autopsie, sont extrêmement fréquentes chez des enfants succombant à d'autres maladies que la diphtérie. Néanmoins, cette prédominance de la tuberculose associée aux diphtéries mortelles mérite la plus sérieuse attention.

M. Hutinel, dans une remarquable communication qu'il a faite à la Société médicale des hôpitaux, a montré les dangers des injections de sérum artificiel chez les enfants tuberculeux.

Sans vouloir affirmer que les injections de sérum antidiphtérique sont positivement nuisibles dans ces conditions, je suis cependant obligé de constater qu'elles sont impuissantes à empêcher la mort.

Comme preuves à l'appui de ce que j'avance, je publie un résumé de quelques-unes des observations les plus typiques contenues dans le cahier de visite du pavillon Bretonneau :

I. — Amélie F..., un an, entrée le 18 janvier, décédée le 19 janvier 1895.

Malade depuis trois jours. Gorge : fausses membranes jaunâtres, épaisses, adhérentes sur les amygdales, la luette qui est encapuchonnée, le voile du palais. Adénopathie légère ; toux et voix rauques ; tirage accentué ; jetage. Trachéotomie le 18 janvier ; mort le 19.

Diagnostic. — Clinique. Diphtérie toxique, croup.

Bactériologique. — Bacilles longs.

Autopsie. — Dans le larynx et la trachée, fausses membranes peu épaisses. Il n'y a plus rien sur les amygdales ni dans le pharynx.

A la base du poumon gauche, grand îlot de broncho-pneumonie. A la base du poumon droit, il ne reste de perméable qu'une surface d'environ un centimètre et demi en profondeur ; le reste est occupé par la broncho-pneumonie.

Broncho-pneumonie caséeuse occupant le lobe supérieur du poumon droit.

Dans le médiastin, à la racine des bronches, deux ganglions, dont l'un est énorme et caséeux.

Une injection de 20 centimètres cubes de sérum à l'entrée; une injection de 10 centimètres cubes six heures plus tard.

II. — Marie R..., trois ans, entrée le 27 février 1895, décédée le même jour.

Début de la maladie il y a quatre jours. Toux rauque depuis hier soir. Le fond de la gorge tout entier est tapissé par des fausses membranes épaisses, adhérentes, grises, qui s'étendent aussi sur le fond du pharynx et la moitié postérieure gauche de la voûte palatine. Adénopathie des deux côtés. Jetage très fétide.

Diagnostic clinique. — Diphtérie très intense pharyngienne et nasale.

Bactériologique. — Bacilles longs et staphylocoques.

Autopsie. — Exsudats sur la face interne des deux amygdales, sur la luette, la face postérieure du voile, le larynx et les cordes vocales. Longues fausses membranes tubulées tapissant la trachée et les grosses bronches.

Poumon droit : broncho-pneumonie ancienne dans le lobe moyen.

Poumon gauche : tubercule caséeux dans le lobe inférieur.

Ganglions du médiastin très développés (grosseur d'un œuf de pigeon) et caséeux.

Cœur : examen négatif.

Foie : granulations tuberculeuses sur la face diaphragmatique. Reins et rate très mous. Granulations sur la rate.

Diagnostic anatomique. — Diphtérie intense et croup avec broncho-pneumonie ancienne et tuberculose.

III. — Charles B..., vingt-sept mois, entré le 8 février, décédé le 24 février 1895.

Malade depuis deux jours, arrivé suffocant dans le service, tubé immédiatement. La gorge présente un exsudat assez étendu à la face interne de l'amygdale droite et sur la luette. État général amélioré depuis le tubage (tube long d'O' Dwyer).

9 février. — La luette reste encapuchonnée de fausses membranes.

10 février. — La luette est libre.

19 février. — Fièvre 40°. Râles sonores disséminés dans toute la poitrine.

24 février. — Mort.

Diagnostic. — Clinique. — Diphtérie moyenne du pharynx; croup.

Bactériologique. — Bacilles moyens.

Injections : 8 février, 20 c. c. de sérum ; 10 février à 9 heures du soir, 10 c. c. ; 12 février, à 5 heures et demie du soir, 10 c. c. ; 15 février, à 4 heures du soir, 10 c. c. ; 19 février, à 5 heures du soir, 10 c. c.

Autopsie. — Il n'y pas de trace d'exsudats dans le pharynx ni dans le larynx. Érosion d'aspect blanchâtre intéressant la muqueuse laryngée. Cette érosion a la grandeur d'une lentille et paraît due à l'extrémité supérieure du tube. Une ulcération pareille, à quatre centimètres au-dessous de la précédente, est due à l'extrémité inférieure du tube. Il n'y a aucune membrane trachéale ni bronchique.

Poumon droit : à la surface, granulations jaunes de dimensions variables qui correspondent bien à des tubercules caséeux. A la coupe du parenchyme, on aperçoit des granulations tuberculeuses assez nombreuses. Les ganglions du médiastin sont indemnes en apparence.

Dans le poumon droit, on trouve un foyer d'ailleurs très circonscrit de broncho-pneumonie.

Diagnostic anatomique. — Diphtérie guérie. Ulcérations dues au tubage. Tuberculose en foyer et granulations miliaires.

IV. — Adrienne L...., deux ans sept mois, entrée le 3 février, décédée le 14 février 1895.

L'enfant était malade depuis quatre jours d'un mal de gorge, mais n'avait pas encore éprouvé de gêne pour respirer.

Tirage très intense ; la toux est rauque, le cornage très accentué, les deux amygdales sont tuméfiées. A la face interne des amygdales, on remarque des exsudats blancs circonscrits. Placée dans la chambre de vapeur. La respiration devient très fréquente, le pouls incomptable. Matité à la base droite. L'état général semble s'améliorer ; au bout de deux jours, il est moins bon, la respiration devient très fréquente ; mort.

Une injection de 20 centimètres cubes à l'entrée ; le lendemain une injection de 10 centimètres cubes. Traces d'albumine.

Diagnostic. — Clinique. — Diphtérie moyenne du pharynx. croup et broncho-pneumonie.

Bactériologique. — Bacilles longs et streptocoques.

Autopsie. — Le pharynx est net de membranes, de même que le larynx et la trachée. Le lobe inférieur du poumon gauche présente des lésions de broncho-pneumonie pseudo-lobaire, avec aspect marbré. Il existe, au niveau du hile, des ganglions caséeux et la partie inférieure du lobe supérieur est le siège d'une infiltration caséeuse typique: Dans le poumon droit, le lobe moyen présente un foyer de broncho-pneumonie caséeuse. Le lobe inférieur est le siège d'une broncho-pneumonie pseudo-lobaire non tuberculeuse à la coupe.

Ne peut-on pas supposer avec quelque vraisemblance, pour expliquer la gravité de l'association clinique de la diphtérie à la tuberculose préexistante, que la virulence du Lœffler pullulant sur un terrain tuberculeux est accrue? Cette hypothèse est au moins conforme aux idées actuelles des bactériologistes qui admettent l'exaltation de la virulence de certains microbes, par le seul fait de leur association dans une culture commune.

CHAPITRE XVII

Pour éviter les accidents locaux, les injections hypodermiques de sérum antidiphtérique doivent être faites d'une manière antiseptique :

1° Le sérum doit être stérile ;

2° La seringue servant à pousser le liquide sous la peau doit être stérilisée ;

3° La peau au niveau de la piqûre doit être aseptisée.

1° Le seul procédé réellement pratique, à la disposition du médecin, pour reconnaître tout de suite si un échantillon de sérum est ou non stérile est d'examiner sa limpidité. Si au fond du flacon on voit un dépôt qui trouble notablement le liquide lorsqu'on l'agite, il est préférable de ne pas injecter le contenu du flacon. J'ai vu assez souvent le sérum provenant de l'Institut Pasteur présenter une teinte légèrement rosée due à une petite quantité d'hémoglobine dissoute ; mais cette coloration rosée n'altère pas la limpidité et n'a pas de signification.

Pendant plus d'une année, les flacons de sérum ne portaient pas en France la date de leur émission, c'est-à-dire du jour où le sérum avait été recueilli par saignée sur les chevaux. C'était là une omission regrettable qui a été réparée depuis le commencement de 1896. On peut lire maintenant sur l'étiquette la date d'émission et être informé ainsi si le sérum est plus ou moins frais. Comme nous ne connaissons encore qu'imparfaitement les modifications moléculaires que subissent les substances albuminoïdes longtemps conservées en dehors de l'organisme, il sera toujours préférable d'employer du sérum frais, de date récente. M. Sevestre a expérimenté à l'hôpital des Enfants du sérum vieux d'une année, qui aurait gardé son pouvoir antitoxique ; mais on admet généralement que l'antitoxine se modifie et s'altère à la longue.

En France, c'est surtout le sérum de l'Institut Pasteur qui est usité ; mais MM. Calmette à Lille, Ferré à Bordeaux, Berlioz à Grenoble, etc., fabriquent aussi du sérum dont la valeur antitoxique est contrôlée par une commission spéciale nommée par le ministre de l'intérieur. Ces sérums présentent donc les mêmes garanties que celui fabriqué par M. Roux à Garches.

Les sérums allemands de Behring, d'Aronson portent sur l'étiquette leur force antitoxique évaluée en unités antitoxiques. Il y a des sérums d'un pouvoir antitoxique variable, c'est-à-dire pouvant saturer des doses plus ou moins fortes de toxine ; on les emploie suivant la gravité de la diphtérie que l'on doit combattre[1].

Le sérum fabriqué par l'Institut Pasteur ne présente pas d'indications de ce genre. Il est livré en flacons de 20 centimètres cubes fermés actuellement par une capsule métallique et plombés.

On sait cependant que ce sérum contient 10 000 unités antitoxiques pour 10 centimètres cubes et 20 000 unités pour 20 centimètres cubes.

La dose de 10 centimètres cubes convient aux diphtéries

---

[1] On dit, par convention, que le sérum possède une *unité immunisante* quand, à la dose $0^{cc},1$, il sature un centimètre cube de toxine, dose dix fois mortelle. Si la dose dix fois mortelle est saturée par $0^{cc},001$ de sérum, on dira que le sérum possède 100 unités.

légères, celle de 20 centimètres cubes doit être appliquée aux diphtéries intenses.

Behring dans ces derniers temps (janvier 1897) a annoncé qu'il livrait un sérum desséché, qui gardait toutes ses propriétés antitoxiques. Malgré la dessiccation, cette poudre pourrait être délayée dans l'eau stérilisée au moment même de l'injection. M. Rochon, à Paris, a vanté aussi le sérum desséché que l'on prépare également à l'Institut Pasteur. Le sérum, sous cette forme, a été peu employé jusqu'à présent.

Je ne crois pas devoir approfondir les détails de la fabrication du sérum lui-même, les procédés techniques d'immunisation des chevaux qui le fournissent, les moyens de le recueillir aseptiquement, etc. Une pareille description n'est pas d'ailleurs de ma compétence et n'aurait pas d'utilité pratique pour les médecins, puisque la fabrication des sérums constitue jusqu'à présent un monopole concédé par l'État.

2° Tous les médecins doivent avoir à leur disposition une seringue spéciale de 10 centimètres cubes ou mieux de 20 centimètres cubes de capacité pour injecter le sérum antidiphtérique. En cas de nécessité absolue, on pourra se servir de la seringue de Pravaz, mais cet instrument est très mal commode et tout à fait insuffisant pour faire pénétrer sous la peau 10 à 20 centimètres cubes de liquide.

La seringue le plus généralement employée a un corps de pompe en verre, un piston de caoutchouc ; elle est munie à son extrémité d'un tube en caoutchouc très ferme de 10 à 15 centimètres de longueur ; ce tube se fixe par un ajutage sur le bec de la seringue et porte à l'ajutage terminal une aiguille tubulée assez longue. Avant de s'en servir, il sera indispensable de placer tout l'appareil (seringue, caoutchouc, aiguille) dans un vase d'eau bouillante pour le stériliser complètement. On laisse ensuite refroidir le tout sur un tampon de coton hydrophile ou sur une compresse, puis on charge la seringue en introduisant l'extrémité du tube de caoutchouc dans le goulot du flacon de sérum. On adapte ensuite l'aiguille, et tout est prêt pour l'injection.

3° L'opérateur, après s'être aseptisé les mains, lavera soigneusement la peau de l'abdomen de l'enfant avec un tampon de coton hydrophile imprégné d'une solution antiseptique.

Toutes ces précautions prises, il fera immobiliser l'enfant dans la crainte qu'il ne se débatte, et, après avoir plissé la peau de l'abdomen, il enfoncera brusquement l'aiguille dans le tissu cellulaire sous-cutané. On pressera alors doucement sur le piston avec la main droite en maintenant l'aiguille horizontalement avec la main gauche. L'interposition du tube de caoutchouc entre l'aiguille et la seringue permet de maintenir l'aiguille en place malgré les mouvements de l'enfant.

En général, l'injection est peu douloureuse, si l'on s'en rapporte aux sensations éprouvées par les adultes dans ces conditions. Une boule d'œdème se forme dans les aréoles du tissu sous-cutané, et l'on retire l'aiguille lorsque le piston a achevé sa course. On recouvre la piqûre d'un tampon de coton hydrophile imprégné d'eau boriquée qu'on fixe avec un petit bandage de corps peu serré.

Cependant il arrive parfois que les enfants éprouvent des douleurs assez vives au niveau de la piqûre quelques heures après l'injection, surtout si l'on presse sur l'abdomen. On constate alors une rougeur correspondant à la région qui a reçu l'injection ; mais cette rougeur se dissipe assez vite, si le sérum était stérile et si l'injection a été faite bien aseptiquement.

A l'hôpital Trousseau, dans le courant des mois de janvier et de février 1895, les injections de sérum chez un quart des enfants étaient suivis d'abcès plus ou moins volumineux, dont le pus se collectait en six à dix jours. Dans ces circonstances la place correspondant au liquide injecté restait empâtée, très douloureuse à la pression ; la température générale du corps s'élevait à 38°, 5, 39° et plus, pendant deux ou trois jours ; puis la peau rougissait et s'amincissait lorsque le pus était collecté. — Comme les mêmes accidents se produisirent à l'hôpital des Enfants Malades à cette époque et comme, d'autre part, les précautions les plus strictes étaient prises pour la stérilisation des instruments servant aux injections, il me parut probable que certains échantillons de sérum étaient septiques. Dans les mois qui suivirent, nous n'observâmes plus que très rarement ces accidents locaux et en 1896 les abcès consécutifs aux injections furent tout à fait exceptionnels. Il est à supposer que la préparation du sérum à l'Institut Pasteur, dans les premiers mois de 1895, a dû être un peu hâtive et que le sérum n'était pas recueilli d'une manière tout à fait aseptique, comme il l'est actuellement.

J'ai observé des abcès multiples, des engorgements ganglionnaires, et même, une seule fois, un phlegmon diffus de la paroi abdominale et de la région lombaire ; la vie de l'enfant fut en danger, mais il survécut.

Pendant toute l'année 1896 plusieurs milliers d'injections de sérum antidiphtérique ont été pratiquées au pavillon Bretonneau ; la proportion des abcès a été relativement insignifiante.

Au contraire, pendant ce même temps, le sérum antistreptococcique préparé par M. Marmorek a produit des réactions phlegmoneuses tellement intenses que nous avons dû renoncer à expérimenter ce produit nouveau et dangereux.

A quelles doses le sérum doit-il être manié ? Nous ne sommes pas encore exactement fixés sur ce point. On a recommandé empiriquement d'injecter 10 centimètres cubes de sérum de l'Institut Pasteur à des enfants atteints de diphtérie légère ou moyenne, et 20 centimètres cubes à des enfants présentant des formes intenses de diphtérie.

M. Roux en 1894 a conseillé de renouveler les injections dans le cas où la température restait élevée ; mais à cette époque on ignorait encore l'action hyperthermisante du sérum lui-même, et l'on n'avait pas analysé cliniquement les complications pulmonaires ou autres surajoutées à l'infection diphtérique et capables d'élever la température. — Le thermomètre n'est pas un bon guide pour graduer les doses de sérum à injecter, car la diphtérie elle-même n'est pas une maladie très hyperthermisante et les formes toxiques, les plus terribles, évoluent souvent presque sans fièvre.

C'est l'abondance des membranes, leur extensivité, leur ténacité, les réactions ganglionnaires dans la diphtérie toxique, qui doivent être prises en considération pour récidiver les injections.

En principe, je pense que lorsque l'on a pris le parti de traiter une diphtérie par le sérum il n'y a pas de grands inconvénients à introduire une quantité assez grande de ce liquide dans l'organisme.

Les recherches expérimentales des physiologistes, et spécialement celles de M. Arloing ont démontré que le sérum de cheval n'est toxique pour les autres animaux qu'à des doses très élevées.

Quant aux troubles réactionnels secondaires aux injections : hyperthermie, érythèmes, etc., ils n'ont pas une intensité rigoureusement proportionnelle à la quantité de sérum employé. Des enfants qui ont reçu 30 à 50 centimètres cubes de sérum pour des formes tenaces de diphtérie, n'ont souvent pas d'accidents sériques plus sérieux que ceux qui n'ont eu que 10 ou 20 centimètres cubes.

Dans les formes très graves ou toxiques, faute d'autre remède efficace, j'ai fait injecter jusqu'à 150 centimètres cubes de sérum antidiphtérique. — Les enfants qui ont survécu, ont eu une convalescence très lente ; ils ont conservé de la paralysie du voile et de la parésie des membres, de l'albuminurie, une grande faiblesse, de l'anémie prolongée ; mais ils n'ont pas eu d'érythèmes particulièrement prononcés ou des accidents graves directement imputables au sérum.

Dans ces conditions, j'estime préférable d'injecter d'emblée 10 centimètres cubes au moins ou 20 centimètres cubes de sérum de l'Institut Pasteur aux enfants diphtériques. On a proposé à tort de n'injecter que 4 ou 5 centimètres cubes ; c'est s'exposer à ne pas avoir le bénéfice thérapeutique de l'antitoxine dont la dose peut être alors insuffisante.

Les enfants que j'ai vus, soit à l'hôpital, soit dans la clientèle de la ville, présenter des manifestations graves d'intoxication sérique précoce ou tardive, n'avaient pas reçu en général des doses de sérum dépassant 10 ou 20 centimètres cubes.

Ce n'est donc pas dans la quantité du sérum injecté qu'il faut chercher l'explication des accidents, mais dans les modifications encore indéterminées de certains échantillons du médicament, et peut-être aussi dans des prédispositions inconnues tenant à l'état des humeurs ou des tissus.

Il faut avouer sincèrement que nous ignorons encore pourquoi le plus grand nombre des enfants subissent sans dommage, sans trouble notable même, l'introduction sous la peau d'une dose moyenne de 10 ou 20 centimètres cubes, tandis que d'autres sont atteints plus ou moins tardivement d'une maladie expérimentale que tous les observateurs attribuent aux effets nocifs du sérum.

Nous n'avons même aucune donnée certaine sur la part qu'il convient de faire aux altérations du sérum antitoxique, dans ces accidents, jusqu'à présent inévitables, et sur la part qui revient à l'organisme lui-même dont les réactions physiologiques sont si variables et si complexes.

CHAPITRE XVIII

OBSERVATIONS ET RECHERCHES SUR LES MODIFICATIONS
DE LA TEMPÉRATURE ET DU POULS
Consécutives aux injections de sérum antidiphtérique.

Les enfants suspects de diphtérie, qui entrent à l'hôpital Trousseau dans le pavillon des douteux, reçoivent, à leur entrée, une injection de 20 centimètres cubes de sérum de l'Institut Pasteur. La dose de sérum est abaissée à 10 centimètres cubes pour les enfants au-dessous d'une année[1].

Lorsque l'examen bactériologique est venu corroborer l'examen clinique, les enfants sont répartis dans le pavillon Bretonneau.

Le plus généralement, le diagnostic porté au moment de l'admission est exact ; cependant, quelques enfants, non atteints de diphtérie, sont placés dans les petites salles du pavillon des douteux et l'injection de sérum, n'ayant pas chez eux d'effet curatif, agit comme vaccin temporaire pour les immuniser contre la diphtérie dans un milieu où ils auraient grandes chances de la contracter.

Ce mode d'application de la sérumthérapie était adopté

[1] Cette étude a été faite au commencement de l'année 1895 ; depuis cette époque j'ai cru devoir restreindre l'emploi du sérum aux enfants qui présentaient des manifestations diphtériques cliniques.

avant que je ne prisse la direction du service de la diphtérie, et je n'ai pas vu d'inconvénients à ce qu'il fût conservé temporairement.

J'ai donc pu observer de cette manière, sur quelques enfants indemnes de diphtérie, les effets physiologiques des injections de sérum, en profitant de conditions expérimentales très simples.

Il n'est pas aussi facile qu'on pourrait le croire, au premier abord, d'analyser exactement l'action du sérum sur le fonctionnement des organes et spécialement sur les organes de la circulation, chez de petits malades atteints de diphtérie du pharynx ou des voies aériennes, légère ou grave.

La diphtérie, à elle seule, pendant son évolution, détermine une élévation thermique très variable suivant les sujets et suivant les formes de la maladie, avec une accélération du pouls plus ou moins marquée en rapport avec l'élévation de la température. Plus tard, de bons observateurs ont noté que, parfois, le pouls devient faible et même arythmique durant la convalescence. Cette faiblesse, cette arythmie du pouls, a été observée particulièrement pendant ou après les formes graves et doit faire craindre une défaillance du cœur.

Récemment encore, M. Goodall, dans un travail intéressant sur l'anurie de la diphtérie, rappelait l'attention sur les troubles cardiaques coexistants et sur l'arythmie du pouls et des battements cardiaques (*The Lancet*, 2 février 1895). — Il paraît donc bien certain que les toxines produites par la diphtérie sont à elles seules capables de provoquer une asthénie cardiaque, caractérisée par la petitesse et l'irrégularité du pouls.

On comprend à quelle réserve nous sommes tenus, étant donnés les effets en quelque sorte normaux de la diphtérie sur la calorification et sur la circulation, pour apprécier d'une manière ferme les modifications de la température et des fonctions cardiaques consécutives aux injections de sérum antidiphtérique.

Néanmoins, en jetant un coup d'œil sur les feuilles de température d'un grand nombre d'enfants (154 du 25 décembre au 25 janvier), atteints de diphtérie vérifiée par l'examen bactériologique, il est impossible de ne pas remarquer que la courbe thermique de tous ces malades traités uniquement par le sérum présente une certaine similitude. A l'entrée, la température est à 37°, 37°,5, 38°, plus rarement à 38°,5 ou 39°. Quatre heures après l'injection de sérum, la température s'est élevée de 1/2 à 1°, quelquefois plus. Le lendemain de l'injection ou le surlendemain, la température s'abaisse et la chute est assez brusque ; le retour à la normale ne se fait guère attendre plus de quarante-huit heures à trois jours, s'il n'existe pas de complications. Il est vraiment difficile d'attribuer à l'évolution seule de la diphtérie, qui va plutôt diminuant dans ses manifestations locales, cette ascension à peu près constante et plus ou moins marquée de la courbe thermique. Les anciennes courbes de la diphtérie non modifiées par le sérum n'offraient pas une semblable régularité.

Cette augmentation de la calorification ne paraît pas se produire avec la même régularité et la même intensité après les injections de sérum qui suivent l'injection initiale de 20 centimètres cubes.

Toutefois, si l'on fait prendre la température heure par heure, on voit aussi des ascensions de 1° à 1° 1/2 cinq à huit heures après les injections secondaires.

J'ai fait relever heure par heure la marche de la température dans quelques cas de diphtérie légère et circons-

crite après les injections initiales de sérum, et j'ai noté
que la température s'élevait de 37° jusqu'à 39°, 40°, six à
dix heures après l'injection, chez certains enfants.

Il y a d'assez grandes variétés dans l'intensité même
de cette ascension thermique, suivant les enfants et peut-
être suivant les âges.

Chez M. Chabry, l'interne du service qui a été atteint
d'une diphtérie grave et qui a reçu en une seule dose
30 centimètres cubes, la température qui était à 38°, s'est
élevée à 40° six heures après l'injection. Mais, chez
d'autres adultes ou chez des enfants de douze ou quatorze ans, elle ne parait pas avoir dépassé 38°-38°5.

Il est bien difficile d'affirmer que l'ascension thermique
s'est bornée là, car il n'est pas suffisant, pour obtenir des
données certaines, d'enregistrer la température du matin
et celle du soir, comme nous avons l'habitude de le faire ;
il faut examiner le thermomètre heure par heure.

En somme, en faisant abstraction des formes de diphtérie compliquées d'affections des voies aériennes ou
autres, les tracés thermiques des diphtéries traitées par
le sérum montrent une élévation initiale assez constante
suivant la première injection, et un abaissement à la normale au bout de quarante-huit heures à trois jours, le
plus souvent. Il semble donc que le sérum contenant
l'antitoxine a la propriété d'exalter la calorification, au
moins temporairement. En cela, il se rapprocherait des
toxines de la diphtérie qui, injectées aux chevaux que
l'on veut immuniser, déterminent une fièvre légère pouvant atteindre 40°. (Voir le mémoire de M. Roux au Congrès de Buda-Pesth.)

En même temps que la température s'élève consécutivement à l'injection du sérum, le pouls s'accélère et la
rapidité des révolutions cardiaques est très augmentée. Rien

n'est plus commun que de trouver, dans le cours d'une affection quelconque, le pouls à 100, chez le jeune enfant, si la température monte à 39° ou plus.

Mais cette extrême fréquence du pouls est insolite si la température est à 38° ou au-dessous. Or, j'ai constaté bien souvent une dissociation apparente du pouls et de la température chez les enfants de tout âge traités par le sérum. M. Roux, dans son mémoire cité plus haut, a indiqué la persistance de la fréquence du pouls pendant deux ou trois jours, après la première injection, lorsque la température était déjà revenue à la normale. Cette persistance de la fréquence du pouls suivant l'accélération initiale qui est très grande me paraît être un phénomène physiologique très important.

Je dois d'abord écarter quelques objections relatives à l'appréciation de la fréquence du pouls chez l'enfant.

Au-dessous de deux ans, les battements du cœur sont de 115 à 120 à la minute ; de deux à six ans, leur fréquence est de 100 environ.

La rapidité de ces battements s'accélère sous des influences assez légères ; une émotion, un peu d'agitation, quelques cris font varier considérablement d'un moment à l'autre la fréquence des battements du cœur et du pouls. L'élévation thermique, même faible, accélère vivement le pouls. La gêne respiratoire, due au croup et à la laryngite suffocante, fait augmenter la rapidité du pouls, sans qu'il y ait d'élévation thermique corrélative.

Ce n'est donc ni chez les très jeunes enfants, ni dans les cas où la diphtérie a gagné les voies aériennes, qu'il convient d'étudier les variations du pouls après les injections de sérum. Il faut rechercher surtout, pour cet objet, les enfants qui ont passé six ans et qui ont des angines diphtériques, sans croup.

Les conditions d'observation sont ainsi moins complexes et plus rigoureuses.

Dans ces circonstances, c'est-à-dire chez des enfants de six à dix ans, il est assez habituel de voir le pouls s'élever à 140, à 150 et même à 160 après l'injection. Il se maintient à cette hauteur pendant vingt-quatre ou quarante-huit heures, et souvent il reste à 140, alors que la température rectale est descendue à 37°5. Puis il revient, en trois à cinq jours, à la normale comme fréquence, mais non comme force ni comme régularité.

En effet, lorsque les membranes ont disparu et que la convalescence est commencée, j'ai remarqué bien souvent que le pouls était excessivement petit et parfois même imperceptible. Il est impossible de songer à l'enregistrer. Les pulsations sont par moment ralenties, puis accélérées et très souvent intermittentes. Chez deux adultes, j'ai constaté que le pouls devenait très faible et un peu irrégulier dès que les malades faisaient des mouvements dans leur lit, cinq à huit jours après le début de la maladie, alors que la gorge était débarrassée des membranes. A part l'irrégularité des battements du cœur, correspondant aux intermittences du pouls, je n'ai pas relevé de bruits anormaux à l'auscultation. La proportion dans laquelle j'ai rencontré ces modifications du pouls et des battements du cœur, durant la convalescence, chez les diphtériques traités avec le sérum, est de plus de la moitié.

J'ai noté accidentellement que les deux pouls étaient inégaux dans les deux radiales chez plusieurs enfants, à peine perceptible d'un côté et tout à fait insensible du côté opposé.

Enfin je rapporterai que, dans un certain nombre de diphtéries légères, qui n'avaient reçu qu'une injection de 20 centimètres cubes, les modifications du pouls pendant la convalescence étaient aussi accentuées que dans les diphtéries graves où les injections avaient dû être multiples.

Lorsque l'on juge utile de répéter les doses de sérum de 10 ou 20 centimètres cubes, l'élévation thermique et l'accélération du pouls qui suivent sont beaucoup moins durables qu'après l'injection initiale de 20 centimètres cubes.

Après l'exposé de ces faits, on pourrait encore douter que l'élévation de la température et l'accélération initiale du pouls, accélération durable, de même que la faiblesse du pouls, son irrégularité pendant la convalescence, fussent la conséquence de l'emploi du sérum. Un de mes collègues, auquel je montrais mes tracés thermiques et sphygmographiques, m'objectait que la diphtérie était peut-être seule en cause. Cependant, si les troubles de la circulation centrale et périphérique n'étaient pas inconnus dans le cours de la diphtérie avant la nouvelle médication, ils n'offraient pas une fréquence comparable à ce que nous observons actuellement.

Mais je crois pouvoir affirmer directement que le sérum antidiphtérique est l'agent le plus actif dans la production de ces troubles de la calorification et de la circulation en m'appuyant sur quelques observations qui ont la valeur de véritables expériences de laboratoire.

Comme je l'ai dit en commençant, quelques enfants non diphtériques placés au pavillon des douteux ont reçu, comme vaccin immunisant, une dose de sérum de 20 centimètres cubes.

Ces enfants n'avaient ni diphtérie clinique ni diphtérie bactériologique. Leur température et leur pouls étaient à peu près normaux à l'entrée. Après l'injection de sérum, on observait la même élévation thermique, la même accélération du pouls que chez les diphtériques et, après quatre ou cinq jours, la même faiblesse du pouls, la même irrégularité, la même arythmie des battements du cœur.

Les enfants sur lesquels ces observations ont été faites étaient atteints de pharyngite ou de laryngite catarrhales ou d'indispositions sans importance qui ne pouvaient avoir aucune influence sérieuse sur les fonctions circulatoires.

Il aurait été bien désirable que ces observations cliniques fussent contrôlées et confirmées par des expérimentations sur les animaux ; mais, d'ores et déjà, je crois devoir les livrer au public médical, ne doutant guère qu'elles ne soient vérifiées, si elles ne l'ont déjà été, en attendant que l'installation d'un laboratoire de bactériologie à l'hôpital Trousseau me permette de compléter ces premières recherches [1].

Quelles sont l'importance et la gravité pronostique de ces troubles de la circulation ? Leur durée ne paraît pas être longue. Sur les enfants que j'ai pu suivre et conserver, car je suis obligé, à cause de l'encombrement, de renvoyer les petits malades très vite du pavillon Bretonneau, je n'ai pas vu la faiblesse du pouls et l'arythmie des battements du cœur se prolonger au delà de huit à dix jours. Généralement, ces phénomènes sont plus fugaces, ne durent que trois ou quatre jours.

J'avais d'abord des craintes sérieuses sur les fonctions cardiaques, je redoutais des syncopes ; à dire vrai, des accidents sérieux ne se sont jamais produits dans ces conditions.

Du 25 décembre 1894 au 25 janvier 1895, je le répète, j'ai soigné 154 enfants atteints de diphtérie avérée clini-

---

[1] M. le professeur Arloing a publié, depuis cette époque, de belles recherches expérimentales faites avec les sérums sur les animaux. Il a relevé aussi des troubles cardiaques et un abaissement à peu près constant *de la tension artérielle*.

quement et bactériologiquement, sans autre traitement que les injections de sérum, les lavages à l'eau bouillie pour les angines, le tubage et la trachéotomie pour les croups.

Dans la liste des décès, je relève trois morts subites : deux dans le cours d'angine toxique, une dans la convalescence d'une diphtérie très grave qui avait nécessité la trachéotomie.

Il paraît donc bien évident que ces modifications circulatoires, si inquiétantes en apparence, n'empêchent pas la guérison. Cette action hyperthermisante du sérum, cette accélération très rapide des battements du cœur, cet éréthisme cardiaque persistant plus longtemps que l'hyperthermie, n'ont-ils pas un rôle important dans le mécanisme physiologique de l'action du sérum antidiphtérique? Ces phénomènes constituent un ensemble clinique qui rappelle la réaction que l'on observe dans le cours de certaines maladies infectieuses.

D'autre part, cette asthénie cardiaque, cette arythmie des battements du cœur, cette défaillance du pouls suivant l'éréthisme cardiaque semblent bien indiquer que le myocarde a subi l'influence d'une substance toxique spéciale.

Nous ignorons jusqu'à présent ce que c'est que l'antitoxine. Aucun chimiste ne l'a isolée à l'état de pureté et mon éminent maître, M. A. Gautier, me disait récemment que l'isolement des substances de ce genre offrait les plus grandes difficultés. Nous ne connaissons l'antitoxine que par son action immunisante sur les animaux, par son pouvoir antitoxique.

Nous devons nous demander quel est l'élément actif dans le sérum pour produire ces modifications du pouls et de la température. Avant de connaître les recherches de MM. Hutinel et Debove, j'avais une grande tendance

à attribuer à l'antitoxine incorporée au sérum, les élévations thermiques que j'avais constatées.

On avait remarqué que la température s'abaissait assez
vite après les injections de sérum, et on imputait naturellement à l'antitoxine cette vertu curative ; il me paraissait
donc vraisemblable que l'hyperthermie temporaire précédant l'hypothermie devait être rapportée aussi à la même
substance.

Les faits publiés par MM. Hutinel et Debove[1] soulèvent
des doutes sur l'interprétation que j'ai proposée. M. Hutinel a remarqué que les injections de sérum artificiel ne
déterminaient que des oscillations de température insignifiantes en général chez les enfants sains, tandis que
l'hyperthermie devenait considérable chez les tuberculeux.

M. Debove a noté des élévations thermiques plus
importantes avec le sérum artificiel ; mais la plus faible
dose qu'il ait injectée est de 50 centimètres cubes.

Ces conditions d'observation sont un peu différentes des
nôtres avec le sérum antidiphtérique de l'Institut Pasteur.
Nous n'injectons habituellement que 20 centimtères cubes
et 10 centimètres cubes, et nous relevons les élévations
thermiques de 1° et même 2° et demi.

Or, avec des doses de sérum artificiel de Hayem de
20 centimètres cubes ou de 10 centimètres cubes je n'ai
noté, dans quelques expériences récentes, qu'une oscillation de température de 3 à 4 dixièmes de degré. Une
seule fois la courbe a monté de un degré et très lentement,
mais l'enfant avait un écoulement d'oreille le lendemain.

En outre, l'hyperthermie produite par le sérum de
l'Institut Pasteur est également observée avec le sérum
de Behring à des doses analogues.

---

[1] Voyez : *Bulletin de la Société médicale des hôpitaux de Paris*, 1895.

Germanig, à Trieste, après des injections de sérum de Behring, a mesuré la température heure par heure, comme je l'ai fait à Paris, et a constaté un mouvement fébrile qui durait rarement plus de trois jours. Les observations de Germanig ont porté sur 224 diphtériques.

Le sérums d'Aronson est également hyperthermisant, bien qu'il soit manié à des doses beaucoup moindres que les sérum de Behring et de Roux.

Le Dr Alexander Don, à Aberdeen, a noté, après une injection de 5 centimètres cubes de sérum d'Aronson, que la température, qui était à 101° F., montait après quelques heures à 103°,6.

Une deuxième injection de 2 centimètres cubes et demi fait monter le pouls de 120 à 140 et la température de 101°,3 F. à 102°.

Il est vraiment bien difficile d'admettre que des quantités aussi faibles de sérum, ne contenant aucune substance hyperthermisante, pourraient élever la température dans de telles proportions.

Que faut-il conclure de là sinon qu'il est extrêmement délicat d'analyser les propriétés physiologiques et thérapeutiques d'une substance aussi compliquée que le sérum antidiphtérique? Le sérum est en effet une solution saline, de plus albuminoïde et contenant peut-être, sous une forme indéterminée, un reste des toxines injectées aux animaux pour les immuniser.

Les solutions salines à elles seules sont hyperthermisantes à forte dose; les solutions albuminoïdes, les sérums non immunisés, le seraient également; enfin les toxines de la diphtérie auraient des propriétés analogues. En injectant le sérum antidiphtérique, nous manions un médicament qui n'est guère moins complexe que l'opium, que l'on me permette cette comparaison. Il serait vraiment bien désirable que l'on isolât dans le sérum la substance active, qu'on la débarrassât d'un véhicule aussi altérable et qui peut devenir dangereux, comme on a distingué les alcaloïdes de l'opium. Tant que la partie active du sérum ne sera pas isolée, nous nous heurterons à des difficultés d'interprétation comme celles qui surgissent à propos de l'hyperthermie.

C'est ainsi qu'un médecin de Nantes, M. Berlin, a pu prétendre qu'il avait guéri des diphtériques avec du sérum de cheval non immunisé. Récemment, M. Tordeus, de Bruxelles, a publié un travail très intéressant dans lequel il relate plusieurs cas de diphtérie grave, guéris à la suite d'injections de sérum artificiel.

CHAPITRE XIX

OBSERVATIONS SUR LA CADUCITÉ DES MEMBRANES DIPHTÉRIQUES APRÈS LES INJECTIONS DE SÉRUM ANTIDIPHTÉRIQUE. REPULLULATION RAPIDE DE CES MEMBRANES DANS CERTAINS CAS

J'ai observé, au commencement de 1895, en moins de trois mois, environ 350 enfants entrés au pavillon Bretonneau avec des diphtéries très variées comme forme et comme intensité; le diagnostic clinique de ces diphtéries a été contrôlé par l'examen bactériologique.

Chaque enfant a été examiné jour par jour; et j'ai suivi sur des schémas spéciaux du pharynx la topographie et la marche régressive des exsudats diphtériques. J'inscris au crayon bleu la figure des membranes constatées le premier jour, au crayon rouge l'étendue des membranes le deuxième jour; puis, sur une fiche nouvelle, s'il y a lieu, je continue à topographier exactement les exsudats pharyngiens jusqu'à leur disparition.

Actuellement, j'ai déjà réuni un grand nombre de documents précis, qui me permettent de formuler des conclusions fermes sur la caducité des membranes, après les injections de sérum de l'Institut Pasteur.

De toutes les propriétés qui ont été attribuées au sérum, la plus certaine, à mon avis, la plus constante, est celle de provoquer la chute des membranes qui tapissent les diverses parties du pharynx et des voies aériennes. Nous ne pouvons pas inspecter directement, chez les enfants atteints de croup, la muqueuse laryngée ; mais, comme les tubes placés pour empêcher la suffocation sont facilement retirés au bout de deux à quatre jours, comme les canules à trachéotomie sont également enlevées sans inconvénients quatre ou cinq jours après l'ouverture de la trachée, il faut conclure que la disparition des membranes dans le larynx et la trachée obéit aux mêmes lois, que la caducité des membranes pharyngées après les injections de sérum.

Pour apprécier avec rigueur l'action décollante du sérum (qu'on me passe cette expression), il faut choisir des angines graves pour lesquelles on ne pratique aucun autre traitement local que des lavages détersifs.

Nous savons que les angines à exsudat mince et circonscrit guérissent souvent assez vite, soit spontanément, soit sous l'influence des badigeonnages avec le jus de citron ou avec d'autres topiques antiseptiques.

Mais il n'en est pas de même des angines à exsudat épais, confluent, très étendu, envahissant le voile du palais et même la voûte palatine. Avec les topiques habituels, on réussit à nettoyer plus ou moins complètement, par des badigeonnages antiseptiques et des lavages fréquents, les muqueuses recouvertes de membranes ; néanmoins, les membranes se reproduisent avec une ténacité désespérante pendant cinq, six, huit jours et plus.

Les choses se passent tout autrement après les injections de sérum de l'Institut Pasteur, comme je viens de le vérifier encore ces jours derniers, sur deux filles de neuf ans atteintes, toutes deux, d'angine toxique.

Les membranes épaisses, cohérentes, adhérentes, masquaient les amygdales, la luette, le voile du palais et empiétaient sur la moitié postérieure de la voûte palatine.

L'haleine était fétide et la déglutition extrêmement difficile. Le cou offrait l'aspect proconsulaire ; l'adénopathie cervicale n'était plus appréciable à cause d'un œdème dur s'étendant depuis le maxillaire inférieur jusqu'au niveau du larynx.

Cependant, chez l'une de ces petites malades, au bout de quarante-huit heures (30 centimètres cubes de sérum avaient été injectés en trois fois), sans l'emploi du moindre topique local, tout cet encombrement membraneux tombait, laissant apercevoir une muqueuse rouge avec quelques débris grisâtres. Avant la chute, les membranes avaient pris un aspect blanc laiteux et semblaient se recroqueviller un peu sur les bords.

Le troisième jour, des membranes minces, opalescentes, avaient reparu à la place occupée par le premier exsudat qui avait plus d'un millimètre d'épaisseur ; mais ces membranes secondaires n'avaient, pour ainsi dire, pas de vitalité ; elles ne prenaient pas de consistance et tombaient au moment des lavages.

Le cinquième jour, la gorge était d'une rougeur modérée, c'est à peine si l'on y retrouvait la place de l'exsudat.

Pendant ce temps, l'œdème dur du cou a disparu en grande partie ; les ganglions sous-maxillaires sont redevenus appréciables. L'état général de l'enfant, au premier abord, est bon ; mais ce n'est là qu'une apparence.

Dès le premier jour, l'enfant a présenté des urines rares et faiblement albumineuses. Le pouls a toujours été très faible aux deux radiales, bien que les battements du cœur fussent assez bien frappés. Le sixième jour après l'entrée de la malade, la gorge est nette de membranes, mais il y a un peu de nasonnement. Le pouls est *absolu-*

ment imperceptible aux deux radiales ; on ne sent qu'une vague ondulation dans les humérales ; les battements du cœur sont sourds ; le deuxième bruit est dédoublé ; les joues sont un peu colorées, mais les pieds et l'extrémité du nez sont refroidis.

Malgré ce trouble extrême de la circulation artérielle périphérique, dont on ne peut trouver l'analogue que dans le choléra, l'enfant se meut aisément, se lève même de son lit ; elle paraît pourtant faible et engourdie.

Chez une autre fillette, à peu près du même âge, je constate un tableau clinique similaire. Pharynx et voile du palais envahis semi-latéralement, avec tuméfaction œdémateuse du cou ; le lendemain, extension des membranes du côté opposé et œdème bilatéral.

Injection de 30 centimètres cubes de sérum en trois doses, espacés en trente-six heures. Le deuxième jour après l'entrée, les exsudats ont été entraînés par un lavage détersif ; la muqueuse est à nu ; l'œdème du cou a beaucoup diminué d'un côté. Mais le visage est pâle, le pouls est très faible, très mou, inégal dans les deux radiales ; il ne faudrait pas même songer à enregistrer ce pouls avec le sphygmographe de Marey, tant il est petit. Les urines sont très albumineuses.

Ces deux enfants, comme on le verra plus loin, ont succombé à des accidents toxiques bien que les membranes fussent entièrement détergées.

Le premier fait qui ressort de ces observations, c'est que les membranes sont tombées par la seule action du sérum, sans aucune manœuvre locale. C'est là un résultat capital, éclatant, quand il s'agit de formes aussi graves, mais que j'ai constaté des centaines de fois sur des formes moyennes.

Dans les diphtéries pharyngées de moyenne intensité

traitées par le sérum, la gorge est nette au bout de deux à trois jours et les exsudats ne repullulent plus. Les membranes tombent souvent en vingt-quatre heures dans les cas légers. Les membranes reparaissant après la chute sont très minces et opalescentes.

Est-il besoin de faire remarquer qu'aucun traitement local ne peut entrer en parallèle avec la sérumthérapie pour déterger le pharynx envahi par les membranes? Quelles difficultés n'avions-nous pas à badigeonner et à irriguer la gorge des enfants indociles! Les badigeonnages devaient être répétés fréquemment et à chaque fois les luttes recommençaient, au grand désespoir des parents. Une seule injection sous-cutanée suffit pour produire des effets plus complets que ceux de notre ancien traitement local.

Il est cependant des formes de diphtérie tenaces, très rares, il est vrai, dans lesquelles le sérum, après avoir fait décoller une première fois les membranes, n'empêche pas leur repullulation.

Monti a signalé récemment des diphtéries érosives, gangréneuses, destructives, qui doivent être distinguées des diphtéries habituelles.

Cette distinction est très juste. Le bacille de Lœffler n'est peut-être pas en jeu dans ces lésions destructives. Pour ma part, après avoir constaté l'impuissance du sérum contre ces ulcérations des amygdales recouvertes de membranes, j'ai pris le parti de les faire badigeonner avec de la glycérine au sublimé au 30°, et la guérison a été assez rapide. Les exsudats dans les diphtéries érosives se reproduisent parfois pendant dix à quinze jours. Plus exceptionnellement, j'ai rencontré des diphtéries graves et tenaces, avec forte adénopathie, dans lesquelles les membranes, grisâtres, peu épaisses, semblaient infiltrées dans les couches superficielles de la muqueuse et ne tombaient pas après les injections.

Enfin, chez un garçon de treize ans, j'ai vu des exsudats assez étendus sur les amygdales et le pharynx se reproduire pendant plus de douze jours ; la dose de sérum injecté a excédé, dans ce cas, 80 centimètres cubes. Le pouls était d'une faiblesse extrême ; le malade ne pouvait se soulever sur son lit sans être menacé de syncope. Les urines étaient très albumineuses.

En résumé, les exsudats diphtériques réfractaires au sérum constituent l'exception.

L'action spéciale du sérum sur la caducité des membranes est absolument démontrée pour moi, comme pour les observateurs qui m'ont précédé. C'est par le décollement rapide des exsudats laryngés et trachéaux, et par leur non-repullulation, qu'on doit expliquer la modification extraordinairement favorable dans la statistique des croups tubés ou trachéotomisés.

La proportion des guérisons dans la trachéotomie, donnée par Trousseau, le grand propagateur de cette opéraration, était de 1 sur 5 : cette proportion est de 2 sur 3 dans certaines statistiques récentes.

Le croup, en effet, chez les jeunes enfants, n'est pas produit spécialement par les diphtéries graves ou toxiques : tout le danger réside dans la présence des membranes sur la muqueuse laryngée et trachéale et dans le spasme glottique coexistant ; le sérum déblayant assez vite les exsudats laryngés, la durée du séjour du tube ou de la canule peut être abrégée et les chances de mort sont de beaucoup diminuées.

Quant au mécanisme même de la chute des membranes sous l'influence du sérum, nous l'ignorons encore ; il est bien vraisemblable que l'innervation vaso-motrice doit être modifiée par le sérum ; les membranes blanchissent, pâlissent, avant de tomber, comme si leur constitution moléculaire était changée.

Peut-être parviendra-t-on à élucider ce point si intéressant, en pratiquant des examens histologiques de la muqueuse et des membranes adjacentes chez des sujets ayant reçu ou non des injections de sérum? L'examen comparatif de pièces de ce genre nous fournirait probablement quelques renseignements utiles.

Au-dessous des membranes détachées, la muqueuse est ordinairement d'un rouge vif, livide, mais d'autres fois, je l'ai vue pâle et rosée.

Un autre fait ressort non moins évidemment des deux observations d'angine toxique que j'ai rapportées plus haut, c'est que le sérum ne paraît pas toujours entraver le développement des troubles généraux que l'on impute aux toxines de la diphtérie.

Bien que je ne conserve pas les enfants, à cause de l'insuffisance des locaux, assez longtemps pour noter les accidents de la convalescence, j'ai cependant observé un certain nombre de paralysies, des morts subites, des albuminuries ; une néphrite tardive, avec infiltration généralisée, suivie de mort. Je n'ai pas d'éléments suffisants pour affirmer que tous ces troubles sont aussi fréquents qu'avant l'emploi du sérum, mais je puis déclarer qu'ils ne sont pas rares.

La substance contenue dans le sérum jouit d'un pouvoir antitoxique et immunisant certain sur les animaux ; mais l'antitoxine n'a pas des effets thérapeutiques aussi constants pour la diphtérie de l'homme en évolution. Néanmoins l'action décollante du sérum est évidente sur toutes les formes de la maladie, légères ou graves.

OBSERVATIONS SUR LA RÉGÉNÉRATION RÉCIDIVANTE DES FAUSSES MEMBRANES DIPHTÉRIQUES APRÈS LES INJECTIONS DE SÉRUM.

J'ai établi, en m'appuyant sur un nombre considérable d'observations quotidiennes faites sur 350 enfants diphtériques au pavillon Bretonneau, que les injections de sérum avaient la propriété de faire tomber les membranes, par un processus *décollant* d'élimination dont nous ignorons encore le mécanisme physiologique. De plus, les exsudats n'ont pas de tendance à se reproduire et encore bien moins à s'étendre. En quatre ou cinq jours, les gorges les plus encombrées sont détergées; le seul traitement local employé a consisté dans des lavages à l'eau bouillie.

Cette action vraiment spéciale du sérum s'exerce même dans les cas les plus graves, et je citais deux filles atteintes d'angine toxique, avec exsudats très épais et très étendus chez lesquelles nous avons constaté que la gorge était à peu près nette cinq jours après les injections de sérum.

L'une de ces filles, dont le pouls était supprimé depuis quatre jours, dont les urines étaient réduites à 100 centimètres cubes par jour, est morte soudainement après avoir présenté quelques vomissements et un peu d'agitation délirante.

L'autre a été emportée mourante dans sa famille ; elle n'avait pas uriné depuis 26 heures, malgré des injections sous-cutanées de sérum artificiel, et elle avait une paralysie du voile du palais et du pharynx telle que l'on devait l'alimenter à la sonde. Nous avons appris qu'elle était morte chez elle.

Ces deux enfants nous fournissent un exemple bien

remarquable de l'efficacité du sérum pour faire tomber les membranes et en même temps de son impuissance à arrêter les troubles produits par les toxines diphtériques résorbées. Les manifestations locales, membraneuses, de la diphtérie avaient disparu, mais l'action des toxines sur les centres nerveux et spécialement sur les centres vaso-moteurs n'a été nullement entravée.

On peut donc affirmer que l'antitoxine du sérum peut être impuissante à saturer les toxines, tout au moins lorsqu'elles ont été résorbées en notable quantité.

J'ai déjà indiqué que les manifestations plus légères de l'intoxication diphtérique, telles que les paralysies du voile du palais, ou des membres, l'albuminurie, n'étaient pas rares dans la convalescence des malades traités par le sérum. L'antitoxine, inutile lorsque les phénomènes d'intoxication sont très intenses, n'agit pas constamment contre ces phénomènes lorsqu'ils sont atténués. Mais il reste acquis que le sérum a une action évidente pour déterger les membranes et empêcher leur régénération.

La diphtérie est, après tout, une affection essentiellement membraneuse et le remède qui, à coup sûr, sans aucun traitement local, sans risque de léser les muqueuses, est efficace pour nettoyer la gorge et les voies aériennes, est certainement préférable aux autres remèdes connus et expérimentés jusqu'à présent.

On conçoit que si le sérum est injecté assez vite, les membranes ne se formant plus, la source d'intoxication est tarie. A ce point de vue le sérum peut être considéré comme prétoxique plutôt que comme antitoxique dans la diphtérie en évolution.

Le sérum qui ne sature pas toujours les toxines de la diphtérie ne paraît pas avoir non plus de propriété germicide contre le bacille de Lœffler. Tout récemment,

MM. Sevestre et Méry ont fait une très intéressante communication [1] sur la persistance du bacille de Lœffler dans la gorge des enfants traités par le sérum et guéris en apparence. Ces auteurs concluent de leurs recherches personnelles et de celles des autres bactériologistes, concordantes avec les leurs, que les bacilles de Lœffler à l'état virulent peuvent persister pendant quatre à six semaines après la disparition des membranes lorsque l'évolution de la maladie est terminée. Il est donc urgent de créer des asiles de convalescence pour les diphtériques ; c'est le seul moyen de limiter la contagion de la diphtérie dans les familles.

Faute de place, et je ne crains pas de le dire, par suite des lenteurs administratives de l'Assistance publique, les salles annexes du pavillon Bretonneau ne sont pas encore installées, bien que les crédits nécessaires soient votés par la municipalité depuis plus de trois mois [2].

Pour éviter un encombrement désastreux, je suis donc obligé de renvoyer dans leurs familles le plus grand nombre des enfants dès que les membranes sont détergées et dès que leur état général le permet. Aussi j'ai reçu plusieurs enfants contaminés par leurs frères ou leurs sœurs sortis trop tôt de nos salles. Je ne puis que regretter ces malheurs en les signalant à l'administration compétente.

La clinique et la bactériologie sont d'accord pour nous montrer que le sérum n'a pas de propriété germicide.

Dans l'immense majorité des cas, l'action antimembraneuse du sérum s'exerce pendant un temps bien suf

---

[1] *Société médicale des hôpitaux de Paris*, 1895.

[2] Mars 1895.

lisant pour que la guérison soit assurée ; mais, dans quelques circonstances exceptionnelles, les membranes se régénèrent assez vite. J'ai relevé dans mon cahier de visite du pavillon Bretonneau six observations de régénération récidivante précoce des fausses membranes sur 400 malades environ.

Les examens bactériologiques ont été faits lors de la première et lors de la seconde poussée membraneuse.

On ne saurait donc conserver aucun doute sur la nature de ces exsudats diphtériques.

Cette régénération récidivante des membranes n'a pas été fatale et a cédé aux injections de sérum ou à des badigeonnages à la glycérine au sublimé à 1 pour 30.

Je crois devoir reproduire intégralement ces notes cliniques, car je ne sache pas, qu'en France du moins, des observations semblables aient encore été publiées (mars 1895).

I. — B..., Berthe, cinq ans et demi, entrée le 13 février.
Enfant malade depuis quatre jours.
L'amygdale gauche est tuméfiée et porte une plaque bien circonscrite, blanche, très adhérente.
A la partie inférieure de l'amygdale droite, exsudat de même nature. Petite tache à la partie inférieure de la paroi postérieure du pharynx.
Toux et voix claires.
Diagnostic. — Clinique : diphtérie circonscrite du pharynx. Bactériologique : bacilles moyens.
Injection de 20 centimètres cubes de sérum.
17 février. — Sort guérie.
Rentrée le 23 février. — Il existe des exsudats assez étendus, blancs, adhérents sur les deux amygdales.
Diagnostic. — Clinique : diphtérie moyenne du pharynx. Bactériologique : bacilles moyens, staphylocoques. Nouvelle injection de 10 centimètres cubes de sérum.
26 février. — Les exsudats sont tombés. La gorge est encore rouge, mais absolument nette.

II. — L... Berthe, cinq ans et demi, entrée le 20 février. Rougeole à deux ans et demi.

Malade depuis trois jours. Injection de 20 centimètres cubes de sérum à l'entrée à l'hôpital.

21 février. — L'examen de la gorge montre les deux amygdales, surtout la gauche, recouvertes d'enduit membraneux grisâtre, épais, très adhérent. Adénopathie très modérée. L'enfant est un peu affaissée.

22 février. — Les membranes persistent à la face interne de l'amygdale gauche. L'amygdale droite est un peu détergée. Rougeur très vive et un peu d'œdème de la luette.

23 février. — La gorge est en partie détergée. Il reste seulement une petite fausse membrane sur l'amygdale droite.

27 février. — L'enfant sort guérie.

Les cultures ont donné des bacilles moyens associés et des staphylocoques.

7 mars. — Repullulation de fausses membranes sur l'amygdale gauche.

8 mars. — La plaque amygdalienne a en partie disparu. La gorge est absolument détergée après trois badigeonnages à la glycérine sublimée.

Les cultures ont donné, comme la première fois, des bacilles moyens avec staphylocoques.

III. — H... Louise, trois ans, entrée le 1er mars. A eu, il y a un an, la rougeole avec angine intense.

Malade depuis deux jours, avec fièvre. L'examen de la gorge, au moment de l'entrée, montre deux exsudats blancs adhérents : l'un, étendu sur l'amygdale droite; l'autre, plus circonscrit, du côté gauche.

Inoculation de 10 centimètres cubes de sérum à l'entrée.

4 mars. — Il ne reste plus qu'un petit exsudat très circonscrit sur l'amygdale droite.

La malade sort guérie le 7 mars.

Les cultures ont donné des bacilles moyens associés à des staphylocoques.

14 mars. — L'enfant, guérie depuis une semaine, est reconduite au pavillon. La mère raconte qu'elle a eu les membres gonflés et que, dès le lendemain de sa sortie, son corps s'est recouvert d'un érythème généralisé.

L'examen de la gorge montre une plaque blanche circonscrite sur l'amygdale gauche. Légère adénopathie.

15 mars. — L'exsudat n'est plus qu'une légère opalescence et, le 16, il a disparu.

La culture, faite le 14, a donné des bacilles moyens et staphylocoques.

IV. — B..., Joseph, âgé de trois ans et demi, entré le 1er février. Enfant malade depuis trois jours, avec toux et voix rauques.
Inoculation de 20 centimètres cubes de sérum.

Au moment de son entrée, l'enfant présente un tirage très accentué. Il est placé dans la chambre de vapeur et le tirage diminue sensiblement, et même finit par disparaître. A l'examen de la gorge, on trouve sur chaque amygdale un exsudat très circonscrit.

3 février. — La gorge est nette de membranes. La température est à 37°,5, le pouls à 124.

11 février. — Abcès en formation au point de la piqûre. Ouverture.

Guérison rapide de l'abcès.

La culture des fausses membranes a donné des bacilles courts.

24 février. — L'enfant est rendu à sa famille.

1er mars. — Dès le lendemain de sa sortie (25 février) l'enfant est abattu, a de la fièvre.

Ces derniers jours, il aurait eu du cornage avec des accès de suffocation pendant la nuit.

2 mars. — Examen de la gorge. Exsudats blancs, adhérents sur les amygdales, le voile du palais et sur les bords de la luette.

Adénopathie cervicale très accentuée avec empâtement du tissu cellulaire du cou. Eruption d'urticaire très marquée à la partie inférieure du thorax, sur les cuisses et le visage. Plaques d'urticaire confluentes dans le dos.

Les exsudats constatés sont dans le même état le 3 mars. L'urticaire est apparue presque immédiatement après l'inoculation de sérum.

4 mars. — Les exsudats persistent.

5 mars. — Exsudats encore assez étendus sur les bords de la luette et les amygdales.

L'examen bactériologique pratiqué à la seconde entrée donne des bacilles moyens associés à des streptocoques.

Les exsudats ont été très tenaces, mais ont fini par céder le 10 mars. L'enfant est toujours dans un mauvais état général.

V. — T... Henri, âgé de quatre ans et demi, entré le 3 février. Enfant malade depuis huit jours et entré à l'hôpital après avoir subi un traitement local.

Deux jours avant son entrée, il reçoit en ville une inoculation de 10 centimètres cubes de sérum et une seconde de même dose hier 2 février. L'examen de la gorge montre des exsudats grisâtres tapissant entièrement les amygdales, le fond du pharynx, la luette et partiellement la face antérieure du voile du palais.

L'enfant présente en outre depuis hier un tirage considérable. La toux et la voix sont éteintes. L'haleine n'est pas fétide.

La respiration est lente, le tirage est très visible sur toute la partie inférieure du thorax, les cartilages costaux eux-mêmes étant déprimés à chaque inspiration.

Le teint est plombé, l'état général très grave, le pouls à peine perceptible.

4 février. — Les fausses membranes sont en grande partie tombées, l'adénopathie est encore assez marquée. Le 5, la gorge est à peu près nettoyée et, le 6, elle est absolument nette.

Le pouls est toujours très faible.

13 février. — La gorge, débarrassée entièrement de fausses membranes depuis le 7, se recouvre d'exsudats minces, opalescents, mais d'aspect nettement diphtérique, siégeant sur la luette, la face interne des amygdales et le voile du palais.

15 février. — La seconde poussée de fausses membranes a disparu en partie.

19 février. — Une troisième poussée de fausses membranes est constatée sur la partie inférieure de la luette. Deux jours après, la gorge est nette.

L'examen bactériologique fait au moment de l'entrée à l'hôpital a donné des bacilles longs. La seconde poussée de fausses membranes a donné le même résultat

La seconde poussée membraneuse n'a cédé qu'à des badigeonnages répétés avec la glycérine au sublimé à 1/30.

VI. — B..., Gaston, âgé de trois ans, entré le 7 février.

Un frère du malade est au pavillon Bretonneau depuis dix jours, a subi la trachéotomie et est en voie de guérison.

L'examen de la gorge montre les amygdales tuméfiées. Leur face interne, surtout à gauche, petits exsudats bien circonscrits, grisâtres. Ils sont apparus seulement hier et malgré leur peu d'étendue ils présentent bien les caractères diphtériques. Injection de 20 centimètres cubes de sérum.

9 février. — Deux jours après l'entrée à l'hôpital, la gorge est nette.

La culture des fausses membranes a donné des bacilles moyens.

4 mars. — Trois semaines après la guérison, l'enfant est ramené au pavillon Bretonneau. Les amygdales sont extrêmement tuméfiées. La luette, le voile, le pharynx sont turgescents, d'un rouge livide. Des exsudats jaunâtres, minces, siègent à la face interne des deux amygdales.

L'adénopathie est très marquée des deux côtés. Il n'y a pas de phénomènes laryngés.

L'état général est assez grave.

L'examen bactériologique donne, comme la première fois, des bacilles moyens.

15 mars. — L'enfant sort guéri après avoir reçu deux nouvelles injections de sérum : l'une de 20, l'autre de 10 centimètres cubes.

Il est permis de conclure de ces observations que, dans certains cas rares, la régénération récidivante des fausses membranes est possible huit à dix jours après que les exsudats ont disparu du pharynx sous l'influence des injections de sérum et que, plus souvent peut-être, cette régénération est manifeste trois semaines après la guérison apparente.

Le cas du jeune Joseph B..., qui avait séjourné trois semaines au pavillon Bretonneau avec une diphtérie légère et qui y est rentré avec une diphtérie grave, prouve qu'une injection de sérum de 20 centimètres cubes, n'a pas une influence immunisante certaine après 28 jours, et que la vaccination préventive n'a en rien atténué la gravité des manifestations diphtériques itératives.

CHAPITRE XX

TRAITEMENT LOCAL DE LA DIPHTÉRIE

Le traitement local de la diphtérie a perdu beaucoup de terrain depuis la découverte de Behring. — Ce traitement, comme on le sait, consistait surtout en badigeonnages antiseptiques du pharynx et des autres parties accessibles, et en irrigations détersives.

Chez les enfants jeunes le traitement local était souvent inefficace, n'entravait pas bien l'extension membraneuse aux voies aériennes et comme les manœuvres étaient assez douloureuses, elles provoquaient de la part des enfants des mouvements de défense qui les rendaient extrêmement difficiles. Combien il est plus aisé maintenant, de traiter les enfants avec la méthode de Behring. Une ou deux injections sous la peau et des irrigations détersives du pharynx et des fosses nasales toutes les trois ou quatre heures, suffisent à obtenir la guérison, lorsque la maladie ne se propage pas au larynx. A cet égard la sérumthérapie est d'une simplicité vraiment admirable.

Les irrigations doivent être faites avec un irrigateur muni d'une canule en caoutchouc rigide que les enfants peuvent mordre sans risquer de se casser les dents. Le pharynx doit être lavé d'abord, puis les fosses nasales. L'extrémité de la canule est placée dans une narine et le liquide doit ressortir par l'autre narine. Par les irrigations nasales, soigneusement faites ; on entraîne très souvent des débris ou même des moules membraneux qui tapissent tout l'arrière-pharynx, les cornets et les méats. Les cavités anfractueuses des fosses nasales constituent un foyer d'infection peut-être plus dangereux que le pharynx.

Je me suis bien trouvé de l'emploi de l'eau bouillie ou stérilisée pour déterger le pharynx et les fosses nasales. Mais dans certaines formes fétides d'angine à odeur gangréneuse, j'ai eu recours aussi à des solutions d'acide borique à 1 p. 100 et à des solutions de permanganate de potasse à 1 p. 2000.

Dans la grande majorité des cas le traitement local ancien, consistant en badigeonnages antiseptiques répétés, est inutile après les injections de sérum. La chute des membranes n'est pas accélérée par ces moyens, et mieux vaut attendre l'effet décollant habituel du sérum qui se manifeste au bout de vingt-quatre ou de trente-six heures.

Mais il est cependant certaines formes de diphtéries tenaces dans lesquelles les membranes, quelques jours après leur chute, repullulent avec intensité ; j'ai cité, plus haut, une série d'observations de ce genre. Les injections réitérées de sérum sont tout à fait impuissantes à empêcher la régénération des membranes qui arrivent à tapisser de nouveau tout ou partie du pharynx.

Dans d'autres circonstances, on rencontre des diphtéries localement érosives ; la plus grande partie des membranes tombe dans les délais ordinaires, mais il reste une perte de substance de la muqueuse plus ou moins profonde, souvent à l'union du voile du palais et de la luette ; cette ulcération est recouverte d'un enduit pulpeux, grisâtre, persistant pendant six, huit, dix jours et plus, si l'on n'intervient pas.

J'ai vu également des plaques membraneuses du fond

du pharynx, sans perte de substance, se reproduire sur place sans s'étendre, pendant assez longtemps. Enfin, fait plus habituel, lorsque toute la gorge est nette de membranes, l'extrémité de la luette reste encapuchonnée par des produits membraneux très adhérents, qui semblent faire corps avec la muqueuse.

A plusieurs reprises, j'ai fait ensemencer des tubes avec ces plaques de diphtérie tenace et, généralement, les cultures ont décelé des bacilles de Lœffler.

Que convient-il de faire en présence de ces résidus diphtériques pharyngés ou en présence de ces formes récidivantes de diphtérie sur lesquelles le sérum ne paraît pas avoir de prise? Je n'ai pas hésité, pour ma part, à recourir aux topiques locaux et j'ai la certitude d'avoir abrégé ainsi, sans danger, la durée d'une lésion circonscrite, dont l'évolution naturelle est assez longue.

Après avoir essayé, sans succès, la mixture de Lœffler, qui est très douloureuse, je suis revenu à la glycérine au sublimé à 1 p. 30.

On porte doucement sur les surfaces recouvertes de membranes un tampon de coton hydrophile imprégné de glycérine au sublimé; on exerce une friction très douce pour ne pas excorier la muqueuse et on répète cette manœuvre trois fois par jour.

Il est exceptionnel qu'une plaque membraneuse, qui n'a pas cédé au sérum, résiste plus de deux ou trois jours à ce topique bien appliqué.

On a exprimé des craintes, qui me paraissent un peu chimériques, sur les accidents provoqués par la glycérine au sublimé maniée prudemment et à doses aussi faibles. On a prétendu que les sels de mercure formaient, avec le sérum antidiphtérique, des albuminates très toxiques qui entraveraient l'action curative du sérum. J'avoue que j'ai peine à comprendre cet antagonisme mystérieux, accepté par quelques personnes, entre le sublimé et le sérum antidiphtérique spécialement. Les albuminates de mercure ne doivent être ni plus ni moins toxiques, qu'ils se forment aux dépens du plasma sanguin humain, ou aux dépens du sérum expérimental injecté sous la peau.

Quoi qu'il en soit, je puis affirmer que, dans un bon nombre de cas de diphtérie locale tenace, les badigeonnages à la glycérine au sublimé de 1 p. 30 m'ont donné des résultats très satisfaisants et que je n'ai jamais observé d'accident quelconque qui puisse faire supposer que l'association de ce topique à la sérumthérapie soit dangereuse.

Mais il existe toute une classe d'angines à exsudats circonscrits, d'allures très bénignes, rappelant plus ou moins l'aspect des tonsillites lacunaires, de l'amygdalite pultacée, de l'angine herpétique dans lesquelles on trouve généralement le bacille court sur la spécificité duquel l'accord n'est pas encore fait.

Dans toutes ces diphtéries bactériologiques dont j'ai donné antérieurement la description, il ne me semble pas nécessaire de recourir au sérum, vu la bénignité de la maladie qui a une tendance naturelle à la guérison spontanée et rapide. Proportionnons le remède au mal. A quoi bon faire courir aux enfants les risques d'une maladie expérimentale produite par le sérum, pour lutter contre des affections aussi légères ?

Ces angines doivent être surveillées de près : les exsudats seront fréquemment examinés et stérilisés à la mixture au sublimé.

Après l'application de la mixture antiseptique, une injection détersive avec de l'eau bouillie sera pratiquée. Si, malgré le traitement local, les exsudats ont une tendance à l'extension, débordent les amygdales pour gagner le voile du palais ou le fond du pharynx, on n'hésitera pas à faire une injection de sérum. J'ai vu quelques enfants très jeunes et très indociles chez lesquels l'examen du pharynx offrait les plus grandes difficultés ; les tentatives de badigeonnage provoquaient des scènes violentes ; dans le doute ces enfants doivent être injectés plus tôt que les autres.

Chez les adultes, qui offrent, en général, un terrain moins favorable pour le développement de la diphtérie, le traitement local conserve une importance plus grande encore que chez les enfants.

Bien que mon expérience, à ce point de vue, ne soit pas très étendue, j'ai cependant vu un certain nombre de malades atteints de diphtérie plus ou moins intense guérir très bien, sans injection. Les applications topiques antiseptiques sont alors des plus faciles, de même que les irrigations.

La diphtérie circonscrite et bénigne de l'adulte n'est pas rare. Un de mes collègues des hôpitaux me racontait récemment que, pendant qu'il subissait des épreuves de concours, il avait des membranes pharyngées dans lesquelles l'examen bactériologique décelait du Lœffler. Il était à peine incommodé par ces exsudats ; il put continuer le travail si pénible du concours et même il obtint la nomination de médecin du bureau central.

Au mois de janvier 1897 j'ai soigné en consultation, avec mon excellent confrère le Dr Hiart, un jeune homme de dix-huit ans, très vigoureux, qui avait les amygdales et même les piliers postérieurs du voile tapissés de membranes blanches adhérentes et cohérentes, présentant nettement l'aspect diphtérique.

L'état général était parfait ; pas d'élévation thermique,

aucun malaise, la déglutition était seulement un peu gênée, mais l'appétit était conservé ; bifteck, côtelettes, purées, tous les aliments étaient pris avec un égal plaisir ; pas de réaction ganglionnaire. Ce jeune homme ne garda pas le lit un seul jour et il s'étonnait qu'on le soignât si attentivement pour une affection qu'il considérait comme très légère.

Les exsudats se détergèrent après quelques jours. Il fut badigeonné avec un collutoire à l'acide salicylique et ultérieurement avec la glycérine au sublimé à 1 p. 30.

Il recevait aussi des irrigations assez fréquentes avec une solution faible d'acide borique.

En présence d'une diphtérie circonscrite de l'adulte évoluant sur un bon terrain, je conseillerais volontiers de ne pas faire d'emblée une injection de sérum ; la marche de la maladie n'est pas très rapide dans ces cas et il sera toujours temps de substituer le traitement antitoxique au traitement local, si les accidents prennent une allure inquiétante. Sur plusieurs de mes internes à l'hôpital Trousseau, notamment sur MM. Chabry [1], Hermary,

[1] *Un cas de diphtérie chez l'adulte traité par la sérumthérapie (observation de M. Chabry, interne des Hôpitaux, recueillie par lui-même).*

Attaché depuis le 25 décembre 1894 au service de M. le docteur Variot, à l'hôpital Trousseau (service de la diphtérie), j'étais durant tout le jour, en contact avec les petits malades atteints les uns d'angines plus ou moins graves, les autres du croup. Le service étant très actif, il arrivait plusieurs fois dans les vingt-quatre heures qu'un enfant avait besoin d'une intervention immédiate : tubage, et même, dans beaucoup de cas où le tubage était insuffisant : trachéotomie.

Certains jours, j'ai dû placer ou enlever successivement jusqu'à quinze tubes, et, comme la bouche des petits enfants, malgré l'écartement des maxillaires, ne présente pas une très grande ouverture, que l'index de la main gauche doit être introduit assez profondément dans la gorge, surtout chez les enfants à partir de l'âge de trois ans et au-dessus, afin d'aller à la recherche de l'épiglotte pour la rabattre contre la base de la langue ; le bord des dents en frottant contre les doigts, avait fait une solution de continuité dans l'épiderme. Fût-ce par là que le germe pénétra, ou bien par une piqûre légère dans le cours d'une trachéotomie hâtive, ou bien un enfant indocile m'envoya-t-il un jet de salive dans la gorge ? Toujours est-il que, vers le 15 janvier, je fus pris d'un mal de tête assez violent qui cessa par l'absorption de deux grammes d'antipyrine ; le lendemain, quoique l'état général fût bon,

Audion, j'ai observé des troubles si pénibles dus à l'intoxication sérique (hyperthermie, érythèmes, albuminurie tardive, arthropathies, etc.), que je ne suis pas disposé à manier le sérum d'une manière trop précipitée chez

ma voix devint enrouée, en même temps qu'apparaissait une toux légèrement rauque. Je crus à une simple grippe, comme il y en avait beaucoup à cette époque.

Le 17, malgré un état général excellent, j'eus un peu d'inappétence surtout le soir, mais la nuit fut excellente.

Le samedi 18, je sentis un peu de mal à la gorge, surtout à droite ; la gorge était rouge, mais sans aucun exsudat.

Le dimanche 20, l'état général commence à devenir plus mauvais ; je me sentais abattu, fatigué ; la gorge était plus douloureuse, mais sans la moindre adénopathie. Alors, un exsudat blanc grisâtre apparut sur l'amygdale droite à sa partie supérieure, près du milieu antérieur du voile du palais. Un ensemencement fut fait dans deux tubes de sérum. Dans la journée, inappétence, fatigue générale, mais la nuit fut assez bonne.

Le lundi 21, j'examine les cultures qui, faites la veille à cinq heures de l'après-midi, avaient déjà donné abondamment ; je reconnais des bacilles de Loeffler de moyenne grandeur avec des streptocoques en assez grande quantité et quelques staphylocoques.

Le diagnostic bactériologique était donc certain.

Mon maître, M. le docteur Variot, me fait garder le lit et ordonne une injection de 0,30 cc. de sérum immunisé.

L'injection fut faite à 11 heures du matin avec tous les soins antiseptiques (lavage de la peau au sublimé, stérilisation de la seringue de Simal par l'ébullition) dans le flanc droit, à 10 centimètres environ du rebord des fausses côtes, en plein tissu cellulaire de la paroi abdominale antérieure. La piqûre donne une douleur insignifiante ; l'injection n'est nullement douloureuse, le malade éprouve le sentiment d'un décollement du tissu cellulaire, mais aucune sensation de douleur.

Un peu d'ouate est placée sur le lieu de la piqûre, car le collodion coagule le sérum. Cinq minutes après, il n'y avait plus trace de la tumeur produite par l'injection. Le sérum avait donc pénétré tout entier dans le courant circulatoire.

Avant l'injection, je me sentais un peu d'appétit, mais tout d'un coup, à midi, c'est-à-dire environ une heure après l'absorption du sérum, je me sens envahi tout entier par une sorte d'ivresse ; je me couche et je suis pris d'un besoin irrésistible de dormir.

Cette sensation va en augmentant durant toute l'après-midi ; mais, à quatre heures environ, je sens une chaleur envahissant le cou, la gorge et toute la tête ; la sueur perle sur le front, les cheveux sont mouillés, la face est vultueuse.

L'examen de la gorge montre les deux amygdales tuméfiées, avec des exsudats blancs sur leur face interne, ainsi que sur le pharynx, et tendant à se détacher.

Je ne sens aucun frissonnement, seul le bien-être dans la somnolence et la moiteur. La transpiration était telle que le matelas fut traversé, et je dus changer trois fois de linge.

La température prise à ce moment était de 39°,6 ; le pouls battait 160.

Le soir, M⁽ᵉ⁾ Gigot, l'admirable surveillante du pavillon Bretonneau, qui me veillait, me fit un lavage de la gorge et du nez ; il ne sortit rien, mais je fus un peu soulagé.

La nuit fut agitée ; des sommes avec assoupissement étaient entrecoupés

l'adulte. C'est pour ces mêmes raisons que j'en rejette
l'usage comme vaccin préventif et temporaire.

Je rappellerai rapidement les principaux antiseptiques

de cauchemars ; la transpiration persistait. Il est vrai que, dans la journée ou la nuit, j'avais absorbé trois cents grammes de rhum environ.

La place de la piqûre était toujours douloureuse à la pression.

La voix est complètement éteinte, la toux rauque et la respiration peu gênée.

Le 21 au matin, un premier lavage, à 7 heures, fit sortir des membranes peu épaisses, mais d'assez grandes dimensions et en assez grande quantité.

Après ce lavage, les amygdales sont encore très tuméfiées, de teinte violacée ; il reste sur leur face interne des exsudats assez adhérents, peu épais, mais tapissant les amygdales presque entièrement ; cependant, on aperçoit un liseré blanc limitant la membrane primitive, qui a diminué notablement d'étendue.

A 10 heures du matin, nouvelle injection de 20 centimètres cubes de sérum dans le flanc gauche.

A midi, je puis prendre un peu de nourriture solide ; mais vers les 2 heures, le sommeil survient, ainsi qu'une lassitude générale ; [la [transpiration n'existe pas, de même que la poussée du côté de la gorge n'est pas aussi accentuée.

La température, qui était de 38°,8 le matin, est de 38°,6 le soir, le pouls moins fréquent à 110 ; toujours pas de frissonnement ni de maux de tête.

Le deuxième lavage, fait à midi, donne lieu à l'expulsion de nombreuses fausses membranes.

Le troisième lavage, fait à sept heures du soir, de même. Après ce dernier la gorge semble moins rouge, les amygdales, sont encore tuméfiées ; il reste des exsudats blancs sur les deux amygdales mais surtout du côté gauche qui est plus tuméfié ; toujours pas la moindre trace d'adénopathie. La nuit est plus calme, mais encore agitée par des cauchemars.

Le 22 janvier, lavage à 7 heures ; les fausses membranes tombent toujours ; il reste les deux points, un sur chacune des amygdales. A 10 heures, nouvelle injection de 20 centimètres cubes de sérum. La température était de 37°,6 ; le pouls à 80 ; après déjeuner, un peu de somnolence apparut pendant une heure environ ; le soir, la température était de 38°,6 ; le pouls à 80.

Trois lavages sont faits dans la journée aux mêmes heures que la veille. Il ne reste plus que deux plaquettes, une sur chaque amygdale, à leur face interne, près du pilier antérieur, d'aspect jaunâtre.

Ces plaquettes persistent encore deux jours, puis disparaissent. Plusieurs vésicules d'herpès apparaissent à la lèvre inférieure. Dans la journée, une sorte de défaillance générale contraste avec le bon état des jours précédents. La sueur perle au front à chaque mouvement. Le pouls bat faible, lent et un peu irrégulier.

Le cœur, ausculté par mon maître, le docteur Variot, a son premier bruit un peu sourd, mais est régulier ; à la base des deux poumons, râles sibilants de bronchite. L'appétit est assez bon quoique la langue soit toujours saburrale depuis le début de l'affection. J'absorbe du café noir en assez grande quantité. Rien de spécial ne se produit jusqu'au 29 janvier ; la gorge est nette, les battements du cœur sont devenus normaux ; le pouls à 80, bien frappé.

Le 30 janvier, des démangeaisons partent de la piqûre, surtout de droite, et s'irradient dans les membres inférieurs ; des taches rouges ecchymotiques apparaissent au flanc, aux membres inférieurs, puis aux membres supérieurs, donnant lieu à une éruption d'aspect rubéolique par places, scarlatiniforme employés comme topiques locaux dans ces dernières années; leur liste antérieure est innombrable.

J'ai expérimenté la mixture proposée par Lœffler et contenant du toluol. Les applications en sont très douloureuses, elles sont mal supportées par les enfants; j'y ai renoncé.

Mon excellent ami le Dr Gaucher a modifié très heureusement la mixture du Dr Soulès, de Romorantin.

ailleurs, polymorphe en un mot. En même temps, la température monte à 39°,4 ; le soir, l'inappétence survient avec la soif.

Des douleurs articulaires apparaissent dans l'épaule droite et à la hanche droite. Ces douleurs ont un caractère tout spécial, la pression ne provoque pas de point sensible ; je puis très bien me coucher sur l'articulation atteinte, mais la douleur est excessivement vive au moindre mouvement qu'opère le membre et surtout lorsqu'il est laissé inerte, abandonné à son poids.

Il n'y a pas de rougeur ni de gonflement articulaire. L'épaule droite fut d'abord envahie, puis la hanche droite, puis le poignet droit, mais lorsqu'une articulation était atteinte, l'autre, prise précédemment, n'était plus douloureuse. Les articulations du côté gauche n'ont pas été atteintes. Je noterai que deux injections de sérum, soit 50 centimètres cubes, avaient été faites à droite, alors qu'à gauche il n'y eut que 20 centimètres cubes.

Les urines étaient plus roses, chargées d'urates, mais sans la moindre trace d'albumine comme elles furent du reste durant tout le cours de la maladie.

La constipation nécessitait un évacuant général de temps en temps, partiel tous les jours.

Le 31 janvier, l'éruption est généralisée, la température du matin de 37°,6. Le déjeuner ayant été un peu copieux, la teinte de l'éruption s'accentua, devint bleu cyanique ; dans l'après-midi, la température fut de 38°,4, le soir, les douleurs persistent, mais moins accentuées.

Le 1er février, l'éruption s'éteint, les taches deviennent jaune clair, puis tout s'efface, les douleurs disparaissent, la température tombe à 37°,4.

Le 2 février, repos au lit.

Le 3 février, je quitte l'hôpital Trousseau.

La voix était un peu revenue, mais elle est toujours rauque, la toux persiste encore surtout dans la soirée et le matin au réveil, la langue se nettoie.

L'état général est excellent, l'appétit normal, le sommeil sans rêves ni cauchemars, les forces totalement revenues. Les urines sont plus abondantes, toujours sans albumine. J'ajouterai à cette observation que, d'un tempérament très vigoureux, je suis éminemment arthritique, sujet dans mon tout jeune âge à l'herpès labial qui survint tout les ans de sept à dix-huit ans et persistait durant un mois.

Je ferai aussi une remarque : il me semble que les mois de décembre et janvier mettent mon organisme en état de réceptivité microbienne plus facile.

Je fus atteint en effet de la fièvre typhoïde en décembre 1886, étant interne à l'Hôtel-Dieu de Clermont-Ferrand, lors d'une épidémie de cette affection dans la ville. Deux ans plus tard, en 1888 et au mois de janvier, je fus atteint de la scarlatine, au régiment alors que plusieurs cas de cette affection venaient d'éclater.

Ce sont du reste les seules affections qui m'ont retenu au lit.

Le liquide de Gaucher contient :

Camphre.	28 grammes.
Huile de ricin.	15 —
Alcool à 90°.	10 —
Acide phénique cristallisé	5 —
Acide tartrique	1 —

M. Gaucher a eu le mérite de bien fixer les règles du traitement local de la diphtérie en recommandant cette mixture antiseptique. Elle était très généralement usitée avant l'emploi du sérum.

Le *stérésol* préparé par M. le Dr Berlioz (de Grenoble) est un vernis à la gomme laque dans lequel l'acide phénique est incorporé. C'est un topique très maniable restant bien adhérent sur la muqueuse.

L'acide phénique cristallisé dissous dans la glycérine à 1 p. 20 ou p. 30 est bien supporté en badigeonnages. Je donne la préférence comme matière stérilisante à la solution de sublimé à 1 p. 30 dans la glycérine. Le Dr Pillière avait proposé, il y a quelques années, les pulvérisations avec une solution de sublimé. M. Moizard a bien montré les avantages du sublimé en solution forte dans la glycérine.

Les badigeonnages stérilisants avec cette substance ne peuvent pas déterminer d'intoxication mercurielle, si on essuie la muqueuse avec un tampon de coton sec, et si l'on pratique une irrigation après l'application du topique.

Chez les enfants très jeunes on pourra employer une mixture de sublimé dans la glycérine à 1 p. 50 ou même à 1 p. 100.

Les applications de topiques locaux et les irrigations doivent être répétées toutes les trois heures, même durant la nuit.

Mais lorsque le traitement local ne sera qu'un adjuvant de la sérumthérapie, les badigeonnages peuvent être bien plus espacés, sans inconvénients.

CHAPITRE XXI

LOCALISATIONS ABERRANTES DE LA DIPHTÉRIE

Le pharynx est le siège de prédilection de la diphtérie ;
c'est là que nous allons toujours en rechercher les manifestations membraneuses apparentes : les exsudats se
propagent fréquemment du côté du larynx et des voies
aériennes; un peu moins souvent, par l'arrière-cavité, dans
les fosses nasales.

Il est relativement rare que la diphtérie déborde l'isthme
du gosier limité par les piliers du voile et par la luette.

Lorsque j'ai décrit la topographie des membranes dans
l'angine diphtérique toxique avec cou proconsulaire, j'ai
insisté sur les *coulées* palatines envahissant le palais mou,
tantôt d'un seul côté, tantôt des deux côtés, empiétant
parfois jusque sur le palais osseux, formant un enduit
concret, épais et adhérent. Ces formes terribles de diphtérie avec *coulées* palatines sont heureusement peu communes; elles ont une terminaison fatale malgré les injections de sérum antidiphtérique.

Au cours d'une angine la base de la langue, en avant
de l'épiglotte, est quelquefois tapissée d'exsudats qui
masquent les replis glosso-épiglottiques mais ne s'avancent
pas jusqu'au V lingual.

Je n'ai pas vu de membranes diphtériques ni sur la
surface dorsale, ni à la pointe, ni sur la face inférieure de

la langue [1]. De même la face interne des joues, des lèvres, des gencives ne m'a paru qu'exceptionnellement être touchée par la diphtérie. Ce n'est pas à dire qu'on ne rencontre pas de temps à autre des stomatites avec plaques membraneuses simulant tout à fait les exsudats diphtériques. Mais si l'on fait des ensemencements et des cultures, même répétées, des produits recueillis à la surface de ces plaques, on n'y découvre pas de bacille de Lœffler.

Il me semble bien probable que l'on a décrit jadis comme stomatites diphtériques des affections semblables à celle dont je donne ci-dessous l'observation recueillie par mon interne M. Ghika.

Les exsudats buccaux n'ont pas de tendance dans ces circonstances à gagner le pharynx et les voies aériennes.

Stomatite membraneuse à staphylocoques avec éruption vésiculeuse.

Adèle G..., âgée de treize ans et demi, entre à l'hôpital le 20 février 1896, pour une stomatite pseudo-membraneuse intense.

Les *antécédents héréditaires* n'offrent rien de particulier. Père et mère bien portants ; trois sœurs bien portantes. Un frère et une sœur morts en bas âge.

Antécédents personnels. — Elle-même a toujours été maladive et a souffert de privations pendant les deux premières années de son enfance. Par suite d'une alimentation défectueuse (biberon, alimentation précoce) a été atteinte de troubles gastro-intestinaux assez graves : intolérance gastrique absolue, diarrhée, lientérie. Depuis elle s'est toujours ressentie de cette première affection, et elle est sujette à de fréquents malaises.

A quatre ans a eu la rougeole. — C'est la seule maladie d'enfance qu'elle ait eue (pas de scarlatine, d'oreillons, de coqueluche, etc.).

Au mois d'août de l'année 1895, en pleine santé apparente, sans

---

[1] Une seule fois, j'ai observé un enfant de deux ans présentant des membranes couenneuses, épaisses, tapissant les bords de la langue ; ces membranes ont donné à la culture du Lœffler associé aux staphylocoques. Cet enfant a succombé à une diphtérie généralisée dans l'arbre aérien.

symptômes d'angine ou de coryza, la malade a eu une otite aiguë à gauche avec douleurs vives, écoulement de pus et de sang.

L'otorrhée a persisté plusieurs mois, accompagnée de bourdonnements d'oreilles qui persistent encore à l'heure actuelle.

La malade est réglée depuis le mois d'octobre 1895.

Les règles se sont établies péniblement ; maintenant elles sont régulières.

Il y a trois semaines environ, le 5 ou le 6 février, la malade a été prise de nouveau d'une otite aiguë à gauche avec léger mouvement fébrile. Écoulement de pus par l'oreille.

Huit jours plus tard, le 14 février, petit abcès dentaire à la mâchoire inférieure au niveau de la première prémolaire gauche. L'abcès dentaire s'est ouvert spontanément, son ouverture a été suivie presque immédiatement (dans les vingt-quatre heures) des symptômes de stomatite pour lesquels la malade entre à l'hôpital.

Le début de la stomatite remonte donc à deux ou trois jours. Elle a débuté par l'apparition d'une petite papule blanche saillante à la face interne de la joue gauche. Les lèvres se sont bientôt tuméfiées ; d'abord rouges violacées, elles se sont recouvertes de mucosités, se desséchant la nuit et empêchant, au réveil, l'ouverture de la bouche ; enfin ont apparu sur les lèvres et la face interne des joues des fausses membranes, épaisses, adhérentes. Vingt-quatre heures après le début de la stomatite, la malade a constaté l'apparition, sur divers points du corps, d'une éruption discrète d'abord, papuleuse, puis vésiculeuse. C'est dans cet état que la malade est entrée ici.

ÉTAT ACTUEL. — 21 février. — La malade est pâle, fatiguée. La température était de 39° hier soir, elle est tombée à 38 ce matin. Le visage est déformé par la tuméfaction énorme des lèvres. Celles-ci sont volumineuses, renversées en dehors, saignant au moindre contact, recouvertes de plaques pseudo-membraneuses blanchâtres, teintées de sang par place.

Les fausses membranes sont surtout développées aux commissures labiales et sur les parties latérales de la lèvre supérieure et de la lèvre inférieure.

Les fausses membranes s'arrêtent à peu près à l'union de la peau et de la muqueuse, mais elles s'étalent largement sur la face interne des lèvres jusqu'aux gencives, sans toutefois recouvrir ces dernières.

Elles font corps avec la muqueuse, tout essai pour les détacher amène un suintement sanguin.

Dans l'intervalle des fausses membranes, la muqueuse est exulcérée et recouverte de croûtelles noirâtres. La malade éprouve une grande difficulté à ouvrir la bouche. Tout mouvement des lèvres et surtout tout attouchement un peu brusque est douloureux.

On aperçoit néanmoins assez facilement la cavité buccale et le fond du pharynx.

On note, sur la face interne de la joue gauche, une énorme fausse membrane blanche, un peu moins adhérente qu'aux lèvres, qui s'étend de la commissure buccale jusqu'au voisinage du pilier antérieur du même côté, et en hauteur recouvre toute la joue.

Du côté droit, rien de semblable.

Le reste de la muqueuse buccale, la muqueuse gingivale, le voile du palais et ses piliers, les amygdales et le fond du pharynx sont très rouges, mais sans fausses membranes. On ne voit plus l'orifice de l'abcès dentaire. La langue est sale, blanche, l'haleine présente une fétidité extrême.

L'adénopathie n'est pas en rapport avec l'intensité des lésions locales. Elle est très appréciable, surtout à gauche.

Il existe, sur différents points du corps, une éruption discrète, formée d'éléments vésiculeux, séparés par de larges intervalles de peau saine.

Ces vésicules ont des dimensions variables (tête d'épingle à grain de millet ou même de chènevis) les unes sont franchement hémisphériques, les autres allongées, ovalaires. Leur couleur est clair citrin.

Chaque vésicule est entourée d'une aréole large de $0^m,01$ cent. à $0^m,015$ au moins, colorée en rouge brun foncé, ne faisant aucune saillie par rapport aux téguments voisins. La transition est brusque entre cette aréole rouge foncé et la peau qui l'entoure, la rougeur s'efface mal sous la pression du doigt. Les éléments éruptifs sont disséminés sur les membres supérieurs, côté de l'extension (5 ou 6 éléments), sur la face postérieure et antérieure du tronc (4 ou 5 vésicules seulement) et sur la face postérieure extérieure des membres inférieurs (7 ou 8 vésicules). Il en existe une sur la paupière supérieure droite.

Aucun catarrhe oculaire, ni bronchique.

Pas de troubles digestifs bien marqués, mais anorexie presque complète.

Rien dans la poitrine. Aucun signe suspect aux sommets. Pas de phénomènes laryngés. Le foie, la rate, le cœur n'offrent rien de particulier à noter.

La malade est à l'époque de ses règles. Elles ne sont pas encore venues.

En résumé, ce qui domine dans l'état actuel, c'est la stomatite pseudo-membraneuse.

La topographie seule fait hésiter pour le diagnostic de diphtérie.

Avant d'injecter, on attend le résultat bactériologique. On se borne à des lavages antiseptiques fréquents.

22 février. — Les tubes ensemencés hier ont fort peu poussé.

Les lèvres ont donné du staphylocoque pur.

La gorge, du staphylocoque et de très rares chainettes de streptocoques.

L'état local est un peu meilleur. Les lèvres sont encore recouvertes de fausses membranes impossibles à détacher. Elles sont rouges, saignantes.

Mais la fausse membrane de la face interne de la joue est un peu moins adhérente. La gorge reste rouge, sans fausse membrane. L'haleine est toujours extrêmement fétide.

Sur les téguments, les vésicules se sont desséchées sans se rompre. Elles sont complètement affaissées; l'aréole jambonnée persiste et aujourd'hui, la présence des vésicules ne se révèle plus que par de minces squames épidermiques.

L'état général est bon.

23 février. — Amélioration très notable. La fétidité de l'haleine diminue. La fausse membrane de la joue a diminué de moitié, ses bords ne sont plus adhérents, ils flottent, la surface de la fausse membrane est plissée, chagrinée.

Par contre, il existe sur le pilier antérieur gauche une mince pellicule blanche de forme ovalaire. Les lèvres sont moins tuméfiées, leurs fausses membranes diminuent d'étendue, mais il semble qu'elles se résorbent sur place de la périphérie au centre sans se détacher.

L'éruption cutanée n'est plus représentée que par des macules brunes, mais sur certains éléments (à la paupière supérieure par exemple), il se développe une croûtelle jaunâtre peu épaisse.

La température est revenue à la normale.

De nouvelles cultures faites avant-hier ne donnent que du staphylocoque et de très rares chaînettes.

24 février. — Les fausses membranes disparaissent progressivement des lèvres.

A la joue, il ne reste que de simples lambeaux faciles à détacher. Sur le pilier antérieur gauche, ce n'est plus qu'une simple opalescence. L'haleine n'est presque plus fétide. La tuméfaction ganglionnaire est très peu marquée.

25 février. — Plus de fausses membranes.

Les lèvres n'ont plus l'aspect saignant. La muqueuse buccale est encore rouge, mais complètement détergée.

Tous les éléments éruptifs sont le siège d'une mince desquamation, les macules brunes pâlissent. Seuls quelques éléments, probablement excoriés par le grattage, sont recouverts d'une croûte brune.

26 février. — L'aspect des lèvres est presque normal, mais un peu fissuré aux commissures.

27 février. — La guérison est complète.

2 mars. — La malade sort complètement guérie.

Les lèvres, la gorge sont redevenues normales.

Les croutes recouvrant les éléments éruptifs sont toutes tombées.

Des cultures faites le 23 février sur divers milieux (sérum, gélose bouillon, gélatine) ne donnent qu'un staphylocoque *blanc*.

Cette observation est intéressante à plusieurs points de vue.

Au début, devant l'intensité du processus pseudo-membraneux, il était impossible de ne pas penser à la diphtérie, mais la localisation si spéciale des exsudats devait laisser subsister un doute.

L'examen a démontré qu'il s'agissait d'une stomatite pseudo-membraneuse à staphylocoques, et que c'est peut-être la lésion buccale produite par l'altération dentaire qui a été le point de départ de l'affection pseudo-membraneuse.

L'observation est à rapprocher de l'affection décrite, par MM. Sevestre et Gastou, sous le nom de stomatite diphtéroïde à staphylocoques ou stomatite impétigineuse [1].

Comme dans cette dernière, les fausses membranes faisaient corps avec la muqueuse, n'occupaient que les joues et les lèvres, respectaient les gencives, le pharynx.

---

[1] *Société médicale des hôpitaux de Paris*, 25 juin 1891.

Mais c'est chez une jeune fille pubère que l'affection s'est montrée.

Elle n'avait eu ni rougeole, ni coqueluche. Elle ne présentait aucune lésion d'impétigo (ni elle, ni ses frères et sœurs).

Il y a eu de la fièvre, une fétidité extrême de l'haleine; ces phénomènes faisaient défaut dans la stomatite de MM. Sevestre et Gastou.

Enfin l'éruption cutanée que nous avons constatée et qui n'était certainement pas de la varicelle, vient ajouter une difficulté de plus à l'interprétation de ces faits.

S'agit-il là encore d'une infection à staphylocoques? Ce fait n'a pu être recherché bactériologiquement.

Si la face interne des lèvres est habituellement respectée par la diphtérie, le bord libre et surtout la commissure sont quelquefois atteints. Ordinairement les exsudats se développent sur des exulcérations préexistantes dues à des morsures, à de l'impétigo, etc.

Avant d'affirmer la nature diphtérique de ces exsudats labiaux, il sera prudent de faire une culture et un examen bactériologique.

Dans les cas de diphtérie pharyngée grave et extensive, on voit parfois des membranes, minces en général, mal délimitées par leur contour, se développer sur la peau du visage excoriée à la suite d'impétigo ou d'eczéma. — La face externe des lèvres, les joues, le sillon en arrière du pavillon des oreilles, l'orifice des narines, l'orifice du conduit auditif peuvent être tapissés d'exsudats donnant du Lœffler à la culture. — Trente-six à quarante-huit heures après les injections de sérum ces plaques de diphtérie cutanée se détergent, laissant une surface exulcérée et saignante. Si l'on suit de près le mode de caducité des membranes, on voit qu'elles semblent disparaître, d'abord à la périphérie, par un processus de régression moléculaire, puis la partie centrale se désagrège par fragments très menus : la chute des exsudats n'a pas lieu en général par grands lambeaux comme dans le pharynx.

J'ai observé, à ce point de vue, quelques cas de diphtérie conjonctivale parfaitement caractérisés cliniquement et par l'examen bactériologique. La disparition des exsudats infiltrant la conjonctive a lieu de même par un processus de résorption, qui est très avancé trente-six ou quarante-huit heures après l'injection de sérum.

Comme l'ont bien établi les ophtalmologistes et spécialement M. Nimier, mon ancien interne, auquel j'ai communiqué quelques documents sur ce sujet pour sa thèse inaugurale (Paris, 1896), le sérum n'est pas moins efficace contre les manifestations diphtériques oculaires que contre l'angine ou le croup.

J'ai vérifié, après bien d'autres, que le derme cutané du bras, du thorax, etc., mis à nu par un vésicatoire se recouvrait aisément de membranes diphtériques contenant du Lœffler.

Un enfant atteint de croup avait reçu un vésicatoire volant au-devant du cou avant d'être apporté à l'hôpital. Quand il fallut pratiquer la trachéotomie, on dut inciser la peau qui était enduite de fausses membranes. Le vésicatoire doit être proscrit comme agent thérapeutique dans la laryngite suffocante dont on ignore la cause.

Plusieurs fois, j'ai rencontré la diphtérie vulvaire chez des petites filles affectées probablement de vulvites préexistantes, ou ayant des excoriations des grandes lèvres. Dans un cas, les membranes se reproduisirent pendant près d'une semaine, malgré l'emploi du sérum. Il s'agissait d'une enfant adonnée à la masturbation et il ne fut possible de la guérir par des topiques locaux, qu'après lui avoir lié les mains.

La diphtérie cutanée, dûment constatée par l'examen bactériologique, ne m'a pas semblé comporter de pronostic spécialement grave, alors même qu'elle occupe des surfaces assez étendues. Elle cède bien au sérum, et il est vraisemblable que la résorption des toxines diphtériques est plutôt moins active par la peau que par les muqueuses.

PLAQUES MEMBRANEUSES DIPHTÉRIQUES SUR LA MUQUEUSE VÉSICALE EXSTROPHIÉE, SUR LA MUQUEUSE DU RECTUM PROCIDANT, SUR LA PEAU INTERFESSIÈRE. CROUP ANTÉRIEUR.

Nous sommes bien familiarisés avec les localisations aberrantes de la diphtérie sur la peau et sur les muqueuses conjonctivale, vulvaire, etc.

Mais il paraît tout à fait extraordinaire que la diphtérie se manifeste à la surface de la muqueuse vésicale.

Il n'y a pas d'exemple, que je sache, de cystite diphtérique membraneuse, dans les conditions normales de l'évolution de la diphtérie. Mais dans le cas d'exstrophie, alors que la muqueuse vésicale est exposée à l'air libre, il est vraisemblable qu'elle subit certaines modifications de structure qui la rapprochent plus ou moins des autres muqueuses; elle devient accessible aux germes de la diphtérie, au bacille de Lœffler, et comme les causes d'irritation ne manquent pas, l'urine venant constamment baigner cette région, nous ne devons pas trop nous étonner qu'elle devienne un terrain de culture favorable pour la pullulation des bacilles et pour la formation des membranes.

Je rapporte ici, d'après les notes très soigneuses et très exactes qui m'ont été fournies par les deux internes de mon service, MM. Bayeux et Ghika, l'observation d'une petite fille atteinte d'exstrophie de la vessie et qui a présenté, entre autres manifestations de la diphtérie, des plaques membraneuses bien évidentes sur la muqueuse vésicale exstrophiée.

La nommée S..., Marguerite, âgée de treize mois entre à l'hôpital Trousseau, dans le pavillon des douteux (section de la diphtérie), le 30 janvier 1896.

Rien à relever dans ses antécédents héréditaires, aucune malformation congénitale dans la famille.

Elle a été élevée au biberon et s'est très bien portée jusqu'à ces derniers temps.

Quinze jours avant son entrée, elle aurait eu la rougeole, et elle était convalescente, lorsqu'il y a trois jours, elle a commencé à se plaindre de la gorge et à avoir une toux rauque. C'est pour ces troubles qu'on l'a placée dans la section des douteux diphtériques.

Lors du premier examen on constate que le pharynx est d'une rougeur notable, mais sans exsudat. Très légère adénopathie sous-maxillaire, bilatérale. La toux est rauque, un peu retentissante, mais la voix est conservée, bien qu'un peu dysphonique. Pas de cornage, pas de gène respiratoire. Aucun jetage nasal. L'auscultation des poumons est négative. En attendant l'examen bactériologique, on porte le diagnostic de laryngite post-rubéolique, car on distingue encore sur la peau quelques taches bronzées vestiges de l'éruption rubéolique antérieure.

L'enfant est peu développée pour son âge, d'aspect chétif. La tête, le rachis, les membres sont bien conformés, mais on note une exstrophie de la vessie des plus remarquables.

La cicatrice ombilicale est presque effacée, et la trace légère qu'elle a laissée est très abaissée.

La ligne blanche au-dessus et au-dessous de la cicatrice ombilicale est élargie et il existe une légère éventration entre les deux muscles droits.

Au-dessous de la cicatrice ombilicale, apparaît une tumeur ayant une couleur rouge livide, d'aspect fongueux et du volume d'un œuf de poule au moins. Un léger frottement suffit à faire saigner la surface de la tumeur qui correspond manifestement à la muqueuse vésicale exstrophiée.

En hauteur, la tumeur s'étend depuis la cicatrice ombilicale abaissée jusqu'au périnée. Latéralement et en bas, elle est comprise entre les pubis qui, au palper, présentent un écartement d'environ deux travers de doigt.

La peau s'arrête assez brusquement au pourtour de la tumeur, dont elle est séparée par un sillon profond, marquant nettement la limite où s'arrêtent les divers plans constituant la paroi abdominale.

A la partie inférieure de la tumeur on aperçoit deux tubercules saillants, l'un à droite, l'autre à gauche, très rapprochés l'un de l'autre.

Le tubercule gauche est sur un plan inférieur. Ces deux tubercules sont percés chacun d'une ouverture; celle de droite punctiforme, celle de gauche linéaire. Ce sont les deux orifices des uretères qui viennent s'aboucher à l'air libre. Rien n'est donc plus aisé que d'observer la manière dont l'urine s'écoule des uretères, dans des conditions différentes, il est vrai, de l'état physiologique.

L'urine s'échappe de ces tubercules saillants non par un suintement continu goutte à goutte, mais d'une manière intermittente et par petits jets. Après une phase de repos de vingt à trente secondes en moyenne, l'un des uretères se vide isolément, l'autre le suit de quelques secondes seulement, et ainsi de suite, sans que jamais l'émission d'urine ait lieu, à la fois par les deux conduits. Ce mode d'expulsion successif et non simultané de l'urine par les deux uretères paraît bien être constant. J'ignore si cette alternance dans les contractions des uretères a été vue par les physiologistes, mais je ne trouve pas le fait mentionné dans l'ouvrage classique de Béclard.

Si l'on comprime doucement avec les doigts la tumeur, d'ailleurs irréductible, constituée par l'exstrophie de la vessie, il se produit un jet d'urine provenant des uretères, à plusieurs centimètres de distance. Le jet d'urine est unique, si la pression est latérale et partielle ; double, si la pression porte sur la totalité de la tumeur. On est donc en droit de supposer, pour expliquer cette intermittence dans l'écoulement de l'urine, qu'au niveau de la partie terminale de chacun des uretères, il existe une sorte de sphincter suffisant pour contenir momentanément l'urine qui ne s'écoule pas goutte à goutte à proprement parler.

Cette hypothèse d'un sphincter terminal est encore confirmée par ce fait, que l'urine s'accumule en quantité notable dans les uretères, puisqu'elle peut s'écouler en jet sous l'influence de la pression extérieure ou de certains mouvements de l'enfant. L'exploration des uretères à l'aide d'une petite sonde molle permet de remonter fort loin, mais il est difficile de s'assurer s'il y a un renflement du calibre des uretères, au voisinage de leur terminaison sur la muqueuse exstrophiée.

En résumé, il ressort de ces observations très précises, faites, il est vrai, dans des conditions anormales, que la musculature des uretères intervient d'une manière active, intermittente et alternante, pour expulser au dehors l'urine sécrétée par les reins.

Au-dessous de la tumeur on trouve un orifice assez large qui admet facilement une sonde, et conduit dans un canal long de 2 centimètres terminé en cul-de-sac. C'est sans doute le rudiment du vagin. L'orifice extérieur de ce canal fait une saillie appréciable sous forme d'un mamelon unique percé à son centre. Ce mamelon est bordé de chaque côté par deux saillies cutanées, superposées, l'une supérieure et externe, probablement les grandes lèvres, l'autre inférieure interne, probablement les petites lèvres. Le développement des organes génitaux externes a donc été fort entravé par le fait même de l'exstrophie de la vessie.

Entre l'orifice vaginal et l'anus s'étend le périnée sur une longueur de 2 centimètres et demi.

L'anus est assez bien conformé mais son sphincter est faible et lâche. A chaque effort notable, lors de la contraction des muscles de l'abdomen, il se produit une procidence du rectum d'au moins 5 à 6 centimètres d'étendue.

Le toucher rectal est facile à pratiquer, il n'indique aucun aboutchement anormal. On sent avec la pulpe de l'index introduit dans le rectum, un peu au-dessus de l'anus, une petite bride transversale et plus haut une petite saillie ferme qui correspond peut-être à l'utérus. Les régions anale et péri-anale sont incessamment souillées par l'urine et sont le siège d'un érythème intense.

Lors de ce premier examen il n'existe aucune formation membraneuse, d'apparence diphtérique, dans aucune de ces régions.

Le 31 janvier, l'examen des tubes ensemencés avec le mucus pharyngé donne une culture de bacilles de Lœffler pur, très riche ; on se décide à injecter 10 centimètres cubes de sérum, à cause de la coexistence de phénomènes laryngés.

L'état de l'enfant est stationnaire ; la toux et la voix présentent les mêmes caractères qu'à l'entrée ; un peu de cornage laryngien, mais aucun tirage ; la gorge est toujours libre d'exsudat.

1er février. — Hier vers minuit l'enfant après avoir présenté un peu de tirage dans la journée a été prise d'un accès de suffocation très intense qui a nécessité le tubage.

L'enfant, après l'introduction du tube, n'a pas rendu de fausses membranes, mais beaucoup de muco-pus. Un peu d'ascension thermique 38°,6, ce matin, sans accélération des mouvements respiratoires et sans phénomènes appréciables par l'auscultation. On suppose que l'ascension thermique est la conséquence de l'injection de sérum faite la veille.

3 février. — L'état de l'enfant paraissant satisfaisant, aucune membrane n'ayant été rejetée par le tube, on la détube à 11 heures du matin. Mais le soir, à 7 heures, un nouvel accès de suffocation oblige de replacer en hâte un nouveau tube dans le larynx.

4 février. — Dans la matinée, le tube est obstrué par du muco-pus ; les mouvements respiratoires deviennent bruyants et difficiles ; le tube est extrait par énucléation. Nouvelle injection de 10 centimètres cubes de sérum.

5 février. — L'enfant s'est passée de tube, est restée tout à fait calme. Aucun nouvel accès de suffocation.

Les jours qui suivent, la convalescence marche normalement, et le 13 février, l'enfant quitte le service, sur la demande de ses parents, paraissant entièrement rétablie.

25 février. — On nous ramène l'enfant à l'hôpital dans un état très grave. — Le 18 février, elle aurait été prise de fièvre, d'oppression, avec agitation et insomnie. En même temps, la mère s'aperçut que la peau de la région interfessière, habituellement rougie par l'écoulement de l'urine, présentait un aspect grisâtre.

Température 40° au moment de l'entrée à l'hôpital ; teint pâle, plombé ; dyspnée vive, mouvements respiratoires rapides, battement des ailes du nez sans tirage et sans aucun phénomène laryngé. La gorge est libre d'exsudat.

Mais il existe au pourtour de l'anus, sur toute la longueur du sillon interfessier et sur la partie adjacente de la peau des fesses, sur une largeur de 7 centimètres environ, symétriquement de chaque côté, des membranes grisâtres, très cohérentes, offrant l'aspect clinique des exsudats diphtériques cutanés. Ces membranes se prolongent en arrière jusqu'à la pointe du sacrum et s'avancent en avant jusqu'à la tumeur formée par l'exstrophie vésicale.

Ni la muqueuse vésicale exstrophiée, ni la muqueuse du prolapsus rectal ne présentent encore d'exsudats membraneux. L'examen de la région interfessière est extrêmement douloureux et arrache de grands cris à l'enfant.

L'auscultation du thorax révèle sous l'aisselle droite une zone soufflante avec râles sous-crépitants nombreux ; légère submatité dans cette région.

Cataplasmes sinapisés sur le thorax, potion de Todd. Injection de 20 centimètres cubes de sérum de Marmorek.

26 février. — La température reste très élevée, 39°,8, le visage est plombé, les lèvres sont cyanosées, la dyspnée est intense, les signes d'auscultation ne se sont pas modifiés depuis la veille. — Même état des fausses membranes péri-anales et fessières.

L'ensemencement fait la veille a donné une culture pure très riche de *bacilles de Lœffler courts*. On pratique dans la matinée une injection de 20 centimètres cubes de sérum.

27 février. — Température 40°, respiration rapide; souffle disparu mais nombreux râles sous-crépitants des deux côtés de la poitrine en arrière, prédominants à droite. Même état des membranes fessières ; nouvelle injection de 10 centimètres cubes de sérum.

28 février. — Légère amélioration de l'état général, la température tombe à 39°, la dyspnée a sensiblement diminué ; cependant les râles persistent nombreux dans toute la poitrine et le souffle a reparu sous l'aisselle droite.

Les fausses membranes fessières commencent à se soulever et à se déterger ; la peau dans les régions où l'exsudat est tombé est rouge et excoriée.

Un liséré d'un rouge vif, sépare les parties saines des téguments des parties occupées par les exsudats.

29 février. — L'état général continue à s'améliorer et les membranes fessières de se déterger.

2 mars. — Élévation notable de la température coïncidant avec une aggravation de la dyspnée et des signes physiques à l'auscultation.

Néanmoins les membranes fessières sont en grande partie détergées ; elles n'occupent plus maintenant qu'une zone étroite, le long du sillon interfessier. Nouvelle injection de 20 centimètres cubes de sérum de Marmorek.

3 mars. — La température revient à la normale; il existe encore quelques signes d'auscultation dans le thorax, mais il n'y a plus d'exsudats membraneux sur la peau interfessière.

Les jours suivants jusqu'au 10 mars, les phénomènes locaux et généraux s'amendent graduellement, l'enfant entre en convalescence.

11 mars. — On constate sur la muqueuse vésicale exstrophiée la présence d'une belle plaque pseudo-membraneuse, de la grandeur d'une pièce de 2 francs.

Cette plaque est située sur la ligne médiane, un peu au-dessous des deux tubercules où viennent s'aboucher les uretères. — L'exsudat est d'un blanc sale, tirant sur le jaune, épais, assez consistant ; autour de la plaque principale existent deux ou trois ilots plus petits présentant les mêmes caractères ; le reste de la muqueuse exstrophiée est toujours d'un rouge vif. — Le prolapsus du rectum, intermittent jusque-là, a une tendance à devenir permanent. La muqueuse recouvrant le rectum procident a un aspect grisâtre par places, comme si elle avait été frottée avec du nitrate d'argent, mais dans ces régions il n'y a pas de membranes épaisses et cohérentes, semblables à celles qui siègent sur la muqueuse vésicale.

Cette nouvelle poussée membraneuse sur la vessie et sur le rectum ne retentit pas sur l'état général de l'enfant. Des ensemencements sont faits sur la muqueuse de la vessie et du rectum.

15 mars. — La plaque diphtérique vésicale est un peu plus étendue qu'hier ; elle présente une teinte jaune clair.

Les cultures provenant de la vessie ont donné du bacille court et du staphylocoque (le staphylocoque domine). Les cultures provenant de la muqueuse rectale ont aussi donné du bacille court en grande quantité et quelques amas de staphylocoques.

Les jours suivants l'état des exsudats reste stationnaire sur la vessie et sur le rectum.

19 mars. — Les petits ilots qui entourent, sur la muqueuse vésicale, la plaque diphtérique principale, commencent à disparaitre.

20 mars. — La chute des exsudats s'accentue, la grande plaque diminue progressivement d'étendue de la périphérie au centre, le reliquat d'exsudats prend un aspect blanc brillant.

Sur le rectum, les minces trainées membraneuses sont devenues très peu visibles ; la muqueuse reste dépolie. — Deux nouveaux ensemencements sont faits sur le rectum et la vessie. Le résultat de l'examen bactériologique est le même que la première fois ; les deux cultures ont donné du bacille court et du staphylocoque.

21 mars. — Il ne reste sur la vessie qu'un exsudat très circonscrit d'un blanc un peu terne, plus épais au centre que sur les bords.

23 et 24 mars. — Il semble que les exsudats vésicaux aient un peu de tendance à repulluler et à s'étendre. Deux petites plaques lenticulaires blanchâtres ont reparu sur la muqueuse vésicale.

L'état général de l'enfant reste, malgré tout, assez satisfaisant, elle s'alimente bien.

Cette observation m'a paru digne d'être relatée avec détails, car nous y relevons des localisations absolument insolites du processus diphtérique dûment constaté et contrôlé par l'examen bactériologique. Remarquons toutefois que le bacille avait une forme courte.

La muqueuse vésicale qui, dans les conditions normales de conformation et de fonctionnement de l'organisme, échappe à l'action des germes diphtériques, pourrait donc aussi, dans les cas d'exstrophie, être affectée comme le sont les muqueuses conjonctivales, vaginale, etc.

CHAPITRE XXII

REMARQUES SUR LA PATHOGÉNIE
ET LE DIAGNOSTIC DES ÉRYTHÈMES CONSÉCUTIFS AUX INJECTIONS
DE SÉRUM ANTIDIPHTÉRIQUE

Le sérum des animaux, introduit sous la peau de l'homme dans un but curatif, provoque assez souvent, mais non constamment, des érythèmes dont l'aspect est assez variable.

Le plus habituellement, l'éruption affecte le type de l'urticaire ; d'autres fois elle rappelle l'exanthème de la scarlatine, ou bien elle se rapproche de l'érythème polymorphe avec des éléments papuleux prédominants.

Il paraît bien acquis maintenant que ces érythèmes sont dus à l'introduction du sérum albuminoïde dans l'organisme, que ce sérum soit d'ailleurs immunisé ou non. Les injections de sérum de chien, préconisées jadis contre la tuberculose par M. Richet, étaient suivies d'urticaire aussi bien que celles du sérum de cheval non immunisé, comme l'a montré M. Sevestre. Nous ne devons donc pas être surpris de voir des érythèmes survenir après l'injection du sérum antidiphtérique qui nous est fourni par le cheval.

Personne, jusqu'à présent, n'a étudié scientifiquement le mécanisme physiologique de ces éruptions qui sont tantôt bénignes et négligeables, tantôt, au contraire, intenses, s'accompagnent d'un vif mouvement fébrile, atteignant 39, 39°,5 et coïncident avec des arthropathies très douloureuses, des troubles digestifs, des diarrhées profuses, etc.

Il est bien vraisemblable que ces phénomènes réactionnels, du côté de la peau, sont d'ordre toxique, qu'ils représentent en quelque sorte un effort naturel de l'organisme pour se débarrasser de substances qui ne peuvent être utilisées pour la nutrition et incorporées directement.

Je rappellerai dans cet ordre d'idées que presque toutes les tentatives d'alimentation sous-cutanée par les matières albuminoïdes ont échoué; je me suis assuré moi-même que les peptones du porc recueillies dans l'intestin, filtrées et stérilisées au filtre d'Arsonval, injectées à des lapins qu'on laisse jeûner, étaient rapidement toxiques et mortelles. Les principes immédiats extrèmement complexes du sérum antitoxique ne sont donc pas non plus assimilables par la voie sous-cutanée; ils peuvent rester mêlés aux humeurs normales sans en faire partie intégrante.

Au bout d'un temps variable, l'organisme les rejette sous une forme indéterminée et par un processus que nous ignorons encore. D'après les nombreuses recherches que j'ai faites avec M. Cochinal, interne en pharmacie dans mon service, les urines des enfants injectés au sérum antidiphtérique sont réduites de quantité pendant plusieurs jours, surchargées en azote et en phosphates, mais rarement albumineuses.

Ce n'est donc pas par les urines que les albuminoïdes du sérum injecté sous la peau sont rejetés immédiatement, comme le blanc d'œuf introduit dans les veines, dans la célèbre expérience de Cl. Bernard.

Le sérum reste mêlé aux humeurs en circulation, subit probablement des modifications, des métamorphoses et s'élimine plus tard sous une forme encore inconnue.

Cette hypothèse est d'autant plus vraisemblable que les érythèmes liés au sérum apparaissent presque toujours du cinquième au sixième jour après les injections, dans la majorité des cas, et quelquefois même plus tard. La période pendant laquelle le sérum produit ses effets curatifs sur la diphtérie n'est point celle où nous observons les troubles réactionnels, les éruptions cutanées. Cinq jours après l'introduction du sérum les membranes sont presque toujours détergées.

Je n'ai rien à ajouter à ce qui a été écrit sur la morphologie des érythèmes sérothérapiques dans la diphtérie. M. W. Dubreuilh a publié un excellent travail d'ensemble sur ce sujet dans le *Journal de Médecine de Bordeaux*, et il donne une bonne description des principales variétés d'exanthèmes qui ont été notés par un grand nombre d'observateurs[1].

« Les exanthèmes qui surviennent à la suite du traitement sérothérapique de la diphtérie peuvent être complètement apyrétiques et ne s'accompagner d'aucune autre manifestation morbide, mais le plus souvent ils font partie d'un ensemble qui constitue une véritable maladie plus grave parfois que la diphtérie qui a provoqué le traitement. Les fausses membranes sont déjà éliminées, la fièvre est tombée depuis plusieurs jours, le malade se lève et il est en pleine convalescence, quand on voit la fièvre revenir, et d'emblée, ou au bout de quelques jours, arriver à des températures de 40° et au-dessus avec une légère rémission matinale. En même temps apparais-

---

[1] Exanthèmes sérothérapiques, *Journal de Médecine de Bordeaux*, 6 octobre 1895.

sent des nausées, des vomissements, un état gastrique prononcé, de la diarrhée fétide, des douleurs violentes dans les masses musculaires des membres inférieurs ou dans les articulations qui sont gonflées, mais sans rougeur apparente. Toutes les articulations peuvent être atteintes, mais le plus souvent celles des membres inférieurs ; les urines, riches en urobiline, sont souvent albumineuses, mais non constamment. Ce syndrome qui dure cinq à huit jours se termine par la guérison sauf de rares exceptions, mais laisse les malades pâles et fatigués pendant assez longtemps. » Il est impossible d'exposer plus exactement et en de meilleurs termes les phénomènes généraux correspondant aux érythèmes graves. Il m'a paru à l'hôpital Trousseau que l'érythème urticant avait assez généralement une évolution bénigne et que l'hyperthermie associée aux arthropathies se rencontrait plus souvent dans les érythèmes polymorphes ou scarlatiniformes.

Je ne saurais partager l'opinion de M. Dubrueilh lorsqu'il avance que le diagnostic des éruptions sérothérapiques est presque toujours facile.

Sans doute l'érythème urticant est aisé à reconnaître et il ne peut être guère attribué à une autre cause qu'à l'action tardive du sérum ; de même les érythèmes papuleux coïncidant ou non avec des plaques d'urticaire localisées de préférence au pourtour des grandes articulations des membres, coudes, genoux, tibio-tarsiennes, poignet, prédominants du côté de l'extension, ces érythèmes polymorphes, dis-je, sont manifestement d'origine sérique.

Mais, inversement, le diagnostic des érythèmes scarlatiniformes m'a semblé extrêmement épineux. Lorsque Germain Sée annonça, en 1858, qu'il avait observé chez un quart de ses malades diphtériques des éruptions scarlatiniformes, la plupart du temps, qu'il rattachait à l'évolution de la diphtérie, on lui objecta très justement qu'il s'agissait peut-être de scarlatines plus ou moins modifiées évoluant en même temps que la diphtérie. La même objection doit être soulevée pour les érythèmes scarlatiniformes que nous avons une grande tendance à rapporter au sérum.

Si la scarlatine était toujours une affection exanthématique parfaitement caractérisée, si la marche de la température, si l'intensité de l'angine, si l'aspect même de l'éruption étaient toujours typiques, il n'y aurait. pas d'hésitation possible. Mais tout le monde connaît la fréquence des formes modifiées ou même des formes frustes de la scarlatine. Or, les érythèmes scarlatiniformes sériques ont tantôt l'aspect de l'éruption scarlatineuse typique, tantôt une apparence atténuée et fugace.

La triade symptomatique classique de la scarlatine, c'est-à-dire l'élévation thermique, l'angine et l'érythème, peut se retrouver au complet dans les érythèmes que nous imputons au sérum. L'hyperthermie peut atteindre 39 et 40°. L'érythème est parfois très intense et très généralisé, l'angine pour laquelle le malade est en traitement n'a pas encore entièrement disparu. Quant aux arthropathies coïncidant avec les éruptions scarlatiniformes, je ne les ai vues qu'exceptionnellement ; elles ne peuvent donc servir au diagnostic différentiel, contrairement à ce que pense M. Dubreuilh. Cependant il est urgent de porter un diagnostic précoce sans attendre la desquamation de la langue et la desquamation cutanée qui sont des signes tardifs.

Dans les milieux hospitaliers surtout, l'isolement des malades atteints de scarlatine doit être immédiat, pour éviter que la maladie ne se propage rapidement.

J'avoue avoir vainement recherché jusqu'à présent un signe diagnostique constant entre la scarlatine et l'érythème scarlatiniforme, chez les petits malades diphtériques confiés à mes soins et traités par le sérum.

L'hyperthermie est variable dans les érythèmes sériques, mais elle l'est aussi dans la scarlatine; je viens d'observer récemment deux scarlatinettes chez des enfants non injectés, avec des élévations insignifiantes de température. Il est bien difficile d'utiliser pour le diagnostic l'examen du pharynx, puisque les enfants sont en traitement pour des angines diphtériques préexistantes. Quant à l'érythème, vu sa variabilité dans les formes modifiées de scarlatine, il ne peut servir non plus de critérium absolu.

L'époque à laquelle survient l'éruption ne saurait non plus nous fournir de renseignement. Les érythèmes du sérum apparaissent le plus souvent du cinquième au dixième jour après les injections, mais la scarlatine a une incubation moyenne de quatre à six jours, et les malades ont pu n'être pas contaminés immédiatement après leur entrée dans nos salles où la contagion est fréquente, malgré toutes les précautions prises.

Je ne veux pas nier que le sérum puisse déterminer des érythèmes scarlatiniformes, comme il produit des érythèmes urticants ou polymorphes; mais je crois pouvoir dire que, étant donné toutes les difficultés accumulées pour le diagnostic différentiel, nous sommes mal placés à l'hôpital pour apprécier la fréquence relative de cette variété d'érythème sérique. Nous serons plutôt fixés sur ce point par les observations particulières des médecins praticiens dont les malades sont mieux à l'abri que les nôtres de la contagion de la scarlatine.

J'ajouterai que, au point de vue pratique, j'ai pris le

parti de faire isoler tous les cas d'érythème scarlatiniforme qui me paraissent douteux, ce qui n'est pas rare.

Voici, à titre de document, une observation typique d'érythème scarlatiniforme léger, recueillie au pavillon Bretonneau par mes internes, MM. Levrey et Pialot.

I. — D..., Henri, un an et demi ; entré le 27 avril ; sorti le 9 mai.

L'enfant est entré le 27 avril, à 2 heures, avec un fort tirage, cyanose, état général mauvais.

Tubé d'urgence (tube long). Il avait la toux et la voix rauques depuis quelques jours.

Rien dans la gorge.

Avait été injecté en ville de 20 centimètres cubes l'avant-veille.

28 avril. — Placé après le tubage dans la chambre de vapeurs. L'enfant est calme, la respiration régulière.

L'examen de la gorge reste négatif, sauf une rougeur vive du pharynx et quelques mucosités. Des râles ronflants sont disséminés dans toute la poitrine.

Diagnostic clinique : croup d'emblée. — Examen bactériologique : bacilles longs et streptocoques.

1er mai. — Détubage, mais on est obligé de retuber. L'enfant est remis dans la chambre de vapeurs. Le tirage ne tarde pas à cesser totalement et l'enfant peut être détubé. Laissé dans la chambre de vapeurs.

2 mai. — L'enfant reste dans la chambre de vapeurs.

5 mai. — Dix jours après l'injection, apparaît sur tout le corps un érythème scarlatiniforme, surtout marqué sur le thorax et assez accentué à la face.

La gorge ne présente ni rougeur, ni exsudat. La température est restée à 37°.

Auscultation : aucun phénomène congestif.

6 mai. — L'érythème diminue d'intensité.

7 mai. — L'érythème n'existe plus que sur le thorax.

8 mai. — Disparition complète sans desquamation de l'érythème. Sorti guéri le 9 mai.

Il est une particularité sur laquelle les observateurs ont peu insisté jusqu'à présent, c'est que la fréquence et l'intensité des érythèmes ne sont pas en proportion directe de la quantité de substance injectée. J'ai vu dans ma clientèle privée un enfant qui n'avait reçu qu'une seule injection de 10 centimètres cubes pour une angine, être pris sept jours après d'un mouvement fébrile violent, avec une éruption ortiée sur l'abdomen et un érythème papuleux confluent sur les membres. Les taches devinrent purpuriques aux membres inférieurs. L'enfant eut en même temps des arthropathies très douloureuses. Un mois après il fut atteint d'arthrites tibio-tarsiennes avec gonflement. Il guérit entièrement de tous ces accidents.

Certains enfants reçoivent 30, 40 centimètres cubes sans présenter d'érythèmes; d'autres ont des accidents intenses avec les mêmes doses. Je n'ai pas remarqué que les érythèmes fussent moins fréquents chez les enfants qui étaient traités avec la dose de 10 centimètres cubes, la plus habituelle.

Enfin, j'ai soigné deux enfants atteints d'angine toxique et qui ont survécu tous les deux. L'un, un garçon âgé de dix ans, avait reçu 200 centimètres cubes : l'autre, une fille de neuf ans, avait reçu 100 centimètres cubes.

Je m'attendais chez ces deux enfants à des phénomènes réactionnels violents du côté de la peau. Il n'en fut rien. Le petit garçon eut pendant quelques jours des papules discrètes autour des genoux et sur le tronc. La petite fille ne présenta aucune éruption apparente. Il est donc permis de conclure de ces deux cas, dans lesquels le sérum a été manié à doses massives, que l'intensité des éruptions n'est pas en rapport direct avec les quantités de sérum injectées et que le mécanisme physiologique des érythèmes sériques est encore bien obscur.

Sur plus de 1,500 diphtériques qui ont passé au pavillon Bretonneau en 1895, j'ai observé un très grand nombre d'érythèmes de tout genre avec élévation ther-

mique peu intense en général. Mais, très exceptionnellement, les accidents consécutifs aux injections de sérum
avaient un aspect et une marche vraiment redoutables
avec coexistence de diarrhée profuse, de congestion pulmonaire, d'arthropathies, de prostration et d'adynamie. En
quelques jours, les symptômes inquiétants étaient disparus.

Par contre, dans ma clientèle personnelle (soit seul,
soit avec d'autres médecins, notamment avec les docteurs
Radiguet et de Pradel), j'ai vu des enfants chez lesquels
les accidents tardifs dus au sérum paraissaient très graves.
J'ai observé, dans ces circonstances, des érythèmes purpuriques, suivis d'érythèmes polymorphes ou scarlatiniformes, d'arthropathies avec une température de 40 degrés et plus, et une très grande prostration. Tous ces
enfants ont d'ailleurs guéri après quelques jours. Toute
proportion gardée, je suis disposé à croire, d'après mon
expérience personnelle et d'après celle de mes confrères
avec lesquels je me suis entretenu à ce sujet, que les accidents graves consécutifs aux injections de sérum, seraient
relativement plus fréquents en ville qu'à l'hôpital.

Cette fréquence plus grande des accidents graves dans
la clientèle privée, ne pourrait-elle pas être expliquée par
la différence des sérums injectés aux malades à l'hôpital
et en ville? A l'hôpital, nos provisions de sérum sont vite
épuisées et incessamment renouvelées. En ville, on prend
le sérum chez le pharmacien le plus voisin, et peut-être le
médicament est déjà depuis longtemps dans l'officine où
il a pu s'altérer à la longue.

Il serait donc bien utile, pour ne pas dire nécessaire,
que les flacons de sérum sortant de l'Institut Pasteur por-
tassent la date de leur émission [1]. Les pharmaciens seraient

---

[1] A partir de 1896, le sérum de l'Institut Pasteur a porté la date de son
émission sur le flacon.

obligés de renouveler leurs flacons de sérum au bout d'un temps qu'il resterait à fixer, en tenant compte des expériences de M. Arloing qui démontrent que le pouvoir antitoxique du sérum diminue avec son ancienneté.

Pour ce qui est de l'interprétation proposée par M. Sevestre qui attribue au streptocoque les accidents tardifs du sérum, je demande à faire quelques réserves.

1° Si le streptocoque joue un rôle prépondérant dans la production des érythèmes post-sériques, pourquoi les manifestations streptococciques ne se produisent-elles parfois qu'après douze à quatorze jours, alors que le processus en évolution sur les muqueuses pharyngées et laryngées est éteint en quelque sorte ? Bon nombre d'enfants semblent guéris, lorsque se montrent les érythèmes. La virulence du streptocoque, dit M. Sevestre, ne serait pas exaltée par l'injection du sérum, néanmoins dans un laps de temps assez fixe, après une incubation de huit à quatorze jours, les symptômes de la streptococcie apparaîtraient. M. Sevestre ajoute que le streptocoque n'a pas été constaté directement dans le sang de ces malades et que les injections de sérum antistreptococcique de Marmorek n'ont pas toujours entravé les accidents tardifs ;

2° L'urticaire est attribuée par tous les observateurs à l'action propre du sérum immunisé ou non. Or, j'ai vu parfois l'urticaire précéder immédiate une éruption rubéoliforme ou scarlatiniforme, d'autres fois alterner avec ces éruptions. Les érythèmes ortiés sont en général plus précoces que les autres, mais ils sont aussi parfois retardés et alors ils s'intriquent et se mêlent avec les éruptions polymorphes.

Si l'on accepte que le rash ortié soit dû au sérum dans ces conditions, pourquoi ne pas admettre que les autres érythèmes coexistants ne soient pas en rapport avec la même cause ?

Sans vouloir insister trop longuement sur la pathogénie encore obscure de ces érythèmes tardifs, j'accepterai plus volontiers cette autre explication d'ordre purement chimique.

Les substances albuminoïdes du sérum injectées sous la peau, ne s'éliminent pas habituellement par les urines. Que deviennent ces substances qui se mêlent au sang et aux humeurs, sans s'y incorporer directement, puisqu'elles n'ont pas subi l'action des sucs digestifs et des sécrétions glandulaires qui les rendent assimilables? Avant d'être rejetées par les émonctoires de l'organisme, ces molécules de substances protéiques se transforment, se dédoublent et ce sont vraisemblablement ces produits de dédoublement des molécules albuminoïdes qui, après une période de temps assez fixe, détermineraient les troubles divers de l'intoxication sérique [1].

L'hypothèse que je propose n'est pas étayée par des expériences directes, mais elle est conforme à ce que nous savons des modifications très complexes des matières albuminoïdes introduites artificiellement dans l'organisme.

---

[1] J'ai fait un assez grand nombre d'expériences (sur une douzaine de chiens et autant de lapins) avec M. le Dr Ovide Benoit pour rechercher si les injections de sérum antidiphtérique ne produisaient pas de modifications appréciables dans le plasma sanguin. Les animaux étaient sacrifiés 6 à 10 jours après les injections par égorgement.

Nous n'avons pas observé de changement constant dans la quantité de la fibrine qui nous a paru variable; mais nous avons *presque toujours* remarqué un aspect *lactescent* du sérum, après la formation du caillot cruorique.

CHAPITRE XXIII

MODIFICATIONS DE LA SÉCRÉTION URINAIRE
CONSÉCUTIVES AUX INJECTIONS DE SÉRUM ANTIDIPHTÉRIQUE

Les enfants traités par le sérum antidiphtérique urinent peu, en général, pendant les premiers jours qui suivent les injections. Il n'est pas possible, chez les enfants très jeunes, de recueillir la totalité des urines dans les vingt-quatre heures ; mais à partir de sept ou huit ans, il suffit d'une surveillance un peu exacte pour que les urines soient conservées dans un bocal comme chez les adultes.

Tous les médecins qui ont visité le pavillon Bretonneau, dans ces derniers temps, ont pu remarquer comme nous que, dans l'immense majorité des cas, les bocaux placés auprès du lit des petits malades ne contenaient qu'une faible quantité d'urine variant de 150 à 500 grammes, en général.

Il y a bien quelques exceptions à cette règle clinique, mais ces exceptions sont rares.

Peut-être pourrait-on supposer que cette diminution habituelle de la quantité d'urine est en rapport avec la diphtérie en évolution ou coexiste avec les phénomènes fébriles ? Il n'est pas probable qu'une telle supposition corresponde à la réalité, car nous avons noté l'oligurie

[1] Ces recherches ont été faites avec l'aide de M. Cochinal, interne en pharmacie dans mon service.

chez quelques enfants non diphtériques, après les injections de sérum, et aussi chez des enfants atteints de
diphtérie bactériologique, sans aucun exsudat et sans élévation thermique durable.

Cette constatation clinique est d'accord avec les expériences de Siegert, qui a observé une réduction de la
quantité des urines chez le lapin aussi bien après les
injections de sérum de cheval non immunisé qu'après les
injections de sérum de Behring.

Le Dr Justyn Karlinski, de Vienne (*Wiener Medizinische
Wochenschrift*, n° 81, 1895) a eu le courage d'expérimenter sur lui-même les effets du sérum de Behring, et il
déclare n'avoir pas vu de modification importante ni dans
la quantité ni dans la composition de ses urines, à la suite
des injections. Bien que cet observateur distingué soit
disposé à attribuer à l'acide phénique contenu dans le
sérum de Behring les érythèmes habituels (explication
manifestement erronée, puisque nous voyons les mêmes
érythèmes avec les sérums non phéniqués), nous ne vou-
lons pas mettre en doute ses assertions et nous pensons
que son cas doit être classé dans les exceptions cliniques.

L'oligurie, chez nos jeunes malades injectés au sérum,
est d'autant plus remarquable qu'ils absorbent presque
tous une quantité de lait dépassant un litre par jour et
qu'ils s'alimentent assez bien[1].

Nous reproduisons ci-après trois tableaux concernant
des enfants non diphtériques, cinq tableaux se rapportant
à des diphtéries d'intensité variable, et enfin deux tableaux
ayant trait à des diphtéries toxiques mortelles. Dans ces
tableaux, sont relevés la quantité de sérum injecté, le

[1] Kossel a signalé le premier des sueurs abondantes survenant, même chez
les malades apyrétiques, après les injections de sérum. Cette exagération des
fonctions des glandes sudoripares doit entrer en ligne de compte pour expliquer l'oligurie.

volume quotidien de l'urine, le dosage de l'urée, des chlorures, des phosphates, de l'albumine, et quelquefois la tension artérielle enregistrée à l'aide du sphygmo-manomètre de Potain.

Nous avons dressé des tableaux semblables pour un certain nombre d'autres malades; mais tous ces tableaux ne sont pas aussi caractéristiques. Nous avons choisi les plus typiques, ceux qui nous ont paru correspondre à la marche la plus habituelle de la diurèse après les injections de sérum.

P..., NELLY, 13 ans. — Entrée le 12 mars.

DIAGNOSTIC CLINIQUE : Angine suspecte. — EXAMEN BACTÉRIOLOGIQUE : Négatif.

DATES	Inoculations	Volume.	Urée, 24 heures.	Chlorures, 24 heures.	Acide phosphorique.	Albumine.
Mars 12 . . .	10 cc.					
— 13 . . .		540	11,15	1,31	0,31	Traces.
— 14 . . .		500	17,27	6,15	1,52	Id.
— 15 . . .		780	20,98	1,08	1,30	Néant.
— 16 . . .		1,200	25,35	9,02	1,73	Id.

J..., ADÉLAIDE, 9 ans 1/2.

DIAGNOSTIC CLINIQUE : Angine suspecte. — EXAMEN BACTÉRIOLOGIQUE : Streptocoques.

DATES	Inoculations	Volume.	URÉE		CHLORURES		ACIDE phosphorique.		Albumine.	Température.	
			Litre.	24 h.	Litre.	24 h.	Litre.	24 h.			
Mars 17.	20 cc.					»			Néant.	38,2	39,8
— 18.		270	18,68	13,11						38,2	
— 19.	10 cc.	210	19,96	11,99	1,75	0,52	1,81	0,83		37,2	37,8
— 20		350	19,96	27,67	1,57	0,86	2,83	1,55		37,2	37,4
— 21.		500	22,11	11,20	6,51	3,27	2,71	1,37		37,1	38
— 22.		315	23,05	7,26	8,51	2,68	2,18	0,69		37,5	37,1
— 23.		170	21,13	9,93	8,76	1,12	1,99	0,91		37	37,1
— 24.										37,2	37,5
— 25.		550	33,30	18,31	9,82	5,10	1,98	1,09		37,2	37
— 26.		110	26,16	12,97	15,31	6,73	2,17	0,95		37	37,2

B..., HENRI, 5 ans 1/2 (non diphtérique). — Entré le 28 mars.

DIAGNOSTIC CLINIQUE : Angine suspecte. — EXAMEN BACTÉRIOLOGIQUE : Négatif.

DATES	Inoculations.	Volume.	URÉE		CHLORURES		ACIDE phosphorique.		Température.	Tension.	Albumine.
			Litre.	24 h.	Litre.	24 h.	Litre.	24 h.			
Mars 28,	20 cc.	•	»	•	•	•	•	•	37,4 37,6	10	Néant
— 29,		350	21,77	11,97	9,58	5,27	2,30	1,26	37,7 37		
— 30,		360	25,62	9,22	11,26	5,13	2,17	0,78	37,2		
— 31,		350	20,69	11,27	12,22	6,71	1,61	0,88			
Avril 1er,		650	12,81	8,32	7,71	5,61	0,78	0,50			
— 2,		830	11,15	11,99	8,30	6,89	0,87	0,72			

VAN DEN B..., 5 ans 1/2. — Entrée le 23 février.

DIAGNOSTIC CLINIQUE : Diphtérie moyenne du pharynx. — EXAMEN
BACTÉRIOLOGIQUE : Bacilles moyens staphylocoques.

DATES	Inoculations.	Volume.	Urée de 24 heures.	Albumine.	Température.
Février 23 . .	20 cc.	•	•		39,2
— 24 . .		160	7,77	Traces.	38,2
— 25 . .	10 cc.	250	10,87		37,8
— 26 . .		90	3,97	Néant.	37,6
— 27 . .		200	6,66		37,6
— 28 . .		260	4,99		38
Mars 1 . .		130	4,95		37,8
— 2 . .		350	3,52		37,1
— 3 . .		500	8,96		

M..., AUGUSTINE, 7 ans 1/2. — Entrée le 23 mars.

DIAGNOSTIC CLINIQUE : Diphtérie moyenne. — EXAMEN BACTÉRIOLOGIQUE : Bacilles moyens.

DATES	Inoculations.	Volume.	URÉE		CHLORURES		ACIDE phosphorique.		Albumine.	Température.
			Litre.	24 h.	Litre.	24 h.	Litre.	24 h.		
Mars 23,	20 cc.	•	•	•	•	•	•	•	Néant.	38,2 38,6
— 24,		270	12,26	11,11	1,57	0,12	1,52	1,22		37,6 38
— 25,		310	12,26	13,10	6,37	1,97	3,06	0,91		37,6 38
— 26,		•	•	•	•	•	•	•		37,1 38
— 27,		350	15,37	5,38	8,76	3,06	0,87	0,30		37,2 37,6
— 28,		350	14,73	5,15	5,37	1,88	1	0,35		37,2 37,6
— 29,		450	19,21	8,61	5,96	2,68	1,39	0,62		37,1 37,7
— 30,		810	12,81	10,76	5,26	4,11	0,91	0,76		37 •

P..., MARIA, 11 ans. — Entrée le 24 mars.

DIAGNOSTIC CLINIQUE : Diphtérie moyenne du pharynx. — EXAMEN BACTÉRIOLOGIQUE : Bacilles moyens, streptocoques.

DATES	Inoculations.	Volume.	URÉE		CHLORURES		ACIDE phosphorique.		Albumine.	Température.	Tens. artér.
			Litre.	24h.	Litre.	24h.	Litre.	24h.			
Mars 24.	20 cc.	.	.	.	.	.	.	.	Néant.	39,4 40,5	
— 25.		310	12,47	3,77	4,5	1,34	0,95	0,29		37,8 37,6	10
— 26.		230	25,62	5,89	4,67	1,07	1,78	1,09		37 37,4	11
— 27.		1 020	34,58	35,27	5,84	5,95	4,65	2,70		37,2 37,4	13
— 28.		430	46,10	21,43	10,75	5,69	3,75	1,98		37,4 37,4	13
— 29.		490	39,70	19,45	9,12	4,46	3,01	1,51		37,4 37,4	13
— 30.		710	28,18	20,85	9,47	7	2,34	1,73		37,3 37,5	15
— 31.		500	24,98	12,49	11,10	5,55	2,08	1,04		37,1	15

D..., FERNAND, 6 ans 1/2. — Entré le 25 mars.

DIAGNOSTIC CLINIQUE : Diphtérie. — EXAMEN BACTÉRIOLOGIQUE : Bacilles longs, streptocoques.

DATES	Inoculations.	Volume.	URÉE		CHLORURES		ACIDE phosphorique.		Albumine.	Température.	Tens. artér.
			Litre.	24h.	Litre.	24h.	Litre.	24h.			
Mars 25.	10 cc.	.	.	.	.	.	.	.	Néant	39,1 39,6	
— 26.		520	29,16	13,32	8,43	4,38	3,51	1,85		37,9 38,6	11
— 27.		300	46,10	13,83	4,41	1,33	1,31	1,20		37,9 38,4	12
— 28.		260	51,24	13,32	5,41	1,33	1,87	0,48		37,6 37,8	13
— 29.		400	31,58	13,83	9,12	3,61	1,17	0,47		37,5 37,4	16
— 30.		440	32,02	14,16	10,40	4,57	1,74	0,76		37,4 37,8	16
— 31.		500	29,16	14,73	12,86	6,43	0,96	0,48		37,6 37,8	15
Avril 1er.		590	24,34	14,36	12,16	7,17	1,26	0,73		37,6 37,8	13
— 2.		480	28,18	13,52	11,11	6,78	1,24	0,58		37,3 37,7	16
— 3.		700	24,77	15,24	6,08	4,25	0,82	0,57		37,1 37,6	16

A..., VICTORINE, 6 ans. — Entrée le 28 mars.

DIAGNOSTIC CLINIQUE : Diphtérie grave, croup. EXAMEN BACTÉRIOLOGIQUE : Bacilles longs, streptocoques.

DATES	Inoculations.	Volume.	URÉE		CHLORURES		ACIDE phosphorique.		Albumine.	Température.	Tens. artér.
			Litre.	24h.	Litre.	24h.	Litre.	24h.			
Mars 28.	10 cc.	.	.	.	.	.	.	.		38,4 40	17
— 29.		200	17,41	9,48	2,31	0,47	3,26	0,65	Traces	38 37,8	15
— 30.		230	10,98	9,42	1,63	0,37	2,74	0,64	Id.	37,2 37,6	15
— 31.		Diarrhée.								37,6 38,2	

DATES	Inoculations	Volume.	URÉE		CHLORURES		ACIDE phosphorique.		Albumine.	Tempéra-ture.	Tens. artér.
			Litre.	24 h.	Litre.	24 h.	Litre.	24 h.			
Avril 1.		130	35,87	1,66	1,52	0,19	3,60	0,17	Traces	37,8 38	11 1/2
— 2.		170	39,71	6,75	1,16	0,19	2,60	0,11	Id.	37 38	12
— 3.		220	31,38	6,90	1,67	1,02	1,82	0,10	Néant	37 37,1	13
— 4.		230	28,18	7,01	9,82	2,15	1,56	0,30	Id.	37,2 37,6	15
— 5.		Urine perdue.								36,8 37,1	11
— 6.		120	21,77	9,11	6,72	2,82	1,08	0,15	Id.	36,8 37,2	15
— 7.		270	20,50	5,33	7,60	2,05	0,91	0,25	Id.	37 37,1	
— 8.		380	20,50	7,79	13,15	1,99	1,53	0,54	Id.	37 37,1	
— 9.		1 100								37 37,1	
— 10.		1 200								37,2 37,1	

T..., RENÉE, 9 ans. — Entrée le 8 mars.

DIAGNOSTIC CLINIQUE : Diphtérie toxique. — EXAMEN BACTÉRIOLOGIQUE : Bacilles longs. — Mort.

DATES	Inoculations.	Volume.	Urée, 24 heures.	Chlorures.	Acide phosphorique.	Albumine.	Température.
Mars 8.	20 cc.						
— 9.	10 cc.	500	19,70	1,169	2,08	0,20	37,1
— 10.		450	20,16	1,052	1,88		37,8
— 11.		430	11,16	1,17	1,23		37,8
— 12.		380	17,51	1,66	1,12		37,2
— 13.		200	8,15	1,07	1,08		
— 14.		120	4,73	0,17	0,62		
— 15.		200	7,63	0,90	0,69		
— 16.		110	3,66	0,36	0,35	0,15	
— 17.		100	3	0,36	0,10	0,25	

Mort : 17 mars.

B..., ANNA. — Entrée le 5 mars.

EXAMEN CLINIQUE : Diphtérie toxique. — EXAMEN BACTÉRIOLOGIQUE : Bacilles moyens. — Mort.

DATES	Inoculations.	Volume.	Albumine.	Température.
Mars 15.		270	2	38,2
— 16.	20 cc.	300	9,60	38
— 17.		135	7,12	38,6
— 18.		230	10,10	37,1
— 19.		26 heures sans émission.		

Départ sur la volonté des parents.

Après avoir consulté ces tableaux, on notera, comme nous l'avons fait nous-même, que l'oligurie ne dure guère au delà de trois à cinq jours, et que, le plus souvent, la quantité d'urine se relève assez vite.

Assez souvent, les urines rares des premiers jours laissent déposer un abondant précipité d'urates, comme les urines fébriles. La proportion d'urée peut être très élevée et dépasser 50 grammes par litre; l'addition d'acide nitrique y produit la formation de cristaux d'azotate d'urée. Le taux de l'acide phosphorique est également exagéré; l'élimination a varié de 1 gramme à 2 gr,50 en vingt-quatre heures (jusqu'à 5 gr,50 par litre) ; ce chiffre est bien supérieur au taux d'élimination normal.

Le plus souvent, dès le troisième ou le quatrième jour après l'injection, le volume de l'urine augmente, l'urée et les phosphates diminuent dans une proportion inverse, les chlorures, au contraire, se relèvent progressivement.

En résumé, il résulte de nos recherches que le sérum antidiphtérique produit habituellement une oligurie durant plusieurs jours avec concentration des principes fixes, azoturie et phosphaturie, aussi bien chez les enfants non diphtériques que chez les enfants diphtériques[1].

Il est à présumer que l'oligurie observée dans ces circonstances est en rapport avec une diminution de la pression artérielle, mais nous n'en avons pas la certitude. M. Chabry, interne en médecine dans mon service, a enregistré la pression artérielle quotidienne sur un certain nombre d'enfants à l'aide du sphygmomanomètre de Potain. Dans quelques cas, l'oligurie a coïncidé avec l'abaissement très notable de la pression artérielle, mais il

---

[1] L'azoturie a été observée également par Mya, Mongour, etc.

n'en a pas toujours été de même. L'instrument de Potain, qui donne d'excellents résultats chez l'adulte, ne semble pas pouvoir être appliqué tel quel pour les recherches de ce genre chez l'enfant.

Nous devons donc attendre des observations plus précises et plus probantes pour être fixé définitivement sur les variations de la pression artérielle dues aux injections de sérum. Nous avons émis l'idée que le sérum provoquait peut-être la chute des membranes en agissant sur les centres vaso-moteurs bulbo-médullaires et en modifiant les conditions de la circulation périphérique (voir les observations sur la caducité des membranes diphtériques). Il serait donc de la plus haute importance, pour appuyer ou infirmer cette hypothèse, d'avoir des notions exactes sur les variations de la pression artérielle [1].

On ne saurait trop répéter que le sérum ordinaire, inoffensif et inactif, lorsqu'il est ingéré dans les voies digestives, devient une substance plus ou moins toxique, et d'une grande activité, lorsqu'il est introduit dans le tissu cellulaire sous-cutané. Or, les expérimentateurs ont noté que les sérums non immunisés agissaient sur la sécrétion urinaire d'une manière analogue aux sérums immunisés (Siegert). Il est donc très admissible que le sérum agit pour sa part, autant et peut-être plus que l'antitoxine, pour diminuer la quantité des urines lorsque nous pratiquons des injections à nos petits malades.

Rien ne nous autorise, jusqu'à présent, à considérer cette oligurie temporaire comme dangereuse, pas plus que les hyperthermies initiales et les arythmies cardiaques dues au sérum. Ce sont là des troubles physiologiques

[1] Ces observations ont été faites depuis cette époque par M. le professeur Arloing (de Lyon) qui a noté, après les injections de sérum aux animaux, un abaissement durable de la tension artérielle.

qui disparaissent en quelques jours sans conséquences graves. Même dans les formes toxiques, où l'oligurie aboutit à l'anurie, nous doutons que le sérum puisse avoir une action défavorable.

L'anurie était bien connue dans les diphtéries toxiques avant l'usage du sérum, et nous n'avons pas remarqué que l'anurie fut jamais la suite de l'oligurie temporaire dans les formes moyennes de diphtérie.

Dans le très grand nombre d'analyses d'urines que nous avons pratiquées, l'albuminurie a été relevée assez rarement et presque toujours dans des diphtéries graves ou toxiques. Nous ne saurions donc accepter l'opinion répandue parmi un assez grand nombre de médecins que les injections de sérum déterminent souvent des albuminuries. Il paraît en effet naturel de penser que des substances albuminoïdes injectées sous la peau, non assimilées, soient rejetées par les urines. Cl. Bernard, en injectant l'albumine du blanc d'œuf dans les veines des animaux, produisait des albuminuries expérimentales.

Il n'en est pas de même pour les injections sous-cutanées de sérum ; les substances albuminoïdes, ainsi introduites artificiellement dans l'organisme, ne s'éliminent que très lentement, puisque huit à dix jours après les injections, elles déterminent des érythèmes cutanés d'une grande intensité, avec ou sans élévation thermique[1].

Nous ne devons pas oublier que les diphtéries graves, en dehors de toute médication, déterminent souvent des albuminuries massives. J'ai vu, chez un bon nombre d'enfants atteints de diphtérie toxique, l'anurie survenir, après ces albuminuries massives, comme phénomène

---

[1] L'albuminurie tardive, peu abondante, en général, dépassant rarement un gramme par litre, apparaît assez souvent en même temps que les troubles divers en rapport avec l'élimination du sérum. Cette albuminurie coïncidant avec l'hyperthermie, se prolonge rarement au delà de deux ou trois jours.

précurseur de la mort. Ces petits malades avaient reçu jusqu'à 100 centimètres cubes de sérum, mais je n'ai jamais songé à attribuer ni l'albuminurie, ni l'anurie au sérum, car ces accidents, comme l'a dit Goodall, étaient bien connus dans la diphtérie toxique, avant l'emploi de la méthode curative de Behring. J'accorde volontiers que le sérum soit impuissant à modifier ces albuminuries, mais je doute, pour ma part, qu'il soit capable de les déterminer, d'après mon expérience clinique.

Dans ces derniers temps, j'ai étudié et suivi, avec beaucoup de soin, une petite fille atteinte de néphrite aiguë avec anasarque qui, après avoir contracté la diphtérie à l'hôpital Trousseau au cours de cette néphrite, nous avait été envoyée au pavillon Bretonneau. — Dès que le diagnostic de diphtérie a été bien établi par l'examen clinique et par l'examen bactériologique, j'ai fait pratiquer une injection de sérum, de 20 centimètres cubes [1].

Le jour de son entrée dans notre service cette enfant présentait 16 grammes d'albumine par litre; elle était complètement anasarquée avec une ascite abondante et de la suffusion séreuse dans les deux plèvres. On pouvait donc craindre que l'injection de sérum n'aggravât le processus de néphrite en évolution. Dans les jours qui ont suivi l'injection, l'urine, déjà peu abondante, a diminué de quantité dans des proportions telles qu'il devenait difficile de la recueillir pour faire les analyses chimiques. La diarrhée qui existait est devenue profuse. L'albumine s'est élevée au chiffre de 30 et de 40 grammes par litre. Mais, à aucun moment, la vie de l'enfant ne sembla en danger : ni coma, ni phénomènes convulsifs n'ont apparu.

[1] Zagari et Calabrese ont injecté également du sérum à des malades atteints de néphrite chronique et n'ont pas remarqué d'augmentation de l'albuminurie. (Voir Roger. *Des applications des sérums sanguins au traitement des maladies*, 1896, Paris.)

L'enfant parut affaissée certains jours, surtout lorsque les selles liquides étaient très fréquentes. Mais elle est sortie heureusement de cette crise et aujourd'hui, plus de trois semaines après l'injection de sérum, la diurèse s'est rétablie, l'albuminurie est extrêmement réduite et nous avons l'espoir de voir l'enfant guérir de sa néphrite, après avoir échappé à la diphtérie.

Il m'a semblé que si le sérum antidiphtérique avait une action offensive sur le rein, ce serait surtout dans ces conditions qu'elle devrait s'exercer.

Sans vouloir tirer de conclusions générales d'un fait unique, je crois néanmoins qu'il est utile de le rapporter en détails. On lira ci-dessous l'observation clinique de cette enfant qui a été relevée avec un soin particulier par M. Ghika, interne en médecine du service. M. Cochinal, interne en pharmacie, a bien voulu faire, sur ma demande, des dosages quotidiens de l'urée et de l'albumine dont on trouvera plus loin le tableau.

Angine diphtérique contractée à l'hôpital au cours d'une néphrite parenchymateuse grave. Injection de 20 centimètres cubes de sérum. Guérison rapide de l'angine, malgré la lésion rénale préexistante.

La nommée S.., Lucienne, âgée de huit ans, entre le 23 septembre 1896 aux Douteux diphtériques. Elle vient de la salle Blache, où elle était soignée dans le service de M. Comby, depuis le 16 juillet pour une néphrite aiguë ayant débuté dans la deuxième quinzaine de juin. On ne trouve dans ses antécédents aucun signe de scarlatine. Il n'y a pas de trace de desquamation.

La néphrite est survenue brusquement, sans être précédée d'une fièvre éruptive et de toute autre maladie susceptible de retentir sur les reins. Il s'agit donc vraisemblablement d'une néphrite aiguë primitive. Jusqu'ici l'enfant n'a eu que la rougeole, il y a quatre ans, et depuis elle a toujours été bien portante.

Nous n'insisterons pas sur l'évolution que cette néphrite a présenté du 16 juillet au 23 septembre. Nous trouvons notés de l'œdème des membres inférieurs, de la bouffissure du visage, des épistaxis, de l'olignrie; 8 grammes d'albumine par litre le jour de l'entrée. Le taux de l'albumine tombe à 4gr,50 le 21, à 0gr,25 le 23, et la température qui le 17 juillet était de 38°,6, descend en lysis, pour atteindre la normale le 22.

Le 25, il existe quelques signes de myocardite : on constate de l'arythmie. Le pouls est lent, irrégulier à 66.

Le 27, recrudescence de l'albumine, 2gr,50 par litre ; mais elle diminue régulièrement jusqu'au 31 juillet où elle atteint seulement 0gr,60.

Le 2 août, crise de polyurie ; 1250 grammes d'urine dans les vingt-quatre heures.

Mais le 4, l'albumine est à 2 grammes.

Le 5, il se produit une violente poussée aiguë avec anasarque généralisée. Vomissements urémiques. On applique aussitôt des ventouses scarifiées sur la région lombaire ; on donne de grands lavements froids.

Le 8, les symptômes alarmants ont cessé ; il y a 1100 grammes d'urine et 1 gramme d'albumine. Du 9 août au 7 septembre, le taux de l'albumine reste faible, sauf le 14 août où l'on note 5gr,50) d'albumine par litre et 400 grammes d'urine.

Du 8 août au 22 septembre, l'état général s'améliore, l'albumine diminue, les œdèmes sont moins accusés.

C'est alors que l'enfant contracte la diphtérie et que, brusquement, son état devient très inquiétant.

Le 22 septembre, date où l'infection a dû se faire, la température monte assez brusquement à 38°,5; le 23, l'enfant se plaint pour la première fois de la gorge. On constate sur l'amygdale gauche, un petit exsudat blanc bien circonscrit. On fait aussitôt passer l'enfant aux Douteux diphtériques, où nous la voyons pour la première fois.

A ce moment, l'état semble des plus sérieux.

L'enfant est abattue et plongée dans une torpeur dont il est difficile de la tirer, mais l'intelligence est intacte. Le visage est extrêmement bouffi, le teint d'une pâleur blafarde, les pommettes, les lèvres sont un peu cyanosées.

Les membres supérieurs et inférieurs et le corps tout entier sont distendus par un œdème mou. La pâleur des téguments, la décoloration des muqueuses témoignent d'une anémie très accusée.

Dans la gorge, il existe sur l'amygdale gauche une fausse membrane blanche peu épaisse, n'empiétant pas sur les piliers, il n'y a pas de jetage, les fosses nasales sont perméables. La toux, la voix sont normales. La tuméfaction des ganglions sous-maxillaires est à peine appréciable.

La respiration est superficielle, précipitée, mais régulière et sans rythme de Cheynes-Stokes. Il n'y a pas de tirage. Les deux bases sont mates ; la matité à gauche remonte un peu au-dessus de l'angle inférieur de l'omoplate ; à droite, elle s'arrête à cet angle Plus haut le son est submat, et il y a du skodisme sous-claviculaire à gauche. Les vibrations sont abolies.

Il existe un souffle aigu, léger qui dépasse les limites de la matité. On note enfin de l'égophonie, mais la ligne au niveau de laquelle elle est nettement appréciable est sur un plan inférieur à celui de la matité ; ce qui démontre qu'à côté de l'hydrothorax, il existe certainement de l'œdème et de la congestion pulmonaire. D'ailleurs le cœur n'est pas sensiblement déplacé et il n'y a pas d'abaissement du foie Le pouls est petit, mou, très rapide, irrégulier.

A l'auscultation du cœur, les bruits sont sourds, mal frappés, il y a de l'arythmie Presque égalité entre les deux silences.

Pas de bruit de galop.

Malgré une température centrale de 40°,6, les extrémités sont froides ; cyanose légère du visage.

Pas de vomissements, mais diarrhée séreuse assez abondante.

L'abdomen est volumineux, le ventre est étalé et il existe un peu d'ascite dans les parties déclives.

Le foie déborde peu les fausses côtes.

La rate semble normale.

La région lombaire est douloureuse, l'enfant urine très peu et il existe des quantités considérables d'albumine.

En somme, sous l'influence de cette angine intercurrente, il vient de se produire une poussée grave du côté des reins.

L'angine elle-même parait légère, ayant peu de tendance extensive. L'exsudat, à localisation exclusivement amygdalienne, empêche d'affirmer d'une façon positive qu'il s'agit d'une diphtérie, et l'on attend le résultat des cultures, avant de faire une injection de sérum.

On prescrit : régime lacté absolu.

Ventouses scarifiées sur la région des reins, grands lavements froids.

Le lendemain, 24 septembre, l'état général est sensiblement le même ; un seul changement est survenu, c'est la chute brusque de la température, de 40°,6 à 38°. Le pouls est extrêmement rapide à 138 ; l'anasarque toujours considérable, la dyspnée un peu moins forte.

Du côté de la gorge, il y a une extension manifeste de la fausse membrane. Hier, elle ne recouvrait que la face interne de l'amygdale gauche ; aujourd'hui, elle recouvre sa surface tout entière, et empiète manifestement sur le pilier postérieur.

D'autre part, les cultures donnent du Lœffler pur. A midi, on fait une injection de 20 centimètres cubes de sérum, mais auparavant, on recueille les urines émises depuis vingt-quatre heures.

L'émission est de 170 centimètres cubes. Elle contient 16 grammes d'albumine par litre et 38^{gr},43 d'urée.

Le volume d'urine émise est, comme on le voit, très faible, mais en dehors de l'état des reins et de l'état de la circulation, une cause étrangère contribue à la diminuer, c'est l'abondance de la diarrhée. A cause même de cette diarrhée, il est d'ailleurs impossible de recueillir les urines dans leur totalité.

(Nous faisons une fois pour toutes cette remarque qui peut s'appliquer à toutes les analyses faites depuis que l'enfant est ici, car, depuis cette époque, la diarrhée n'a pas cessé. Cela nous oblige de rapporter *au litre* et non *au volume réel* d'urine émise les quantités d'urine et d'albumine trouvées. Mais la diarrhée variant dans de fortes proportions d'un jour à l'autre, on conçoit que les résultats ne sont pas absolument comparables.)

Le 25 septembre, il n'y a pas de changement dans l'état général.

La fausse membrane commence à se détacher. la température est à 37°,8.

Les urines recueillies pendant les vingt-quatre heures qui ont suivi l'injection de sérum, ont un volume de 75 centimètres cubes (?) et contiennent 15,50 d'albumine par litre et 51^{gr},24 d'urée.

Le 26 septembre, la gorge est nette, la dyspnée beaucoup moins accusée, il existe encore de l'épanchement dans les plèvres, mais le souffle, la matité remontent moins haut et il est certain que les poumons sont moins œdématiés. D'ailleurs, bien que l'anasarque soit toujours généralisée, le visage est un peu moins bouffi.

La température atteint encore 38°.

Le 27 septembre, elle revient à la normale. l'angine est définitivement et totalement guérie.

Le 28 septembre, les œdèmes continuent à diminuer, mais d'une façon très lente; comme le montre le tableau ci-après, la proportion d'albumine par litre augmente d'une façon progressive.

Le 29 septembre, elle est de 30 grammes.

On est frappé par la pâleur extrême de l'enfant. Son pouls est extrêmement faible, mou, irrégulier. L'arythmie cardiaque est très accusée, les bruits du cœur sont sourds, mais on sent bien la pointe, la matité précordiale n'est pas notablement augmentée et il n'y a pas lieu de penser à un épanchement dans le péricarde, d'autant plus que, dans les plèvres, le liquide s'est presque complètement résorbé et que, sauf à la face, où la bouffissure est encore très forte, les œdèmes ont plutôt tendance à diminuer.

Le 30 septembre, le murmure vésiculaire s'entend jusqu'en bas, le souffle a totalement disparu.

Il ne paraît plus y avoir d'ascite.

Le 2 octobre, la diarrhée est un peu moins abondante depuis deux jours. C'est surtout l'état du cœur qui paraît inquiétant.

L'arythmie s'accuse, le pouls est d'une faiblesse extrême, les bruits s'assourdissent. On applique 4 ventouses scarifiées sur la région précordiale.

Le 3 octobre, il y a une modification des plus évidentes à l'auscultation du cœur. Les bruits sont plus lents, plus réguliers, mieux frappés. L'œdème des membres inférieurs a beaucoup diminué, les paupières seules restent extrêmement bouffies.

Le 4 octobre, l'albumine atteint une proportion de 40 grammes par litre, mais ce qui est remarquable, l'état général ne semble pas le moins du monde en souffrir. En somme, l'albumine n'a pas cessé d'augmenter, mais si l'on tient compte de ce fait, que les injections de sérum ont pour effet à peu près constant de diminuer, dans les premiers jours, la quantité des urines de près de 2/3, sans influencer beaucoup la teneur totale en principes fixes, on conçoit qu'il s'agit surtout d'une *concentration*; que l'augmentation d'albumine est plus apparente que réelle, et que de même que l'urée a varié de 38,43 p. 1000 à 62,40 p. 1000 ; de même l'albumine a pu passer de 16 p. 1000 à 40 p. 1000. Il y a moins d'eau, et partant moins de sel et d'albumine que ne semblerait le montrer la proportion pour 1000 [1].

---

[1] *Examen du sang*, fait par M. Cochinal. — Sur les conseils de M. le docteur Variot, j'ai dosé la fibrine et les albuminoïdes dans le sang de la malade S..., Lucienne, âgée de huit ans (diphtérie au cours d'une néphrite) dont il est question ci-dessus.

Les urines de l'enfant, comme on a pu s'en rendre compte en lisant l'observation détaillée, contenaient, depuis le 8 juillet, des doses d'albumine véritablement considérables (jusqu'à 40 grammes par litre) et M. Variot pensa que la composition du sérum sanguin devait être influencée notablement par cette élimination exagérée d'albumine. Nous trouvons dans Armand Gautier dont nous avons suivi la méthode analytique du sang, que la sérine est toujours diminuée dans le sérum des albuminuriques ; les limites de la variation ne sont pas indiquées.

Quelques ventouses scarifiées appliquées sur la région lombaire ont fourni 12 centimètres cubes de sang.

Après vingt-quatre heures de repos, nous avons pu séparer facilement

Du 4 au 8 octobre, l'état général de l'enfant s'améliore d'une façon manifeste, les œdèmes diminuent; la gaîté est revenue. Les hydropisies des séreuses subissent des flucuations irrégulières. Dans les plèvres, le liquide reparaît un peu pour disparaître ensuite, mais le cœur est rythmé.

Cette amélioration continue jusqu'au 14 octobre. A ce moment il se produit une brusque aggravation.

En vingt-cinq heures l'anasarque se généralise de nouveau, le visage devient tellement bouffi que les yeux ont peine à s'ouvrir ; les épanchements des plèvres, du péritoine reparaissent. Il survient des vomissements, la diarrhée est profuse, ne cesse pas ; l'enfant est dans un état de somnolence continuel ; dans un état demi-comateux. L'intelligence est engourdie, mais non supprimée.

Le rythme respiratoire est normal.

Le pouls très petit mais régulier.

En somme il s'agit là d'une attaque d'urémie. On applique des ventouses scarifiées sur la région lombaire. On prescrit 10 grammes d'eau-de-vie allemande.

Jusqu'au 17, l'état reste très grave, on craint même à plusieurs reprises un dénouement fatal, car la torpeur augmente et le cœur faiblit.

4 centimètres cubes de sérum très limpide pour le dosage des albuminoïdes.

Le caillot a été enfermé dans un nouet et soumis à un lavage très prolongé dans un courant d'eau ayant pour but de séparer tous les globules rouges ; une immersion du nouet dans l'eau distillée, puis dans l'alcool fort et enfin dans l'éther a permis d'enlever facilement la fibrine bien rétractée, incolore et privée des traces de graisse et de sels qu'elle pouvait contenir après le premier lavage.

Après dessiccation à 110°, nous avons trouvé une proportion de fibrine de 4ᵍʳ,53 p. 1000 centimètres cubes : quantité un peu élevée, la moyenne étant de 2ᵍʳ,80 à l'état normal.

Pour coaguler la totalité des albuminoïdes, nous avons additionné les 4 centimètres cubes de sérum de 25 centimètres cubes d'alcool à 83° acidulé par l'acide acétique.

Après vingt-quatre heures, pendant lesquelles le mélange a été agité plusieurs fois, le précipité a été reçu sur un filtre Berzélius taré (le liquide filtré ne donnait plus au réactif de Tanret la réaction des albuminoïdes). Les lavages successifs à l'alcool chaud, à la liqueur d'Hoffmann et à l'eau bouillante ont éliminé les extraits alcoolique, éthéré et aqueux.

Le précipité ainsi traité contenait : les albuminoïdes et les sels insolubles; le poids de ces derniers, obtenu après incinération, retranché du poids du précipité total nous a donné 42ᵍʳ,25 d'albuminoïdes totaux par litre.

Les mêmes dosages ont été faits quelques jours après et nous ont donné des résultats identiques aux premiers.

Si l'on rapproche le chiffre 42,25 de ceux donnés par Rodier et Becquerel : 52 à 73 p. 1000 pour les albuminoïdes totaux du sérum humain, on est surpris de l'énorme différence : diminution d'un tiers.

Mais le 17, il se produit manifestement une amélioration. Les œdèmes diminuent, l'air est plus éveillé.

Le 19, crise urinaire. Il n'y a plus que 3 grammes d'albumine. L'urine triple de volume, de foncée elle devient claire, limpide. En même temps les œdèmes se résorbent.

Le 20, l'enfant a tout à fait bon aspect. Il n'existe presque plus d'œdème ; jamais depuis l'apparition de l'angine, l'état général n'a été aussi bon. Il y a tout lieu de croire maintenant que cette amélioration va persister, car il y a plus de trois semaines que l'angine s'est déclarée et nous sommes maintenant à l'abri des complications tardives du sérum.

Cette observation nous semble intéressante à plus d'un titre. Il est d'abord un fait évident c'est que la néphrite a subi une brusque recrudescence, sous l'influence de la diphtérie intercurrente (16 grammes d'albumine par litre avant l'injection).

Le deuxième fait à noter, c'est que malgré l'état général de l'enfant, l'angine a guéri très rapidement et complètement sous l'influence de l'injection de sérum.

Ci-joint le tableau de l'analyse des urines fait depuis le 24 septembre par M. Cochinal, interne en pharmacie dans le service.

DATES	VOLUME des 24 heures.	URÉE par litre.	ALBUMINE par litre.	DENSITÉ	OBSERVATIONS
Septembre 24.	170	38,13	16	·	Urine émise avant l'injection de sérum. 24 septembre, injection de 20 c.c. de sérum.
— 25.	75	51,21	15,5	·	
— 26.	250	52,18	22	·	
— 27.	?	51,20	22	·	
— 28.	170	63,52	27,5	·	
— 29.	70?	62,50	30	·	
— 30.	65?	61,55	31	·	
Octobre 1.	150	56,32	22	·	
— 2.	250	38,50	28	·	
— 3.	170	56,08	27,50	·	
— 4.	100?	50,56	50	1 035	
— 5.	60?	51,20	33	1 030	Le volume indiqué est certainement inférieur au volume réel ; une partie des urines n'ayant pu être recueillie par suite de diarrhée.
— 6.	170	58,65	23	1 031	
— 7.	160	51,20	21	1 030	
— 8.	250	57,36	25	1 036	
— 9.	90?	56,08	23	·	
— 10.	100	50,99	25	·	
— 11.	200	26,35	17,20	·	
— 12.	140	22,50	20	1 022	
— 13.	110	20,18	18	1 021	
— 14.	180	23,04	18	1 018	
— 15.	120	20,18	14	1 018	
— 16.	120	23,04	17,5	1 018	
— 17.	150	23	10	1 011	
— 18.	800	10,88	3 gr.	1 005	

Dans la pratique, il ressort de ce fait, qu'on ne doit pas reculer devant une injection de sérum antidiphtérique, même si l'on se trouve en présence d'une diphtérie avec néphrite préexistante. Il est bon de noter que lorsque la diphtérie se superpose à la scarlatine, avec ou sans complications rénales, elle est encore justiciable du sérum, comme l'a démontré récemment Lister dans son discours adressé à l'Association britannique. Les statistiques anglaises indiquent un abaissement notable de la mortalité dans les diphtéries associée à la scarlatine, traitées par le sérum.

[1] M. Gouget a présenté à la Société de Biologie (1897) des expériences faites avec le sérum antidiphtérique sur des animaux rendus préalablement albuminuriques et ayant des lésions de néphrite. Ces lésions n'ont pas paru être aggravées par le sérum.

CHAPITRE XXIV

ACCIDENTS MORTELS IMPUTABLES AU SÉRUM ANTIDIPHTÉRIQUE

La mort peut-elle suivre une injection de sérum anti-diphtérique comme elle survient parfois pendant la chloro-formisation, sans qu'on puisse la prévoir ni l'empêcher? Cette question est encore douteuse, comme elle l'était en 1895, lorsqu'elle a été portée devant la Société médicale des hôpitaux de Paris.

Très *exceptionnellement* le sérum paraît pouvoir causer la mort chez les enfants.

M. Moizard est un des premiers, en France, qui aient avancé que les accidents consécutifs aux injections de sérum pouvaient aller jusqu'à la mort. Il a observé, avec le Dr Bouchard, un enfant qui, six jours après l'injection de sérum, fut pris de fièvre, de vomissements, de diar-rhée et, un peu plus tard, d'un érythème polymorphe sur toute la peau. Quatre jours après le début des accidents survinrent des convulsions suivies de coma et terminées par la mort.

Le 5 juillet 1895, M. Moizard a présenté à la Société médicale des hôpitaux, en son nom et au nom de M. le docteur Bouchard, l'observation de cette enfant atteinte d'angine non diphtérique et qui a succombé à la suite de l'injection de 10 centimètres cubes de sérum.

Rappelons les faits :

Une fillette de six ans, sujette à des amygdalites fréquentes, est prise, le 30 avril, d'angine d'apparence herpétique. Au commencement du mois, sa sœur a eu une angine, reconnue diphtérique, guérie à la suite d'une injection de 10 centimètres cubes de sérum. Le 2 mai, fausse membrane, d'aspect blanc grisâtre sur les amygdales et le pharynx; on fait un ensemencement et, sans attendre le résultat, on injecte 10 centimètres cubes de sérum. Traitement local : attouchements au collutoire salicylé, grandes irrigations nasales et buccales, avec de l'eau boriquée.

3 mai. — Température normale, gorge améliorée, l'enfant s'alimente.

5 mai. — Plus trace d'exsudat, l'enfant se lève.

6 mai. — Douleur légère dans l'épaule gauche; elle disparaît le lendemain.

7 et 8 mai. — Situation excellente, guérison de l'angine qui a évolué en cinq jours.

8 mai au soir. — Changement brusque de la situation. Vomissements, diarrhée fétide, température 39°,4, sans cause appréciable.

9 mai. — Fièvre 39°,4-40°,1; l'enfant est abattue. Elle urine, pas d'albumine. Gorge naturelle. L'examen des organes ne permet pas de préciser la cause des accidents.

10 mai. — M. Moizard est appelé par M. le docteur Bouchard. Température du matin 40°,2. La nuit a été agitée; langue saburrale, haleine fétide. Au niveau du point d'injection du sérum, éruption urticarienne, M. Moizard annonce que les accidents sont dus au sérum. Dans la soirée l'éruption se généralise, elle devient polymorphe avec de grands placards scarlatiniformes par places, séparés par des éléments papuleux très nombreux. La température est de 40°,5; l'enfant est très abattue. L'urine contient pour la première fois de l'albumine.

11 mai. — Température : matin, 39°,8; soir, 40°,2. L'éruption est généralisée, l'état général reste le même, alternatives d'agitation et de dépression; la malade urine et la proportion d'albumine n'est pas plus considérable. Malgré quelques vomissements, l'enfant prend du lait.

12 mai. — Brusquement, à 5 heures du matin, après une nuit très agitée, convulsions généralisées; trois heures après, état comateux, secousses cloniques des membres, pupilles dilatées, regards fixes, pas de strabisme, mouvements respiratoires irréguliers, pouls fréquent. L'enfant succombe à 9 heures du matin, quatre heures après le début des accidents.

M. le Dr Bouchard ayant dénoncé ce cas de mort suspecte à la préfecture de police, M. Lépine délégua M. Proust, président du conseil d'hygiène et de salubrité de la Seine, pour procéder à une enquête et fournir un rapport sur la cause de la mort. M. Proust conclut dans le même sens que MM. Moizard et Bouchard à des accidents mortels imputables au sérum.

M. le Dr Roux attaqua avec vivacité et même avec aigreur les rapports de MM. Proust et Moizard, et dans une réponse qu'il communiqua aux journaux médicaux et à la presse quotidienne, il s'exprimait en ces termes :

« Le rapport dont il s'agit est l'œuvre de M. le professeur Proust, inspecteur général des services sanitaires; on conçoit l'importance qu'il emprunte à la haute personnalité dont il émane. Il a pour titre, simplement : *Sur un cas de mort par le sérum.*

« M. Proust était chargé par M. le préfet de police de rechercher ce qu'il y avait de fondé dans les présomptions du docteur Bouchard. Il s'est contenté de transcrire l'observation de MM. Moizard et Bouchard et d'accepter leurs conclusions. Il n'a pas été frappé un seul instant par l'insuffisance du diagnostic, par l'incertitude où nous laisse l'absence d'autopsie, par l'invraisemblance du fait que 10 centimètres cubes de sérum tuent une enfant, tandis que des milliers et des milliers d'autres ont supporté, sans dommage, des doses bien plus considérables. Pas un moment, il ne vient à l'esprit de M. Proust de rechercher s'il n'existe pas dans la littérature des faits semblables avant l'emploi du sérum. Cependant, dans la circonstance, M. Proust est le conseiller du préfet, il agit en qualité d'expert auquel un magistrat a délégué ses pouvoirs.

« Il se contente de dire que les faits d'empoisonnements par le sérum sont heureusement fort rares ; que celui-ci est plus actif qu'au début de la sérothérapie et que peut-être, au lieu d'une dose entière de 10 centimètres cubes, il faudra n'employer désormais que 5 centimètres cubes ; la demi-dose mortelle. Mais, sur quoi se fonde M. Proust pour assurer que le sérum est plus actif aujourd'hui qu'en octobre dernier et quelles expériences l'autorisent à établir une relation entre la force du sérum et ses prétendus effets toxiques ? Toutes ses affirmations, sans preuves, sont adoptées, sans discussion, par le conseil d'hygiène et M. le président remercie M. Proust « de son importante communication ».

« Ces conclusions de MM. Moizard et Proust, qui scientifiquement ne peuvent se soutenir, ont pratiquement une importance redoutable. Elle condamnent à mort une quantité d'enfants. On suivra les conseils qu'elles renferment, on donnera le sérum tardivement et vous verrez, dans les semaines qui vont suivre, monter le chiffre de la mortalité. C'est pour cela, je le répète, que je ne puis me taire et que je crie de toute ma force aux médecins : N'écoutez ni M. Moizard, ni M. Le Gendre, ni M. Proust ! Le sérum peut causer des éruptions passagères, il n'est pas dangereux, il ne tue pas. Quand vous êtes en présence d'une angine à fausses membranes que vous supposez diphtérique, faites l'ensemencement ; mais n'attendez pas le résultat pour agir. »

M. le Dr Roux dans son désir d'innocenter le sérum de ces accidents mortels, affirme avec un dogmatisme excessif que le sérum est incapable de causer la mort. Que M. Roux n'ait pas observé de cas de mort imputable au sérum sur les 500 enfants qu'il a traités, à l'hôpital des Enfants-Malades, je le crois sans peine. Mais des conclusions justes pour 500 malades peuvent ne plus l'être pour 3000. Nous sommes tous d'accord sur un point, c'est que la mort due au sérum est tout à fait exceptionnelle ; mais il ne me paraît pas scientifique d'en nier, *à priori*, la possibilité.

Je sais bien qu'on pourra discuter indéfiniment sur ce sujet, puisque nous n'avons aucun procédé chimique qui nous permette d'isoler dans le sérum les substances toxiques qui produisent l'hyperthermie initiale suivant les injections et les troubles tardifs, érythèmes avec fièvre, arthropathie, diarrhée, albuminurie, etc. On décèle l'arsenic dans les expertises médico-légales avec l'appareil de Marsh. Mais quel est le chimiste capable de retrouver dans les organes les toxines résultant de l'altération des albuminoïdes du sérum ?

Néanmoins, des faits tels que ceux de M. Moizard me paraissent sinon absolument certains, au moins extrêmement vraisemblables, pour prouver la nocivité de certains échantillons de sérum : Lorsqu'en même temps que les érythèmes survenant tardivement, se montrent la fièvre, l'albuminurie, des troubles nerveux, se terminant par la mort, on peut bien admettre que le sérum déterminant habituellement des érythèmes avec réaction générale modérée est aussi capable de produire des phénomènes d'intoxication tardive plus intenses et plus redoutables.

Mais les observations les plus démonstratives, dans cet ordre d'idées, me semblent être celles dans lesquelles la mort a suivi de très près les injections de sérum. On a cité des cas exceptionnels de ce genre, en Allemagne, en Russie, en Amérique, etc.

Pour ma part, j'ai observé 3 000 enfants diphtériques ou suspects de diphtérie et j'ai rencontré deux cas dans lesquels la mort avec hyperthermie, est survenue vingt-quatre heures après les injections de sérum antidiphtérique de l'Institut Pasteur.

Il s'agissait d'enfants de belle apparence, ayant de légères diphtéries du pharynx avec spasme phréno-glottique ayant nécessité le tubage. La température à l'entrée était très peu élevée. Quelques heures après l'injection, la température s'élevait à 40° et au delà, et les enfants ont succombé en vingt-quatre heures environ.

A l'autopsie, j'ai vainement recherché dans l'étendue des membranes, dans les lésions viscérales secondaires les causes immédiates de la mort. Je n'ai pas réussi à éclaircir ces hyperthermies soudaines et mortelles. J'ai donc une grande tendance à incriminer le sérum, qui est plus ou moins hyperthermisant.

Une seule fois, au mois de juillet 1896, j'ai vu un enfant atteint d'une diphtérie peu intense du pharynx, succomber douze heures après une injection de sérum antidiphtérique avec des accidents cholériformes. Il était entré la veille au soir, il avait reçu tout de suite 20 centimètres cubes. A 2 heures du matin, il commença d'avoir des selles liquides qui furent incessantes jusqu'à l'heure de la visite. A 10 heures du matin, l'enfant était dans le collapsus, les extrémités froides, les yeux enfoncés, le pouls imperceptible, il mourait à 11 heures. L'autopsie fut faite par M. le Dr Zuber; tous les organes furent examinés par lui et par moi. Nous ne trouvâmes que des lésions circonscrites de diphtérie dans le pharynx. Aucune altération de l'intestin qui rappelât le choléra. L'examen bactériologique de l'intestin et des déjections ne montra aucun microorganisme rappelant le bacille virgule.

Les autres organes n'offraient pas de lésion apparente capable d'expliquer la mort.

Dans les derniers jours de décembre 1896, j'ai vu un autre enfant succomber dans les mêmes conditions, avec des phénomènes cholériformes et une diarrhée profuse extrêmement fétide, mais les parents mirent opposition à l'autopsie. Les organes n'ont donc pas pu être examinés.

Cette importante question de la mort par le sérum m'a paru devoir être portée à nouveau devant la Société médicale des hôpitaux et dans la séance du 24 avril 1896 j'ai communiqué mes réflexions sur ce sujet à mes collègues dans les termes suivants :

DIPHTÉRIE LÉGÈRE DU PHARYNX. — CROUP AVEC SPASME PHRÉNO-GLOTTIQUE. — TUBAGE. — INJECTION EN DEUX FOIS DE 25 CENTIMÈTRES CUBES DE SÉRUM ANTIDIPHTÉRIQUE. — MORT EN QUARANTE-HUIT HEURES AVEC HYPERTHERMIE INEXPLICABLE PAR LES LÉSIONS CONSTATÉES A L'AUTOPSIE.

« La mort avec hyperthermie se produisant rapidement après le tubage et les injections de sérum, n'est pas rare.

« En parcourant les très nombreux documents que j'ai recueillis au pavillon Bretonneau depuis seize mois environ, j'ai relevé une quinzaine d'observations assez analogues à la suivante.

« Un enfant est atteint d'une diphtérie plus ou moins intense propagée aux voies aériennes ; la température au moment de l'entrée est normale ou ne dépasse guère 38°. L'enfant reçoit une injection de sérum et est tubé plus ou moins vite, selon les circonstances.

« Dès le soir de l'entrée ou le lendemain la température monte à 40° ou au delà, et en quarante-huit heures ou trois jours, la mort survient, bien que l'obstacle au passage de l'air soit parfaitement levé par le tube et qu'il n'y ait pas eu obstruction à proprement parler.

« Très habituellement à l'autopsie on constate des membranes plus ou moins étendues dans le pharynx et les voies aériennes et en même temps des lésions broncho-pulmonaires diffuses, avec ou sans foyers tuberculeux.

« Cependant j'ai fait aussi quelques autopsies dans lesquelles les membranes étaient très circonscrites, et les lésions des poumons réduites à quelques foyers hémorragiques récents, très limités.

« Lorsque les lésions broncho-pulmonaires sont bien caractérisées, la cause de l'hyperthermie et de la mort est évidente. La mort se produit soudainement, il est vrai, par un mécanisme autre que celui de l'asphyxie, et encore indéterminé jusqu'à présent. Mais tous les bons observateurs, et notamment notre collègue M. Darier, ont bien décrit la terminaison rapide de la broncho-pneumonie au cours de la diphtérie après la trachéotomie.

« Les conditions dans lesquelles nous sommes placés sont un peu différentes, puisque le tubage est généralement substitué à la trachéotomie, et que le cathétérisme du larynx ne constitue pas un traumatisme comparable à la trachéotomie.

« Néanmoins, je le répète, je n'hésite pas à attribuer la mort avec hyperthermie, chez les enfants tubés, aux lésions broncho-pulmonaires, quand elles existent. Lorsque ces lésions sont très limitées, on est un peu étonné qu'elles soient suivies si vite de mort, car nous voyons survivre pendant une semaine et plus des enfants présentant des signes d'auscultation indiquant une densification très étendue des deux poumons.

« Mais je viens d'observer un cas d'une interprétation plus difficile encore. Il s'agit d'un enfant tubé, mort avec une hyperthermie qui n'a pas duré plus de vingt-quatre heures, et chez lequel les lésions pulmonaires ne peuvent pas nous donner une explication de la terminaison fatale.

« Voici en abrégé l'histoire clinique de cet enfant.

Eugénie H..., âgée de dix-huit mois, entre le 11 avril au pavillon des Douteux.

Elle ne serait malade que depuis deux jours ; depuis hier, la respiration serait difficile.

Au moment de l'entrée, le tirage est assez marqué. On note une dépression épigastrique moyenne. Le tirage sus-sternal et sus-claviculaire est masqué par l'embonpoint. — L'expiration est nettement active, on sent la contraction des muscles droits sous le doigt à chaque mouvement expiratoire. Cornage assez bruyant. Toux rauque, mais *voix très claire*. Dans la gorge, on note seulement deux plaquettes membraneuses minces sur les piliers postérieurs. L'épiglotte que l'on découvre très bien ne présente pas d'exsudats. L'examen bactériologique donne du Loeffler.

Au moment de la visite le matin, l'enfant n'est pas cyanosée, son tirage dans la chambre de vapeur est modéré. Après l'exploration du pharynx, le cornage inspiratoire est saccadé et rappelle le bruit des sanglots.

Comme la voix est bien conservée, qu'il n'y a pas lieu de supposer l'existence de membranes sur les cordes vocales, rétrécissant l'orifice glottique, on porte le diagnostic de croup avec spasme phréno-glottique et diphtérie légère du pharynx

L'enfant est vigoureuse, son aspect est très satisfaisant.

A 6 heures du soir les parents trouvant que leur enfant est mieux, après son séjour dans la chambre de vapeur, le rapportent chez eux malgré les avertissements de l'interne de garde. Il est repris de suffocation dans la nuit et rapporté à l'hôpital à 3 heures du matin avec un tirage intense, il est tubé par l'interne de garde.

Le 12 avril, à la visite du matin, on croit entendre un bruit de clapotement dans le tube, bruit qu'on attribue à une membrane. Le tube est retiré, un peu de muco-pus et un débris membraneux sont rejetés après le détubage. Peu de temps après, le tube est remis en place.

La nuit du 12 au 13 est calme, mais la température s'est élevée à 40°. Dans la journée du 13, la température se maintient à 40 et 40°,5, et est à peine abaissée d'un degré après des bains prolongés à 37°, administrés toutes les trois heures.

Nouveau détubage et nouveau retubage.

Pendant que l'enfant est détubé, on constate une dépression sous-xiphoïdienne assez profonde, pendant que le plastron sterno-chondral est projeté en avant. — Le spasme du diaphragme est intense. Les muscles du cou se contractent énergiquement.

A 10 heures du soir, le 13 avril, l'état général est très mauvais, la respiration est saccadée, irrégulière. Quelques mouvements convulsifs du visage et des membres. Injection de caféine. Mort dans la nuit.

L'enfant avait reçu 15 centimètres cubes de sérum le 12, la température était à 38°; le lendemain, nouvelle injection de 10 centimètres cubes, la température s'élève à 40° et au delà.

L'hyperthermie et les troubles respiratoires avaient été attribués, durant la vie, à des complications broncho-pulmonaires inaccessibles à l'auscultation.

A l'autopsie, on ne constate plus aucun vestige de membranes diphtériques dans le pharynx, et le larynx apparaît remarquablement sain.

Les tubages multiples ont été pratiqués par l'interne du service. Aucune ulcération, pas même d'érosion en coup d'ongle, comme il est assez fréquent d'en rencontrer après le tubage. Le calibre du tube est bien libre.

La trachée et les grosses bronches ne contiennent aucune membrane; la muqueuse même n'est pas vascularisée anormalement.

Les deux poumons sont libres d'adhérence, et leur parenchyme est bien perméable à l'air. A la partie moyenne et des deux côtés, un foyer symétrique de quelques centimètres d'étendue, rouge livide à la coupe et laissant suinter un peu de sérosité sanguinolente. Dans ces petits foyers infiltrés de sang, le parenchyme n'est pas densifié.

A part ces lésions extrêmement circonscrites, tout le parenchyme est sain. Rien de spécial à noter dans le cœur, les reins, la rate et les autres organes[1].

Lorsque je me suis trouvé en présence des pièces de cette autopsie, il m'a paru que la cause de cette mort avec hyperthermie était tout à fait obscure.

Ni la diphtérie circonscrite et légère du pharynx, ni le tubage qui a été effectué dans de bonnes conditions, ni

[1] La deuxième observation d'enfant tubé ayant succombé avec une hyperthermie intense est presque exactement calquée sur celle-ci. Il me semble inutile de la relater avec détails. L'autopsie a été également négative.

les suffusions hémorragiques très réduites dans les poumons, ne me paraissent capables d'expliquer cette hyperthermie mortelle qui n'existait pas à l'entrée du malade. La diphtérie, à elle seule, n'est pas une maladie hyperthermisante, en général; le tubage bien fait, sans obstruction du tube, ne produit pas de semblables effets; s'il y a un peu d'élévation thermique après le tubage, elle est passagère.

Nous savons que certains échantillons de sérum, peut-être altérés, contiennent des substances hyperthermisantes : je crois avoir contribué à faire accepter cette notion par tout le monde.

En l'absence de lésions organiques suffisantes, sommes-nous en droit d'attribuer au sérum l'hyperthermie qui a été suivie de mort chez cet enfant? Il est bien difficile d'être absolument affirmatif, puisque nous n'avons aucun moyen précis de retrouver dans l'organisme les substances toxiques qui peuvent exister dans le sérum.

Nous connaissons tous la catastrophe arrivée récemment à Berlin, au professeur Langerhans, avec le sérum de Behring[1].

Notre observation ne permet peut-être pas de tirer des conclusions rigoureuses; mais la cause de la mort de cet enfant nous échappe, si nous n'attribuons pas l'hyperthermie au sérum.

Il est bien acquis que les échantillons de sérum, dont l'injection cause parfois des accidents graves, immédiats ou tardifs, ne peuvent pas être distingués de ceux dont l'injection est inoffensive.

[1] Le professeur Langerhans avait injecté préventivement son jeune enfant, âgé de vingt et un mois, avec du sérum de Behring. L'enfant mourut peu de temps après l'injection. L'autopsie fut faite, la mort resta inexpliquée.

CHAPITRE XXV

LE SÉRUM ANTIDIPHTÉRIQUE COMME MOYEN D'IMMUNISATION CHEZ L'HOMME

Le sérum antidiphtérique, qui est connu dans le public sous le nom de vaccin du croup, est-il réellement un vaccin maniable que nous puissions actuellement utiliser dans la pratique ?

Un enfant est atteint de diphtérie dans une famille, les chances de contagion deviennent grandes, si les autres enfants ne sont pas séparés immédiatement, si les conditions sociales ne permettent pas l'isolement du patient. On serait donc bien tenté, en appliquant les données positives que l'expérimentation a fournies chez les animaux, de faire aux enfants encore sains, et même aux adultes, une injection immunisante de sérum pour éviter une de ces épidémies de famille qui sont si lamentables.

Serait-il sage et prudent de recourir aux injections de sérum comme vaccin du croup pour le personnel d'un service de diphtériques ? Après deux ans de consciencieuses observations, faites au pavillon Bretonneau sur un très grand nombre de malades, je crois devoir répondre par la négative.

M. Roux, dans son mémoire au Congrès de Buda-Pesth, s'exprime ainsi : « A tous les entrants, nous donnions systématiquement 20 centimètres cubes de sérum, en une seule piqûre, sous la peau du flanc. Si l'examen bactériologique établissait que le malade n'était pas diphtérique, l'injection n'était pas renouvelée. 128 enfants atteints d'angines diverses ont été ainsi traités, *sans le moindre inconvénient;* il nous a même semblé que, dans bien des cas, leur angine était améliorée. Ils sont restés quelques jours dans le pavillon, exposés à la contagion, sans être contaminés. C'est là une expérience qui démontre la valeur prophylactique du sérum. »

Les observations précises et nombreuses que j'ai faites dans des conditions identiques, ne me permettent pas de partager l'opinion de M. Roux sur l'innocuité des injections de sérum.

La question de la vaccination par le sérum me paraît pouvoir être posée en termes très simples. Les avantages de la vaccination sont-ils plus grands que les inconvénients qui peuvent en résulter?

L'immunisation produite par l'antitoxine de Behring est certaine, mais elle est fugace; elle ne dure que trois à quatre semaines d'après Kossel et les meilleurs observateurs. J'ai vu moi-même plusieurs récidives de diphtérie grave trois à quatre semaines après les injections de sérum. On ne saurait établir à cet égard aucune comparaison entre la vaccine de Jenner qui confère une immunité de dix années et le vaccin du croup. Quant aux accidents qui suivent parfois l'inoculation du vaccin de génisse, ils me paraissent moins sérieux en général et moins fréquents que les troubles précoces ou tardifs déterminés par le sérum. Si, comme l'ont dit certains médecins allemands et italiens, le sérum introduit sous la peau était aussi inoffensif que l'eau salée, nous ne devrions pas hésiter à recourir à l'immunisation par le sérum.

Mais d'après l'exposé des troubles variés et très divers

qui suivent les injections de sérum, il paraît bien que les inconvénients de l'immunisation priment les avantages.

Plusieurs de mes internes, pendant les années 1895 et 1896, ont été atteints par la diphtérie, MM. Chabry, Hermary, Audion ; tous trois ont reçu des quantités de sérum variant entre 20 et 70 centimètres cubes.

Les accidents initiaux et tardifs qu'ils ont éprouvés ont été fort pénibles, hyperthermie pour M. Chabry, érythèmes, arthropathies, albuminurie tardive apparaissant avec les érythèmes, etc., nécessitant un séjour au lit de plusieurs jours.

Les médecins et les aides chargés d'assurer un service de diphtérie tel que celui de l'hôpital Trousseau ne demanderaient qu'à s'immuniser contre la maladie, s'ils jugeaient la vaccination pratique. Pourquoi n'avons-nous jamais songé à nous injecter préventivement ? — C'est qu'étant sains et bien portants, nous ne voulions pas courir les risques de nous aliter plusieurs jours pour nous préserver de la diphtérie pendant un laps de temps de trois semaines. Je me serais privé d'une bonne partie de mon personnel si, toutes les trois semaines, il eût fallu recommencer cette vaccination dont les bénéfices sont si temporaires.

Ce qui est vrai pour le personnel hospitalier, si bon juge en pareille matière, l'est aussi dans les familles où éclate la diphtérie. L'enfant du D\u02b3 Langerhans qui a succombé d'une manière inexplicable avait été injecté préventivement, qu'on ne l'oublie pas. Ne faisons donc pas courir aux enfants sains les risques de l'intoxication sérique, dont les effets peuvent être plus ou moins graves et peut-être mortels.

Isolons soigneusement les enfants diphtériques lorsque cela sera possible. Dans le peuple, qu'on n'hésite pas à envoyer les enfants diphtériques à l'hôpital pour sauvegarder les autres.

Surveillons les autres enfants dans la maison qui contient un diphtérique, et n'hésitons pas à appliquer la médication de bonne heure s'il y a contamination.

Donnons des conseils pour que l'antisepsie médicale soit observée. Que les objets qui ont servi au diphtérique soient stérilisés à l'eau bouillante, que les personnes en contact avec le malade se lavent fréquemment les mains et le visage avec une solution faible de sublimé au $\frac{2}{1000}$; que la désinfection du linge, de la literie, de l'appartement soit complète après la convalescence.

Tant que l'on n'aura pas extrait du sérum l'antitoxine à l'état de pureté, tant que l'on n'aura pas débarrassé le sérum des substances toxiques qui existent dans certains échantillons, impossibles d'ailleurs à distinguer des autres, je donnerai le conseil formel de ne pas se servir du sérum comme procédé d'immunisation. C'est exposer un individu sain à une maladie expérimentale dont il est impossible à l'avance de présumer la gravité[1].

Aussi, je me crois autorisé à répéter que ce précieux remède contre la diphtérie doit être manié prudemment, et les connaissances nouvelles que nous avons me confirment dans l'opinion que le sérum ne doit pas être employé comme vaccin préventif.

Dans le courant de mars 1897, M. Arloing a publié[2] quelques expériences faites sur le chien et le lapin, d'où il conclut que le sérum antidiphtérique de cheval

---

[1] La gravité des accidents sériques n'est nullement proportionnée à la dose. Avec une injection de 10 centimètres cubes j'ai vu des enfants présenter des troubles aussi inquiétants que ceux qui avaient reçu 100 centimètres cubes pour des diphtéries toxiques. Ce n'est donc pas en abaissant la dose qu'on évitera les accidents.

[2] *Lyon médical*, 1897.

ne peut en aucun cas déterminer la mort aux doses où il est employé sur l'homme. Il faut, dit cet auteur, 6 centimètres cubes de sérum injecté dans les veines, par kilogramme de poids vif de chien, pour faire périr cet animal en trente-six heures. Or les doses curatives ne dépassent guère 1 centimètre cube par kilogramme chez l'homme. Injecté sous la peau des animaux, le sérum antitoxique serait encore plus inoffensif. Les conclusions de M. Arloing admettant la parfaite innocuité du sérum chez l'homme ne me semblent pas très rigoureuses pour les raisons suivantes :

1° Il n'est pas possible d'appliquer d'une manière absolue les résultats expérimentaux obtenus sur le chien et le lapin à l'homme ;

2° M. Arloing a sans doute manié du sérum de composition normale ; il n'est pas prouvé que tous les échantillons soient tels ;

3° L'auteur n'a en vue que les accidents immédiats qui suivent les injections, mais il n'a pas observé sur les animaux, les troubles tardifs variés produits par la métamorphose du sérum temporairement incorporé aux humeurs.

En résumé, il est difficile de considérer les expériences de M. Arloing comme tout à fait démonstratives et l'observation clinique semble nous indiquer que le sérum, dans des circonstances très exceptionnelles, pourrait avoir des effets mortels.

CHAPITRE XXVI

DE L'ACTION
DE LA VAPEUR D'EAU COMME ADJUVANT DE LA SÉRUMTHÉRAPIE
DANS LE TRAITEMENT DU CROUP

Ce ne sera pas l'un des moindres résultats de la sérumthérapie appliquée à la diphtérie, que d'avoir rendu courage aux médecins qui, las d'essayer tous les médicaments, tous les topiques les plus divers, sans faire varier bien sensiblement le chiffre général de la mortalité, se résignaient à croire que cette maladie, comme bien d'autres, était souvent au-dessus des ressources de l'art.

Bretonneau et son illustre élève Trousseau eurent l'immense mérite d'oser s'attaquer à des cas désespérés et de pratiquer la trachéotomie pour s'opposer à la suffocation imminente dans le croup.

Il me paraît bon de rendre justice à ces deux grands hommes dans le moment même où la trachéotomie est un peu délaissée. Si l'on envisage l'état de la thérapeutique et des sciences médicales au commencement du siècle (1828), on doit reconnaître que les efforts de Bretonneau et de Trousseau ne sont pas moins dignes d'admiration que ceux de Behring et de Roux. N'oublions pas que par la trachéotomie, d'après les statistiques anciennes, on sauvait de la mort un enfant sur cinq.

Sans doute Trousseau eut le tort de méconnaître la portée de l'invention du tubage par Bouchut.

Mais l'instrumentation initiale était si rudimentaire, si imparfaite; les résultats présentés par Bouchut étaient si peu concluants, que Trousseau, l'ardent promoteur de la trachéotomie, n'eut pas de peine à montrer les défectuosités et les dangers d'une méthode naissante qui ne pouvait pas alors entrer en parallèle avec la trachéotomie.

D'ailleurs, avant la découverte du sérum antidiphtérique par Behring et avant les travaux de Roux, l'opération du tubage, très facilitée cependant avec l'outillage d'O'Dwyer et d'Ermold, avait ses partisans et ses détracteurs, même parmi les médecins américains. Les échecs du tubage n'étaient pas rares et des inconvénients tels que le défaut de fixité des tubes, leur obturation possible, etc., n'avaient pas échappé aux observateurs.

Les premiers médecins qui appliquèrent la sérumthérapie, désireux d'éviter, dans la mesure du possible, l'opération sanglante de la trachéotomie et d'augmenter ainsi les chances de survie dans le croup, préconisèrent le tubage pour empêcher l'asphyxie menaçante. M. Roux se déclara partisan de l'opération du tubage et la fit adopter dans nos hôpitaux de Paris, où elle avait déjà été essayée antérieurement sans grand succès.

Maintenant, grâce au dévouement et à l'habileté de nos internes résidant à l'hôpital Trousseau et aux Enfants-Malades, le tubage est devenu une opération hospitalière qui est entrée dans la pratique ordinaire.

Mais nous ne devons pas espérer que le tubage remplacera la trachéotomie dans tous les cas; il est des enfants qui, loin d'être soulagés par l'introduction du tube, sont au contraire menacés d'asphyxie immédiate, soit que les membranes laryngo-trachéales aient été refoulées, soit que les membranes détachées de l'arbre aérien et le muco-pus n'aient pas un orifice assez large pour être évacués. Après un tubage infructueux, il reste à peine le temps d'ouvrir la trachée, et souvent on est obligé de ranimer les enfants par la respiration artificielle.

Malheureusement, il est difficile de prévoir à l'avance si le tubage suffira ou non à lever l'obstacle laryngé, et comme l'a justement dit mon collègue M. Moizard, le médecin qui tente une opération de tubage doit être tout prêt, en cas d'échec, à pratiquer la trachéotomie.

Je doute, pour ma part, que le tubage, qui exige une surveillance incessante, relativement facile à l'hôpital, puisse être généralement utilisé dans la médecine privée.

Qu'arriverait-il si, en l'absence du médecin occupé ailleurs par d'autres patients, l'enfant tubé rejetait son tube ou si une fausse membrane volumineuse venait obturer le calibre du tube? L'enfant risquerait de succomber, si personne n'était auprès de lui pour le retuber ou le détuber immédiatement.

De semblables éventualités feront probablement reculer le praticien prudent devant le tubage; il préférera la trachéotomie comme ressource ultime, d'autant plus que, depuis l'emploi du sérum, les chances de guérison sont extraordinairement accrues. Dans certaines statistiques récentes, on compte jusqu'à deux guérisons sur trois enfants trachéotomisés.

Sans vouloir donner une interprétation définitive de faits si importants et si complexes, je suis assez disposé à admettre que les mêmes causes qui diminuent la mortalité dans les croups tubés interviennent aussi pour abaisser la mortalité dans les croups trachéotomisés et traités en même temps par la nouvelle méthode.

Il faudrait bien se garder d'apprécier les avantages de

la trachéotomie comme adjuvant de la sérumthérapie, d'après nos dernières statistiques hospitalières et même d'après celles que j'ai dressées à l'hôpital Trousseau. On tube tous les enfants qui peuvent l'être, on ne trachéotomise que ceux chez lesquels le tubage a été infructueux, ou est impuissant à soulager les phénomènes de suffocation, c'est-à-dire surtout les enfants qui ont des complications broncho-pulmonaires superposées à la diphtérie. Il ne faut donc pas s'étonner de voir, dans ces conditions, le tubage donner des résultats beaucoup plus brillants en apparence que la trachéotomie.

Quoi qu'il en soit, les croups tubés ou trachéotomisés guérissent beaucoup plus habituellement qu'autrefois, et cela, je crois, pour des raisons identiques.

Nous avons remarqué que les tubes pouvaient être retirés, en général, au bout de quarante-huit heures ou de trois jours, que les enfants se passaient même de leur canule à trachéotomie après trois ou quatre jours. C'est que les phénomènes de suffocation ne sont plus durables après les injections de sérum, car les membranes diphtériques tombent rapidement et n'ont plus de tendance à se reproduire.

La puissante action anti-membraneuse du sérum, dont nous constatons, *de visu*, les effets dans le pharynx, s'exerce aussi dans le larynx et les voies aériennes; l'obstruction laryngée disparaît en même temps que les membranes du pharynx, dans un délai ordinaire de quarante-huit heures à trois jours.

Cette chute à peu près constante des membranes permet donc le retrait des tubes ou des canules au bout d'un temps assez court, dans la plupart des cas.

Étant données ces conditions nouvelles d'évolution de la diphtérie créées par la sérumthérapie, j'ai pensé qu'il était utile et intéressant de rechercher quelle pourrait être l'efficacité d'une méthode, déjà anciennement connue, pour calmer les phénomènes de suffocation dans le croup et les laryngites, je veux parler de l'inhalation de la vapeur d'eau sursaturant l'air respiré par les malades. Il m'a paru que l'action de la vapeur d'eau dans le traitement du croup après les injections de sérum était plus manifeste que par le passé; de même que le tubage et la trachéotomie nous donnent des succès beaucoup plus fréquents, de même aussi les inhalations de vapeur d'eau suffisent plus souvent à guérir des enfants atteints de croup, sans aucune intervention chirurgicale.

Il y a quelques années, le docteur Renou, s'appuyant sur de sérieuses observations, avait recommandé l'emploi des vapeurs d'eau phéniquée dans le traitement du croup. Le docteur Renou conseillait de maintenir les enfants atteints de croup dans une atmosphère saturée de vapeur d'eau et d'ajouter à l'eau, que l'on faisait évaporer constamment dans la chambre du malade, 1 gramme d'acide phénique par mètre cube de capacité de la pièce et par vingt-quatre heures.

J'ai vu personnellement, avant la sérumthérapie, plusieurs croups, dans la clientèle, guérir par ce seul traitement, sans aucune intervention chirurgicale. Les petits malades rejetaient des membranes laryngo-trachéales diffluentes, comme ramollies par le passage incessant de la vapeur d'eau dans les voies aériennes.

En 1889, dans les hôpitaux d'enfants de Londres, et notamment à Evelina Hospital, j'ai remarqué des chaudières en forme d'alambic, dans lesquelles on faisait bouillir une solution alcaline, dont le jet de vapeur était projeté à distance sur le visage d'enfants diphtériques présentant des phénomènes de suffocation. A cette époque, j'ai fait construire par M. Collin une petite chaudière analogue que je n'ai pas eu le temps d'expérimenter, car je n'étais chargé que temporairement du service du pavillon Bretonneau.

Tout récemment, M. Gamaleïa me disait que les enfants atteints de croup, à Berlin, étaient enveloppés d'une chemise en caoutchouc et recevaient des vapeurs lancées par un pulvérisateur.

L'emploi de la vapeur d'eau, chargée de substance médicamenteuse, est donc courant en France, en Angleterre et en Allemagne.

Mais je doute, pour ma part, que les substances antiseptiques ou dissolvantes ajoutées à l'eau que l'on fait évaporer aient une grande utilité ; je suis porté à croire que la vapeur d'eau, seule, saturant l'atmosphère, incessamment mise en contact avec les membranes diphtériques et la muqueuse des voies aériennes par les mouvements respiratoires, exerce une action déliquescente sur les produits diphtériques, et a peut-être aussi une action sédative sur les nerfs laryngés [1].

Tous les cliniciens ont reconnu que la dyspnée dans le croup n'était pas toujours en rapport avec l'épaisseur des exsudats laryngés et que le spasme des muscles glottiques intervenait manifestement dans les accès de suffocation. Ce spasme musculaire qu'on observe aussi bien dans les laryngites suffocantes que dans le croup, est dû à un réflexe dont le point de départ siège dans la muqueuse vestibulaire ou dans la muqueuse laryngée proprement dite.

Or, depuis plus de deux mois, j'ai fait au pavillon Bretonneau et dans la section des douteux, un très grand

---

[1] Les vapeurs phéniquées ne sont pas sans inconvénients ; on a noté des urines noires et des accidents d'intoxication après les inhalations prolongées de vapeurs phéniquées.

nombre d'observations qui me paraissent démontrer l'action déliquescente de la vapeur d'eau sur les produits membraneux des voies aériennes, et son action sédative sur les nerfs laryngés.

Le dispositif que j'ai adopté est extrèmement simple. Au pavillon Bretonneau et à la section des douteux, j'ai fait installer des chambres de vapeur. Sur une table un fourneau à gaz et un générateur de vapeur rempli d'eau en ébullition permanente. L'atmosphère de ces chambres est absolument saturée de vapeur d'eau qui, en se condensant, ruisselle sur les parois [1].

Systématiquement je fais placer tous les enfants diphtériques ayant la voix et la toux rauques, avec ou sans tirage, ayant du croup en un mot, dans les chambres de vapeur. Si les phénomènes de suffocation deviennent menaçants, on pratique le tubage ou la trachéotomie comme à l'ordinaire.

Mais, dans un bon nombre de cas, l'inhalation d'air saturé de vapeur d'eau suffit à prévenir ou à soulager le tirage et à régulariser les mouvements respiratoires après quelques heures.

Toute intervention devient inutile et les chances de guérison des malades sont accrues.

Il est vrai de dire que tous les enfants offrant une diphtérie grave, propagée aux voies aériennes, reçoivent à leur entrée une injection de 20 centimètres cubes de sérum antidiphtérique. On pourrait donc supposer que le sérum agit très rapidement pour diminuer la dyspnée.

[1] Le générateur de vapeur consiste dans une chaudière cubique en cuivre pourvue d'un large tuyau de dégagement par où la vapeur s'échappe. Extérieurement un tube en verre permet de voir quel est le niveau de l'eau dans le générateur. Il m'a paru plus commode de placer cette chaudière au dehors de la chambre, la vapeur s'échappant du tuyau entre dans la chambre par un orifice percé dans la cloison vitrée. Dans les chaleurs de l'été il faut remplacer la vapeur ainsi produite par la pulvérisation.

Mais si le sérum a une efficacité incontestable pour provoquer la chute des membranes, il ne serait pas exact de lui attribuer une action curative aussi rapide. D'ailleurs j'ai un terme de comparaison qui me permet de mettre hors de cause le sérum et d'affirmer que la vapeur d'eau, dans un certain nombre de cas, a réellement suffi à arrêter le tirage et la suffocation. Les chambres de vapeur n'étaient pas installées en janvier et n'ont commencé à fonctionner qu'en février. Qu'on veuille bien jeter un coup d'œil sur les tableaux ci-dessous des cas de diphtérie observés à l'hôpital Trousseau.

Donc en janvier 1895, les chambres de vapeur du pavillon Bretonneau et de la section des douteux n'étaient pas installées :

Nombre total des malades reçus. 198

Diphtériques après examen bactériologique. 164 { *Angines.* . 116 / *Croups.* . 48

Non diphtériques 34

Croups . { Tubages. . . . . 27 { Guérisons. 23 / Morts. . . 4

Trachéotomies . . . . 4 { Guérisons. 3 / Mort. . . 1

Trachéotomies après tubage infructueux . . . . 17 { Guérisons. 7 / Morts. . . 10

Pourcentage des interventions pour les diphtériques : 29, 27 p. 100.

En février, les chambres de vapeur sont installées et fonctionnent :

Nombre total des malades reçus 169

Diphtériques après examen bactériologique. 142 { *Angines.* 94 / *Croups.* . 48

Non diphtériques. 27

Croups .
- Guéris sans intervention 21
- Tubages. . . . . 18 — Guérisons. 12 / Morts. . . 6
- Trachéotomies. . . . . 5 — Guérison . 0 / Morts. . . 5
- Trachéotomies après tubage infructueux . . . . 4 — Guérison . 1 / Morts. . . 3

Pourcentage des interventions pour les diphtériques : 19 p. 100.

TABLEAU DU MOIS DE MARS

Nombre total des malades reçus 189

Diphtériques après examen bactériologique. 148 — *Angines.* . 99 / *Croups.* . 49

Non diphtériques. 41

Croups .
- Guéris sans intervention 25
- Tubages. . . . . 14 — Guérisons. 11 / Morts. . . 3
- Trachéotomies. . . . . 4 — Guérisons. 3 / Mort . . . 1
- Trachéotomies après tubage infructueux . . . . 6 — Guérison . 1 / Morts. . . 5

Pourcentage des interventions pour les diphtériques : 16, 2 p. 100.

TABLEAU DU MOIS D'AVRIL

Nombre total des malades traités 160
Diphtériques après examen bactériologique. 128
Non diphtériques. 32

Angines 98
Laryngites (avec ou sans angine). 62

Laryngites (avec ou sans angine). 62

Non diphtériques . . . . . . 12 — Avec tirage . . . . . . 5 / Sans tirage 7

Croups. . . . . 50 — Avec tirage . . . . . . 37 / Sans tirage 13

Croups. 50
Guéris sans intervention. 38

Tubages . . . . 11 { Guérisons.   7
                                                { Morts. . .   4

Trachéotomie. . . . . 1 { Guérison .   1
                                               { Mort . . .   0

Trachéotomie après tubage infructueux.   0

Laryngites non diphtériques.   12
Guéris sans intervention.   11
Tubage   0
Trachéotomie.   0
Trachéotomie après tubage infructueux . . 1 { Guérison .   0
                                               { Mort . . .   1

Pourcentage des interventions chez les diphtériques
9, 37 p. 100.

TABLEAU DU MOIS DE MAI

Nombre total des malades reçus   138
Diphtériques après examen bactériologique. 102 { *Angines.* .   57
                                                    { *Croups* . .   45

Non diphtériques.   36

Nombre total des croups.   45
Guéris sans intervention   30
Tubages . . . . 11 { Guérisons.   4
                                             { Morts. . .   7
Trachéotomies d'emblée à l'entrée . . . .   2 | Morts. . .   2
Trachéotomies après tubage infructueux. .   2 | Morts. . .   2

Laryngites suffocantes non diphtériques.   13
Chambre de vapeur . . . .   4 | Guéris . .   4
Non placées dans la vapeur. . . . .   9 | Guéris . .   9

Pourcentage des interventions chez les diphtériques
14, 7 p. 100.

Il résulte de l'examen de ces tableaux que la proportion
des interventions pour les croups s'est abaissée d'un tiers
environ depuis l'installation des chambres de vapeur, dans
le service de la diphtérie à l'hôpital Trousseau.

Comparons maintenant le pourcentage des interventions
dans les statistiques de diphtérie qui ont été publiées en

France depuis l'an dernier, avec le pourcentage des interventions depuis le fonctionnement des chambres de vapeur à l'hôpital Trousseau en 1895.

Dans la statistique de M. Roux, qui a été présentée au Congrès de Buda-Pesth, nous comptons 121 malades opérés sur 448 traités, soit 27 p. 100.

Dans la statistique de M. Moizard, nous avons 55 interventions (tubages ou trachéotomies) pour 231 malades, soit 23,80 p. 100.

Dans la statistique de M. Lebreton, nous relevons 75 interventions pour 258 malades, soit 29 p. 100.

Enfin, dans la statistique de M. Sevestre, nous ne trouvons que 31 interventions pour 150 malades, soit 20,66 p. 100.

Si nous exceptons la statistique de M. Sevestre, nous voyons que le pourcentage des interventions est notablement plus élevé dans toutes les autres statistiques que dans les nôtres, depuis que nos croups sont placés dans les chambres de vapeur. M. Sevestre n'a eu qu'une mortalité de 10 p. 100 environ, ce qui semble indiquer qu'il est tombé sur une série exceptionnellement favorable et qu'il a eu à traiter un grand nombre de diphtéries légères, c'est-à-dire d'angines sans croup.

Néanmoins, si nous additionnons toutes les interventions dans les statistiques de MM. Roux, Moizard, Lebreton, Sevestre et nos interventions en janvier, nous arrivons à une moyenne de 26 interventions p. 100. Or, nos statistiques portant sur plus de 520 enfants diphtériques nous donnent un chiffre d'interventions opératoires ne dépassant guère 14 p. 100 pendant les mois de février, mars, avril, mai 1895, avec l'emploi des chambres de vapeur.

En ayant égard aux difficultés et aux dangers du tubage dans la pratique privée, la trachéotomie s'imposera encore souvent pour parer à l'obstruction laryngée. N'est-il pas évident qu'on doit tout faire pour reculer cette opération sanglante, pourvu que la vie des enfants elle-même ne soit pas compromise ?

Or je puis affirmer qu'aucun accident mortel n'est arrivé, dans mon service, qui me paraisse imputable à cette méthode vraiment inoffensive. Je n'ai pas vu un seul enfant dont l'état fût aggravé par son séjour dans la chambre de vapeur.

Un très grand nombre en sont sortis avec leur tirage calmé, et leur guérison définitive n'a pas été retardée.

Il est habituel qu'un enfant placé à temps, avec un tirage modéré, dans l'atmosphère saturée de vapeur d'eau soit soulagé, et que son tirage cède au bout de quelques heures.

Mais, dira-t-on, n'y a-t-il pas un réel danger à laisser un enfant s'épuiser en efforts respiratoires, pendant plusieurs heures, et ne doit-on pas craindre qu'il surgisse une congestion pulmonaire par le fait même du tirage prolongé? Alors les conditions seraient moins bonnes pour le tubage ou la trachéotomie consécutive.

Je n'ai constaté que très rarement des phénomènes de congestion pulmonaire, très fugaces d'ailleurs, chez quelques enfants qui avaient tiré pendant plusieurs heures.

Bien souvent, en entendant l'inspiration sifflante, le cornage des enfants qui étaient placés dans les chambres de vapeur, j'ai été tenté de les faire tuber ; et cependant ces bruits si inquiétants, dus à l'obstruction temporaire du larynx, cédaient bientôt et le lendemain je retrouvais les enfants tout à fait calmes, avec une respiration normale, et quelques jours après ils sortaient guéris.

Il est évidemment des enfants auxquels il serait périlleux de refuser le bénéfice immédiat du tubage ou de la trachéotomie. Ceux qui arrivent cyanosés, avec une respiration lente, et tout à fait adynamiés, sont tubés d'urgence à leur entrée. Il en est de même des enfants chétifs, délicats, de ceux qui sont déprimés par une forme grave de diphtérie ou qui présentent des complications bronchopulmonaires précoces.

Je dois noter aussi que certains enfants, placés d'assez bonne heure dans les chambres de vapeur, ne sont pas très soulagés, et qu'au bout de douze ou vingt-quatre heures on est obligé de les tuber ou de les trachéotomiser.

Il m'a paru que ces enfants réfractaires aux inhalations de vapeur d'eau étaient assez souvent des bébés chez lesquels l'orifice glottique est très étroit et qui ont des phénomènes de spasme plus prononcés que les enfants plus âgés.

En mai, sur vingt-deux enfants placés dans la chambre de vapeur, six ont dû néanmoins être tubés après un temps variable. L'un était un enfant de dix-huit mois, mal développé, qui présentait, dès le début, un tirage bilatéral indiquant une complication thoracique; il succomba, malgré le tubage, avec une broncho-pneumonie double.

Une autre était une petite fille de quatre ans, extrêmement nerveuse, qui, placée à 6 heures du soir dans la chambre de vapeur, fut prise à minuit d'un accès de suffocation qui nécessita le tubage; elle sortit guérie quelques jours après.

Un autre enfant, âgé de deux ans, après une heure seulement de séjour dans la chambre de vapeur, fut pris d'un accès de suffocation et tubé tout de suite; il guérit également.

Une petite fille de dix-huit mois dut aussi être tubée

six heures après être entrée dans la chambre de vapeur. Elle avait une broncho-pneumonie préexistante à laquelle elle succomba.

Un garçon de deux ans, atteint de diphtérie pharyngée et laryngo-trachéale a dû aussi être tubé ; les membranes étaient tellement épaisses et confluentes qu'elles obstruèrent le tube. Malgré ces accidents, il guérit. Enfin, une autre enfant, âgée de deux ans, atteinte de coqueluche et de broncho-pneumonie, dut être tubée et trachéotomisée, et succomba. Il est utile de signaler ces cas dans lesquels les inhalations de vapeurs d'eau ont été impuissantes à empêcher la suffocation.

Le jeune âge des enfants, la nervosité prédisposant aux spasmes laryngés, les complications broncho-pulmonaires sont des conditions qui pourront rendre inévitables le tubage et la trachéotomie. Il est probablement bien d'autres circonstances encore que l'on déterminera par une observation attentive et qui expliqueront l'insuccès de la vapeur d'eau dans le traitement du croup.

Cette médication si simple, et je puis ajouter si inoffensive, car elle n'a pas coûté la vie à un seul enfant, même pendant la période des essais, des tâtonnements, cette médication, dis-je, m'a semblé efficace dans le croup membraneux et plus encore dans la laryngite suffocante non diphtérique.

Les inhalations de vapeur d'eau m'ont paru aussi très utiles chez les enfants trachéotomisés et surtout chez les tubés, probablement en ramollissant, en délayant les membranes et le muco-pus, et en favorisant l'expulsion des divers produits qui encombrent les voies aériennes. Depuis que nos enfants tubés ont été placés dans les chambres de vapeur, nous avons constaté plus rarement l'obturation des tubes.

Pour toutes ces raisons, les inhalations de vapeur d'eau m'ont paru recommandables.

Il est bon que l'on sache, que l'on peut sans danger réduire les interventions chirugicales, dans la diphtérie, à 14 p. 100, au lieu de 26 p. 100.

Il suffira, pour arriver à ce résultat, de maintenir les enfants dans une atmosphère de vapeur d'eau, après leur avoir fait préalablement une injection de sérum antidiphtérique.

Les deux internes de mon service, MM. Levrey et Piatot, ont bien voulu, à mon instigation, dresser le tableau statistique des interventions au pavillon Bretonneau pendant le mois de juin. La proportion des cas qui ont nécessité le tubage ou la trachéotomie est à peu près fixe; elle reste à 14,9 p. 100.

Total des malades reçus du 1er juin au 1er juillet . . 108

Diphtériques après examen bactériologique.	87	Angines. .	51
		Croups . .	33
Non diphtériques.			21

Nombre total des croups. 33

Guéris sans intervention. 20

Tubages	Après chambre de vapeur. . .	7	Guéris . .	7
	D'emblée	2	Guéri. . .	1
			Mort. . .	1

Trachéotomie d'emblée à l'entrée. 0

Trachéotomie après tubage infructueux . .	4	Guéris . .	3
		Mort. . .	1

Laryngites suffocantes non diphtériques. 6

Chambre de vapeur	3	Guéris . .	3
Non placées dans la vapeur.	3	Guéris . .	2
		Mort. . .	1

Pourcentage des interventions pour les diphtériques 13/87 = 14,9 p. 100.

MM. Levrey et Piatot ont relevé avec quelques détails, dans le cahier de visite du pavillon Bretonneau, pendant le mois de juin 1895, les observations des enfants qui, ayant été placés dans la chambre de vapeurs, ont dû néanmoins être tubés ou trachéotomisés après coup. Ce n'est que par une analyse patiente de nombreux cas de ce genre qu'on parviendra à reconnaître et à préciser les circonstances et les causes qui s'opposent à l'action curative de la vapeur d'eau pour prévenir ou empêcher la suffocation, et qui imposent l'intervention opératoire.

CROUPS RÉFRACTAIRES AUX INHALATIONS DE VAPEUR D'EAU

I. — *Croup tubé.*

D..., Lucienne, vingt mois.

Ensemencement : *Bacilles moyens. Injection de sérum.*

7 juin. — L'enfant entre à 2 heures du soir dans un état de cyanose et d'asphyxie très intense. Placée pendant une heure dans la chambre de vapeur, elle parait soulagée d'abord. Mais à la suite d'un lavage de la gorge, l'enfant est prise d'un accès de suffocation qui nécessite le tubage (tube long). A l'examen de la gorge, exsudats sur les piliers et le fond du pharynx. Pas d'adénopathie sous-maxillaire. État général satisfaisant.

8 juin. — Tirage assez intense, surtout sous-sternal, respiration rapide, température élevée ; à l'auscultation, signes de bronchopneumonie. Aggravation rapide des troubles respiratoires. Mort.

10 juin. — Autopsie. Exsudats membraneux tapissant les piliers, la paroi postérieure du pharynx et la face interne du larynx. La trachée et les grosses bronches sont le siège d'une congestion livide. Emphysème au niveau des lames antérieures des deux poumons, quelques noyaux de congestion pulmonaire aux bases. Épanchement intrapéricardique notable. Cœur volumineux à parois flasques ; le ventricule gauche est dilaté. Tout porte à croire qu'il s'agit d'une diphtérie toxique avec complication thoracique.

II. — *Trachéotomie guérie sans tubage préalable.*

S..., Jeanne, cinq ans.

Ensemencement : *Bacilles longs et streptocoques. Injection de sérum.*

6 juin. — Enfant malade depuis trois jours.

Entrée à 1 heure du matin, trachéotomisée d'urgence et placée dans la chambre de vapeur. Cyanosée à son entrée, dans un état d'asphyxie complète. Le tubage est impossible à cause de la contraction spasmodique des muscles de la mâchoire qui empêche de placer l'ouvre-bouche. Ce matin l'état de l'enfant est satisfaisant la respiration est régulière.

7 juin. — Rejet d'une fausse membrane par la canule. A l'auscultation, ronchus à la base des deux poumons ; l'état général parait excellent.

10 juin. — La canule est enlevée, la respiration reste calme.

20 juin. — Apparition d'un exanthème rubéolique partant de la piqûre et s'étendant sur toute la paroi abdominale.

4 juillet. — L'enfant quitte l'hôpital complètement guérie.

III. — *Croup guéri. — Tubage.*

S..., Germaine, trois ans.

Ensemencement : *Bacilles moyens et streptocoques. Injection de sérum.*

5 juin. — Malade depuis hier, présente une toux rauque, de la dyspnée. Entrée hier à 6 heures du soir avec un tirage extrêmement intense. Placée de suite dans la chambre de vapeur. Ce matin, tirage laryngé et cornage extrêmement accentués. A l'auscultation, murmure vésiculaire affaibli, mais pas de bruits morbides. L'enfant est tubée à midi et immédiatement soulagée. A 9 heures du soir, rejet du tube (tube court).

6 juin. — L'enfant est très calme, la cyanose du visage a disparu, la respiration est régulière. A l'auscultation, quelques ronchus disséminés dans les deux poumons ; rien à la percussion.

7 juin. — A minuit, l'enfant a un accès de suffocation de courte durée ; mais le tirage a persisté toute la nuit. Ce matin, le tirage est très intense. Il parait bien que cette petite malade est très nerveuse ; le spasme laryngé a tendance à se prolonger. A l'auscultation, diminution du murmure vésiculaire à gauche. L'enfant prise, dans l'après-midi, d'un accès de suffocation, est transportée à Bretonneau et on se hâte de pratiquer le tubage. Le tube court à peine placé est rejeté et dégluti. Une seconde tentative de tubage reste aussi infructueuse ; le tube est rejeté immédiatement. On place alors un tube d'Ermold (long) et cette fois l'enfant garde ce tube et reste très soulagée.

8 juin. — Le calme persiste.

9 juin. — L'enfant, à la suite d'un accès de toux, rejette son tube long. La veille au soir, le tube court dégluti a été retrouvé dans les garde-robes.

11 juin. — L'enfant, qui avait été retubée le 10 juin se détube elle-même, pendant un accès de toux, en retirant son tube avec la main. L'enfant a été tubée et détubée sept fois.

22 juin. — Elle quitte l'hôpital complètement guérie.

IV. — *Croup tubé et guéri.*

V..., Georges, deux ans et demi.
Examen bactériologique : *Bacilles moyens.*
Inoculation : 10 centimètres cubes de sérum.
Antécédents. — Bronchite il y a six mois.
1er juin 95. — *État actuel :* Toux rauque depuis hier ; voix claire ; tirage moyen et cornage très accentué. État général peu satisfaisant. L'enfant présente des signes de rachitisme, épiphyses du tibia et du radius volumineuses ; affaissement des parties latérales du thorax. Placé immédiatement dans la chambre de vapeur.

2 juin. — L'enfant a dû être tubé vers 7 heures hier soir ; il est très soulagé par le tubage. A l'auscultation, râles sous-crépitants fins et respiration soufflante en arrière et à gauche. Légère submatité à la percussion dans la même région.

3 juin. — L'enfant a rendu spontanément son tube pendant le lavage. L'auscultation ne décèle la présence que de quelques râles dans la poitrine. Toux restée rauque ; voix claire. Le tirage a extrêmement diminué depuis que le tube est rejeté. Il semble que l'échec de la vapeur soit dû à l'état de débilité de l'enfant qui est un rachitique et peut-être aussi au foyer de broncho-pneumonie préexistant.

V. — *Diphtérie du pharynx et croup tubé.*

S..., Germaine, trois ans et demi.
Ensemencement : *Bacilles moyens. Injection de sérum.*
8 juin. — Enfant malade depuis huit jours ; a la voix rauque ; tirage depuis quatre jours. Badigeonnages au nitrate d'argent hier matin en ville. Hier à 1 heure, accès de suffocation. L'enfant entre le soir avec tirage extrêmement intense. Placée dans la chambre de vapeur. Ce matin, tirage encore intense, mais régulier ;

cornage notable. Exsudats membraneux tapissant la paroi postérieure du pharynx.

9 juin. — A 6 heures hier soir, la gêne respiratoire devenant rapidement croissante ; la cyanose des lèvres, des joues et des oreilles étant très prononcée, l'enfant est portée à Bretonneau pour y être tubée. A deux reprises, le tube ne put être introduit qu'à demi dans le larynx. L'asphyxie étant imminente, la respiration artificielle est pratiquée et on couche l'enfant sur la table de trachéotomie ; sous l'influence de la respiration artificielle, l'enfant rend plusieurs fausses membranes et se met à respirer normalement. Placée ensuite dans la chambre de vapeur, tout tirage disparaît.

10 juin. — Hier soir, à 6 heures, nouvel accès de suffocation : l'enfant a dû être tubée. Ce matin, l'enfant est calme. (L'échec de la chambre de vapeur paraît due à l'abondance des fausses membranes et à leur propagation dans la trachée et les bronches.)

11 juin. — L'enfant est détubée ; respiration facile, plus de tirage. Température élevée ; pas de phénomènes d'auscultation.

13 juin. — Persistance d'exsudats en îlots à la partie inférieure de l'amygdale gauche et sur l'amygdale droite. Deux îlots membraneux sur les lèvres ; un assez étendu sur la lèvre supérieure. L'enfant est détubée et reste calme.

15 juin. — Gorge nette.

20 juin. — Érythème polymorphe, scarlatiniforme et rubéolique avec quelques plaques d'urticaire. Élévation thermique de 1°.

25 juin. — L'enfant quitte l'hôpital complètement guérie.

Hémimélie typique de l'avant-bras gauche.

La section congénitale de l'avant-bras a eu lieu à l'union des deux tiers inférieurs avec le tiers supérieur. Le moignon a un aspect conique et se termine par une saillie mamelonnée d'une part et une dépression en cupule d'autre part. La saillie mamelonnée présente un gros tubercule avec rudiment d'ongle, paraissant correspondre au pouce et trois petits élevures. Au palper, on sent que les segments des os de l'avant-bras sont distincts. L'articulation du coude est intacte ; mouvements d'extension et de flexion. Pas d'autres malformations.

VI. — *Croup trachéotomisé guéri.*

G..., Pierre, trois ans et demi.

Ensemencement : *Bacilles moyens et streptocoques. Injection de sérum.*

2 juin. — L'enfant est amené à 7 heures avec un tirage intense allant jusqu'à la dépression latérale du thorax, de la cyanose et une respiration lente.

L'enfant paraît affaissé après ce tirage. On le place dans la chambre de vapeur, où il ne reste que dix minutes.

On pratique le tubage; malgré cela, les mouvements respiratoires restent lents, la cyanose persiste et on doit pratiquer la respiration artificielle.

Dans ces conditions, la trachéotomie s'impose; la respiration artificielle faite après l'opération, permet le rejet du muco-pus et des membranes.

(L'insuccès de la chambre de vapeur et du tubage doit être attribué à l'obturation de l'arbre aérien par le muco-pus et les membranes.)

3 juin. — L'enfant est abattu, mais non cyanosé. Température 39°. La respiration reste bruyante. Rejet d'une grande quantité de muco-pus et de membranes ramollies, par la canule.

A l'examen de la gorge, rougeur livide; mais pas d'exsudats.

4 juin. — L'état de l'enfant est très amélioré. Respiration moins bruyante.

Température, 38°.

7 juin. — L'amélioration continue. Cependant l'auscultation permet d'entendre quelques râles fins à la base gauche.

10 juin. — L'état de l'enfant est très bon; tous les phénomènes d'auscultation ont disparu.

15 juin. — L'enfant quitte le service complètement guéri.

11 juillet. — L'enfant revient dans le service avec des phénomènes d'angine et de croup.

Examen bactériologique : *Bacilles moyens et streptocoques.*

Exsudats circonscrits tapissant la face interne des amygdales et un peu la paroi du pharynx.

Toux rauque et voix presque éteinte

Légère adénopathie bilatérale.

Tirage peu intense. L'enfant est placé dans la chambre de vapeur.

12 juillet. — Le tirage a notablement diminué.

Tout fait prévoir qu'une intervention sera inutile, et de fait elle n'a pas été nécessaire.

VII. — *Angine diphtérique et croup. — Tubage.*

M..., Maurice, trois ans et demi.

Examen bactériologique : *Bacilles moyens. Injection de sérum.*

14 juin. — Enfant entré hier à 1 heure du soir avec un tirage moyen.

L'emploi de la chambre de vapeur n'a pas été essayé.

L'enfant a été tubé d'urgence par l'interne de garde.

Ce matin l'enfant est dans un état très satisfaisant.

A l'examen de la gorge, membranes grisâtres, cohérentes, assez épaisses sur les deux amygdales.

Adénopathie modérée.

15 juin. — Après le détubage, l'enfant reste très calme.

20 juin. — L'enfant sort guéri.

VIII. — *Angine et croup. — Trachéotomie. — Guérison.*

L..., Marthe, dix-sept mois.

Ensemencement : *Bacilles moyens et quelques bacilles longs. Injection de sérum.*

16 juin. — L'enfant entre avec un léger tirage.

La toux est rauque, la voix claire.

L'enfant présente un petit exsudat sur l'amygdale gauche ; l'amygdale droite est très tuméfiée.

Placée de suite dans la chambre de vapeurs.

17 juin. — L'enfant étant prise, au milieu de la nuit d'une suffocation, on essaye vainement le tubage ; alors l'interne du service pratique la trachéotomie.

Pendant les mouvements de respiration artificielle, il s'échappe par la canule des fausses membranes et du muco-pus

18 juin. — La gorge est nette. La canule a été changée ; l'enfant a toujours beaucoup de jetage par sa canule.

Un examen attentif de l'enfant permet de constater qu'elle présente des signes évidents de rachitisme ; persistance de la fontanelle antérieure, front olympien ; épiphyses volumineuses ; aplatissement du thorax.

19 juin. — L'enfant rejette des fausses membranes et du pus.

20 juin. — On enlève la canule, et l'état de l'enfant s'améliore rapidement

25 juin. — Sort guérie.

IX. — *Diphtérie intense du pharynx, du larynx et des fosses nasales. — Tubage. Mort.*

Ch..., Blanche, trois ans.

Ensemencement : *Bacilles moyens.*

Inoculation : 20 centimètres cubes de sérum.

19 juin. — Enfant venue de la salle Blache, où elle était entrée le 13 juin.

Placée dans la chambre de vapeur, avec un tirage très intense qui a continué toute nuit.

Ce matin, cornage marqué, peu de tirage.

A l'examen de la gorge, exsudats épais, confluents, tapissant la face interne des deux amygdales et les bords de la luette.

Toux et voix éteintes.

Adénopathie cervicale très marquée.

Jetage abondant et fétide.

État général médiocre. C'est une enfant nerveuse, qu'on est obligé d'attacher, de peur qu'elle ne se masturbe.

20 juin. — Hier, à 6 heures du soir, l'enfant étant cyanosée, l'interne de garde tente le tubage. Après un essai infructueux, on pratique la respiration artificielle. Des fausses membranes sont rejetées, et l'enfant devenant calme, on la porte dans la chambre de vapeur

A 3 heures du matin, nouvel accès de suffocation. L'interne de garde pratique le tubage, et l'enfant est soulagée ; mais, à 6 heures, le tube est obstrué ; l'enfant se cyanose et on doit pratiquer la trachéotomie avant même de recourir au détubage.

L'enfant rend par sa canule une longue fausse membrane moulée sur la trachée.

Elle meurt trois heures après.

Autopsie. — Membranes en îlots assez confluents sur les parties latérales du pharynx, les replis glosso-épiglottiques, l'épiglotte, qui est engainée, le larynx et la trachée ; les membranes s'étendent même dans les divisions bronchiques.

Poumon droit congestionné ; infarctus disséminés. Poumon droit moins congestionné.

La mort paraît due à l'obturation de l'arbre aérien par les fausses membranes.

X. — *Diphtérie circonscrite du pharynx et croup.*
Tubage, guérison.

M...., Joseph, trois ans. Loeffler moyens. Injection de sérum.

22 juin. — Entré hier, à 9 heures et demie, avec un tirage assez intense. Placé dans la chambre de vapeur.

Ce matin, le tirage est modéré. Un peu de cornage. Toux et voix rauques.

Pas de phénomènes d'auscultation.

23 juin. — L'enfant a été calme jusqu'à 8 heures du soir; mais à partir de ce moment, le tirage augmente. Vers 1 heure du matin, l'enfant est cyanosé et on doit pratiquer le tubage.

L'enfant, ce matin, est très abattu, très dyspnéique; il y a 39°,2 de température.

La gorge est complètement détergée.

24 juin. — Erythème scarlatiniforme très intense et très étendu.

Pendant la nuit, l'enfant a un cornage très marqué, malgré le tubage.

26 juin. — L'enfant est détubé par l'énucléation du tube. Plus de tirage.

27 juin. — L'enfant reste aphone.

30 juin. — Sort guéri.

XI. — *Croup. Tubage d'urgence. — Mort.*

V..., Charles, deux ans et demi.

Ensemencement : *Bacilles moyens, streptocoques. Injection de sérum.*

23 juin. — Enfant apporté dans un état d'asphyxie imminente; cyanose notable du visage,

Tubé d'urgence. Très soulagé. A rendu des membranes molles et diffluentes.

Examen du pharynx négatif.

27 juin. — Toux rauque, voix éteinte.

L'enfant a rejeté son tube.

30 juin. — L'enfant a une température élevée, 40°.

Râles sous-crépitants, à gauche, à l'auscultation. Légère submatité dans la même région.

Tirage à peine marqué, mais cyanose intense. Le visage est couvert de sueur. Dyspnée très forte.

2 juillet. — Râles sous-crépitants, à l'auscultation, aux bases des deux poumons; souffle assez net.

3 juillet. — L'enfant est abattu; la dyspnée persiste et même augmente; respiration soufflante des deux côtés.

Etat général mauvais. Teint plombé. Mouvements convulsifs des membres. Tout fait songer à une broncho-pneumonie tuberculeuse.

7 juillet. — L'enfant meurt dans le coma.

Autopsie. — Méningite tuberculeuse de la convexité du cerveau.

Adhérences intimes des plèvres.

Cavernes aux deux sommets.

Noyaux de broncho-pneumonie tuberculeuse disséminés dans les deux poumons.

Otite moyenne tuberculeuse. Mastoïdite opérée par M. Broca.

XII. — *Croup.* — *Tubage d'urgence.* — *Trachéotomie. Chute du tube dans la bronche droite.*

Erb..., deux ans.

Ensemencement : *Bacilles courts. Injection de sérum.*

1ᵉʳ juillet. — Entre à l'hôpital à 2 heures du matin dans un état très grave.

Tirage très intense ; visage cyanosé.

Tubage d'urgence à 2 heures 15.

A 5 heures du matin, l'enfant asphyxie et on pratique la trachéotomie. L'enfant meurt sur la table d'opération.

Autopsie. — Membranes très étendues tapissant le pharynx, le voile du palais, les amygdales, les gouttières pharyngo-laryngées.

Le larynx est complètement obstrué par des membranes épaisses et adhérentes.

Muco-pus dans la trachée et les bronches.

On trouve le tube dans la bronche droite.

Poumons : Emphysème des lobes supérieurs. Pas d'autres lésions.

Cœur contracté, ventricule gauche en systole

Rien à noter dans les autres organes.

Dans un grand nombre de cas de croup de moyenne intensité, l'action de la vapeur d'eau employée simultanément avec les injections de sérum suffit à apaiser la dyspnée et le tirage, et ainsi toute intervention peut être évitée.

Mais, comme on a pu s'en assurer en lisant les observations qui précèdent, les inhalations de vapeur d'eau ne sont pas toujours suivies de succès.

Ce sont, en général, des croups aggravés par le jeune âge de l'enfant, par l'excitabilité nerveuse liée au rachitisme, par la diphtérie bronchique, par les complications pulmonaires ou tuberculeuses, par l'asphyxie très avancée, dans lesquels on ne peut plus compter sur l'heureux effet de la vapeur d'eau.

Ces croups, d'ailleurs, malgré le tubage ou la trachéotomie, nous fournissent encore une mortalité assez élevée.

Dans la pratique de la ville il sera toujours extrêmement facile de maintenir les enfants dans une atmosphère sursaturée de vapeur d'eau. S'il s'agit des bébés, on fera une petite tente avec un drap tendu sur la flèche du berceau, et on fera évaporer l'eau dans un récipient chauffé avec une lampe à alcool. Si les enfants sont plus grands on fera bouillir dans la chambre, nuit et jour, une grande bassine d'eau à laquelle on ajoutera des feuilles d'eucalyptus.

CHAPITRE XXVII

INDICATIONS DE L'INTERVENTION OPÉRATOIRE
DANS LE TRAITEMENT DU CROUP
L'INTERVENTION EN CAS DE MORT APPARENTE

Depuis que nous avons à notre disposition le sérum antidiphtérique, qui produit la chute précoce des membranes et abrège la durée du processus exsudatif de la diphtérie à la surface des muqueuses, les indications de l'intervention opératoire, pour parer à l'obstruction laryngée, ne doivent plus être envisagées comme le faisaient nos devanciers.

J'ai été fort étonné, je l'avoue, de lire sur ce sujet, dans le compte rendu de l'Association médicale britannique (juillet 1896), l'opinion du Dr Cameron (de Glasgow), formulée en ces termes : « Dès que survient la gêne respiratoire, avec une rétraction marquée du thorax pendant l'inspiration, avec la toux et la voix plus ou moins rauques ou éteintes, il faut ouvrir la trachée sans délai. » Il est vrai que le Dr Cameron atténue sa déclaration en ajoutant : « Il faut mettre à part les effets qui peuvent être espérés ou obtenus, dans ces circonstances, par l'usage de l'antitoxine. » Cette restriction, pour les médecins qui connaissent les effets du sérum antidiphtérique, est la négation même du principe posé par le Dr Cameron.

Nous comprenons qu'autrefois Trousseau ait pu préconiser l'opération hâtive. « Tant que la trachéotomie a été dans nos mains une arme infidèle, j'ai dit : il faut la pratiquer le plus tard possible ; maintenant que je compte de nombreux succès, je dis : il faut la pratiquer le plus tôt possible. »

Bouchut, au contraire, n'admettait l'intervention que lorsque l'asphyxie très avancée s'accompagnait d'anesthésie.

Archambault, clinicien avisé, avait adopté une règle de conduite intermédiaire entre ces deux opinions extrèmes. Il ne voulait pas que l'on opérât les enfants au premier accès de suffocation, car : « on s'exposerait à opérer non seulement des enfants susceptibles de guérir par des soins médicaux, mais même des enfants qui n'auraient pas le croup ».

Aujourd'hui, bien que dans la pratique hospitalière courante nous ayons substitué le tubage à la trachéotomie, nous avons pris le parti de reculer autant que possible le moment de l'intervention.

Dès le commencement de 1895, j'ai eu recours avec succès aux inhalations de vapeur d'eau comme adjuvant de la sérumthérapie dans le croup, et je suis parvenu à abaisser le chiffre des interventions par le tubage ou la trachéotomie à 14 p. 100. Depuis cette époque, M. Sevestre, mon collègue aux Enfants malades, est arrivé à des résultats analogues et s'est prononcé également en faveur de l'intervention tardive, laissant au sérum le temps d'agir pour déterger les membranes laryngo-trachéales et pour apaiser le processus diphtérique.

Il est toujours préférable de guérir un croup, sans intervenir autrement que par l'injection du sérum, toutes les fois que cela est possible. Le tubage, sans doute,

n'est pas une opération sanglante et est mieux supporté
que la trachéotomie par les enfants au-dessous de deux
ans ; mais le tube à demeure dans le larynx a de sérieux
inconvénients, nous le savons bien ; il gêne habituellement la déglutition, car l'épiglotte s'adapte mal sur le
pavillon du tube ; il entrave l'expectoration du muco-
pus venant de l'arbre aérien, il peut être rejeté dans
une quinte de toux ou dans un effort de vomissements,
il peut être obstrué par des débris membraneux ; et l'on
ne peut éviter tous ces accidents immédiats que par une
surveillance très stricte.

Enfin, quand le tube doit être laissé en place plus de
quarante-huit heures, il détermine assez souvent des
ulcérations, par pression, dans la région cricoïdienne.
Ces ulcérations sont peu étendues en général : mais
quelquefois elles dénudent entièrement le cartilage cricoïde et la partie antérieure de la région arythénoïdienne,
d'où des cicatrices rétractiles et des rétrécissements du
larynx extrêmement graves.

Si l'on préfère recourir à la trachéotomie, ou si l'on
y est obligé, à la campagne par exemple, faute d'aides
pour la surveillance, on n'est pas à l'abri des accidents
opératoires immédiats, ni des complications broncho-
pulmonaires précoces ou tardives qu'il est inutile de rappeler ici dans le détail.

Nous devons donc tout mettre en œuvre pour reculer,
sans danger pour la vie de l'enfant, le moment de l'intervention chirurgicale.

La connaissance précise du mécanisme physiologique
de l'obstruction laryngée et de l'asphyxie domine entièrement la question des interventions dans le croup.

Ce n'est pas, comme le croyait Bretonneau, le rétrécissement du larynx par les membranes qui entrave le plus

l'entrée de l'air dans les voies aériennes, sauf dans certaines circonstances. J'ai dit que les diphtéries les plus membraneuses n'étaient pas les plus spasmodiques, c'est-à-dire les plus suffocantes, et tous les cliniciens pourront vérifier le fait s'ils ont un bon terrain d'observation.

Pendant le commencement de septembre 1896, j'ai vu guérir deux enfants atteintes de diphtérie laryngo-trachéale dans les conditions suivantes : l'une était une petite fille de dix ans qui entra dans la soirée avec la voix éteinte et un tirage modéré ; peu de membranes dans le pharynx. A 11 heures et demie du soir survint un accès de suffocation assez menaçant pour qu'on mandât l'interne de garde qui pratiqua le tubage.

Mais le tube n'était pas plutôt mis en place que l'enfant, dont la respiration était très gênée, fut prise d'une violente quinte de toux et rejeta simultanément le tube et une longue membrane laryngo-trachéale, qui avait été décollée et refoulée lors de l'introduction du tube.

Dès lors les mouvements respiratoires se régularisèrent, l'enfant passa une nuit calme et le lendemain matin, dans une quinte de toux, elle rejeta une nouvelle membrane laryngo-trachéale longue de 7 à 8 centimètres, sans qu'on ait été obligé d'intervenir. L'enfant continua d'expectorer des débris membraneux dans la journée et le jour suivant, mais elle guérit après ce seul écouvillonnage, sans aucun phénomène de suffocation alarmant.

Une autre petite fille de quatre ans fut apportée dans la matinée avec un tirage *moyen*, c'est-à-dire avec une respiration un peu lente, avec du cornage et une dépression sterno-costale bien marquée. Au bout de trois heures, léger accès de suffocation avec quinte de toux et expulsion spontanée d'un long moule membraneux laryngo-trachéal. Les mouvements respiratoires redeviennent normaux, un autre moule membraneux est rendu plus tard, mais à aucun moment la dyspnée ne devint assez menaçante pour qu'on songeât à intervenir. L'enfant est aujourd'hui en voie de guérison[1].

Je cite ces deux exemples parce qu'ils se sont présentés récemment à mon observation, mais je ne compte plus les diphtéries laryngo-trachéales dans lesquelles les phénomènes de spasme de la glotte ont été extrêmement atténués. Il n'est plus douteux aujourd'hui que c'est surtout le spasme de la glotte associé à la diphtérie laryngée qui constitue le grand danger d'asphyxie dans le croup. Non seulement nous constatons les effets intermittents de ce spasme dans les accès de suffocation, très effrayants pour les personnes peu familières avec la diphtérie, mais encore lorsque nous explorons avec l'index le vestibule du larynx avant d'introduire le tube, nous sentons distinctement la contraction et le resserrement des cordes vocales, avec la pulpe du doigt. Il est même assez fréquent que la glotte, fermée par les rubans vocaux, oppose une résistance plus ou moins forte au passage du mandrin et de l'extrémité inférieure du tube. A ce point de vue le tube, en même temps qu'il laisse entrer l'air dans la trachée, est un excellent dilatateur de la glotte. Le tube fatigue le spasme des cordes vocales plus ou moins vite selon les circonstances, et il y a souvent avantage à tenter son extraction de bonne heure.

Mais si nous sommes assez bien fixés sur la cause de la suffocation, soit continue, soit paroxystique, qui réside surtout dans le spasme de la glotte, nous sommes encore incertains sur les variétés et sur la durée de ce

---

[1] Ces deux observations sont relatées *in extenso* à la fin de ce chapitre. Elles prouvent qu'il ne faut pas trop se hâter d'intervenir même dans les diphtéries les plus membraneuses.

spasme. Des éléments complexes interviennent sans doute pour modifier l'intensité, la persistance du spasme glottique, même chez les enfants qui ont reçu des injections de sérum.

J'ai exposé antérieurement que les enfants au-dessous de deux ans avaient un spasme plus tenace, des accès de suffocation plus rapprochés et qu'ils échappaient moins souvent au tubage que les enfants plus âgés et plus vigoureux.

De même, j'ai remarqué que les croups déjà compliqués de lésions broncho-pulmonaires ne guérissaient pas sans intervention et que nous étions obligés de laisser le tube à demeure plus longtemps.

Les croups rachitiques m'ont paru aussi plus spasmodiques, ce qui n'a rien de surprenant. Enfin beaucoup d'enfants dont les accès de suffocation étaient particulièrement violents et nécessitaient le tubage, étaient des enfants naturellement nerveux, excités en dehors même de leur état morbide. Cette excitabilité spéciale du système nerveux a certainement une grande influence sur l'intensité du spasme de la glotte au cours du croup, et d'après les renseignements fournis par les familles, on pourra présumer avec quelque probabilité les chances de l'intervention, lorsque apparaîtront les phénomènes laryngés chez ces enfants nerveux.

Il y a donc des croups très spasmodiques, d'autres qui le sont moins, tout en étant très membraneux ; il y en a aussi qui le sont peu ou même pas du tout. J'ai proposé de désigner sous le nom de *croup fruste* ou de croup sans tirage les cas dans lesquels, avec une diphtérie pharyngée typique, on observe les signes d'une laryngite sans spasme : raucité de la voix et de la toux, ou même extinction de la voix et de la toux.

Il est assez commun, dans ces circonstances, de voir survenir un léger tirage avec cornage, mais la gêne respiratoire n'est jamais assez grande pour être inquiétante ; les accès de suffocation manquent le plus souvent. Après quelques heures, vingt-quatres heures au plus, la respiration redevient normale. Il est très vraisemblable que le croup fruste est devenu plus fréquent depuis l'emploi du sérum qui agit directement sur le processus diphtérique laryngé. Mais cette laryngite diphtérique, sans spasme ou avec un spasme de la glotte très léger, devait sans doute exister autrefois, bien que les cliniciens s'y soient peu arrêtés et ne nous en aient pas laissé de description détaillée.

Il y a quelques mois, j'ai observé un garçon de cinq ans atteint de croup atténué, avec diphtérie pharyngée circonscrite, qui n'avait pas reçu à l'entrée d'injection de sérum. Après trente-six heures, comme l'état était très satisfaisant, comme le tirage léger avait cessé, comme les membranes pharyngées étaient détergées, je jugeai inutile de faire injecter l'enfant et il guérit parfaitement sans aucune intervention. Il est donc bien établi qu'il existe des croups atténués, comme il existe des diphtéries légères du pharynx.

Si l'on suivait la règle admise autrefois par Trousseau d'intervenir de très bonne heure dans le croup, on imposerait donc une opération inutile, sinon périlleuse, à un grand nombre d'enfants qui ne demandent qu'à guérir spontanément. Grâce à l'emploi de la chambre de vapeur, grâce aux mixtures sédatives du système nerveux, comme adjuvant de la sérumthérapie, nous voyons guérir un tiers au moins des enfants qui ont présenté des phénomènes plus ou moins intenses de suffocation, sans qu'ils aient été ni tubés ni trachéotomisés.

Comme il est impossible de préjuger si le spasme glottique restera léger, modéré ou s'aggravera, dès que la mécanique respiratoire est troublée, dès que le cornage se fait entendre et que l'on remarque les dépressions sus et sous-sternales du tirage, l'enfant devra être surveillé de très près. Si les mouvements respiratoires, bien que lents et bruyants, ne s'accompagnent pas de véritables accès de suffocation, rien ne presse. Si l'enfant est vigoureux, il peut lutter ainsi, sans grands inconvénients, pendant plusieurs heures ; les téguments du visage conservent leur coloration normale, il n'y a aucun risque d'asphyxie. Il arrive fréquemment qu'un tirage assez intense, mais régulier, cesse naturellement et que la respiration se régularise.

Si le tirage est entremêlé d'accès de suffocation, la fatigue survient plus vite pour l'enfant. A chaque accès tous les muscles sont dans un état de contracture qui immobilise le thorax à l'état d'inspiration, la glotte est fermée, l'air ne pénètre pas dans les voies aériennes ; les muqueuses et la peau du visage se cyanosent, deviennent plus ou moins livides ; il faut alors se tenir prêt pour intervenir.

Mais il est bien rare que, dès les premiers accès, l'introduction du tube ou de la canule devienne indispensable. L'enfant peut rejeter une membrane et être immédiatement soulagé, ou bien le spasme de la glotte cède et les mouvements respiratoires reprennent comme auparavant.

Nous ne comptons pas les enfants qui ont guéri sans tubage, après avoir eu quelques accès de suffocation.

Mais lorsque les accès de suffocation se rapprochent, lorsqu'ils vont en s'aggravant, l'asphyxie fait des progrès menaçants ; dans l'intervalle des accès, le tirage reste intense, la dépression sterno-chondrale est parfois énorme, le sang reflue dans les veines du cou, le visage est livide, le pouls offre très nettement le caractère paradoxal. Dans ces conditions, il y a peu d'espoir de voir cesser le spasme de la glotte et le tirage, il faut placer un tube ou une canule. Il est d'autres enfants, qu'on nous apporte tardivement, qui n'ont pas d'accès de suffocation, bien qu'ils en aient eu probablement avant l'entrée, dont le tirage est lent et assez régulier, mais ces enfants ont le teint blème, ils sont à bout de force, leur visage est couvert de sueurs. Il convient alors d'intervenir sans délai[1].

Avant de prendre une décision, le clinicien doit chercher à apprécier l'état dynamique, la force de résistance de l'enfant. Les efforts respiratoires nécessités par le tirage sont considérables, on ne devra donc les imposer qu'aux enfants qui peuvent les supporter.

Les enfants très jeunes devront être tubés ou trachéotomisés de bonne heure, de même que les enfants faibles, débilités par une diphtérie à allure grave. Les diphtéries extensives du côté du larynx ne sont pas habituellement toxiques, mais il est des formes confluentes extensives, dans lesquelles la trachéotomie devra être préférée au tubage, pour faciliter l'évacuation des membranes, et pratiquée de bonne heure.

Au contraire, si l'on se trouve en présence d'enfants vigoureux de quatre à six ans avec un tirage marqué, on peut temporiser ; le spasme de la glotte et le tirage céderont souvent spontanément.

En principe, toutes les fois qu'un enfant atteint de

[1] Ce n'est pas en s'appuyant sur un seul signe que l'on devra décider l'intervention opératoire. L'apnée, constatée à l'auscultation, pourra être complète durant un accès de suffocation et cédera rapidement, le pouls paradoxal lui-même peut n'exister que passagèrement. Je suis d'accord avec M. Rauchfuss pour admettre qu'il faut tenir compte de la marche du croup et de l'ensemble de tous les troubles respiratoires et fonctionnels lorsqu'on prend le parti d'intervenir.

diphtérie a des troubles laryngés, il doit être l'objet d'une surveillance médicale continuelle, soit à domicile, soit à l'hôpital. Tous les instruments pour le tubage ou la trachéotomie doivent être sous la main ; l'indication de l'intervention peut devenir immédiate, bien que le cas soit rare.

Ce n'est que par une surveillance aussi étroite qu'on pourra abaisser, sans danger, le nombre des interventions dans le croup, en les retardant autant que possible.

A la campagne, où il est bien difficile au médecin de rester à demeure auprès d'un enfant, je conseillerai volontiers l'intervention plus précoce, car mieux vaut encore placer une canule dans la trachée prématurément, que de risquer de trouver l'enfant mort dans un accès de suffocation en revenant quelques heures plus tard.

Je viens d'observer au pavillon Bretonneau un jeune enfant qui fut apporté en état de mort apparente, sans mouvements respiratoires, le visage livide, les membres en résolution, absolument inconscient, et qui a été ranimé par la trachéotomie et par la respiration artificielle. Bien plus, ce garçon âgé de trois ans, atteint d'une diphtérie très membraneuse des voies aériennes, survit, et, malgré l'élévation thermique qui a suivi l'intervention opératoire, nous avons l'espoir de le voir guérir. Avec un jetage très abondant, il expulse par sa canule une grande quantité de membranes, et le 26 septembre je l'ai trouvé dans un état général satisfaisant, quarante-huit heures après la trachéotomie ; les mouvements respiratoires ne sont pas accélérés, la température est à 38°. Le 28 septembre on a pu retirer la canule.

L'interne de garde, M. Féron, recevant cet enfant en état de mort apparente, essaya d'introduire un tube dans le larynx : mais comme il ne vit aucun mouvement respiratoire se produire, il retira le tube, fit faire quelques mouvements de respiration artificielle, et dès qu'il eut obtenu des mouvements spontanés des muscles du thorax, il pratiqua la trachéotomie. La canule en place, il fallut continuer la respiration artificielle pendant un quart d'heure, avant que les mouvements du thorax ne se régularisent et avant que la cyanose asphyxique de l'enfant ne se dissipe. Pendant les manœuvres de la respiration artificielle, de longues fausses membranes sortirent par la canule. L'enfant reçut tout de suite 30 centimètres cubes de sérum.

Ce fait prouve bien qu'on ne doit jamais désespérer de la vie d'un enfant atteint de croup, et que l'intervention opératoire, même *in extremis*, ne doit pas être délaissée.

Il n'est pas très rare que les enfants nous soient conduits à l'hôpital Trousseau, à cette période ultime de l'asphyxie.

Les médecins traitants doivent sans doute donner le conseil de transporter les enfants plus tôt à l'hôpital, mais les mères ne consentent à s'en séparer que lorsqu'elles les voient moribonds. Peut-être aussi, lorsque le tirage a été prolongé, les accès de suffocation se précipitent pendant le trajet du domicile à l'hôpital, sous l'influence de l'émotion, de la crainte, de l'agitation, et l'asphyxie fait des progrès tels que les mouvements respiratoires s'arrêtent tout à fait lorsque l'enfant arrive au pavillon. Quoi qu'il en soit, dès qu'un enfant présente un tirage accentué, s'il ne peut pas être tubé ou trachéotomisé chez ses parents, mieux vaut le diriger tout de suite dans un service hospitalier de diphtérie. Les chances de succès de l'intervention opératoire sont évidemment très diminuées si l'asphyxie est déjà complète, si l'enfant est inanimé.

En principe, comme je l'ai dit, on doit retarder autant qu'il est possible le moment de l'intervention dans le croup membraneux traité par le sérum ; on est en droit de compter sur l'action décollante que le sérum exerce sur les membranes, sur leur rejet spontané, sur l'apaisement plus ou moins rapide du spasme de la glotte ; on ne doit pas s'alarmer outre mesure devant le tirage, qui n'est qu'un mouvement de défense de l'organisme contre l'obstruction des voies aériennes. Le tirage, après avoir été plus ou moins intense, cesse souvent spontanément ; mais il est bien évident qu'on met l'enfant en danger de mort si on laisse ses forces s'épuiser totalement en efforts respiratoires, et si on retarde l'intervention jusqu'à ce que l'asphyxie soit complète, jusqu'à ce que le sang noir surchargé d'acide carbonique remplisse le système circulatoire. Alors les mouvements de la respiration s'arrêtent, heureux si le cœur lui-même ne cesse pas de battre.

A quel procédé d'intervention doit-on donner la préférence, lorsqu'un enfant atteint de croup est en état de mort apparente ?

En général, il faudra recourir à la trachéotomie, comme l'a fait si à propos M. Féron sur l'enfant qui est en ce moment dans nos salles. Si l'on place un tube dans le larynx d'un enfant inanimé, on risquera de refouler, de bourrer les membranes laryngées dans la trachée et de compléter l'obstruction des voies aériennes. Vainement alors on pratiquera la respiration artificielle, l'air s'arrêtera dans la trachée, ne pénétrera pas dans les poumons. Au contraire, en ouvrant la trachée, on facilitera l'expulsion des membranes trachéales par la canule plus largement calibrée que le tube laryngien, et l'air entrera plus librement dans la poitrine. M. le D* Damm (de Copenhague), qui a pesé les avantages réciproques du tubage et de la trachéotomie, d'après les travaux des meilleurs observateurs, recommande la trachéotomie comme procédé opératoire dans ces circonstances, et je me rallie à cette opinion.

Est-ce à dire qu'on ne puisse pas ranimer par le tubage

des enfants en état de mort apparente ? Assurément non. L'un des internes de mon service, M. Bayeux, qui a une très grande habitude des manœuvres du tubage, a été assez heureux pour réussir quelquefois à ranimer ainsi des enfants qui ne respiraient plus spontanément. Mais comme il est impossible de préjuger si l'on est en présence d'un croup peu membraneux ou très membraneux, comme l'exploration des membranes laryngées est fort difficile avec le tube, dans ces circonstances pressantes, il est plus prudent d'ouvrir la trachée.

Lorsque chez un enfant ayant un tirage asphyxique, c'est-à-dire respirant encore, bien que péniblement, on place un tube dans le larynx, les membranes écouvillonnées peuvent être refoulées dans la trachée, fermant l'extrémité inférieure du tube. Mais alors, on est averti de cet accident. L'enfant, au lieu d'être soulagé par l'introduction du tube, se cyanose de plus en plus ; malgré les mouvements respiratoires, il n'entre pas d'air du tout dans la poitrine. Bon gré, mal gré, on est obligé d'enlever le tube, si l'enfant, dans un effort de vomissement ou dans une quinte de toux, n'expulse pas simultanément le tube avec des moules membraneux. Cette seule intervention, l'écouvillonnage, nous suffit souvent à obtenir la guérison. Mais si chez un enfant en état de mort apparente, n'ayant plus de mouvements d'ampliation du thorax, les membranes obstruant le tube et la trachée sont ainsi bourrées, on n'en sera plus averti par l'aggravation soudaine de l'asphyxie, et l'on perdra un temps précieux à pratiquer des mouvements de respiration artificielle forcément infructueuse.

Donc, d'une manière générale, dans le croup, mieux vaut pratiquer la trachéotomie que le tubage, quand les mouvements respiratoires sont suspendus.

Au contraire, quand l'asphyxie et l'arrêt des mouvements

respiratoires sont la conséquence d'un spasme de la glotte indépendant de la diphtérie, les chances de ranimer l'enfant par la respiration artificielle sont aussi grandes avec le tubage qu'avec la trachéotomie.

Nous observons de temps à autre des spasmes de la glotte tardifs après le tubage, spasmes d'autant plus redoutables qu'ils sont plus imprévus. Un enfant respire librement pendant plusieurs jours, après avoir été détubé, et soudainement il est pris d'un accès de suffocation effrayant, il tombe rapidement en résolution, il faut le ranimer par la respiration artificielle. Ces spasmes tardifs de la glotte indépendants de la diphtérie, peut-être liés à des ulcérations du larynx produites par le tube, ces spasmes, dis-je, sont justiciables du tubage. Il en sera de même de tous les spasmes de la glotte, essentiels ou symptomatiques, indépendants de la diphtérie. J'ai vu un enfant de dix-huit mois qui eut un spasme tellement violent dans une quinte de coqueluche, qu'on nous l'apporta eu état de mort apparente. On introduisit un tube dans le larynx et la respiration artificielle fut prolongée pendant trois quarts d'heure pour le rappeler à la vie. Il survécut trente-six heures à cette terrible crise.

Voici deux observations cliniques qui démontrent qu'il peut y avoir avantage à temporiser et à retarder l'intervention opératoire lorsque les enfants sont bien surveillés.

I. — Diphtérie moyenne du pharynx et croup. Cessation des phénomènes de tirage après rejet spontané d'une fausse membrane laryngo-trachéale. Observation recueillie par M. Ghika, interne à l'hôpital Trousseau.

Le nommé V... Adrien, âgé de sept ans, entre à Bretonneau le 14 septembre 1896, à 11 heures du soir.

Il a eu la rougeole, il y a deux mois, mais était complètement guéri depuis plus d'un mois lorsque les accidents actuels ont éclaté.

Il n'y a rien d'autre à noter dans les antécédents héréditaires et personnels.

Depuis deux jours, il souffre de la gorge et présente de la raucité de la toux et de la voix. Il a été pris hier d'un tirage progressivement croissant.

A son entrée, le tirage est très intense. Il présente à chaque inspiration une forte dépression sus-sternale ou sous-sternale. Mais l'enfant est fort, bien constitué ; il ne parait pas trop fatigué, son visage et ses lèvres ne sont pas cyanosés.

La toux et la voix sont presque éteintes. Il existe un petit ganglion sous-maxillaire des deux côtés.

Les amygdales sont volumineuses, irrégulières, les cryptes profondes, anfractueuses, et çà et là on note de petits exsudats blancs, minces, en ilots. Les piliers postérieurs sont tapissés, dans toute leur hauteur, d'une fausse membrane typique d'un beau blanc brillant (diphtérie en rideau) ; enfin sur le fond du pharynx on aperçoit, quand les piliers s'écartent l'un de l'autre, de petites trainées blanches très minces.

A l'auscultation l'air pénètre très mal dans les deux poumons à cause du tirage. Mais la percussion est normale, et l'on n'entend aucun râle.

Le pouls est régulier, un peu rapide ; le cœur est normal.

Rien dans les autres appareils.

L'enfant reçoit aussitôt une injection de 20 centimètres cubes de sérum et on lui fait prendre une cuillerée à café d'une potion à la codéine (dosée à raison de un tiers de centigramme par cuillerée à café).

De onze heures du soir à minuit, l'enfant a successivement trois accès de suffocation, il reçoit chaque fois une nouvelle cuillerée de codéine. Dans le courant de son dernier accès il est pris d'une violente quinte de toux à la suite de laquelle il rejette spontanément une longue fausse membrane laryngo-trachéale de 5 à 6 centimètres de longueur environ. A minuit et demi et à 1 heure du matin, nouveaux accès de suffocation, beaucoup moins marqués. Nouvelle cuillerée à café de codéine après chaque accès.

Le reste de la nuit se passe sans autre incident; l'enfant s'endort, mais le tirage est encore très accusé pendant plusieurs heures.

Le 15 septembre, à 9 heures du matin, le tirage a beaucoup diminué. Il se produit une toux quand on excite l'enfant, s'accompagnant alors d'un léger cornage. L'aspect général est bon. La voix n'est plus complètement éteinte ; elle est rauque, éraillée.

Les exsudats amygdaliens ont disparu et ont fait place à de légères opalescences.

Seule la diphtérie des piliers postérieurs est aussi nette qu'hier au soir.

L'adénopathie sous-maxillaire est très faible.

L'air pénètre encore assez mal dans le thorax, cependant le murmure s'entend dans toute la hauteur des deux poumons.

Aucun râle, cœur très régulier.

La température qui, hier au soir, était à 37°,8 est à 38° ce matin.

En somme l'état est très satisfaisant; vers 4 heures de l'après-midi on entend flotter une fausse membrane dans la trachée et l'enfant a un petit accès de suffocation. Mais tout cesse après une simple quinte de toux, sans que l'on ait d'ailleurs pu recueillir la fausse membrane que l'enfant a sans doute avalée. Au moment de cet accès on lui a fait prendre deux nouvelles cuillerées à café de codéine.

Le soir il va tout à fait bien. Il n'y a plus du tout de tirage ; la température est normale.

Le 16 au matin, le tirage n'a pas reparu, il ne reste plus que de très légères opalescences sur les piliers postérieurs et le fond du pharynx.

Le 17, la gorge est absolument nette. L'enfant est tout à fait calme.

Du 17 au 20, il ne survient rien de nouveau ; le 20, l'enfant sort guéri.

II. — *Angine diphtérique légère avec croup très membraneux. Écouvillonnage spontané. Guérison sans autre intervention. Observation recueillie par M. Raoul Bayeux, interne à l'hôpital Trousseau.*

D..., Pauline, dix ans.

Entre au pavillon des douteux (diphtérie), le 12 septembre 1896, à 1 heure de l'après-midi.

Cette enfant, malade depuis dix jours, a été soignée en ville au moyen de badigeonnages au jus de citron ; elle aurait eu plus d'angine chez elle qu'elle n'en présente maintenant.

L'examen de la gorge montre un exsudat blanc, peu épais, en plaque, sur l'amygdale gauche. — Rien sur les piliers, rien sur le voile, rien au fond du pharynx, rien sur l'épiglotte.

On note un gros ganglion sous-maxillaire bilatéral, surtout accusé à gauche.

L'enfant est grande, assez maigre, très fatiguée et abattue.

Elle présente un tirage assez notable avec toux et voix éteintes.

À son entrée, elle reçoit 20 centimètres cubes de sérum.

D'autre part on lui administre de la codéine, c'est-à-dire une cuillerée à café de quart d'heure en quart d'heure, chaque cuillerée contenant un tiers de centigramme de codéine.

Malgré une assez forte dose de codéine, il ne survient aucun soulagement dans son état. Jusqu'à minuit et demi le tirage est stationnaire; mais à ce moment l'enfant est très prostrée, somnolente, les yeux brillants, cernés; la respiration est lente, l'inspiration prolongée avec un sifflement éteint, sec, sans aucune vibration glottique; l'expiration est également longue, sifflante et prolongée.

A remarquer que les apparences extérieures du tirage ne correspondent pas avec ce que cette respiration permet de soupçonner, à savoir une trachéite membraneuse; les dépressions sont en effet peu accusées; les contractions musculaires faibles; le pouls est rapide, mais assez plein et régulier; les lèvres, toutefois, sont livides et l'abattement notable.

Notons en outre qu'il n'y a eu aucun accès de suffocation.

A minuit et demi il devient urgent d'intervenir. On introduit le tube de dix à douze ans; l'enfant est prise alors d'un violent accès de toux à la suite duquel elle expulse son tube et, derrière le tube, une énorme membrane laryngo-trachéale, longue de sept à huit centimètres.

L'enfant est immédiatement et totalement soulagée; toute gêne respiratoire cesse comme par enchantement; la voix a repris un peu de vibration, le timbre en est grave et rauque.

Le pouls est plein, un peu rapide, très régulier. On ne perçoit même plus le bruit respiratoire laryngé à quelques centimètres de l'enfant qui est sortie de sa torpeur, cause et rit.

On suspend la codéine.

Le reste de la nuit reste sans incident.

La température, prise à cinq heures du soir, était à 38°,6.

13 septembre. — Ce matin, à sept heures, l'enfant rend en toussant une nouvelle membrane trachéale, aussi longue que la première; le tirage n'a pas reparu; le calme est complet; la toux est encore un peu enrouée, mais la voix à peu près claire.

Dans la gorge, il ne reste que quelques points blancs, à la partie tout inférieure de l'amygdale gauche.

L'air pénètre assez bien dans la poitrine; on entend quelques râles ronflants disséminés; sonorité normale.

Rien au cœur.

Température 38°,2.

Température le soir, 38°.

Deuxième injection de vingt centimètres cubes à neuf heures du matin.

14 septembre. — Les membranes ont disparu ; la gorge est un peu rouge ; la toux reste rauque, la voix est éraillée.

Etat général très bon.

15 septembre. — Ce matin, expulsion de quelques débris membraneux.

Température 37°,8.

La voix reste éraillée.

Du 15 au 21 septembre, l'état général s'est maintenu très bon, pas de nouveau tirage, la gorge reste nette.

Seule la voix rauque a persisté sans amélioration.

CHAPITRE XXVIII

TECHNIQUE DU TUBAGE

L'idée d'introduire une sonde dans le larynx pour soulager un malade qui suffoque est fort ancienne. — Mais c'est à Bouchut que revient le mérite d'avoir le premier tenté de placer un tube à demeure dans le larynx des enfants atteints du croup. Ses essais ne furent d'ailleurs pas heureux, parce qu'il employait des tubes dont le calibre était trop large, et dont la surface n'était pas modelée aussi exactement qu'il est possible sur les saillies et les dépressions de la muqueuse laryngée. La pression excentrique exercée par les premiers tubes de Bouchut déterminait des ulcérations profondes dans le larynx.

Trousseau, promoteur et défenseur de la trachéotomie, décrivait en ces termes les lésions produites par la virole de Bouchut : « Lorsque le tube laryngé est resté appliqué pendant vingt-quatre heures, nous trouvons la membrane muqueuse gonflée et enflammée, quelquefois légèrement excoriée. Après quarante-huit heures, nous constatons une tuméfaction considérable, des ulcérations profondes et déjà si profondes qu'elles reposent quelquefois sur les cartilages. — Après soixante-douze heures, les dénudations des cartilages sont à peu près constantes et toujours les parties environnantes sont le siège d'une phlegmasie violente. Enfin le tube laryngien que le larynx supportait, dit-on, avec tant de facilité, produit les plus épouvantables désordres, et des désordres tels que si les animaux avaient survécu, ils auraient été exposés aux accidents terribles qui suivent la nécrose du larynx. »

Après ces critiques si justifiées, l'opération proposée par Bouchut fut délaissée et Bouchut lui-même y avait à peu près renoncé à la fin de sa vie.

Il était réservé à l'Américain O'Dwyer de perfectionner l'instrumentation du tubage, au point que cette opération devint réellement pratique, et put remplacer la trachéotomie, dans un bon nombre de circonstances.

O'Dwyer concentra toute son attention sur ce sujet pendant dix années et arriva, après avoir essayé sans succès des tubes de forme différente, à construire des tubes modelés aussi exactement qu'il est possible sur les saillies et les dépressions de la cavité laryngienne. Ce modelage. cette adaptation sur les diverses parties du canal laryngien sont indispensables pour que le tube soit toléré.

Au vestibule laryngien correspond le pavillon du tube, qui se loge au-dessous des replis ary-épiglottiques, et qui est assez large pour être retenu et arrêté par les cordes vocales ; au niveau des cordes vocales le collet du tube est étranglé ; au niveau du cricoïde le calibre du tube est notablement renflé, ce qui contribue à assurer la stabilité.

Au lieu d'accepter la forme cylindrique de la virole de Bouchut, O'Dwyer aplatit latéralement ses tubes de sorte que leur coupe est ellipsoïde à grand diamètre antéro-postérieur. — Enfin, soit pour faciliter l'expulsion des membranes, soit pour éviter le rejet des tubes, leur calibre fut prolongé bien au delà du larynx, presque à la bifurcation de la trachée.

Toutes ces modifications si compliquées dans la forme, dans le calibre des divers segments des tubes, n'ont été obtenues par O'Dwyer qu'après de longues et patientes recherches, après des tâtonnements sans nombre. La muqueuse laryngée supporte, sans grand dommage, un tube aussi exactement moulé sur ses diverses saillies et ses divers replis, et le tube d'O'Dwyer reste le prototype des instruments destinés à pratiquer le cathétérisme permanent du larynx.

O'Dwyer compléta l'instrumentation du tubage en calibrant les tubes suivant l'âge des enfants, c'est-à-dire suivant les dimensions de leur larynx, en imaginant un mandrin articulé fermant l'ouverture inférieure du tube pour que l'introduction en soit plus facile ; en construisant un introducteur et un extracteur pour les tubes.

Comme il arrive toujours, des perfectionnements de détail ont été apportés à cet outillage ; mais, tel quel, l'appareil d'O'Dwyer permettait d'exécuter aisément et avec succès l'opération du tubage. Ce médecin américain peut donc être justement considéré comme le promoteur du tubage ; Bouchut n'en a été que le précurseur. Autre chose est de concevoir une idée ; autre chose est de la mettre à exécution.

En France, depuis quelque années, on s'est efforcé de simplifier et de perfectionner les instruments du tubage. On a reconnu que la grande longueur des tubes n'avait pas toujours des avantages, et qu'il était préférable de sectionner les tubes un peu au-dessous du renflement cricoïdien.

Les tubes courts de Sevestre et de Bayeux ne sont que les tubes d'O'Dwyer raccourcis. Leur maniement est plus commode que celui des tubes longs, car ils peuvent être retirés du larynx, en cas de besoin, par énucléation sans qu'on soit obligé de recourir à l'extracteur.

M. Bayeux a imaginé en effet un procédé très élégant et très rapide pour extraire les tubes laryngiens en pressant avec le pouce sur la trachée au dessous de la région cricoïdienne.

M. Collin a transformé et simplifié l'introducteur et l'extracteur primitifs d'O'Dwyer.

Un médecin lyonnais, M. Ferroud, a fait construire un appareil dans lequel les tubes sont taillés en biseau à leur extrémité inférieure ; ces tubes sont dépourvus de mandrins et le même instrument sert d'introducteur et d'extracteur. — L'appareil de M. Ferroud n'est pas généralement employé.

Tels sont les perfectionnements notables qu'a subis en France l'instrumentation d'O'Dwyer.

Grâce à la découverte du sérum antidiphtérique qui agit si efficacement sur le processus membraneux, l'opération du tubage a été très heureusement simplifiée et abrégée. Au lieu de laisser le tube à demeure pendant cinq ou six jours et plus, la durée du séjour des tubes a pu être réduite à deux ou trois jours en moyenne. Bien plus, j'ai proposé, avec MM. Glover et Bayeux, de tenter, dans certaines circonstances, la dilatation extemporanée et l'écouvillonnage du larynx à l'aide du tube d'O'Dwyer. On lira plus loin le résultat de nos premiers essais dans cette direction.

Le tubage, comme les autres opérations, ne s'apprend pas dans les livres ; il doit être répété sur le cadavre d'abord, puis sur le vivant, jusqu'à ce qu'on ait acquis le tour de main. Il faut un exercice assez long et une grande habitude, pour se familiariser avec les difficultés nombreuses qui peuvent surgir ; les internes de nos hôpitaux d'enfants, qui pratiquent quotidiennement le tubage, sont placés dans les meilleures conditions pour devenir d'excellents opérateurs.

En regardant le tubage comme un simple cathétérisme, on a une grande tendance à croire que l'introduction d'un tube dans le larynx est assez aisée. Cela est vrai dans la majorité des cas, mais non toujours.

Je ne voudrais pas grossir outre mesure les risques de cette opération ; mais il faut que l'on sache bien que si le plus grand nombre des enfants sont faciles à tuber, d'autres au contraire ont un larynx infranchissable en quelque sorte. On a pu dire, non sans raison, qu'on n'était jamais *absolument sûr* de réussir un tubage.

Si l'on ne veut pas avoir de mécomptes, il ne faut donc pas s'aventurer légèrement, sans exercices préalables, à introduire un tube dans le larynx d'un enfant. Il ne suffit pas d'avoir répété l'opération sur le cadavre pour être sûr du succès sur le vivant ; je comparerai volontiers le tubage fait à l'amphithéâtre à la trachéotomie. Rien de plus aisé que de pratiquer une incision bien médiane correspondant à la trachée, et de placer la canule, lorsqu'on n'est gêné ni par le sang, ni surtout par les mouvements du larynx et par les mouvements de défense de l'enfant ; de même on fera pénétrer cinq, dix fois un tube dans le larynx d'un cadavre sans rencontrer aucun obstacle.

Il faut compter sur le vivant avec l'indocilité de l'enfant, sa nervosité, son effroi ; l'enfant se débattra, remuera la tête, malgré tout le soin qu'on prendra pour l'immobiliser; le larynx fuira devant le doigt qui l'explore, ou se soulèvera intempestivement au moment où l'on substituera le tube à l'index gauche. Un spasme violent pourra serrer les cordes vocales au point d'entraver absolument la pénétration du tube.

Pendant toutes ces manœuvres la respiration, déjà très laborieuse, sera suspendue, la cyanose s'accuse, la syncope respiratoire est imminente, et l'opérateur, en reconnaissant les signes d'une asphyxie complète, peut s'émouvoir.

Pour toutes ces raisons on ne doit pas considérer le tubage comme une opération insignifiante.

Autant que possible il faudra avoir deux bons aides, l'un pour fixer l'enfant, l'autre pour immobiliser la tête.

En cas d'insuccès du tubage, soit à cause d'un spasme infranchissable, soit à cause du bourrage des membranes, il sera prudent d'avoir sous la main une boîte à trachéotomie.

Il n'est pas très exceptionnel de voir des enfants qui, loin d'être soulagés par l'introduction du tube, se cyanosent de plus en plus ; ces enfants devront être trachéotomisés sans délai, si, après le retrait du tube, les membranes écouvillonnées ne sont pas expulsées. Il en sera de même si, pendant les manœuvres du tubage, le patient tombe en résolution, en état de mort apparente, si les mouvements respiratoires sont suspendus.

Je décrirai d'une manière très sommaire les instruments dont nous nous servons à Paris pour le tubage. On donne généralement la préférence à l'appareil fabriqué par M. Collin, parce qu'il est plus simple et plus commode ; mais les appareils américains construits sur les indications d'O'Dwyer sont très répandus dans d'autres pays ; ils ont donc aussi leurs avantages.

Nous trouvons dans la boîte à tubage complète de Collin:

1° Un ouvre-bouche ;

2° Un introducteur ;

3° Une série de tubes avec leur mandrin ;

4° Un extracteur.

En maniant pendant quelques instants chacun de ces instruments on s'en formera une idée plus nette et plus

exacte qu'en lisant une description qu'il serait bien inutile
de surcharger de détails.

1° L'*ouvre-bouche* se compose de deux branches articulées
entre lesquelles se trouve une crémaillère à ressort. En
pressant sur les branches, on écarte les mords de l'ouvre-
bouche, et la crémaillère fixe l'ouverture des mords. Les
deux mords sont supportés par les extré-
mités recourbées des branches et sont
garnis de plomb pour ne pas blesser les
dents ou les gencives.

Lorsque l'ouvre-bouche est ouvert, il
suffit de presser sur l'extrémité de la crémaillère pour que le ressort se déclenche
et pour que les mords se rapprochent.

2° L'introducteur, entièrement métallique de même que les tubes, pour être
facilement aseptisé, se compose d'un
manche à plusieurs facettes, bien en
main; d'une tige présentant un coude

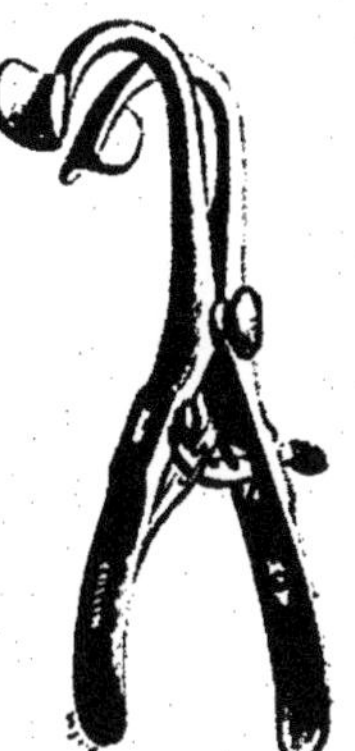

Fig. 15. — Ouvre-
bouche entr'ouvert.

arrondi à son extrémité : la branche descendante du
coude, longue de deux à trois centimètres, est pourvue à
son extrémité d'une petite ouverture rectangulaire pour
recevoir la partie terminale d'un mandrin qui s'y emboîte
exactement.

Sur le côté gauche de la tige axiale, glisse une autre
tige coudée pourvue d'une petite lame terminale qui entre
dans l'échancrure creusée à la partie supérieure du mandrin du tube. Lorsque l'extrémité du mandrin a été introduite dans l'ouverture de l'introducteur destinée à la recevoir, on pousse la tige glissant latéralement le long de
l'axe de l'instrument, et la lame terminale s'enfonçant
dans l'échancrure du mandrin le fixe solidement.

Sur la partie latérale droite de la tige axiale existe un

levier articulé coudé à son extrémité, et terminé par un demi-anneau. Ce levier, que l'on fait manœuvrer aisément en soulevant avec l'ongle du pouce la grosse extrémité qui regarde le manche, mérite le nom de *propulseur*; en effet le demi-anneau qui s'abaisse lorsqu'on soulève la grosse branche avec le pouce, fait descendre le tube le long du

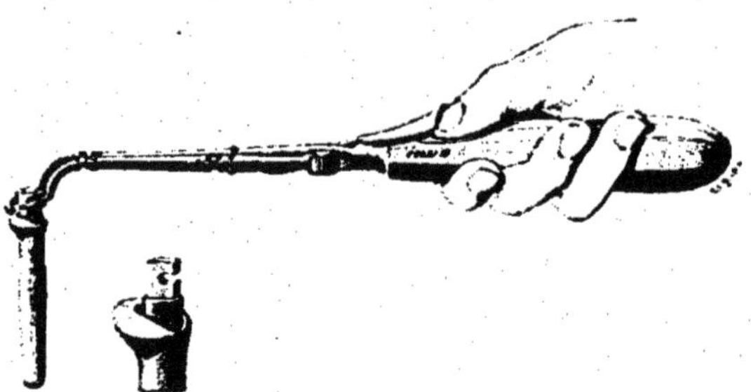

Fig. 15. — Introducteur de Collin armé d'un tube.

mandrin, dans l'intérieur même du larynx et de la trachée.

3° Les tubes, au nombre de six, sont enfermés dans de petites gaines métalliques; sur chacune des gaines on lit un chiffre, de 1 à 6, correspondant à l'âge des enfants [1].

Chaque tube est pourvu de son mandrin.

Ainsi que je l'ai dit, les tubes primitifs d'O'Dwyer, qui descendaient jusqu'à la partie inférieure de la trachée, ont été raccourcis de plusieurs centimètres dans les appareils

---

[1] La notation indiquant la graduation des tubes est un peu différente dans l'appareil de Collin et dans celui d'O'Dwyer. Voici deux tableaux qui donneront à ce sujet les indications précises.

GRADUATION DES TUBES

Notation d'O'Dwyer.	Notation de Bayeux-Collin.
1. de 1 an et au-dessous.	I. 6 mois et au-dessous
2. de 1 an à 2 ans.	II. 7 à 14 mois.
3,4. de 2 à 4 ans.	III. 19 mois à 3 ans et demi.
5,7. de 4 à 7 ans.	IV. 4 ans à 6 ans et demi.
8,9. de 7 à 9 ans.	V. 7 à 8 ans et demi.
10,12. de 9 à 12 ans.	VI. 9 à 12 ans.

français. On a constaté que, dans la majorité des cas, ce raccourcissement des tubes ne nuisait pas à leur stabilité. La section a porté sur la partie inférieure du tube ; toute la partie supérieure, le pavillon, le collet et le renflement cricoïdien ont exactement la même disposition que dans le tube d'O'Dwyer.

Le pavillon déborde le calibre du tube surtout en arrière ; il offre une disposition telle qu'il se loge dans le vestibule du larynx au-dessous des replis ary-épiglottiques ; sa largeur est néanmoins suffisante pour que le tube ne puisse pas descendre au-dessous des cordes vocales ni tomber dans les voies aériennes.

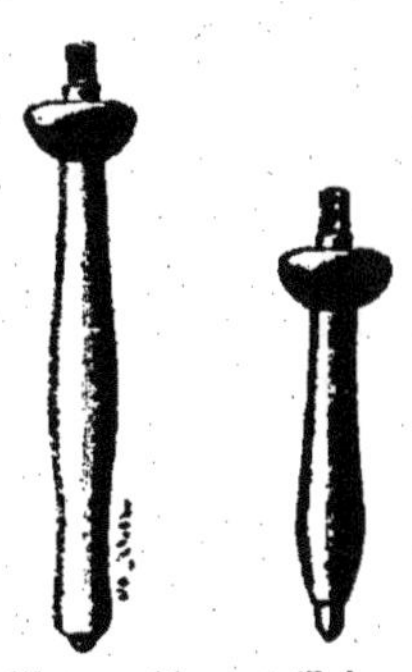

Figure 16. — Tubes d'O'Dwyer long et raccourci pourvus de leur mandrin.

Sur la partie latérale droite du pavillon est creusé un petit trou destiné à recevoir le fil qu'on placera toujours avant d'armer l'appareil. Dans la région du collet qui correspond aux cordes vocales, le diamètre antéro-postérieur du tube est presque double du diamètre transverse ; le calibre du tube va s'élargissant en tronc de cône, vers le renflement cricoïdien qui s'adapte exactement sur la région hypoglottique ; de nouveau le tube se rétrécit en allant vers son extrémité inférieure dont l'ouverture s'applique exactement sur le mandrin.

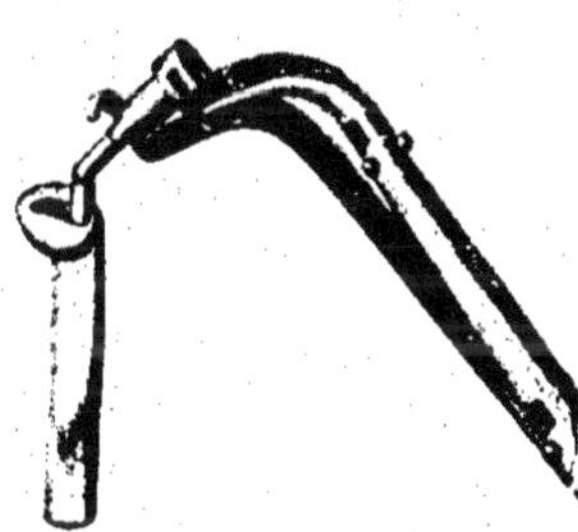

Fig. 17. — Le tube et le mandrin articulé. Extrémité de l'introducteur.

Ce rétrécissement de l'orifice inférieur du tube est nécessaire pour faciliter l'introduction ; mais on conçoit que cette étroitesse du calibre initial favorise l'obstruction par les membranes un peu épaisses. Cet accident d'ailleurs est loin d'être rare et se produit aussi avec les tubes longs d'O'Dwyer.

Le mandrin du tube se compose d'une tige en acier renflée à ses deux extrémités. J'ai déjà décrit l'extrémité supérieure aplatie avec son écrou, qui vient se loger dans l'introducteur.

L'extrémité inférieure, moulée sur le calibre du tube, glisse à frottement sur lui et le déborde plus ou moins.

Le mandrin, à sa partie moyenne, ou au niveau du tiers

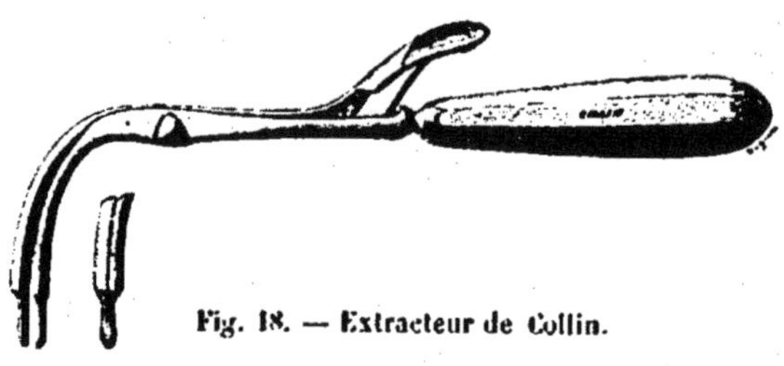

Fig. 18. — Extracteur de Collin.

inférieur, est articulé par une petite charnière, de telle sorte que l'introducteur emportant le mandrin peut être retiré plus aisément lorsque le tube a été mis en place. Si cette articulation du mandrin n'existait pas, le segment coudé de l'introducteur viendrait heurter la voûte palatine lorsqu'on enlève le mandrin.

4° L'extracteur de Collin est constitué par une pince à une seule articulation, dont les mords sont très longs et s'écartent parallèlement, pour venir s'adapter sur les parois du tube. Cet instrument n'est plus d'ailleurs d'un usage courant dans les services hospitaliers de Paris. Le détubage à l'aide de l'extracteur est une opération peut-être plus délicate que celle du tubage lui-même. L'ouvre-bouche une fois mis en place, et l'enfant bien maintenu, il faut introduire avec précaution les mords effilés de la pince dans l'orifice du tube. Les mouvements de la tête et du larynx peuvent gêner cette manœuvre qui doit être très précise, et les traumatismes dans les tentatives d'extraction sont au moins autant à craindre que dans les tentatives d'introduction. Ajoutons que la pince, après sa pénétration dans le tube, dérape quelquefois.

Pour obvier à ces difficultés sérieuses et surtout pour pratiquer rapidement le détubage, dans les cas urgents, lorsque les tubes sont obstrués, nous préférons extraire les tubes par énucléation.

Ce procédé a été imaginé, comme je l'ai dit, par M. Bayeux[1]; il est très simple, parfaitement inoffensif, ainsi que je m'en suis assuré par des expériences réitérées sur le cadavre ; il est très aisé à appliquer avec les tubes raccourcis et enfin, chose capitale, il est très rapide. En un instant, sans aucune instrumentation, un enfant peut être détubé si cela est nécessaire. La surveillante du pavillon Bretonneau fait sauter elle-même les tubes obstrués, n'étant pas obligée de faire appel à l'interne de garde.

Pour énucléer un tube laryngien, l'enfant doit être maintenu assis par un aide ; l'opérateur renverse la tête en arrière avec la main gauche, la main droite embrasse le cou, avec le pouce de cette main il presse sur la région sous-cricoïdienne de la trachée. Par cette pression l'extrémité du tube est refoulée. En même temps que la pression du pouce s'exerce sur la trachée, la tête doit être ramenée en avant par un brusque mouvement de flexion.

Le tube est alors énucléé, remonte en arrière dans la

---

[1] Une discussion sur la priorité de cette petite découverte pratique s'est engagée au congrès de Moscou en 1897. M. Tsakiris l'a revendiquée pour lui. Baginski et Escherich ont avancé que leurs assistants employaient ce procédé depuis longtemps. Trumpp croit s'être servi le premier de ce moyen pour enlever les tubes. En France, tout au moins, c'est M. Bayeux qui a eu le mérite de bien préciser la technique et de montrer les avantages de l'énucléation des tubes.

bouche et l'enfant le rejette immédiatement, si on lui dit
de cracher.

Chez quelques enfants indociles, l'énucléation ne réussit
pas du premier coup; mais il suffit de recommencer la

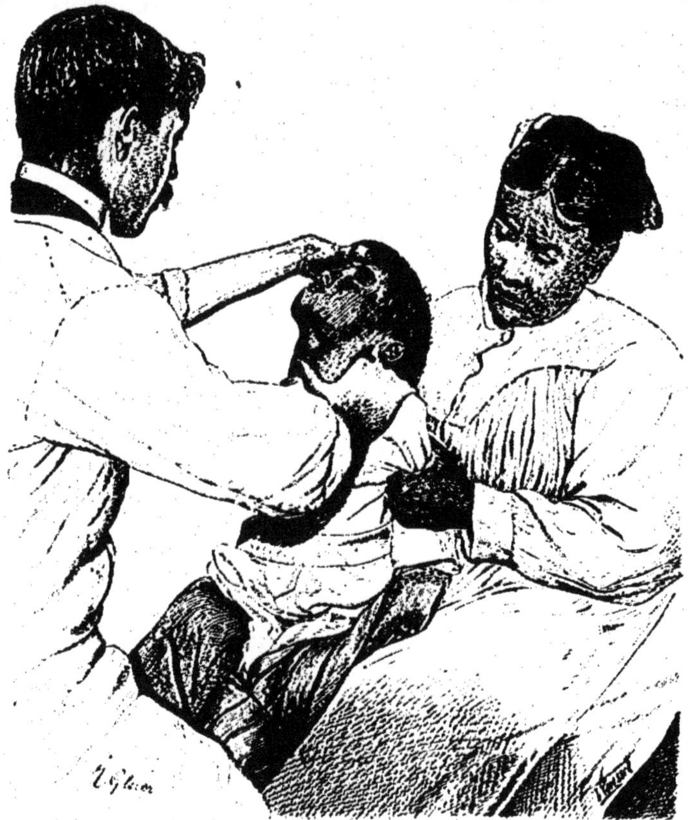

Fig. 19. — Premier temps de l'énucléation.
(Figure dessinée par M. Glover d'après une photographie de M. Bayeux.)

manœuvre pour qu'elle soit suivie de succès. Plus rarement
le tube remonte dans l'arrière-cavité nasale, d'où il doit
être extrait avec une pince. Cet accident se produit plus
fréquemment, si l'on tente l'énucléation des tubes longs.

Il arrive parfois que les enfants déglutissent le tube après l'énucléation, mais cet accident est sans gravité; après quelques jours le tube est toujours rendu par l'anus, avec les matières fécales.

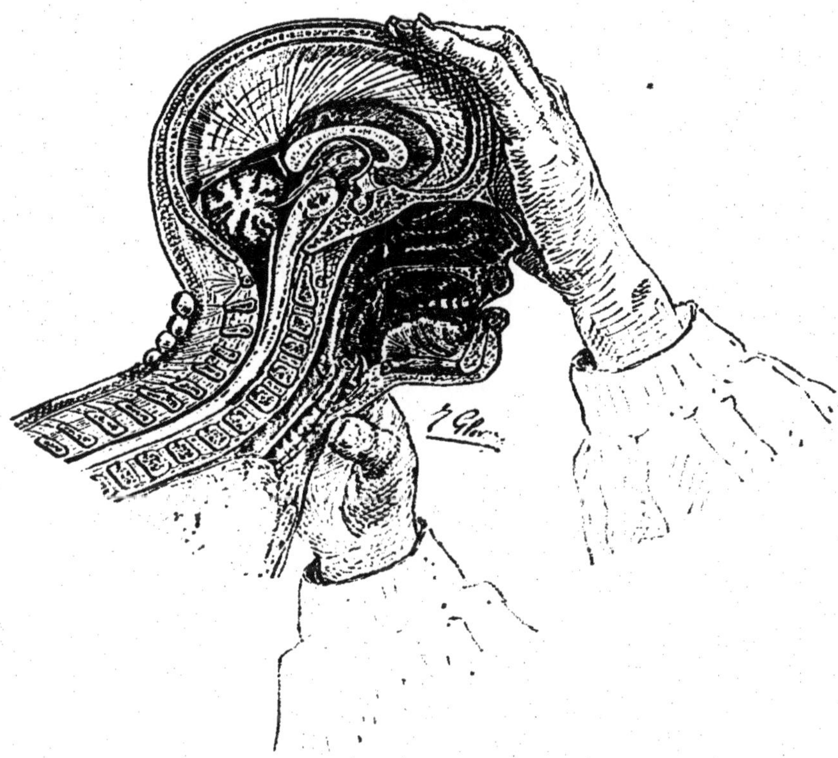

Fig. 20. — Coupe médiane permettant de voir les rapports du tube avec le pouce et les autres parties ambiantes dans le premier temps de l'énucléation. (Dessin de M. Glover.)

L'énucléation a beaucoup contribué à simplifier le tubage et à faire accepter cette opération dans nos hôpitaux de Paris. C'est en somme la suppression d'un des temps de l'opération et non du moins difficile. Lorsque, comme au pavillon Bretonneau, on donne des soins en

même temps à 10 ou 15 enfants tubés, les manœuvres d'introduction du tube à toute heure du jour et de
la nuit sont déjà bien répétées et bien fatigantes pour

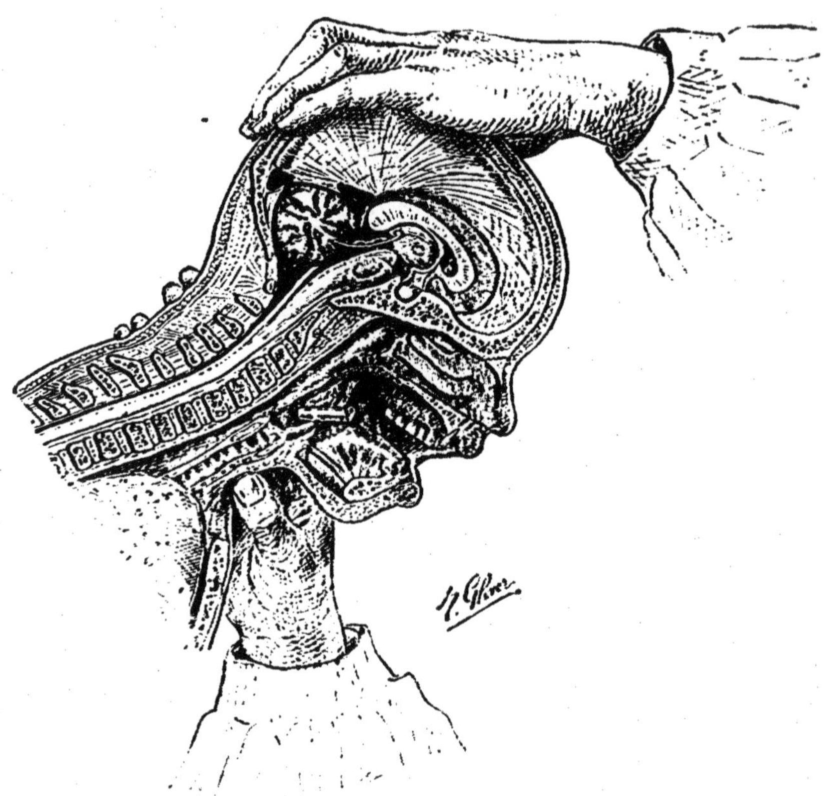

Fig. 21. — Deuxième temps de l'énucléation. Le tube est projeté hors du pharynx dans l'arrière-bouche par la pression du pouce. (Dessin de M. Glover.)

les internes; s'il fallait y joindre les manœuvres d'extraction, le travail serait doublé et deviendrait fort pénible.
En outre, dans les cas d'obstruction des tubes avec
asphyxie immédiate, l'énucléation faite par la surveillante rend les plus signalés services.

Préparatifs de l'opération. — On choisit dans la boîte à tubage un tube approprié à l'âge de l'enfant, et par précaution un autre tube du calibre immédiatement inférieur, dans le cas où l'introduction du premier serait impossible. Ces tubes sont garnis d'un fil assez long pour atteindre le manche de l'introducteur et pour être pris par la main de l'opérateur en même temps que le manche. Le nœud du fil sera placé près du manche, bien visible, dans la crainte qu'après la section du fil, le nœud ne vienne heurter contre le pertuis du pavillon et gêner le retrait du fil.

Le fil a son utilité pour empêcher la chute du tube dans l'œsophage si la manœuvre d'introduction n'a pas été heureuse ; mais il doit être retiré lorsque le tube est bien en place. C'est à tort qu'on a conseillé de le conserver et de le fixer sur la joue ou sur le pavillon de l'oreille avec du collodion. Cette fixité du fil n'a d'autre avantage que de faciliter l'extraction du tube en cas d'obstruction.

Mais comme nous pouvons extraire les tubes par énucléation très aisément, la fixation du fil devient inutile.

D'autre part, la conservation du fil a de graves inconvénients, on est obligé de maintenir les mains des enfants attachées dans la crainte qu'ils ne tirent sur le tube et l'arrachent. La déglutition est très troublée par le fil, les boissons et les particules alimentaires s'engagent plus facilement dans le tube. Enfin, les enfants mordillent le fil et le coupent habituellement.

Pour toutes ces raisons, nous avons renoncé, à Paris, à la fixation du fil. Quelquefois il est vrai, les enfants déglutissent le tube, mais j'ai déjà indiqué que cet accident n'avait pas grande importance.

Le revêtement galvanique des tubes sera soigneusement inspecté, de même que le jeu de l'écrou du mandrin dans l'introducteur: on s'assurera aussi que le tube glisse à frottement doux sur le mandrin.

Les tubes, l'introducteur et l'ouvre-bouche seront stérilisés à l'eau bouillante : l'opérateur s'aseptisera les mains, comme il est d'usage de le faire pour toute intervention. L'enfant recevra une irrigation antiseptique du pharynx, si les phénomènes de suffocation ne sont pas trop pressants.

L'introducteur sera armé de son tube graissé avec de l'huile mentholée; on vérifiera si la partie débordante du pavillon du tube est bien placée en arrière.

L'enfant sera enveloppé dans un drap ou dans une couverture. L'aide qui doit le maintenir, sera assis confortablement; avec chaque main il saisira un des bras de l'enfant pour l'immobiliser, les jambes de l'enfant seront légèrement serrées par les cuisses de l'aide.

En arrière du premier aide doit être placé celui qui prendra la tête de l'enfant à deux mains et qui la maintiendra fermement fixée, quoi qu'il arrive, légèrement fléchie en avant; avec la main gauche, le second aide pourra tenir les branches de l'ouvre-bouche. Il n'est pas indifférent de prendre des personnes quelconques pour se faire aider dans un tubage. Sauf en cas d'urgence absolue, il ne faudra pas songer aux parents pour immobiliser l'enfant. Qu'on n'oublie pas que si les mouvements ne sont pas entravés aussi complètement que possible, l'introduction du tube peut être non seulement laborieuse, mais impossible.

A l'hôpital, nous n'avons pas à compter avec des obstacles de ce genre; la surveillante, les infirmiers sont tout à fait habitués à servir d'aides; mais en ville, dans la clientèle, il sera prudent d'emmener toujours ses deux aides avec soi.

Lorsque l'enfant est ainsi fixé, l'opérateur s'assoit en face de lui sur un siège un peu plus bas que celui du premier aide.

On procède à la pose de l'ouvre-bouche ; les mâchoires

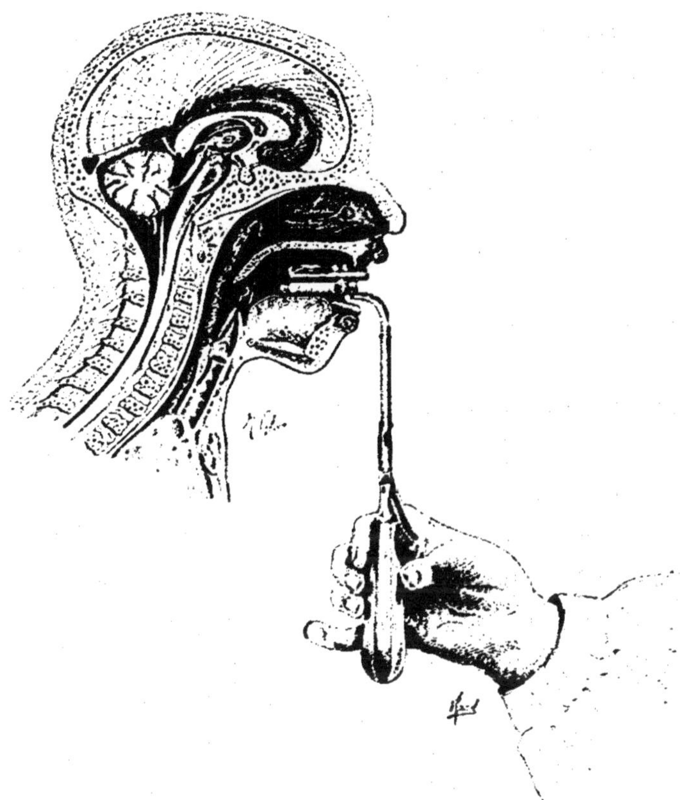

Fig. 22. — Introduction du tube dans la bouche. (Dessin de M. Clover.)

sont écartées ; les mords de plomb doivent s'appliquer sur les arcades dentaires, sans pincer la muqueuse labiale ; les mords doivent être repoussés en arrière jusqu'au niveau des molaires, et les branches de l'ouvre-bouche sont alors écartées *au maximum ;* la crémaillère maintient l'ouvre-bouche ouvert. Le deuxième aide fixe les branches de l'ouvre-bouche contre la joue ; sans cette précaution, les mords de l'ouvre-bouche glissent en avant, surtout chez les jeunes enfants qui n'ont pas encore de dents.

En général, la pose de l'ouvre-bouche n'est pas un temps

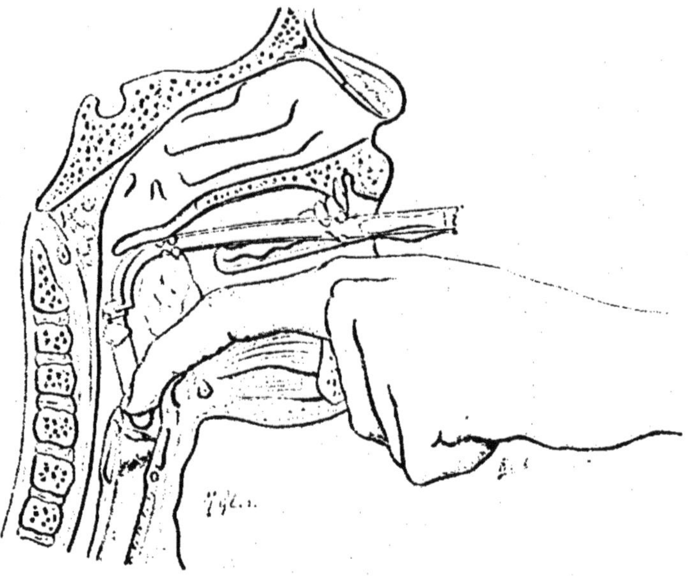

Fig. 23. — Substitution du tube à l'index gauche. (Dessin de M. Glover.)

difficile de l'opération ; néanmoins il faut s'attendre à rencontrer des enfants indociles, effrayés qui serrent violemment les mâchoires et refusent obstinément d'ouvrir la bouche. Il est exceptionnel que soit par la douceur, soit en insinuant en arrière des molaires une pince garnie de coton à son extrémité on ne parvienne pas à ouvrir la bouche.

L'ouvre-bouche mis en place, l'opérateur introduit son index gauche dans le pharynx, relève l'épiglotte, qu'il est ordinairement facile de sentir avec sa conformation et sa longueur variable, va reconnaître, la région des arythénoïdes et, sans hésiter, pénètre avec la pulpe de l'index dans le vestibule du larynx. Il ne faut pas craindre d'enfoncer la pulpe de l'index dans la cavité laryngée en cherchant à écarter, s'il est possible, les cordes vocales. Le larynx

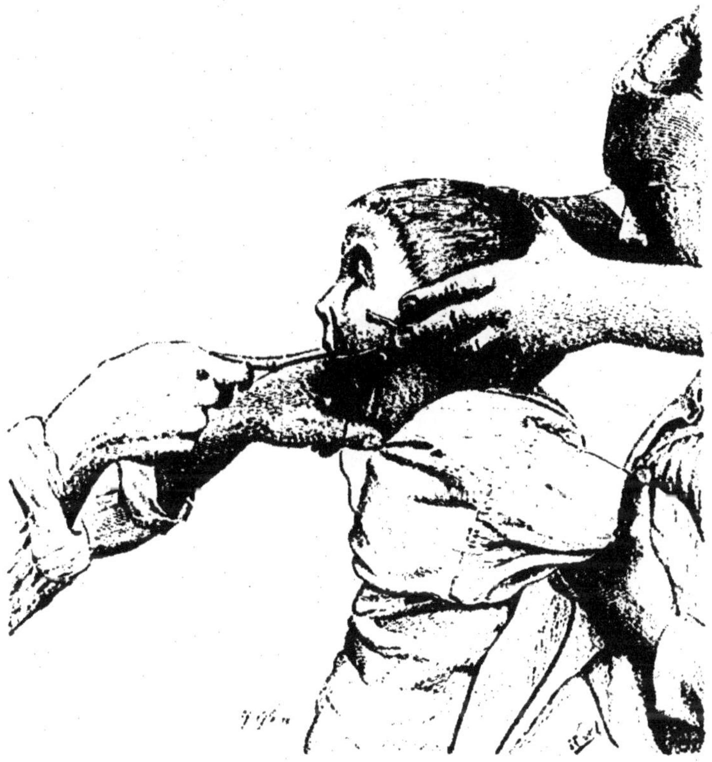

Fig. 21.
Position de l'enfant au moment de la pénétration du tube dans le larynx.
(Dessin de M. Closer d'après une photographie de M. Bayeux.)

est ainsi mieux fixé. Pendant ce temps, avec la main droite on fait glisser le tube le long du bord droit de l'index gauche, jusqu'à ce qu'on atteigne le vestibule laryngien.

A ce moment, on retire la pulpe de l'index gauche du vestibule laryngien, en maintenant l'épiglotte relevée et

on y substitue vivement l'extrémité du mandrin et du tube.
Ce temps de la substitution est assurément le plus délicat
de l'opération, et il n'est pas rare que la manœuvre doive
être recommencée, si par suite d'un mouvement de la tête
de l'enfant et surtout des mouvements d'ascension ou de
descente du larynx, le mandrin et le tube ne sont pas
engagés franchement dans le larynx.

Quoi qu'il en soit, lorsque le tube est amorcé dans le

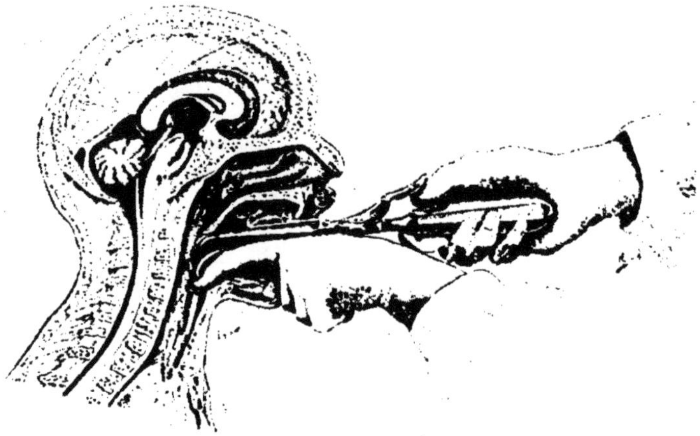

Fig. 95. — Le tube a pénétré dans le larynx.
Le propulseur est soulevé par le pouce. (Dessin de M. Glover.)

vestibule, le manche de l'introducteur doit être tenu à peu
près horizontalement et dans un plan bien médian. Pour
achever de faire entrer le tube dans le larynx, on pressera doucement sur le manche de l'introducteur en le
faisant basculer un peu en haut. Un léger ressaut annonce
habituellement qu'on a franchi les cordes vocales. Il faut
alors avec le pouce soulever le levier qui fera glisser le
tube le long du mandrin, puis remettre le levier en place.

Avec l'index gauche qui n'aura pas quitté le pharynx, on
abaissera et on maintiendra le pavillon du tube pendant
qu'on soulèvera verticalement le manche de l'introducteur

pour retirer le mandrin ; on abaissera ensuite le manche de l'introducteur pour faire sortir du tube la portion articulée du mandrin et pour le retirer hors de la bouche.

Si l'opération a été faite rapidement, et c'est une condition *sine qua non* du succès, l'enfant respirera librement quoique d'une manière encore spasmodique, tout de suite après le retrait du mandrin. On sectionnera le fil

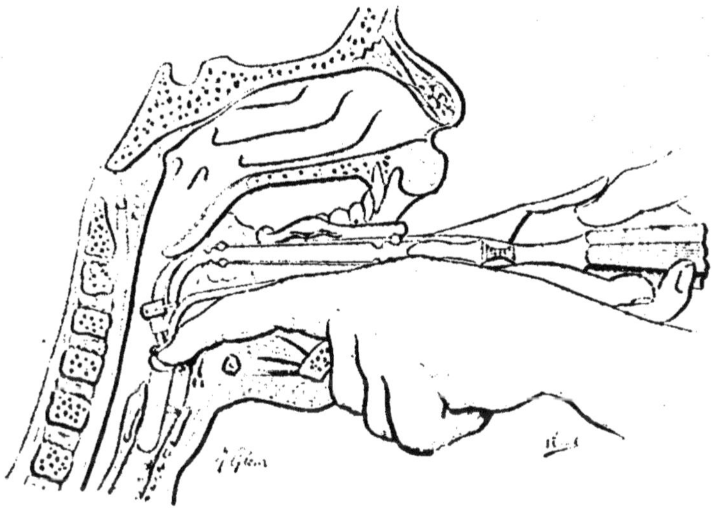

Fig. 26. — L'introducteur est un peu soulevé pendant que le propulseur refoule le tube maintenu par l'index gauche. (Dessin de M. Glover.)

avec des ciseaux, et on le retirera avec la main droite, tandis que l'index gauche pressant sur le pavillon du tube s'opposera à son déplacement.

Dans le cas où l'on voudrait pratiquer un écouvillonnage, il serait préférable de laisser le fil pour extraire le tube après quelques minutes.

L'ouvre-bouche est enlevé et l'enfant est replacé dans son lit. Il est utile de faire absorber alors un peu de grog, lorsque le tube est dans le larynx ; le contact de la boisson sur la muqueuse du vestibule provoque des quintes de toux qui font souvent expulser des membranes ou du muco-pus.

Tel est le tableau du tubage dans les cas les plus simples ; mais il faut être bien prévenu que le cathétérisme du larynx est une opération à surprises et que celles-ci ne sont pas toujours agréables. Il m'est arrivé dans une même matinée à l'hôpital Trousseau de tuber jusqu'à trois enfants consécutivement ; chez deux d'entre eux, l'introduction du tube n'a offert aucune difficulté, chez le troisième, j'ai été obligé de faire plusieurs tentatives.

Les insuccès du tubage sont dus à des causes très multiples ; ils sont naturellement plus habituels aux opérateurs inexpérimentés, mais ils arrivent quelquefois aux plus exercés.

Je ne crains pas de répéter que l'expérience du tubage ne s'acquiert pas seulement par des succès opératoires à l'amphithéâtre, et que ce serait se leurrer de croire que l'on tubera un enfant qui suffoque, comme un cadavre inerte. Les mouvements de l'enfant qui s'agite, la mobilité du larynx soulevé ou abaissé par les muscles extrinsèques, la cyanose et l'asphyxie, menaçante pendant les manœuvres d'exploration et d'introduction, peuvent gêner et même troubler l'opérateur.

Le spasme de la glotte est souvent assez intense pour s'opposer à l'entrée du mandrin et du tube ; vainement on presse doucement avec l'introducteur pour entr'ouvrir les cordes vocales, celles-ci restent fermement appliquées ; on ne sent pas le moindre orifice où s'engager.

Il faut savoir attendre patiemment que le spasme cède et, lorsque l'enfant fait une inspiration, le tube franchit les cordes vocales avec un ressaut un peu brusque. Mais il n'est pas très rare que le spasme glottique persiste jusqu'à ce que l'asphyxie soit complète ; on voit les enfants bleuir et tomber en résolution.

Ces enfants doivent être ranimés par la respiration artificielle et l'on est parfaitement autorisé à les trachéotomiser, car une nouvelle tentative de tubage pourrait être encore inefficace. La syncope cardiaque, au cours du tubage, est heureusement beaucoup plus exceptionnelle que la syncope respiratoire.

J'ai vu dans quelques circonstances des spasmes violents du larynx, qui étaient vaincus par des tubes d'un calibre inférieur à celui de l'âge de l'enfant.

Le spasme est l'obstacle le plus fréquent à l'introduction des tubes, et il va souvent s'accroissant lorsqu'on multiplie les tentatives d'introduction. Les opérateurs novices s'effraient devant la cyanose et la menace d'asphyxie, ils veulent se hâter d'introduire le tube, ils perdent leur sang-froid, enfoncent fortement le mandrin et le tube, et c'est alors qu'on perfore la muqueuse laryngée et que l'on fait des fausses routes. Sur plusieurs centaines d'enfants, j'ai noté cet accident quatre fois à l'autopsie. Le mandrin était entré par le ventricule et avait perforé la membrane crico-thyroïdienne. L'un de ces enfants eut, à la suite de la fausse route, un phlegmon gangréneux du cou.

La fausse route n'est pas toujours un accident fatal ; lorsqu'elle existe, il est à peu près impossible de remettre un tube sans qu'il s'engage dans la partie perforée du ventricule ; il faut donc se hâter de pratiquer la trachéotomie. Les enfants peuvent alors guérir avec ou sans abcès consécutif de la région cervicale.

Je rappellerai également que les membranes très confluentes, refoulées et bourrées en quelque sorte, peuvent obstruer complètement le calibre du tube, d'où l'asphyxie presque immédiate et complète.

Il faut alors se hâter de retirer le tube ; ces cas sont justiciables de l'écouvillonnage ou de la trachéotomie, j'y reviendrai dans l'un des chapitres suivants.

Pendant combien de temps le tube doit-il être laissé en place ? — L'évolution du spasme laryngien, en rapport avec le processus diphtérique est extrêmement variable, ainsi que je l'ai indiqué antérieurement. Mais on peut accepter que chez les enfants traités par le sérum antidiphtérique le spasme suffocant ne se prolonge guère en moyenne au delà de deux ou trois jours. Il faudra donc laisser le tube pendant ce laps de temps et, de préférence, trois jours chez les enfants nerveux qui ont un spasme plus tenace. On tentera le détubage et, si le spasme se reproduit, on replacera le tube. Il y a grand intérêt à ne pas prolonger plus longtemps le séjour des tubes laissés à demeure, car la présence des ulcérations laryngées est notée plus souvent à l'autopsie d'enfants qui ont gardé le tube quatre jours et plus. Ces ulcérations contribuent peut-être pour leur part à entretenir le spasme laryngé. J'étudierai plus loin les avantages de l'écouvillonnage, et les indications opératoires que j'ai essayé de poser pour cette nouvelle méthode.

Les enfants tubés doivent être étroitement surveillés par des aides bien exercés.

On se souviendra que les enfants peuvent rejeter le tube dans une quinte de toux ou dans un effort de vomissement, et que les phénomènes de suffocation reparaissent très vite dans certaines circonstances.

Mais un accident bien plus redoutable est l'obstruction brutale et imprévue des tubes par des membranes, suivie d'asphyxie. On doit placer auprès des enfants tubés un aide ou une personne capable de détuber instantanément, s'il y a lieu.

La déglutition est d'ordinaire très gênée par le tube ; l'épiglotte s'adapte mal sur le pavillon et il est des enfants qui, à chaque fois qu'ils essaient de boire, sont pris de quintes de toux extrêmement fortes, sans doute parce que le liquide descend en partie dans les voies aériennes.

Il en est d'autres qui souffrent beaucoup en avalant, mais on en voit aussi se nourrir assez bien, manger du pain, etc. Il sera préférable néanmoins d'alimenter les petits tubés avec des bouillies, des œufs brouillés, etc.

J'ai noté assez fréquemment après le tubage une élévation thermique de un degré et plus ; mais cette hyperthermie est très temporaire, sauf le cas de complication pulmonaire. Il est d'ailleurs bien difficile de faire la part réciproque qui revient à l'opération et au sérum dans cette fièvre légère.

CHAPITRE XXIX

LE TUBAGE ENVISAGÉ COMME PROCÉDÉ DE CATHÉTÉRISME
DU LARYNX[1]

L'obstruction laryngée dans le croup est due à des causes multiples que je crois pouvoir classer ainsi par ordre d'importance :

1° Le spasme des muscles constricteurs de la glotte ;

2° La présence d'exsudats membraneux rétrécissant plus ou moins le calibre du larynx ;

3° La tuméfaction et l'épaississement de la membrane muqueuse provoqués par le processus diphtérique en évolution.

Le cathétérisme du larynx, à l'aide du tube d'O'Dwyer, peut agir contre ces trois causes d'obstruction, mais avec une efficacité variable.

Lorsque le spasme est l'élément dominant dans la suffocation, fait habituel, l'introduction du tube a pour effet immédiat d'écarter les cordes vocales et de

---

[1] Le Dʳ Charles Douglas, a publié dans *Pediatrics* (1897) un travail sur le cathétérisme du larynx, comparé au tubage, dans le traitement du croup.

L'auteur propose de recourir à une sonde en gomme d'un certain calibre pour cathétériser le larynx : il recommande de se servir au besoin d'une éponge fixée à une baleine. C'est en somme la vieille pratique de l'écouvillonnage avec l'instrumentation de Loiseau.

Je ne saurais pour ma part accepter les conclusions de M. Douglas. Je crois avoir montré, dans mes communications faites avec M. Glover à l'Académie de Médecine et M. Bayeux à la Société Médicale des Hôpitaux de Paris, en 1896, que le seul instrument vraiment avantageux pour pratiquer la dilatation de la glotte et l'écouvillonnage du larynx, était le tube d'O'Dwyer.

rétablir complètement la perméabilité des voies aériennes. L'action physiologique du tube équivaut ainsi à une dilatation de la glotte anormalement resserrée.

Le tubage est donc avant tout, comme nous avons essayé de le montrer avec M. Glover, un cathétérisme dilatateur du larynx.

Les premiers opérateurs qui, avec O'Dwyer, ont préconisé le tubage pour lutter contre le croup diphtérique, l'ont toujours considéré comme un cathétérisme permanent, puisqu'ils laissaient le tube à demeure dans le larynx, pendant cinq ou six jours, suivant les cas. Depuis l'emploi du sérum antidiphtérique, la durée du séjour du tube a été réduite à deux ou trois jours en moyenne.

On estimait donc que la dilatation permanente de la glotte devait être prolongée *toujours* pendant ce laps de temps, pour vaincre définitivement le spasme et pour se mettre à l'abri du retour de la suffocation laryngée.

Mais en étudiant de plus près l'évolution du spasme glottique, les variations de son intensité, de sa ténacité, suivant l'âge des enfants, suivant les formes de diphtérie, suivant l'excitabilité nerveuse, nous avons reconnu que la contracture des muscles constricteurs de la glotte n'avait pas constamment une durée aussi longue et que, dans certaines circonstances, une dilatation extemporanée, à l'aide du tube, était suffisante pour faire cesser cette contracture. Si ordinairement les spasmes du croup sont justiciables du cathétérisme permanent, il en est cependant qui cèdent après un cathétérisme temporaire de quelques minutes ; le fait est bien établi.

On a proposé, en partant de vues théoriques, de pratiquer la dilatation brusque et forcée de la glotte (Renou), à l'aide d'une pince spéciale qui exercerait une sorte de divulsion sur les cordes vocales. Les spasmes sphinctériens sont habituellement vaincus par des dilatations forcées de ce genre ; par analogie le sphincter glottique pourrait être également divulsé. Mais qui ne voit les accidents redoutables auxquels on s'exposerait en tentant la dilatation forcée des cordes vocales avec une pince dont on écarterait les mords sans ménagement? Le sphincter glottique a une organisation des plus délicates, il est enserré par un squelette cartilagineux qu'il faut absolument ménager. On courrait les plus grands risques, avec une pince dilatatrice, de déchirer les cordes vocales et même de désorganiser profondément tout le larynx.

C'est donc toujours le tube d'O'Dwyer qui sera choisi de préférence pour la dilatation temporaire : celle-ci, faite avec un instrument mousse et bien calibré, ne sera donc ni brusque ni forcée, elle ne différera de la dilatation prolongée, c'est-à-dire du tubage permanent, que par la courte durée du séjour du tube.

Le cathétérisme laryngien permanent ou temporaire, à l'aide du tube, est parfaitement efficace contre le spasme laryngien, puisqu'il s'oppose au resserrement des cordes vocales ; il fatigue plus ou moins vite la contracture musculaire, et pendant ce temps l'air entre librement dans les voies aériennes.

La deuxième cause d'obstruction du larynx dans le croup est due aux exsudats membraneux.

Ceux-ci, dans certaines variétés de croup *fruste*, peuvent être assez abondants et même assez confluents, sans que le spasme glottique apparaisse ; mais la gêne respiratoire est alors faible ou modérée et l'intervention opératoire ne s'impose pas.

J'ai étudié antérieurement les faits de ce genre[1]. Il

---

[1] Vagniot. *Le Croup fruste*. Thèse de Paris 1897.

n'en reste pas moins vrai qu'en général les membranes
contribuent à l'obstruction laryngée, qu'elles entre-
tiennent le spasme, surtout quand elles commencent de
se décoller et qu'elles sont flottantes dans la région hypoglottique. Une preuve indirecte du rôle des membranes
dans la suffocation nous est fournie par les cas dans
lesquels la dilatation temporaire et unique est suffisante
pour faire cesser le tirage.

Le tube, lors de son introduction, racle ou achève de
décoller les exsudats laryngiens et l'enfant expulse par des
quintes de toux, pendant les quatre ou cinq minutes qu'il
conserve le tube, des débris membraneux. Il y a donc
écouvillonnage du larynx en même temps que dilatation
de la glotte. Remarquons qu'il est possible que la dilatation
extemporanée de la glotte soit suffisante pour apaiser la
suffocation, lorsque les enfants ne rejettent pas de débris
membraneux.

Le cathétérisme et l'écouvillonnage du larynx avec le
tube, dans les circonstances ordinaires, ne rencontrent
guère d'obstacles au delà des cordes vocales, mais lorsqu'on
se trouve en présence de diphtéries membraneuses très
confluentes, le cathétérisme laryngien est grandement
entravé. Les membranes décollées et refoulées par le tube
obstruent entièrement son orifice inférieur, les cordes
vocales sont dilatées, franchies, mais l'air ne peut pas
pénétrer dans la trachée.

L'enfant fait quelques mouvements respiratoires sac-
cadés, mais en vain ; il bleuit, la syncope respiratoire survient, si l'on ne se hâte pas de retirer le tube.

Quelquefois, si l'enfant a encore gardé assez de forces,
il rejette simultanément, dans un effort de vomissement ou
dans une quinte de toux, le tube et l'amas membraneux
refoulé.

Mais il arrive aussi que, malgré le retrait du tube, les membranes ne soient pas expulsées et la trachéotomie reste alors la suprême ressource.

Il est donc acquis que le cathétérisme laryngien, suffisant contre le spasme de la glotte, peut être parfois impuissant contre l'obstruction membraneuse initiale ; bien plus, l'encombrement du calibre du tube par les membranes peut être un accident tardif et grave du cathétérisme permanent, exigeant le retrait immédiat du tube pour éviter l'asphyxie.

Il nous reste à envisager sommairement l'action du tube sur la muqueuse laryngée qui a subi des altérations plus ou moins profondes en rapport avec le processus diphtérique[1].

[1] O'Dwyer a publié récemment un important travail[1], sur *l'intubation prolongée, ses causes et son traitement.*

Pour O'Dwyer « la sténose sous-glottique extrême n'est pas fréquente, mais dans tous les cas de croup il se fait à ce niveau une infiltration plus ou moins intense et la pression du tube est en rapport avec cette infiltration ; que cette pression soit ou non suffisante à produire l'ulcération, si la circulation est sérieusement entravée, on voit se produire l'œdème des tissus environnants, et c'est cet œdème qui joue le rôle principal dans la dyspnée persistante ».

En d'autres termes, l'obstruction laryngée dans ces circonstances serait toujours due à un rétrécissement aigu, par gonflement de la muqueuse sous-glottique, et non à une atrésie dynamique du larynx par contraction spasmodique des cordes vocales, comme nous l'admettons volontiers en France. — O'Dwyer dont la compétence est si grande en pareille matière, ne paraît tenir aucun compte du spasme glottique qui intervient cependant, sans nul doute, aussi bien chez les enfants qui doivent conserver longtemps le tube, que chez ceux qui guérissent après un cathétérisme extemporané ou temporaire.

Il est parfaitement admissible que chez les enfants qui ont de vastes ulcérations cricoïdiennes produites par la pression excentrique d'un tube trop volumineux, les phénomènes congestifs qui suivent le détubage soient très rapides, déterminent une turgescence cricoïdienne telle que la pénétration de l'air soit entravée dans les voies aériennes. — Mais cette explication est-elle applicable à la majorité des cas de tubage prolongé ?

J'ai vu bien souvent des enfants récemment détubés, relativement tranquilles avant qu'on ne s'approche d'eux, être pris d'un tirage et d'une suffocation intense dès qu'on les remue, dès qu'ils sont effrayés, comme on l'observe en général chez les enfants atteints de croup et qui n'ont pas encore été tubés.

D'autres fois, nous avons vu des accès de suffocation épouvantables et même mortels, survenir soudainement chez des enfants détubés depuis deux,

[1] *Pédiatrie, 1897.*

Les modifications de la muqueuse précédant ou accompagnant la formation membraneuse doivent sans doute

trois jours et plus. A peine avait-on le temps de chercher l'interne de garde l'asphyxie était complète. Plusieurs exemples de ce spasme tardif de la glotte si redoutable ont été relatés dans cet ouvrage.

J'ai gardé le souvenir d'un enfant atteint d'un léger rétrécissement cricoïdien du larynx qui était sujet à des accès de spasme assez prononcés pour nécessiter des tubages réitérés ; plus tard nous fîmes des tentatives pour dilater son rétrécissement en introduisant un tube pendant quelques heures et en le retirant ensuite. — Or, il nous est arrivé plusieurs fois de renoncer à faire pénétrer le tube dans le larynx, non à cause de l'obstruction cricoïdienne, mais à cause d'un spasme infranchissable de la glotte. Nous sentions distinctement avec la pulpe de l'index les cordes vocales très serrées fermant absolument la glotte. Après nos tentatives de cathétérisme, la respiration se régularisait peu à peu, le cornage persistait plus ou moins longtemps, mais nous avions la certitude que l'obstruction laryngée siégeait à la glotte et non dans la région cricoïdienne. — Il y a peu de temps, je revoyais dans mon cabinet une petite fille de cinq ans qui avait dû être trachéotomisée, après une tentative de tubage qui avait échoué. — Deux mois après la cicatrisation de la plaie trachéale, après une période d'accalmie complète l'enfant était prise, pendant son sommeil d'un cornage laryngien extrêmement bruyant, avec tirage sus et sous-sternal. Les parents très effrayés d'abord crurent au retour du croup, mais ils se rassurèrent en voyant qu'il suffisait de réveiller l'enfant pour faire cesser le cornage et le tirage et pour régulariser la respiration. — Je prescrivis de faibles doses de bromure, des révulsifs sur la région cervicale et ce spasme phréno-glottique nocturne et intermittent se rendit notablement.

D'ailleurs, d'une manière générale, la soudaineté habituelle avec laquelle la suffocation reparaît après le détubage n'est-elle pas en faveur d'un retour du spasme de la glotte? Un enfant tubé reste calme pendant plusieurs heures, puis dans l'espace d'un quart d'heure, d'une demi-heure, le tirage et la suffocation deviennent si violents qu'une nouvelle intervention s'impose.

Si, comme l'admet O'Dwyer, la cause de l'obstruction laryngée réside dans un rétrécissement aigu amenant l'*obturation complète* de la région cricoïdienne, il devient bien difficile de comprendre comment l'obstacle à l'introduction du tube ne siège que rarement dans cette région, car il est bien exceptionnel que le tube ne pénètre pas dans la trachée lorsque les cordes vocales ont été franchies.

Dans l'évolution normale du croup, le spasme de la glotte joue un rôle de premier ordre ; l'exploration directe des cordes vocales avec l'index le prouve de même que les accès intermittents paroxystiques de la suffocation, de même que les heureux résultats obtenus par la dilatation extemporanée de la glotte, par l'écouvillonnage, le cathétérisme intermittent, etc. — Il en est de même dans le processus de laryngite ulcéreux ou non qui suit la diphtérie et qui peut imposer le tubage réitéré ou prolongé.

Quelle que soit la grande autorité d'O'Dwyer auquel nous devons la première instrumentation réellement pratique pour le tubage, il semble bien difficile d'accepter de telles vues théoriques sur le mécanisme physiologique de la sténose laryngée.

L'opinion que je me suis formée sur ce sujet, après un grand nombre de constatations cliniques est moins absolue. J'admets volontiers avec O'Dwyer que la turgescence de la muqueuse laryngée ait une influence réelle pour diminuer le calibre du larynx, mais c'est au spasme glottique réflexe qu'est due principalement l'obturation complète des voies aériennes.

varier suivant les cas. Mais, d'après les constatations d'autopsie, tout au moins, on peut présumer que les réactions inflammatoires de la muqueuse laryngée sont plus modérées que celles de la muqueuse pharyngée. L'appareil lymphoïde est moins développé dans le larynx que dans le pharynx, et il n'y a pas là d'organes susceptibles de se tuméfier comme les amygdales.

Les replis ary-épiglottiques sont fréquemment épaissis et vascularisés, mais très exceptionnellement on note un véritable œdème du vestibule laryngé capable de masquer et de recouvrir le pavillon du tube.

Le peu d'intensité du processus inflammatoire produit par la diphtérie explique la tolérance habituelle du larynx pour le tube, lorsqu'il est convenablement choisi pour l'âge de l'enfant. J'ai cru remarquer que si l'on essaye d'introduire des tubes d'âge supérieur, pour assurer leur stabilité et pour éviter leur rejet, le cathétérisme permanent est parfois plus prolongé. Certains enfants m'ont paru rester tubards, probablement parce qu'ils sont atteints d'ulcérations laryngées produites par la pression. Lorsque O'Dwyer faisait ses premières tentatives de tubage avec des tubes bivalves fendus de chaque côté, il observait des ulcérations très profondes de la muqueuse qui faisait hernie entre les valves du tube.

Les ulcérations que j'étudierai plus loin et que M. Baudrand a bien décrites dans sa thèse inaugurale [1], siègent dans la région cricoïdienne. Elles sont évidemment liées à la pression excentrique et aux frottements exercés par le tube contre la muqueuse enflammée.

Contrairement à ce qu'on aurait pu supposer, je crois pouvoir avancer que le processus inflammatoire dans certains

---

[1] *Les ulcérations laryngées consécutives au tubage.* Thèse de Paris, 1897.

faux croups graves, non membraneux, est plus intense que dans le croup membraneux et que le cathétérisme permanent présente alors plus d'inconvénients que dans la diphtérie. A la fin du mois de décembre 1896, au pavillon Bretonneau, plusieurs enfants atteints de faux croup grave, après avoir conservé le tube à demeure, ont dû être trachéotomisés. Nous avons relevé chez ceux qui ont succombé des ulcérations laryngées profondes produites par le tube.

Mes collègues, notamment M. Netter, n'ont pas été satisfaits du tubage dans les laryngites rubéoliques graves et même dans le croup secondaire à la rougeole. Le cathétérisme permanent ou temporaire du larynx ne semble donc pas être toujours une méthode opératoire applicable dans les processus inflammatoires intenses du larynx ; et si les résultats obtenus sont meilleurs dans la laryngite diphtérique, c'est que probablement la réaction inflammatoire est modifiée par l'action du sérum, et c'est que le spasme glottique est bien l'élément capital dans la suffocation.

Le tubage, soit intentionnellement, soit accidentellement, peut servir aussi de cathétérisme explorateur.

Lorsque nous cherchons à passer un tube, nous apprécions assez exactement le spasme des cordes vocales qui peut être assez prononcé, comme je l'ai dit, pour constituer un obstacle difficile à franchir. Dans quelques circonstances rares, nous pouvons reconnaître aussi le gonflement de la muqueuse hypoglottique, lorsque les cordes ont été franchies. Plus exceptionnellement, le tube, gradué suivant l'âge de l'enfant, ne peut être introduit, parce que le larynx est le siège d'une malformation indéterminée.

Le tubage est bien aussi un cathétérisme explorateur, lorsque les membranes tapissant la muqueuse laryngée sont refoulées dans la trachée par l'appareil; on éprouve alors, si l'on a une grande habitude de l'opération, une sensation de résistance molle, qui peut faire présumer le bourrage des membranes et l'obstruction du tube, après que le mandrin aura été retiré.

J'ai vu dans un bon nombre de laryngites suffocantes, où le diagnostic restait en suspens entre un croup diphtérique et un faux croup grave, l'exploration par le tubage lever des doutes jusque-là justifiés.

Comme je l'ai déjà indiqué, lorsqu'on se trouve en présence d'un enfant en proie à un tirage intense avec toux et voix rauques, sans aucun exsudat apparent dans le pharynx, sur l'épiglotte ou dans les fosses nasales, il est impossiblede se prononcer *tout de suite* et d'une manière certaine sur la nature du processus laryngé en évolution. L'examen bactériologique est un précieux auxiliaire du clinicien en pareil cas; mais cet examen demande vingt-quatre heures.

L'introduction d'un tube dans le larynx permettra à l'enfant de rejeter les débris membraneux qui auront été décollés par le frottement de l'appareil et fournira une indication immédiate et précise. Rien n'est plus facile que de recueillir ces membranes expulsées par la toux, avec du muco-pus et d'en fixer les caractères habituels.

CHAPITRE XXX

AVANTAGES ET INCONVÉNIENTS DU TUBAGE

NÉCESSITÉ D'UNE ÉTROITE SURVEILLANCE DES ENFANTS
TUBÉS. — ACCIDENTS IMMÉDIATS OU TARDIFS. — LE
TUBAGE A L'HOPITAL ET DANS LA CLIENTÈLE : LA TRA-
CHÉOTOMIE DANS LA PRATIQUE ORDINAIRE ET A LA
CAMPAGNE.

Rien n'est plus séduisant sans doute que de penser
qu'on peut guérir un croup membraneux, à la période
suffocante, en introduisant temporairement dans le larynx
un tube qui sera retiré au bout d'un jour ou deux.

Pas de plaie, source trop fréquente d'infection ; pas
d'opération sanglante comme celle de la trachéotomie et
surtout pas de désordres secondaires ; aucune cicatrice
ni aucun rétrécissement de la trachée.

Le croup n'aura été qu'un orage qui, une fois dissipé,
ne laisse derrière lui aucune trace, ni aucune ruine.

Il est bien évident que si l'on pouvait toujours guérir le
croup par le tubage, si le tube mis en place remplaçait
exactement la canule trachéale, la trachéotomie devrait
être abandonnée, puisque par un procédé beaucoup plus
simple, on obtiendrait des résultats identiques.

Malheureusement il n'en est pas ainsi, et si le médecin,
après avoir placé une canule dans la trachée, peut considé-

rer son rôle comme très avancé, il en est tout autrement lorsqu'il a introduit un tube dans le larynx. Si la trachéotomie a été bien faite, la canule fixée, une infirmière exercée peut donner les soins consécutifs ; la canule intérieure est retirée toutes les heures, toutes les deux heures, suivant l'abondance du jetage, pour être détergée et antiseptisée et il est aisé de la remettre en place.

Les pièces de pansement extérieur, la gaze antiseptique, sont changées en même temps : au bout de douze heures ou de vingt-quatre heures, selon les cas, on enlève la canule extérieure et on en replace une autre. Aucun risque à courir pendant toutes ces manœuvres et la présence du médecin n'est pas absolument nécessaire, l'enfant ne se décanulera pas seul et la canule intérieure risquera peu d'être obstruée même par des fausses membranes. Au contraire dans un grand nombre de cas, le tube laryngien ne donne pas la même sécurité.

Il est vrai que certaines formes de croup sont immédiatement soulagées par le tubage ; un enfant apporté cyanosé, asphyxiant, commence à respirer librement dès qu'il est tubé, en quelques minutes son aspect est transformé, le visage et les traits redeviennent normaux.

Il est également vrai que certains enfants supportent bien le tube, qu'ils rendent même des membranes trachéales écouvillonnées ou non, à la suite de quintes de toux qui suivent habituellement l'opération, et que le tube reste bien fixé pendant vingt-quatre ou quarante-huit heures, délai souvent suffisant pour tenter le détubage définitif. Un médecin qui aurait pratiqué quelques tubages heureux de ce genre ne douterait pas de la supériorité du tubage sur la trachéotomie. Mais ce n'est pas d'après quelques faits que l'on doit se former une opinion ferme dans une question aussi complexe ; il faut avoir observé un grand nombre d'enfants tubés pour reconnaître les difficultés de tout genre qui peuvent surgir.

Dans les premiers mois de l'année 1895, mon interne, M. Chabry, très exercé aux manœuvres du tubage, a eu au moins quatre insuccès immédiats, auxquels il n'a pu parer qu'en faisant très rapidement la trachéotomie.

Il s'agissait dans tous ces cas d'enfants atteints de croup, apportés suffocants, cyanosés. Le tube laryngien était introduit, mais l'enfant ne respirait pas ; l'air ne pénétrait pas dans l'arbre aérien.

Plusieurs fois, M. Chabry ne prenait même pas le temps de retirer le tube ; l'enfant, tout à fait inanimé, était couché en hâte sur la table d'opération, la trachéotomie était faite, et on ne rappelait le petit malade à la vie que par des mouvements prolongés de respiration artificielle. Il est vraisemblable que ces insuccès immédiats du tubage étaient dus au refoulement des membranes laryngo-trachéales par une sorte d'écouvillonnage et que les exsudats membraneux étaient comme bourrés dans la trachée, obstruant entièrement l'orifice inférieur du tube.

Quelle serait la situation d'un médecin en pareille circonstance s'il ne s'était pas muni des instruments nécessaires à la trachéotomie ? après avoir tenté un tubage infructueux, il serait exposé à voir mourir l'enfant sous ses yeux. La famille à laquelle il aurait annoncé peut-être une opération légère, non sanglante, le tubage, ne serait-elle pas en droit de supposer, à tort je le veux bien, que le tubage a tué l'enfant. Il faut donc que le médecin ait sa boîte à trachéotomie, comme dernière ressource, à côté de sa boîte à tubage.

La trachéotomie devient parfois nécessaire aussi chez des enfants dont le larynx est intolérant et qui, rejetant constamment les tubes, sont repris de violents accès de suffocation, ou même chez des enfants tubés qui ne sont pas soulagés, parce que la lumière du tube est absolument insuffisante pour laisser échapper les membranes et le muco-pus dont la sécrétion est parfois si abondante.

Cette trachéotomie secondaire au tubage est généralement très urgente ; c'est à peine si l'on a le temps de courir chercher les internes de garde. Si le médecin n'est pas en permanence auprès de l'enfant tubé, celui-ci pourra donc succomber avant son arrivée.

Les partisans outranciers du tubage sont allés jusqu'à prétendre que la trachéotomie est inutile lorsque le tubage échoue. Cette assertion est inexacte. Je relève, dans la statistique des quatre premiers mois de 1895 du pavillon Bretonneau, neuf trachéotomies guéries chez des enfants que le tubage n'a pas soulagés. Or, durant cette période, tous les enfants suffocants atteints de croup ont été tubés ; et, si l'on a eu recours à la trachéotomie, c'est que les phénomènes de suffocation persistaient malgré le tubage.

Les accidents consécutifs à l'indroduction du tube ne sont pas toujours assez menaçants pour nécessiter la trachéotomie immédiate, mais ils n'obligent pas moins à la surveillance la plus stricte. Une fille de salle est constamment occupée à observer les enfants tubés, et il n'est guère de jours ou de nuits où les internes de garde ne soient appelés auprès d'eux. Dans une quinte de toux, dans un effort de vomissement, le tube est assez fréquemment rejeté ou même dégluti. Quelquefois la suffocation et le tirage ont cessé ; c'est un détubage naturel ; mais, d'autres fois, le tirage reparaît plus intense, le visage se cyanose, il faut réintroduire le tube.

Non moins fréquemment, le tube est obstrué par des membranes, l'air ne pénètre pas du tout dans l'arbre aérien, l'asphyxie est complète ; il faut détuber rapidement.

Le 19 septembre 1895, pendant ma visite au pavillon Bretonneau, la fille de service chargée de la surveillance des enfants placés dans la chambre de vapeur, vint en toute hâte nous prévenir qu'un enfant tubé suffoquait.

En quelques instants nous étions auprès du petit malade qui était assis sur son lit, la tête renversée, le visage livide et qui faisait de vains efforts respiratoires pour faire pénétrer l'air dans sa poitrine. Ses inspirations se bornaient à de petites secousses du thorax, accompagnées d'un bruit rauque dans le larynx. Le tube était manifestement obstrué. Avec l'aide de la surveillante qui maintenait la tête, l'interne du service, M. Levrey, exerça une pression avec le pouce de bas en haut sur la trachée et le larynx, et le tube fut expulsé immédiatement par la bouche, en même temps qu'une fausse membrane tubulée de 6 centimètres de longueur, moulée comme du gros macaroni.

Dès que le tube obstrué par l'épaisse fausse membrane trachéo-bronchique fut rejeté, l'enfant respira assez librement. Il conserva un léger cornage avec un peu de tirage, la voix était tout à fait éteinte. Je pus examiner la gorge, sans déterminer d'accès de suffocation, et je constatai une plaque de la grandeur d'une pièce de 50 centimes sur l'amygdale droite; cette plaque était formée d'un exsudat mince, blanc et adhérent. Il s'agissait donc manifestement, dans ce cas, d'une diphtérie du pharynx propagée aux voix aériennes.

L'enfant, âgé de trois ans, avait été apporté à l'hôpital au milieu de la nuit précédente ; il avait été tubé tout de suite par l'interne de garde, qui avait jugé l'état de suffocation trop avancé pour tenter l'épreuve de la chambre de vapeur, qui nous donne des résultats si satisfaisants lorsque le tirage est modéré. Tout le reste de la nuit et les premières heures de la matinée, l'enfant supporta bien le tube, mais vers 10 heures les bruits laryngiens devinrent plus intenses et plus rauques, comme lorsqu'une fausse membrane va s'engager dans le tube. Cette fausse membrane était trop volumineuse pour le calibre du tube et, venant obturer complètement la lumière, avait provoqué l'accès de suffocation auquel nous avions assisté.

Après le détubage, à 11 heures et demie, l'enfant resta assez calme jusqu'à 1 heure et quart; alors la respiration devint de nouveau très laborieuse, le tirage très intense et on replaça le tube. Le soir, à 5 heures et demie, à la contre-visite, l'enfant retubé eut un nouvel accès de suffocation comme celui du matin, et M. Levrey fut obligé d'enlever le tube de nouveau. Depuis lors, l'action de la vapeur d'eau a suffi pour éviter les accès de suffocation : les fausses membranes, ramollies par la vapeur sous l'influence de l'action décollante du sérum, se détachent aisément et le lendemain, à la visite, l'enfant rend devant nous, après une quinte de toux, des débris membraneux, pulpeux, déliquescents. Le tirage a presque disparu et l'amélioration s'est tellement prononcée qu'il n'a plus été nécessaire de replacer le tube dans le larynx.

Je cite cette observation comme un exemple d'accidents assez ordinaires après l'opération du tubage. A l'hôpital, grâce à la surveillance d'un personnel bien exercé, et surtout grâce à l'habileté et au dévouement des internes résidents, qui sont prêts, à toute heure du jour et de la nuit, à parer aux diverses éventualités qui peuvent se produire, le tubage rend assurément de grands services.

Dans l'impossibilité où nous sommes encore de poser nettement les indications du tubage d'une part, de la trachéotomie d'autre part, nous tentons presque toujours le tubage avant de recourir à la trachéotomie, lorsque les phénomènes de suffocation ne sont pas calmés par le séjour dans la chambre de vapeur.

Mais, partant de ce fait que le tubage est une bonne opération hospitalière, sommes-nous en droit de la recommander dans la pratique de la ville et de la campagne ? La trachéotomie doit-elle être délaissée et le tubage peut-il la remplacer dans tous les cas ? La plupart de mes collègues des hôpitaux et spécialement M. Moizard se sont prononcés contre cette opinion, et moi-même je fais sur ce sujet des réserves formelles, après avoir eu pendant deux ans la direction du pavillon Bretonneau.

Le tubage ne peut être employé dans la clientèle que si un médecin, bien exercé au manuel opératoire, reste en permanence auprès de l'enfant tant que le tube est dans le larynx. Dans la classe fortunée, cette opération pourra donc être tentée, mais dans la clientèle moyenne des villes et surtout dans la clientèle de la campagne, le médecin s'exposerait aux plus graves mécomptes, s'il plaçait un tube et s'il s'éloignait pendant plusieurs heures de l'enfant tubé.

L'enfant peut rejeter le tube dans une quinte de toux ou dans un effort de vomissement et, ce qui est bien plus fréquent, le tube laryngien, dont le calibre est beaucoup plus étroit que celui de la canule à trachéotomie, peut être obstrué par des fausses membranes mêlées ou non à du muco-pus [1].

Les internes de mon service, MM. Levrey et Piatot, ont relevé dans le cahier de visite du pavillon Bretonneau toutes les observations des enfants tubés depuis le 1er mai jusqu'au 20 septembre 1895.

[1] Chez un enfant dont l'autopsie a été faite le 1er juillet 1895 dans mon service, le tube avait franchi l'orifice glottique et était allé se loger dans l'une des grosses bronches où il a été retrouvé. On ne peut expliquer cet accident exceptionnel et très redoutable, que par une disproportion entre le calibre du tube et la dimension du larynx. Cependant, le choix du tube correspondait bien à l'âge de l'enfant.

54 enfants seulement ont dû être tubés. Ce chiffre d'interventions est relativement peu élevé ; il est expliqué par le fonctionnement des chambres de vapeur qui nous permettent de réduire à 14 p. 100 environ la proportion des interventions pour les enfants diphtériques.

Sur les 54 tubés, 21 sont morts, 33 sont guéris ; le pourcentage de la mortalité dans cette série de tubage a donc été de 38 p. 100.

Quinze enfants tubés ont eu des accidents de suffocation, sur lesquels : trois sont morts de broncho-pneumonie ; un est guéri, un autre reste en observation ; dix ont dû être trachéotomisés, le tubage étant tout à fait impuissant à empêcher l'asphyxie ; huit de ces trachéotomisés sont morts, deux sont guéris.

Cette proportion de 15 sur 54 enfants tubés, pris d'accès de suffocation soudains ou non soulagés par le tubage est amplement suffisante pour justifier la surveillance médicale incessante auprès des petits opérés. Remarquons de plus que 10 enfants ont dû être trachéotomisés après coup, car l'introduction du tube n'avait pas suffi à soulager la suffocation.

Le médecin surveillant un enfant tubé devra donc être prêt à pratiquer la trachéotomie.

Mais il y a plus, sur les 54 enfants tubés dans notre pavillon, outre les 15 enfants que j'ai cités, 12 autres ont dû être retubés plus de trois fois[1], soit qu'ils aient rejeté leur tube, soit qu'ils aient été repris de suffocation après le détubage, soit enfin qu'ils aient dû conserver le tube pendant assez longtemps à cause des phénomènes de spasme laryngé prolongé, et que l'on ait fait plusieurs tentatives successives de détubage et de retubage.

[1] A cette époque nous n'avions pas encore tenté l'écouvillonnage ni le tubage temporaire comme nous l'avons fait en 1896.

Donc dans 27 cas sur 54, soit dans la moitié, la nécessité absolue de la présence permanente du médecin auprès de l'enfant tubé est évidente.

M. Chaillou[1], dans sa thèse sur « la sérumthérapie et le tubage du larynx », met en lumière, avec beaucoup de talent, les avantages de cette opération, mais il laisse par trop dans l'ombre les difficultés qui surgissent. — Il ne faut pas que l'engouement pour un procédé opératoire nouveau fasse oublier ses dangers.

Il me paraît impossible notamment de souscrire à deux des assertions de M. Chaillou (p. 99 de son travail) : 1° l'expulsion des fausses membranes serait plus facile par le tube que par la canule à trachéotomie; 2° *le tubage ne nécessite pas la présence constante d'un médecin après l'opération*. Les faits précités me semblent infirmer absolument les conclusions de M. Chaillou.

D'autre part, M. Baudoin[2] préconise également l'emploi du tubage dans la clientèle privée. Le principal argument sur lequel s'appuie l'auteur pour affirmer la supériorité du tubage est bien discutable. « La trachéotomie, dit-il en substance, donne de déplorables résultats dans la médecine de la ville et de la campagne, » et il cite l'opinion de deux médecins, l'un jeune qui a fait cinq trachéotomies sans un seul succès; l'autre âgé qui n'a jamais vu guérir un opéré.

Je répondrai à M. Baudoin que ce qui était vrai il y a deux ans, ne l'est plus aujourd'hui depuis la découverte et l'emploi du sérum antidiphtérique. Tout le monde est d'accord maintenant pour reconnaître que les trachéotomisés guérissent beaucoup mieux qu'autrefois. On a rapporté des statistiques dans lesquelles la proportion des succès

[1] Thèse de Paris 1895.
[2] *Journal des praticiens*, 1895.

était de deux sur trois opérés. Nous sommes loin de la proportion de Trousseau, de un succès sur cinq.

Mais, objectera-t-on sans doute, les statistiques de trachéotomie dans les services hospitaliers de Paris ne sont pas très encourageantes, surtout si on les compare à celles du tubage. Il serait injuste, comme je l'ai déjà établi antérieurement, d'inférioriser la trachéotomie par une comparaison aussi superficielle. Nous tubons tous les enfants qui peuvent l'être et nous ne trachéotomisons que ceux chez lesquels le tubage échoue et dont l'état est presque toujours très grave.

Malgré les conditions défavorables dans lesquelles nous pratiquons la trachéotomie, j'ai vu guérir plusieurs petits enfants de quatorze à quinze mois, qui jadis étaient irrévocablement condamnés.

Sant doute, la trachéotomie a ses inconvénients et ses dangers, les chances d'infection secondaire par la plaie sont plus grandes qu'avec le tubage; mais les risques sont de beaucoup diminués avec la nouvelle médication, et les chiffres de guérison des trachéotomisés soumis à la sérumthérapie, ne doivent pas faire délaisser l'opération de Trousseau.

L'enfant ne se décanulera pas seul, comme il se détube, et si quelque fausse membrane volumineuse se présente à l'entrée de la canule, il sera très exceptionnel qu'elle ne soit pas expulsée aisément.

De cet ensemble d'observations et de réflexions, je crois donc être autorisé à conclure que le tubage est un procédé d'intervention qui a de réels avantages dans la médecine hospitalière; mais, dans la pratique privée de la ville et de la campagne, les accidents auxquels l'enfant est exposé sont tellement multiples et tellement fréquents, que le médecin ne devra recourir au tubage que s'il peut rester à demeure auprès du petit opéré.

D'autre part, depuis l'emploi de la sérumthérapie, les statistiques de la trachéotomie sont assez satisfaisantes pour que le médecin puisse tenter cette opération avec des chances de guérison à peu près égales à celles que donne le tubage.

CHAPITRE XXXI

Le spasme réflexe de la glotte, qui joue un si grand rôle dans les phénomènes de suffocation du croup et de certaines laryngites aiguës non diphtériques est ordinairement temporaire ; il cède en même temps que les lésions de la muqueuse laryngée qui ont exalté l'excitabilité des nerfs et des muscles constricteurs de la glotte.

Comme je le montrerai plus loin, il suffit souvent d'une simple dilatation très courte de la glotte pour faire cesser le spasme.

On peut admettre que les tubes laryngiens agissent comme dilatateurs, lorsque l'enfant se détubant spontanément après une ou plusieurs heures, respire ensuite librement et peut se passer de tube. J'ai fait aussi détuber après vingt-quatre heures plusieurs enfants atteints de diphtérie peu membraneuse et le retubage n'a pas été indispensable.

Cependant, dans la majorité des cas, il est nécessaire de laisser le tube à demeure quarante-huit heures, si l'on veut réduire au minimum les chances du retubage. Il est à présumer que l'action antimembraneuse du sérum s'exerce

sur la muqueuse laryngée, comme sur la muqueuse pharyngée, dans un délai de deux à trois jours, et que ce
temps est nécessaire pour que les phénomènes inflammatoires coexistant s'apaisent.

Certains enfants détubés après quarante-huit heures sont
repris, au bout d'un temps variable, d'un tirage peu intense
qui disparaît assez vite dans la chambre de vapeur; d'autres,
au contraire, sont de nouveau menacés de suffocation ; la
cyanose apparaît et il est indispensable de replacer le tube
pendant vingt-quatre heures : quelques autres doivent être
retubés plusieurs fois successivement pendant quatre ou
cinq jours. C'est là en quelque sorte une ébauche du spasme
glottique persistant ou à répétition dont je vais rapporter
plus loin des exemples. Il n'est pas vraisemblable que les
formations membraneuses aient une réelle importance dans
ces cas, car les tubes ne s'obstruent pas et les enfants
restent détubés assez souvent pendant deux ou trois heures,
avec des mouvements respiratoires réguliers et assez faciles.

Nous avons observé en 1895 au pavillon Bretonneau
un enfant de quatre ans, très nerveux, atteint d'une diphtérie peu intense, qui a présenté pendant trois semaines
des spasmes intermittents de la glotte, avec des périodes
d'accalmie complète durant plusieurs jours.

Dans le courant de la première semaine, on pouvait
admettre une persistance de la laryngite membraneuse
pour expliquer les accès spasmodiques de suffocation ;
mais, pendant les deux autres semaines, cette hypothèse
est bien peu probable[1].

Voici cette observation, relevée par MM. Levrey et
Piatot, internes du service.

---

[1] J'ai rappelé antérieurement les spasmes tardifs consécutifs au tubage, que
rien ne peut faire prévoir et qui peuvent être mortels. (Voir le chapitre *Sur
les causes du spasme dans le croup.*)

F..., Louis, quatre ans.

10 octobre 1895. — L'enfant est entré ce matin, à 8 heures et demie, avec un tirage assez intense et des accès de suffocation se renouvelant assez souvent.

L'examen de la gorge montre une tuméfaction des amygdales, avec un exsudat grisâtre sur chacune d'elles.

A 10 heures et demie, le tirage devient tellement intense que le tubage est nécessaire. L'enfant est soulagé immédiatement. Avant le tubage, la respiration était lente, il y avait de la cyanose et presque du collapsus. Immédiatement après le tubage, la cyanose se dissipe, la respiration est lente, mais régulière. Le tirage a cessé.

L'enfant rend, dans l'après-midi, des fausses membranes et du muco-pus. La respiration est calme.

11 octobre. — La toux est bruyante. Ce matin, au moment du lavage, l'enfant a rendu des fausses membranes. On le détube. Le tube est obstrué par du muco-pus. Cependant l'enfant n'a pas craché de fausses membranes immédiatement après le détubage.

A 1 heure de l'après-midi, le tirage ayant augmenté, on pratique à nouveau le tubage. A 9 heures du soir, le tube paraît s'obstruer. L'enfant suffoque. Le tube retiré n'est pas obstrué par les membranes. L'enfant se passe de tube jusqu'à 5 heures du matin, où il est retubé.

A 11 heures du matin, la respiration est libre.

13 octobre. — L'enfant est calme. Pas d'élévation de température. Garde son tube.

14 octobre. — Enfant détubé ce matin. A conservé le tube quarante-huit heures. Plus de tirage, ni de cyanose.

19 octobre. — Cette nuit, l'enfant a rendu des fausses membranes et a un accès de suffocation. En s'approchant de lui, il est repris de tirage.

20 octobre. — L'enfant, détubé depuis cinq jours, présente de temps en temps un léger accès de suffocation quand on l'excite. Il a été pris hier soir de suffocation. On tube avec un tube court, qui ne pénètre pas. On place un tube long. L'enfant est très soulagé.

21 octobre. — L'enfant, détubé ce matin, reste calme. Aphonie persiste. A 4 heures du soir, nouvel accès. On retube.

25 octobre. — Détubé ce matin.

26 octobre. — Urticaire du tronc et du visage.

27 octobre. — Urticaire persiste en larges plaques sur le tronc et le visage. L'enfant a un nouvel accès très intense, diminué ce matin.

29 octobre. — A 9 heures, accès de suffocation. On met un tube court.

31 octobre. — Le tube est enlevé au troisième jour. On donne 2 grammes de bromure et autant de teinture de valériane. On a fait donner deux bains tièdes de une heure.

1er novembre. — L'enfant, qui tire depuis hier, a été retubé à 11 heures du soir. Il respire librement.

4 novembre. — On détube ce matin.

5 novembre. — L'enfant, détubé hier matin, est en bon état.

Cette nuit il a eu un peu de tirage et de petits accès de suffocation qui ont disparu.

6 novembre. — Depuis lors l'enfant n'a plus eu de tirage.

C'est un enfant un peu maigre, très vif et paraissant très nerveux. Il avait reçu trois doses de 10 centimètres cubes de sérum.

Le spasme de la glotte consécutif au tubage n'est pas toujours intermittent, il peut être aussi continu.

Dans le courant du mois d'avril 1895, nous avons eu au pavillon Bretonneau un jeune enfant israélite de dix-neuf mois, très nerveux, qui a dû conserver le tube pendant dix-huit jours.

J'ai assisté moi-même à plusieurs des tentatives de détubage qui ont été faites et, au bout de quelques instants, je voyais réapparaître un tirage extrêmement intense avec cyanose et menace d'asphyxie immédiate ; on devait pratiquer le retubage très rapidement.

Un matin, pendant la visite, l'enfant avait été détubé et il paraissait depuis un quart d'heure respirer assez librement, porté sur les bras d'une infirmière, lorsqu'il aperçut par la fenêtre du pavillon sa mère qui le regardait. Il fut repris à l'instant d'un accès de suffocation extrêmement violent, et l'on n'eut que le temps de replacer le tube. La mère, qui, malgré nos recommandations, s'obstinait à venir visiter l'enfant, fut épouvantée à ce spectacle et tomba sans connaissance.

K..., Marcel, dix-neuf mois. Diphtérie légère du pharynx et croup.

Examen bactériologique : bacilles courts et streptocoques. — Injection de sérum.

12 avril 1895. — Malade depuis quatre jours. Enfant appe hier, avec un très fort tirage, et tubé immédiatement après son entrée. L'enfant n'a pas rendu de membranes au moment du tubage, mais il rend beaucoup de pus. L'examen de la gorge montre un îlot membraneux grisâtre à la face interne de l'amygdale droite.

Bon état général.

15 avril. — Détubé, puis retubé hier 14 avril.

16 avril. — Détubé et retubé immédiatement.

18, 19 et 23 avril. — Détubé et retubé.

24 avril. — L'enfant conserve son tube. La température s'élève.

25 avril. — Détubé et retubé.

28 avril. — L'état général de l'enfant paraît assez satisfaisant, quoique le pouls soit à 160. Il est très remarquable que l'enfant puisse absorber des aliments solides (pain, biscuit), tandis que les autres enfants ne peuvent absorber que des aliments liquides.

Détubé définitivement le 30 avril, le soir, l'enfant s'endort presque immédiatement et se passe de tube.

J'ai rencontré plusieurs autres enfants ayant conservé un état spasmodique des muscles de la glotte nécessitant la présence du tube pendant plusieurs semaines.

Il était relativement fréquent de voir autrefois des enfants garder forcément la canule à trachéotomie pendant des semaines et des mois à cause du spasme consécutif de la glotte.

A ces enfants qui mériteraient plutôt le nom de spasmodiques, que celui de tubards qu'on a proposé de leur donner, j'ai fait administrer, dans les derniers mois de 1896, des doses de codéine variant de un demi à un centigramme, au moment du détubage. Je crois pouvoir affirmer que j'obtenais une sédation beaucoup plus durable du spasme glottique, qu'avec le bromure de potassium ; le sommeil provoqué par la codéine prévenait assez souvent le retubage.

Chose singulière, le tubage, qui est suivi si souvent d'un spasme plus ou moins durable, peut être utile pour vaincre le spasme glottique consécutif à la trachéotomie, comme le prouve l'observation suivante recueillie par mon interne M. Lovrey :

Spasme de la glotte consécutif à la trachéotomie guéri par le tubage.

B..., Marguerite, trois ans et demi ; entrée le 2 octobre 1895.
Diagnostic : Angine diphtérique et croup (bacilles moyens). — Injection de sérum.

3 octobre. — L'enfant entre dans le service le 2 octobre à 6 heures du soir, avec un tirage moyen, datant de la veille au matin. On constate une rougeur et un gonflement intenses des amygdales et de la luette ; sur la face interne des amygdales un exsudat blanchâtre circonscrit. La toux est rauque et la voix éteinte.

L'enfant est placée dans la chambre de vapeur, où elle reste la nuit du 2 au 3 sans grande amélioration.

Pendant la visite, on constate un tirage assez intense avec fatigue de l'enfant. Vers 4 heures de l'après-midi, l'asphyxie devenant menaçante, on pratique le tubage avec un tube court. Ce tube court ne peut être mis en place ; on sent, à plusieurs reprises, une résistance au niveau des cordes vocales, probablement au point correspondant au renflement du tube. On essaie le tubage avec un tube long, qui pénètre sans difficulté. L'enfant est immédiatement soulagée ; mais quelques instants après, l'enfant respire de plus en plus difficilement, recommence à avoir du tirage ; il semble que l'on entend flotter dans le tube une fausse membrane. Alors on détube au pouce (tube long) et l'on constate que le tube est à demi obstrué par du muco-pus. On place l'enfant dans la chambre de vapeur.

L'enfant, assez calme sans son tube (de 6 heures à 7 heures du soir), est prise d'un accès de suffocation : on place un tube court, d'un numéro inférieur à celui de son âge, n'ayant pu, de nouveau, et après plusieurs essais, mettre le tube court de trois ans. Bien que l'on entende un bruit de raclage, l'enfant ne rejette pas de fausses membranes. Le tirage disparaît, mais l'enfant continue à avoir des respirations fréquentes et bruyantes.

A minuit, l'enfant est prise d'un accès de suffocation qui exige un détubage immédiat. L'enfant paraît respirer plus librement.

Vers 3 heures du matin, nouvel accès de suffocation : retubage (tube long). L'enfant passe bien la nuit.

4 octobre. — A la visite, l'enfant respire librement. A la partie inférieure de la face interne de l'amygdale droite, on constate une fausse membrane bien circonscrite et un îlot blanc sur l'amygdale gauche ; aux deux bases pulmonaires, râles sous crépitants.

Vers 1 heure de l'après-midi, l'enfant, prise d'un accès de toux, rejette spontanément son tube long avec une fausse membrane.

A 3 heures, nouvel accès de suffocation. Vu les incidents de tubage et la menace d'asphyxie, on se décide à faire la trachéotomie.

L'enfant rejette du muco-pus et des débris de fausses membranes.

La journée et la nuit sont bonnes.

5 octobre. — L'enfant respire bien, bon jetage : on change la canule, l'enfant rend une grosse fausse membrane par la canule.

7 octobre. — On essaie d'enlever la canule, mais un violent accès de toux oblige à la remettre immédiatement.

8 octobre. — On enlève la canule, l'enfant reste soulagée pendant une heure environ ; mais nouvel accès de toux ; on remet la canule.

9 octobre. — On essaie d'enlever la canule, mais l'enfant suffoque sous nos yeux ; on remet vite la canule et l'enfant rejette une longue fausse membrane.

L'enfant rend beaucoup de mucosités.

10 octobre. — On essaie d'enlever la canule, après avoir préalablement badigeonné à la cocaïne l'orifice et le vestibule laryngiens, et donné la potion antispasmodique habituelle.

L'enfant, après un quart d'heure environ, a un accès de toux, un spasme général qui obligent à remettre la canule.

11 octobre. — On enlève la canule, mais l'enfant s'arrête de respirer. Devant l'asphyxie menaçante, on replace tout de suite la canule.

Pendant la visite on fait enlever la canule ; l'enfant ne présente pas d'accès de toux pendant une demi-heure ; on constate qu'elle respire lentement et difficilement dans les bras de la surveillante ; à chaque inspiration, on entend un bruit rauque dû à un spasme glottique avec léger tirage, qui va en augmentant et s'accompagne de cyanose. On met de nouveau la canule.

12 octobre. — Ce matin, M. Variot conseille de tuber l'enfant avant de lui enlever sa canule. On met un tube long, et au même instant on retire la canule.

L'enfant reste tubée toute la journée et toute la nuit.

13 octobre. — L'enfant, tubée, respire normalement.

Vers 5 heures du soir, on détube l'enfant avec l'extracteur. L'enfant est prise, après une demi-heure, d'un accès de suffocation; on place vite la canule, pendant qu'on prépare le tubage. On met un tube long; l'enfant est calmée et on retire la canule sans qu'elle s'en aperçoive.

15 octobre. — L'enfant, vers 11 heures du matin, rejette spontanément son tube. Elle s'en passe toute la journée.

Vers 3 heures du matin, nouvel accès qui nécessite la mise en place de la canule, puis du tube; ablation immédiate de la canule.

L'enfant respire normalement par son tube.

15 octobre. — Vers 7 heures du matin, l'enfant rejette spontanément son tube, sans que cela provoque d'accès de suffocation. Pendant la visite, elle a quelques quintes de toux et un léger tirage. La respiration est bruyante, mais régulière.

16 octobre. — L'enfant est prise d'un tirage violent, qui nécessite la mise en place d'une canule très petite.

17 octobre. — On essaie d'enlever cette canule de faible calibre, mais l'enfant suffoque et une petite hémorragie se produit par la plaie; on replace la canule.

18 octobre. — On enlève la canule; l'enfant rend par la plaie une fausse membrane.

Vers 11 heures, nouvel accès de suffocation qui est calmé par le tubage (tube long).

19 octobre. — L'enfant a rejeté spontanément son tube, qu'elle a recueilli elle-même et placé sur la planchette de son lit. La plaie trachéale est presque fermée.

20 octobre. — L'enfant a eu dans la journée deux petits accès de suffocation.

Vers 11 heures du soir, reprise du tirage qui, très rapidement menaçant, nécessite le tubage (tube long).

Dans la nuit, l'enfant rejette spontanément son tube, mais respire bien.

21 octobre. — Calme pendant la visite. Vers midi, accès de suffocation, tubage.

L'enfant garde le tube pendant cinq jours, durant lesquels on évite toute excitation et on donne du bromure à haute dose.

26 octobre. — On détube l'enfant.

Depuis, l'enfant n'a plus eu ni accès de suffocation ni tirage. État général bon.

3 novembre. — Un peu de dysphonie.

Je crois devoir appeler l'attention sur un accident de tubage qui effraierait certainement les parents, s'il venait à se produire en ville ; je veux parler de la déglutition accidentelle des tubes. L'enfant, se détubant par un effort quelconque, au lieu de cracher le tube, l'avale parfois.

Or, les tubes du modèle d'Ermold, que nous employions en 1895, ont plus de 4 centimètres de longueur et un peu plus d'un centimètre dans leur grand diamètre, pour les enfants de deux ans et au delà.

Ces tubes sont composés d'un métal inerte, inoffensif et ne sauraient produire d'effets toxiques. Mais ne pourrait-on pas craindre que, par leur volume, leur masse, leurs inégalités de surface, ils ne puisssent léser les tuniques de l'intestin ?

Jusqu'à plus ample informé, je crois que ces craintes ne seraient pas fondées ; malgré leurs dimensions en longueur, les tubes ont un diamètre assez étroit pour traverser le tube digestif sans grands inconvénients. Quand les enfants survivent, les tubes cheminent plus ou moins vite et finissent par être rendus dans les déjections. Si les enfants succombent, on retrouve les tubes dans des parties variées du canal gastro-intestinal. Dans aucun cas, le tube n'a été enclavé dans l'œsophage, et jusqu'à présent je n'ai pas observé de trouble fonctionnel des voies digestives imputable à la présence de ces volumineux corps étrangers.

Sur 857 malades qui ont passé au pavillon Bretonneau en 1895, depuis que je dirige le service de la diphtérie, 122 ont dû être tubés, d'après le relevé qui a été fait par M. Riffé, interne provisoire du service :

NOMBRE DES TUBAGES SUIVIS OU NON DE TRACHÉOTOMIES

25 au 31 décembre 1894.	7	Mars.	24
Janvier 1895.	44	Avril	12
Février	26	Mai (jusqu'au 20).	9

Les chambres de vapeur n'ont commencé de fonctionner qu'en février 1895 et le chiffre des tubages a toujours été en décroissant :

> Tubes avalés. 5
> Tubes rendus avec les déjections 3
> Trouvés à l'autopsie 2

Je donne ci-jointes quatre observations cliniques d'enfants ayant avalé leur tube, résumées par M. Riffé :

C..., René, deux ans. Entré le 7 janvier 1895. Mort le 8 janvier.

Diphtérie grave du pharynx et du larynx, à bacilles longs et streptocoques. Adénopathie légère. Jetage. Tirage très marqué à son entrée.

Le tubage est pratiqué immédiatement.

8 janvier. — Pendant la nuit, l'enfant a un accès de suffocation. Il rejette son tube, qui tombe dans l'œsophage. Trachéotomie immédiate. Mort.

Autopsie. — Diagnostic anatomique : diphtérie pharyngée et croup. Broncho-pneumonie double.

Le tube avalé est retrouvé dans l'estomac. C'est un tube Ermold pour un enfant de deux ans. La longueur est de 42 millimètres. Le plus grand diamètre de sa partie supérieure renflée est de 9 millimètres.

C..., Emilie, six ans et demi. Entrée le 4 février 1895. Sortie le 16 février.

Croup à bacilles moyens et staphylocoques.

Entrée asphyxiante, est tubée d'urgence. Quelques instants après, l'enfant avale son tube. La trachéotomie est pratiquée.

L'examen du pharynx est négatif, mais des fausses membranes sont expulsées par la canule. L'état général est bon.

9 février. — Submatité à la base gauche. Rien à l'auscultation du poumon.

16 février. — Sortie.

28 février. — Revenue au service, l'enfant a présenté une éruption qui a duré un jour. État général excellent.

Le tube Ermold mesure : longueur, 56 millimètres ; plus grand diamètre, 11 millimètres. Il a été rendu par l'anus trois jours après être tombé dans l'œsophage.

T...., Alphonsine, cinq ans. Entrée le 21 mars 1895. Sortie le 27 mars.

Croup d'emblée à bacilles moyens et streptocoques. Entrée au milieu de la nuit avec un tirage très prononcé. Tubée immédiatement, a rendu par son tube une fausse membrane noirâtre. Un peu de jetage. Examen du pharynx négatif. Toux rauque.

Au milieu de la nuit, l'enfant avale son tube.

24 mars. — Le tube est retrouvé dans les selles quarante-huit heures après avoir été avalé.

25 mars. — Erythème scarlatiniforme aux plis des aines.

27 mars. — Guérison.

Tube Ermold : longueur, 56 millimètres ; plus grand diamètre, 11 millimètres.

N...., Marie, vingt-huit mois. Entrée le 15 mai 1895. Morte le 20 mai.

Diphtérie pharyngée et laryngée. Entrée suffocante. Tubée immédiatement. Agitation, respiration bruyante. Des fausses membranes sont rejetées. Exsudats circonscrits sur les amygdales. Râles sonores dans la poitrine.

16 mai. — Détubée et retubée. Dix minutes après, on s'aperçoit qu'elle a avalé son tube. La cyanose s'accentuant, elle est tubée de nouveau.

17 mai. — Gorge à peu près détergée.

18 mai. — Erythème scarlatiniforme léger.

19 mai. — Détubée et retubée.

20 mai. — Rejette son tube. Essais infructueux de retubage. Trachéotomie. Mort.

Autopsie.— Diagnostic anatomique : diphtérie pharyngée. Deux petites ulcérations latérales produites par le tube sur le cartilage cricoïde.

Le tube est retrouvé dans le cæcum. A son niveau, la muqueuse présente un piqueté rouge, mais pas trace d'ulcération.

J'ai noté bien d'autres fois, la déglutition accidentelle des tubes sans qu'il s'en suivît de troubles graves.

C'est là un exemple de plus de la grande tolérance du canal digestif pour les corps étrangers que les enfants avalent si facilement et rendent de même.

Les corps étrangers mousses suivent aisément le cours des matières intestinales ; ils peuvent être retenus plus ou moins longtemps dans l'estomac ou dans un autre segment du tube digestif, mais sans conséquence sérieuse, s'ils ne contiennent pas de substance toxique. Les tubes d'Ermold paraissent peu attaqués par les sucs digestifs.

On ne saurait donc trop recommander aux fabricants d'instruments pour le tubage, de ne pas employer de métal qui puisse former des composés toxiques au contact des sécrétions gastro-intestinales. Je rappelle l'histoire d'un malheureux enfant qui avait avalé un petit bloc de caractères d'imprimerie et qui présenta des accidents aigus de saturnisme. Les liquides rejetés par les vomissements incessants donnaient avec une solution d'iodure de potassium la réaction jaune de l'iodure de plomb.

Ce corps étranger fut extrait de l'estomac par mon ami, le Dr Remy, mais l'enfant mourut des suites de la gastrotomie[1].

Je relate en terminant un cas exceptionnel de mort après le rejet du tube qui est remonté dans l'arrière-pharynx.

F..., Georges, dix-sept mois.
Croup et diphtérie des bronches. Angine.
Entré à l'hôpital le 19 octobre 1895, avec toux et voix rauques, tirage très intense et cornage ; exsudats sur la face interne des amygdales et les bords de la luette, au niveau de la naissance du voile.

L'enfant est placé dans la chambre de vapeur. On constate que l'enfant est dans un état de grande faiblesse : absence complète de dents ; la face est bouffie et blême ; le tronc et les membres sont très peu développés, mais sans déformations rachitiques ; la fontanelle antérieure n'est pas encore soudée. Les membres ne présentent ni paralysies ni contractures.

On porte, dès l'entrée, un pronostic grave à cause du faible développement de l'enfant et de son mauvais état général.

Vers midi, l'enfant, dont le tirage n'est pas calmé, est tubé : le tube court ne pouvant être introduit, on met un tube long : l'enfant est un peu soulagé.

[1] *Journal de Clinique et de Thérapeutique infantiles*, 1891.

Vers 5 heures du matin, l'enfant est pris subitement d'une gène extrème de la respiration, avec cyanose; les mouvements de respiration artificielle ne faisant pas pénétrer d'air, on recherche le tube que l'on trouve avec le doigt dans la bouche : son extrémité inférieure est encore dans le larynx, mais ses trois quarts supérieurs sont cachés par le voile du palais, sur la face supérieure duquel le tube repose arcbouté ; le tube accroché avec l'index recoubé en arrière du voile, est ramené avec une certaine résistance dans la bouche et extrait ; on constate qu'il est obstrué par une fausse membrane qui remplit presque toute la lumière du tube.

L'enfant, cyanosé, et dans le collapsus, est couché sur la table d'opération, *trachéotomisé*, mais sans qu'on puisse le ramener à la vie.

Autopsie. — Fausses membranes sur le fond du pharynx et au niveau des replis aryténo-épiglottiques. La trachée et les grosses bronches sont tapissées de fausses membranes; les poumons congestionnés ; pas de broncho-pneumonie.

CHAPITRE XXXII

LES ULCÉRATIONS LARYNGÉES CONSÉCUTIVES AU TUBAGE

Malgré tous les perfectionnements apportés par O'Dwyer à l'instrumentation du tubage, les lésions laryngées n'ont pu être entièrement évitées. « Pour les ulcérations de l'épiglotte, nous sommes parvenus à les supprimer en donnant à l'extrémité supérieure du tube la forme d'une courbe à concavité dirigée en arrière, et une épaisseur telle, qu'elle offre à l'épiglotte une surface bien arrondie. L'ulcération de la paroi antérieure de la trachée laissait souvent à nu les cartilages, et pendant longtemps nous ne comprîmes pas le mécanisme de cette lésion. Cette perte de substance se produisait par le frottement de la muqueuse sur le bord du tube, dans les mouvements d'ascension et de descente du tube pendant la déglutition. Le tube étant fixé dans le larynx, son extrémité inférieure frottait sur une étendue d'environ un demi pouce à chaque déglutition. On remédia à ce défaut en épaississant les bords du tube et en les arrondissant. »

C'est en ces termes qu'O'Dwyer, dans un discours prononcé devant la Société de pédiatrie américaine en 1896, rappelle les difficultés avec lesquelles il s'est trouvé aux prises, pour arriver à faire construire un tube qui soit toléré sans grand dommage par le larynx.

Dans la majorité des cas, et particulièrement lorsque

le tube n'est pas laissé en place plus de quarante-huit heures, les lésions de la muqueuse sont nulles ou très atténuées, par suite négligeables ; mais il n'en est plus de même si l'on doit laisser le tube à demeure trois jours et plus. Les ulcérations dues au contact et aux frottements prolongés du tube sont alors assez communes ; on les constate à l'autopsie chez un tiers environ des enfants qui ont succombé après le tubage prolongé.

Sans être aussi redoutable qu'elle l'était jadis avec la virole de Bouchut, cette complication inévitable, aussi bien avec les tubes d'O'Dwyer qu'avec les tubes français raccourcis, mérite donc de fixer toute l'attention des cliniciens.

Etudions d'abord sommairement le siège, l'étendue, les degrés de ces ulcérations ; nous en rechercherons ensuite le mécanisme, le mode de production.

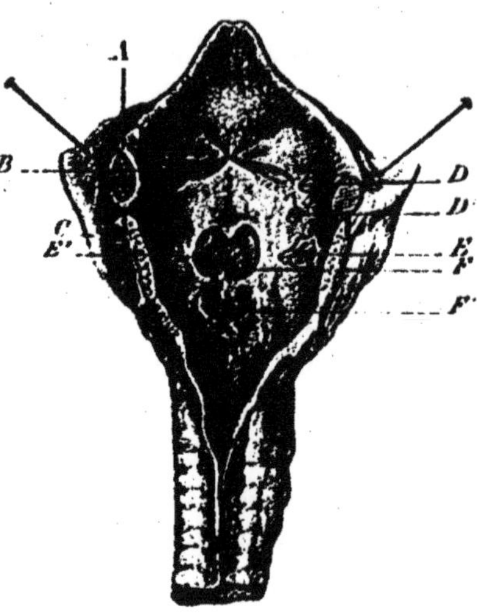

Fig. 27. — Ulcérations laryngées consécutives au tubage permanent.

Dessin du larynx de D... Blanche.

A, cartilage aryténoïde gauche. — B, ventricule gauche élargi par une fausse route survenue au cours du tubage. — C, bord postérieur du cartilage thyroïde. — DD', petites ulcérations aryténoïdiennes. — EE', ulcérations cricoïdiennes au fond desquelles on voit le cartilage dénudé. — FF', vaste ulcération médiane en 8 de chiffre ; dans le cercle supérieur on voit les deux branches du cartilage cricoïde (partie médiane antérieure et mince) coupé en biseau par le processus ulcératif.

Le siège des ulcérations semble varier suivant les tubes que l'on emploie. Au commencement de l'année 1895, on se servait surtout de l'appareil d'Ermold, des tubes longs d'O'Dwyer, au pavillon Bretonneau.

Lorsque alors nous rencontrions des lésions ulcératives à

l'autopsie, elles occupaient habituellement la région antérieure de la trachée, vers le quatrième anneau de la trachée et au-dessous. Cette constatation est conforme aux observations faites par le professeur Bokaï à l'hôpital Stéfanie des Enfants-Malades de Buda-Pesth. Bokaï a vu des ulcérations sur la région antérieure de la trachée siégeant dans 35 cas, du 4e au 10e anneau ; dans 22 cas, du 1er au 4e anneau. Beaucoup plus rarement, dans 11 cas seulement, les lésions intéressaient la région cricoïdienne, dans 10 cas, la région du cartilage thyroïde et des cordes vocales.

Pendant l'année 1896, nous avons employé exclusivement les tubes d'O'Dwyer raccourcis, à l'hôpital Trousseau, et presque toujours alors nous avons trouvé les ulcérations dans la région cricoïdienne, au-dessous des cordes vocales inférieures. M. le Dr Baudrand, en compulsant nos registres d'observations cliniques, a pu réunir aisément une vingtaine de cas de ce genre dans sa thèse inaugurale [1].

L'ulcération cricoïdienne antérieure, unique, est la plus commune ; mais il n'est pas rare qu'elle coïncide avec deux petites pertes de substance postérieures, dans la région du cricoïde, empiétant ou non sur les arythénoïdes. — J'ai trouvé exceptionnellement des érosions ou des pertes de substance sur les cordes vocales et sur l'épiglotte.

Lorsqu'il existe des fausses routes, la déchirure de la muqueuse a lieu au fond des ventricules, et le tube armé de son mandrin chemine au-dessous du cartilage thyroïde pour venir perforer la membrane crico-thyroïdienne. Une seule fois, à la suite d'un tubage fait par un opérateur très

---

[1] *Sur les ulcérations laryngées consécutives au tubage.* (Thèse de Paris, 1897.)

inexpérimenté, j'ai noté une perforation de la muqueuse en dehors du repli ary-épiglottique droit.

Les déchirures et les perforations de la muqueuse laryngée sont des traumatismes d'introduction ; elles doivent être absolument distinguées des ulcérations proprement dites, dues au séjour du tube et plus ou moins justement appelées ulcérations de décubitus.

La profondeur et l'étendue en surface des ulcérations produites par le tube à demeure sont extrêmement variables. Quelquefois, chez des enfants qui n'avaient conservé le tube que vingt-quatre ou quarante-huit heures, j'ai pu distinguer sur la région antérieure du cricoïde une zone de la muqueuse plus pâle, comme anémiée et amincie, sans que le cartilage sous-jacent fût cependant mis à nu. J'ai tout lieu de croire que cette apparence précède la perte de substance proprement dite, et qu'elle constitue le premier degré de la lésion dont nous allons suivre les dernières phases. Lorsque l'ulcération est typique, elle est représentée par une perte de substance taillée à pic de la muqueuse, dans la région cricoïdienne antérieure : les contours en sont plus ou moins régulièrement arrondis, ou ovoïdes à grand axe vertical ; plus rarement les bords sont anfractueux.

Le caractère le plus constant est la dénudation du cartilage qui se montre avec son aspect blanc nacré. Lorsque des ulcérations crico-arythénoïdiennes postérieures indépendantes, coïncident avec la perte de substance antérieure, les premières sont en général plus superficielles, et se présentent comme des zones d'anémie allongées, ou comme des fissures verticales.

La lésion cricoïdienne n'est pas toujours aussi circonscrite, elle peut s'étendre en formant un croissant à concavité postérieure, et même se fusionner en arrière avec d'autres ulcérations, formant ainsi un anneau ulcéreux.

Je n'ai vu que quatre fois des désordres aussi graves chez des enfants qui avaient gardé le tube assez longtemps, et qui le rejetaient d'ailleurs avec persistance. Une pareille ulcération annulaire, avec dénudation plus ou moins étendue du cricoïde, est manifestement le premier stade du rétrécissement cicatriciel laryngé dont je rapporterai plus tard des exemples.

Quelle est la cause de ces ulcérations ? O'Dwyer l'attribue surtout aux frottements et aux mouvements du tube, sous l'influence de la toux et de la déglutition. Ces mouvements interviennent peut-être pour une part, mais il convient certainement d'attribuer le rôle principal à la pression excentrique exercée par le tube contre la paroi laryngée. Avec nos tubes courts français, ce n'est ni au niveau du pavillon, ni au niveau du collet modelés comme dans le tube d'O'Dwyer, que nous rencontrons ordinairement les ulcérations, c'est dans la région cricoïdienne correspondant au renflement du tube. On tend généralement à admettre que ce n'est pas la contraction des cordes vocales, mais bien l'exacte adaptation de la paroi du tube sur l'anneau cricoïdien qui contribue à assurer sa stabilité. Aussi dans cette région forcément comprimée, la muqueuse subit des troubles de nutrition qui ont comme conséquence initiale l'anémie et plus tard l'érosion et la perte de substance.

Il semble, tout au moins d'après mon expérience en 1895 et d'après la statistique de Bokaï, que les ulcérations siègent plus bas, dans la trachée, lorsqu'on se sert des tubes longs d'O'Dwyer et plus haut, dans la région cricoïdienne, avec les tubes raccourcis. La zone muqueuse hypoglottique semble plus dangereuse comme siège des ulcérations que la zone trachéale ; et il est possible que certains spasmes tardifs, consécutifs au tubage, soient imputables aux ulcérations cricoïdiennes.

Nous n'avons encore que des connaissances incomplètes sur ce sujet, mais il mérite d'être étudié par les observateurs pour établir d'une manière définitive les avantages et les inconvénients réciproques des tubes longs d'O'Dwyer et des tubes raccourcis.

On a pu supposer, avec quelque vraisemblance, que les ulcérations cricoïdiennes étaient amorcées en quelque sorte par des traumatismes d'introduction ; mais je crois pouvoir affirmer, d'après des expériences cadavériques, qu'une telle hypothèse ne peut pas être vérifiée. D'ailleurs, la muqueuse de la région hypoglottique n'est-elle pas garantie contre les traumatismes, par le rapprochement normal et même par le spasme des cordes vocales ?

Les faits qui suivent me paraissent probants dans cet ordre d'idées.

Nous avons pris trois sujets d'âges différents et nous les avons soumis à des tentatives réitérées de tubages successifs, pratiqués par des mains quelconques, en particulier par plusieurs débutants, élèves de l'hôpital.

Ces manœuvres ont été effectuées indistinctement avec des tubes longs d'O'Dwyer et avec des exemplaires de nos tubes courts, spécialement affectés aux exercices opératoires de l'amphithéâtre.

Expérience I. — Un sujet de neuf ans servit pendant près *d'une heure* aux stagiaires d'un service de l'hôpital, pour s'exercer au tubage ; il subit ainsi une *trentaine* de tentatives de tubage par des mains inexpérimentées ; nous reprîmes, à leur suite, les exercices sur ce sujet, et nous éprouvâmes une difficulté considérable à introduire le tube après cinq ou six tentatives ; nous le tubâmes une dizaine de fois.

Lésions constatées à l'ouverture du larynx :

Les deux cordes vocales perforées ; les ventricules de

Morgagni défoncés avec fausses routes inter-crico-thyroï-
diennes : région cricoïdienne absolument intacte.

EXPÉRIENCE II. — Sujet de deux ans tubé dans les mêmes
conditions ; en particulier, une fois le tube introduit, nous
le fîmes aller et venir dans le larynx un grand nombre de
fois, en faisant passer le tube *à frottement* par un mouvement de scie.

Lésions constatées à l'ouverture du larynx :
1° La corde vocale gauche légèrement érodée ;
2° Pas de fausses routes ;
3° Région cricoïdienne intacte.

EXPÉRIENCE III. — Cette troisième expérience fut entre-
prise sur un sujet spécial et destinée à nous mettre dans
les conditions habituelles de l'intervention, c'est-à-dire sur
des enfants dont le larynx est attaqué par le processus
diphtérique.

Nous prîmes le cadavre d'un enfant, mort d'une
diphtérie toxique, atteint en outre d'une péritonite tuberculeuse ancienne, avec fistule abdominale intarissable et
profondément cachectisé ; le pharynx et le vestibule du
larynx étaient blindés de membranes épaisses, cruentées,
et les tissus profondément ulcérés et gangrenés.

Nous pratiquâmes une dizaine de tubages sur un tel
sujet, et nous dûmes prendre quelques précautions pour
ne pas déchirer les parois du pharynx, même avec le doigt.

A l'ouverture du larynx :
Région cricoïdienne intacte.

Il est donc bien établi que même par les manœuvres les
plus brutales, il est impossible de blesser avec le tube, lors
de son introduction, la région cricoïdienne, siège habituel
des ulcérations produites par le tube à demeure. Ce n'est

pas aux cathétérismes réitérés du larynx que l'on doit attribuer ces lésions, et l'objection faite aux interventions multiples dans le traitement du croup ne saurait s'appuyer sur la constatation des lésions cricoïdiennes si fréquemment trouvés à l'autopsie [1].

Nous sommes réduits encore à des conjectures pour expliquer l'inconstance des lésions laryngées après le tubage. Il est bien arrivé que certains enfants peuvent rester tubés plusieurs jours et même des semaines sans lésion consécutive inquiétante. La tolérance pour le tube varie suivant les sujets, le fait est incontestable.

La fréquence et la gravité des ulcérations chez les enfants tubés atteints de faux croup grave ou de laryngite rubéolique, nous montrent que la nature même du processus inflammatoire en évolution rend la muqueuse plus ou moins vulnérable. De même dans la diphtérie, nous pouvons supposer que les phénomènes réactionnels coexistant avec le spasme glottique et l'exsudation membraneuse, ont une intensité variable, qui affaiblit plus ou moins la résistance de la muqueuse laryngée suivant les circonstances.

Nous n'avons pas de signe bien constant qui nous permette d'affirmer que les enfants tubés ont ou non des ulcérations hypoglottiques. Jamais nous n'avons pu voir ces ulcérations au laryngoscope, au-dessous des cordes vocales.

L'aphonie qui persiste plus ou moins longtemps après le détubage, peut être attribuée aussi bien à un reliquat du processus sur la muqueuse glottique, à une parésie des cordes, qu'à une fluxion collatérale partant de l'ulcération.

Le spasme persistant ou tardif de la glotte, consécutif au tubage, n'est pas encore bien connu dans sa cause et

---

[1] Ces expériences cadavériques ont été faites avec l'aide de l'un de mes internes, M. Bayeux.

ne saurait être considéré, à coup sûr, comme une manifestation symptomatique des ulcérations.

On peut présumer les ulcérations avec beaucoup de probabilité, chez les enfants qui ont gardé le tube trois ou quatre jours et qui le rejettent d'une manière persistante. Le défaut de stabilité du tube court est dû à l'élargissement de l'anneau cricoïdien qui a perdu son élasticité. Si le spasme glottique est durable, il faut tenter d'introduire un tube long et en cas de rejet du tube long, la trachéotomie s'impose. C'est d'ailleurs dans ces circonstances que l'on voit survenir le rétrécissement cicatriciel du larynx : la canule trachéale doit être laissée à demeure, heureux si les enfants survivent.

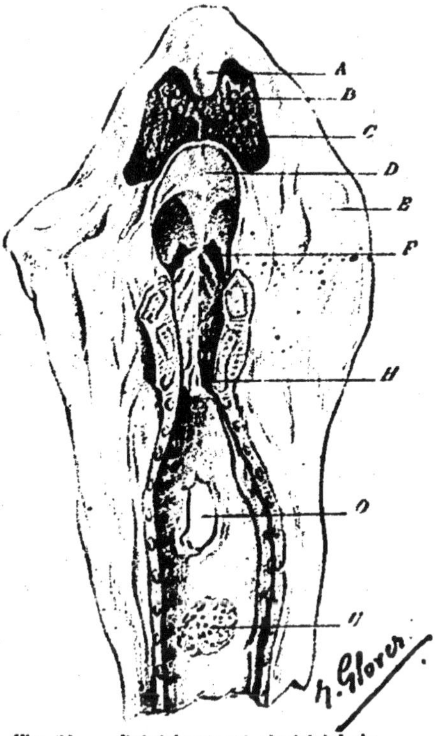

Le rétrécissement du larynx consécutif aux grandes ulcérations cricoïdiennes est fort heureusement un accident très rare. En 1895 et en 1896, sur

Fig. 28. — Rétrécissement cicatriciel du larynx consécutif à des intubations multiples. — Trachéotomie.

Pièce dessinée par M. le Dr Glover.

L'enfant âgé de quatre ans, après plusieurs tubages fut trachéotomisé. — On pratiqua ensuite le cathétérisme du larynx par l'orifice supérieur et par la canule, avec les cathéters de Schrötter. On passa avec assez de facilité, mais l'enfant, très affaibli, mourut le lendemain.

A, luette et voile du palais. — B, base de la langue. — C, ligament glosso-épiglottique médian. — D, épiglotte. — E, grande corne du cartilage thyroïde. — F, cordes vocales et bandes ventriculaires irrégulières et rétractées. — H, portion cricoïdienne rétrécie du larynx (aspect fibro-scléreux de la muqueuse et du périchondre sous-jacent). — O, orifice de l'incision trachéale. — U, ulcération de la muqueuse trachéale due au contact de la canule.

plus de 500 enfants tubés, je n'en ai observé que trois exemples ; Galatti (de Vienne), sur 31 enfants tubés, aurait noté six fois cette complication redoutable ; j'ai peine à comprendre cette série de malheurs opératoires. Bokaï n'en a relaté que 2 cas. En juin 1896, nous avons perdu un de nos trois enfants atteints de rétrécissement laryngé dans des circonstances assez singulières. Comme il arrive d'habitude, ce petit malade atteint de croup, avait dû être tubé plusieurs fois et finalement trachéotomisé. Mais lorsqu'on voulut retirer la canule, il fut pris de spasme laryngé et on dût la replacer. Après quelque temps, on essaya d'introduire un tube pour enlever la canule, mais le larynx se montra infranchissable. M. le Dr Glover, un matin, essaya au moment de la visite de faire passer un cathéter de Schrötter de petit calibre ; il y parvint avec de grandes précautions. Le soir qui suivit cette intervention, la température s'éleva, l'enfant tomba dans une grande prostration et le lendemain il mourut.

L'autopsie nous révéla une tuberculose pulmonaire assez étendue et nous eûmes sous les yeux la sténose sous-glottique. Le dessin que j'en donne ci-joint, exécuté par M. le Dr Glover, est plus démonstratif qu'une longue description.

Voici une autre observation très typique de rétrécissement du larynx consécutif au tubage.

L..., René, cinq ans et demi, entre le 18 février 1896, à 5 heures du soir. Il est pâle, asphyxiant, demi-comateux, secoué par des efforts spasmodiques d'inspiration lente avec expiration active.

Avant tout autre examen on le tube, car la mort semble imminente. Aussitôt le tube mis en place, l'enfant rejette une grande quantité de fausses membranes en lambeaux putrilagineux, avec du muco-pus et des glaires. On examine l'enfant et l'on provoque l'expulsion de nouveaux débris membraneux par quelques mouvements de respiration artificielle, par l'injection dans le tube de

1 centimètre cube d'huile mentholée à 5 p. 100 et par l'ingestion
d'un peu de grog.

Au dout de dix minutes, l'enfant est recoloré, respire d'une
façon presque parfaite. On le place dans la chambre de vapeur. A
l'examen du pharynx, on ne constate pas de fausses membranes,
les amygdales sont rouges, tuméfiées, mûriformes. Il existe une
adénopathie assez considérable. Les parents interrogés donnent
les renseignements suivants : l'enfant tousse depuis huit jours ;
avant-hier, la voix s'est couverte ; la nuit a été mauvaise, l'enfant
devenant de plus en plus gêné pour respirer. Enfin son état s'est
progressivement aggravé jusqu'au moment où on l'a amené à
l'hôpital.

L'ensemencement est pratiqué avec les membranes rejetées
à 6 heures du soir et on fait à l'enfant une injection de 20 centimètres cubes de sérum. La température est à 37°,3.

19 février. — L'enfant va bien. Toutefois la température est à
39°,1, et l'on pratique une seconde injection de 20 centimètres
cubes de sérum.

L'examen bactériologique révèle du Lœffler moyen, des streptocoques et des staphylocoques.

20 février. — La température est à 37°,8, l'enfant respire bien.
On énuclée le tube à 3 heures de l'après-midi après quarante-
six heures de tubage. L'enfant reste calme jusqu'à 8 heures du
soir. Alors il commence à s'agiter de temps en temps, à respirer
avec une certaine gêne, à demander souvent à boire. Cette gêne
augmente jusqu'à 11 heures du soir, puis l'enfant s'endort.

21 février. — Réveil brusque à 1 heure du matin dans un
accès de suffocation terrible. L'enfant qui est un peu maigre présente les signes d'une strangulation extrême : les yeux saillants, la
bouche s'ouvrant largement pendant l'inspiration, l'épigastre violemment déprimé, ainsi que les creux sus-sternal et sus-claviculaire ; tous les muscles dilatateurs du thorax sont convulsés, le
tirage est sifflant, la voix éteinte.

On retube très rapidement l'enfant qui est immédiatement soulagé jusqu'à 4 heures du matin, heure à laquelle il rejette son
tube.

Alors commence pour cet enfant une pénible odyssée de rejets
successifs du tube avec retubages, qui tiennent pendant neuf jours
le personnel du pavillon en éveil et réclament l'intervention de sept
internes de garde, jusqu'à ce que, de guerre lasse, on le trachéotomise.

Pendant ce temps, l'état général de l'enfant s'est maintenu bon et il a guéri, mais nous allons voir au milieu de quelles péripéties et grâce à quel surcroît de soins et de vigilance.

21 février. — Première expulsion du tube à 4 heures du matin. A 7 heures, tubage d'urgence.

22 février. — Deuxième rejet du tube à 2 heures du matin, trente-huit heures de calme.

23 février. — Retubage à 4 heures du soir.

24 février. — Troisième rejet du tube à 5 heures un quart du matin. Onze heures de calme. Retubage à 3 heures du soir.

25 février. — Quatrième rejet du tube à 5 heures et demie du matin. Une heure de calme. Retubage à 6 heures et demie.

Cinquième expulsion, le même jour à 9 heures un quart du matin. Retubage immédiat.

Sixième expulsion à 1 heure du soir. Une heure de calme. Retubage à 2 heures.

Septième expulsion à 10 heures du soir. Retubage immédiat.

27 février. — Huitième expulsion du tube à 4 heures du matin. On essaie de tuber l'enfant avec un tube d'âge supérieur (tube de neuf ans).

28 février. — Neuvième expulsion du tube à 4 heures et demie du matin. Retubage immédiat.

Dixième expulsion à 11 heures du soir. Retubage une heure après. Ces deux derniers tubages furent particulièrement émouvants.

29 février. — A 6 heures du matin, onzième expulsion avec le même tableau d'asphyxie brusque.

On pratique alors la trachéotomie (procédé en un temps).

Du 28 février au 26 mars (vingt-sept jours), tous les efforts, pour laisser l'enfant sans canule restent vains. A chaque essai l'asphyxie reparaît après quelques secondes. On lui laisse la canule.

Le 12 mars. — On enlève la canule et on tube l'enfant sans difficulté avec un tube de huit à neuf ans. La nuit est calme, pas de fièvre, mais à 6 heures du matin, le 13 mars, rejet du tube et reprise du spasme. On a passé la canule qu'il porte encore aujourd'hui.

En effet, c'est en vain qu'on a réessayé plus tard de retuber l'enfant, on a constaté l'existence d'une sténose laryngée qui a été en croissant et a nécessité le maintien de la canule. Actuellement toutes les tentatives de cathétérisme dilatateur du larynx sont restées infructueuses ; aucune bougie de la filière Charrière, même parmi les plus fines, n'a pu être introduite. Mon collègue de chirurgie M. Broca à qui j'ai proposé de pratiquer la laryngofissure chez cet enfant, ne s'est pas encore décidé à lui faire courir les risques de cette dangereuse opération.

CHAPITRE XXXIII

L'ÉCOUVILLONNAGE DU LARYNX ET LA DILATATION EXTEMPORANÉE DE LA GLOTTE DANS LE TRAITEMENT DU CROUP

Il est un procédé d'intervention dans le croup à peu près tombé dans l'oubli et qui peut avoir ses avantages, dans certaines circonstances, chez les enfants traités par le sérum ; je veux parler de l'écouvillonnage du larynx.

Dupuytren, en soignant le fils du mameluk de Bonaparte, atteint d'un croup très grave, eut l'idée de détacher les fausses membranes du larynx en écouvillonnant avec rapidité l'intérieur de ce conduit, à l'aide d'une éponge fixée sur une baleine. Il parvint, en effet, avec de grandes difficultés, à enlever quelques lambeaux membraneux. Cette opération fut suivie d'un calme momentané ; mais néanmoins l'enfant succomba et on reconnut à l'autopsie que la concrétion pelliculaire s'étendait jusque dans les bronches [1].

Loiseau appliqua plus tard l'écouvillonnage d'une manière systématique. Voici en quoi consistait le manuel opératoire : « Plonger le doigt, enveloppé d'un anneau protecteur, dans la bouche, assez profondément pour aller relever l'épiglotte ; avec la main droite, conduire sur l'index gauche, qui sert de conducteur, le tube jusque

[1] Article CROUP. *Dictionnaire* en 30 volumes.

dans le larynx, ce que l'on reconnait sûrement au bruit que fait l'air en le traversant ; après quoi on peut ramoner le larynx avec l'éponge, la curette, y introduire un liquide caustique, des poudres astringentes, ou bien introduire par le tube des pinces très longues destinées à retirer les fausses membranes. » Archambault, auquel nous empruntons cette description, condamne avec sévérité la méthode de Loiseau, adoptée plus tard par Sérullaz.

Mais il est vrai qu'Archambault n'accepte pas non plus le tubage proposé par Bouchut, partageant ainsi les préjugés de Trousseau et de sa génération.

J'ai eu l'occasion d'observer, au pavillon Bretonneau, à intervalles, quelques faits qui m'ont indiqué d'abord que l'écouvillonnage accidentel par le tubage peut être un bon adjuvant de la sérumthérapie.

Il est arrivé plusieurs fois que des enfants atteints de croup, en proie à des accès de suffocation menaçante, aient été tubés avec les instruments habituels. Mais l'introduction du tube, loin de les soulager, loin de faciliter l'entrée de l'air dans les voies aériennes, augmentait encore la gêne respiratoire et la cyanose. On s'apprêtait à faire la trachéotomie, lorsque les enfants étaient pris de quintes de toux violentes et rejetaient simultanément le tube et des fausses membranes volumineuses qui obstruaient le tube : immédiatement les mouvements respiratoires devenaient plus libres, les voies aériennes étaient dégagées et l'enfant, définitivement soulagé, guérissait sans aucune autre intervention.

Il est bien évident, dans ces cas, que le tube, en frottant contre la muqueuse laryngo-trachéale, avait achevé le décollement des membranes, remplissant le rôle d'un écouvillon ; il est non moins certain que cet écouvillonnage involontaire avait été utile, puisque les enfants guérissaient, sans qu'on fût obligé de laisser le tube à demeure.

En 1895, j'ai été vivement frappé par une observation de ce genre : Un jeune garçon de cinq ans atteint de croup membraneux avait été placé dans la chambre de vapeur avec un tirage modéré. Au milieu de la nuit, il est pris d'un accès de suffocation ; l'interne de garde arrive en hâte et pratique le tubage. Le frottement du tube contre la muqueuse laryngée provoque des quintes de toux très fortes et l'enfant rejette presque tout de suite une longue membrane moulée sur le larynx et la trachée et qui traverse le tube. Dix minutes après, dans un effort de vomissement, l'enfant rejette le tube. La respiration étant libre, le tube n'est pas replacé et l'enfant est maintenant guéri, après avoir été tubé pendant dix minutes.

Il me parut dès lors certain, que le tube métallique à extrémité mousse constituait l'écouvillon le meilleur que l'on pût trouver. En même temps que les fausses membranes sont décollées, le passage de l'air n'est pas complètement obstrué comme il le serait par une éponge ou tout autre corps du même genre servant à ramoner la muqueuse. Le tube forme un écouvillon creux, calibré, par lequel les fausses membranes peuvent à la rigueur être rejetées, lorsqu'elles sont antérieurement ramollies dans la chambre de vapeur.

Dès le mois de juin 1895 (*Journal de clinique et de thérapeutique infantiles*) j'appelais l'attention sur le tubage envisagé comme procédé accidentel d'écouvillonnage. Dans le courant de l'année 1896, j'ai poursuivi mes recherches cliniques sur ce sujet et, avec l'aide de M. Glover, j'ai plus spécialement étudié l'action dilatatrice du tube d'O'Dwyer sur la glotte, tandis qu'avec l'un de mes internes, M. Bayeux, je m'efforçais de préciser les indications de l'écouvillonnage proprement dit[1].

[1] Voici les deux communications que j'ai faites avec mes collaborateurs MM. Glover et Bayeux à l'Académie de médecine et à la société médicale des Hôpitaux de Paris en 1896.

COMMUNICATION DE MM. VARIOT ET GLOVER SUR LA DILATATION DE LA GLOTTE.

De la dilatation de la glotte dans le traitement des spasmes laryngiens et dans le croup en particulier[2].

M. J. Glover : — J'ai l'honneur de présenter à l'Académie de médecine au nom de M. le Dr Variot, médecin de l'hôpital Trousseau, et en mon nom personnel, une méthode chirurgicale, systématique, de traitement des spasmes laryngiens par la dilatation de la glotte.

Plusieurs auteurs, M. Renou, entre autres, ont proposé la dilatation forcée pour vaincre le spasme glottique, sans pousser plus loin leurs études.

Pour notre part, l'un de nous s'est occupé de cette question depuis mars 1895.

Nous croyons, par des observations nouvelles, avoir précisé la réglementation et les indications d'une méthode qui a été jusqu'ici plutôt théoriquement admise que pratiquement appliquée.

La dilatation de la glotte peut être lente ou brusque, passagère, temporaire ou prolongée suivant les différentes variétés de spasme, et l'on comprend que l'instrumentation chirurgicale devra varier suivant les circonstances.

Par l'emploi de cette méthode, nous avons pu vaincre certains spasmes glottiques, sans qu'il ait été nécessaire de laisser à demeure l'instrument dilatateur, sans que l'on ait dû recourir au tubage permanent. Et dans les cas où nous avons dû pratiquer l'intubation, en considérant ce procédé comme méthode dilatatrice de la glotte, nous avons obtenu une amélioration notable dans ses résultats : d'une part, en évitant généralement certains des accidents du tubage, tel que le rejet spontané du tube laryngien, d'autre part, en réduisant à son minimum la durée du séjour du tube laissé à demeure dans le larynx.

Jusqu'ici le dilatateur de choix pour la glotte, celui du moins sur lequel a surtout porté notre expérimentation, paraît être le tube d'O'Dwyer gradué d'une manière spéciale et particulièrement importante.

Nous proposons, en effet, de graduer les tubes laryngiens d'après les diamètres de la glotte, établis suivant la taille des enfants et non suivant l'âge comme on l'a fait jusqu'à présent[2].

Nous pouvons ainsi mieux proportionner l'action dilatatrice des tubes; car s'il est inutile de graduer un cathéter laryngien pour la dilatation passagère d'un spasme, il est au contraire indispensable d'en régler la graduation, lorsqu'on pratique une dilatation temporaire ou prolongée.

Ces tubes gradués, malgré leur calibre plus fort sont extraits de la cavité laryngienne avec autant de facilité que les tubes non gradués, surtout lorsqu'on pratique l'énucléation par pression du pouce au-dessous du cricoïde, procédé ingénieux, imaginé par M. Bayeux, interne de M. le Dr Variot.

Il est exceptionnel qu'un tube ainsi calibré et gradué, bien adapté sur le larynx et exerçant une légère compression excentrique, soit rejeté et dégluti

[1] *Académie de médecine,* 30 juin 1896.

[2] J. Glover. De la graduation des tubes laryngiens ou autres instruments similaires. *Journal de clinique et de thérapeutique infantiles,* avril 1896.

A la même époque, j'ai également proposé l'emploi de la codéine, comme adjuvant de la dilatation de 'a glotte, pour éviter de laisser le tube à demeure dans le larynx. Certains laryngistes, M. Renou en particulier, parlant

contrairement à ce qui arrive trop souvent avec les tubes de l'âge de l'enfant. Et l'on sait combien est grave ce rejet spontané du tube qui peut être suivi du retour du spasme et même d'un spasme foudroyant et mortel, si l'opérateur n'est pas à portée pour intervenir. De plus, les chances d'obstruction par les membranes deviennent un peu moindres, puisque le calibre du tube est plus large. Enfin, en raison même du rôle dilatateur qu'il doit à son volume, la durée du séjour du tube est habituellement réduite.

Ce qui fait en somme du tube laryngien un excellent dilatateur, c'est que pendant qu'il dilate effectivement l'isthme glottique, il laisse pénétrer librement l'air dans les voies respiratoires, fait capital chez les malades qui suffoquent.

Toutefois, on pourrait aussi, dans certaines circonstances, recourir pour la dilatation lente et momentanée de la glotte aux cathéters de Schrötter munis d'un manche creux et gradués ou non gradués.

Enfin, au cas où la dilatation continue obtenue à l'aide d'un tube laryngien gradué ne pourrait suffire à vaincre le spasme, chez les tubards en particulier, on pourrait tenter, avec prudence la dilatation brusque à l'aide d'une pince dilatatrice tubulaire imaginée par l'un de nous.

A part ces cas spéciaux, jusqu'à présent nos observations ne nous permettent pas de penser que la dilatation brusque de la glotte puisse être opérée d'une manière efficace dans les spasmes du croup.

Nous étudierons ultérieurement ce point spécial s'il y a lieu. Cette pince que voici présente comme particularité celle de s'ouvrir par une articulation spéciale dans le sens même des cordes vocales et, par cette disposition, de permettre à l'opérateur tout en maintenant perméable l'ouverture physiologique et normale pour la libre circulation de l'air, de pratiquer une dilatation active de la glotte sans provoquer de traumatisme.

Lorsque la pince est ouverte, sa disposition tubulaire facilite largement l'expulsion des mucosités trachéo-bronchiques.

L'étude clinique attentive du croup, de même que les résultats fournis par la dilatation du larynx, montrent également que le spasme glottique est l'élément capital dans les phénomènes de suffocation du croup. Cette notion doit être désormais hors de doute pour les cliniciens. Car les diphtéries laryngo-trachéales les plus membraneuses ne sont pas habituellement les plus spasmodiques.

Sans que l'on puisse encore préciser les diverses variétés de spasme de la glotte dans le croup, auxquelles on pourrait opposer l'une des formes temporaires ou continues de la dilatation, nous distinguons déjà quelques types cliniques.

1° Les enfants au-dessous de deux ans sont plus sujets au laryngisme que ceux d'un âge plus avancé. Chez eux, le spasme laryngé est plus durable, plus sujet à retour et il convient d'y opposer la dilatation prolongée par un tube bien gradué.

2° Lorsque chez des enfants au-dessus de deux ans, le spasme est tout à fait dominant, dans les croups peu membraneux avec toux rauque et voix claire, nous avons vu parfois le spasme céder et la respiration se régulariser d'une manière définitive après la dilatation active et passagère, à l'aide d'un tube qu'on retire après quelques minutes.

Plus souvent, le spasme ne cesse ou ne diminue que pendant quelques de cette idée juste, mais trop générale, que les phénomènes de suffocation et de tirage dans le croup, sont avant tout subordonnés au spasme glottique, ont pensé que la dilata-

heures, et l'on est obligé de replacer un tube gradué. Douze heures de séjour du tube ont été souvent suffisantes pour vaincre définitivement le spasme.

On pourrait supposer que la moindre durée du séjour du tube, dans ces conditions, n'est pas due à l'action dilatatrice de l'instrument, mais à l'action du sérum.

Cependant, avant l'emploi de la méthode dilatatrice, on laissait habituellement les tubes à demeure pendant deux, trois ou quatre jours, et quelquefois on devait laisser le tube jusqu'à dix et quinze jours, chez certains enfants injectés de sérum.

Ce séjour prolongé du tube avait des inconvénients multiples, en entravant la déglutition et par suite l'alimentation des malades, en favorisant l'ulcération de la muqueuse laryngée, due soit au retubage successif, soit à la pression excentrique et prolongée exercée par le tube sur les parois du larynx.

3° Le spasme intense peut survenir aussi, bien que peu fréquemment, dans les diphtéries laryngées très membraneuses ; l'obstruction du tube laissé à demeure est grandement à craindre. On se trouve bien alors de dilater passagèrement la glotte, tout en écouvillonnant avec le tube la muqueuse laryngée.

Le tube doit être introduit et retiré très vite, car cette manœuvre refoule les membranes et l'asphyxie devient très menaçante. Les enfants rejettent après le retrait de l'instrument, de longs moules membraneux et la respiration se régularise.

C'est ce que nous appelons l'écouvillonnage du larynx, opéré en même temps que la dilatation de la glotte.

Enfin, il est d'autres enfants chez lesquels on aurait tort de pratiquer une dilatation prolongée à l'aide d'un tube même bien gradué.

Ce sont ceux qui présentent, en même temps que des accidents diphtéritiques, de la trachéo-bronchite avec abondantes sécrétions purulentes. Dans ces cas le tube met obstacle aux efforts d'expulsion des mucosités et nous pensons que, surtout au-dessus de deux ans, on ne doit pas hésiter à pratiquer la trachéotomie pour dégager librement les voies aériennes.

Bien que nous proposions la dilatation inoffensive pratiquée à l'aide d'un tube d'O'Dwyer, nous pensons néanmoins qu'il ne faut pas intervenir prématurément.

Le spasme phréno-glottique, lorsque l'occlusion de la glotte est encore incomplète, ne s'accompagnant pas de cyanose et des symptômes d'asphyxie, ni d'adynamie des muscles de la respiration, n'est pas aussi redoutable qu'on pourrait le supposer.

Dès l'an dernier, en juin, à l'hôpital Trousseau, l'un de nous est parvenu à abaisser le chiffre des interventions dans la diphtérie à 14 p. 100 à l'aide des *chambres de vapeur.*

Dans l'avenir, on peut espérer que grâce à d'autres procédés médicaux, le chiffre des interventions pourra encore être abaissé.

En conclusions :

1° Dans quelques cas la dilatation de la glotte dans le croup permet d'éviter le tube à demeure.

2° L'intubation elle-même, envisagée comme méthode dilatatrice, devient un procédé chirurgical plus pratique, qui évite généralement le rejet spontané des tubes et abrège la durée de leur séjour, diminue les chances d'ulcération

tion de la glotte devait être suffisante pour faire cesser le spasme dans tous les cas.

Ils ont même proposé à tort de traiter systématiquement le croup par la dilatation forcée, avec des instruments du larynx et du rétrécissement organique, consécutif au tubage prolongé et aux nombreux retubages successifs.

L'écouvillonnage du larynx dans le croup membraneux à l'aide du tube d'O'Dwyer modifié, par MM. VARIOT et BAYEUX[1].

Le tube d'O'Dwyer est généralement employé comme un cathéter du larynx laissé à demeure pendant un temps variable, et destiné à livrer passage à l'air, d'une part, et d'autre part, aux débris membraneux, et aux sécrétions des voies aériennes. Nous pensons que cet instrument peut aussi remplir d'autres usages ; l'un de nous (M. Variot) a étudié, avec M. Glover le rôle du tube comme dilatateur de la glotte ; nous voudrions montrer aujourd'hui que le même tube peut servir d'écouvillon dans les diphtéries laryngo-trachéales très membraneuses, sans qu'il soit nécessaire de le laisser en place.

L'observation clinique nous a permis de reconnaître que les diphtéries les plus membraneuses ne sont pas toujours les plus spasmodiques. On voit des enfants rendre de longs moules membraneux sans que les phénomènes de suffocation, c'est-à-dire le spasme de la glotte, deviennent assez menaçants pour nécessiter le tubage ou la trachéotomie. Ces enfants peuvent guérir sans intervention, si l'intoxication diphtérique ne les emporte pas.

Chez d'autres enfants à diphtérie laryngo-trachéale très membraneuse, des accès de suffocation se produisent surtout lorsque les membranes commencent à se décoller sous l'influence du sérum ; la glotte paraît titillée par les débris membraneux, le spasme est intense, subit ; il faut intervenir.

Dès l'an dernier, l'un de nous (M. Variot) a observé que l'introduction du tube, dans ces circonstances, était fréquemment suivie du bourrage des membranes refoulées dans la trachée, que la lumière du tube était immédiatement obstruée, que l'asphyxie était imminente et que les enfants, pris d'efforts de toux, rejetaient le tube spontanément, et, tout de suite après, des moules membraneux. Après cette expulsion du tube et des membranes, les enfants étaient soulagés, la respiration était régularisée, et il devenait inutile de laisser le tube à demeure.

Partant de ces données accidentelles, nous avons eu l'idée d'essayer systématiquement l'écouvillonnage du larynx dans les diphtéries très membraneuses, à l'aide du tube d'O'Dwyer modifié par l'un de nous (M. Bayeux).

Ce *tube court ventriculaire* nous a toujours suffi pour décoller les membranes laryngo-trachéales. Il ne faut pas oublier, en effet, que l'extrémité inférieure de ce tube descend jusqu'au niveau du troisième anneau de la trachée. L'extraction a toujours été pratiquée au moyen du procédé de l'*énucléation* imaginé par l'un de nous (M. Bayeux). Ce procédé simplifie beaucoup le maniement du tube d'O'Dwyer et s'est toujours montré fidèle.

La difficulté principale est de reconnaître les diphtéries avec moules membraneux laryngo-trachéaux épais et continus ; il est vrai que les diphtéries pharyngées, à membranes confluentes, se propagent assez souvent sous cette forme aux voies aériennes ; il est non moins vrai que des membranes épaisses et étendues peuvent occuper et le larynx et la trachée, sans que l'examen du pharynx puisse permettre de le présumer. — C'est donc plutôt en faisant une *exploration directe à l'aide du tube* qu'en s'appuyant sur l'examen du pharynx, qu'on reconnaîtra les cas de croup membraneux qui sont

---

[1] *Bulletin de la Société Médicale des hôpitaux de Paris*, 1895.

variables. Je suis, pour ma part, tout à fait opposé à la dilatation forcée à l'aide de pinces ou d'instruments dilatateurs analogues; la divulsion du sphincter laryngé, vu ses connexions avec le squelette cartilagineux, serait désastreuse : le sphincter glottique n'a rien de comparable au sphincter anal.

La dilatation de la glotte ne devra donc être opérée

justiciables de l'écouvillonnage; on entendra parfois clapoter la membrane partiellement décollée, qui titille la muqueuse de la glotte, mais, généralement, c'est la sensation du bourrage des membranes, et la suffocation par obstruction immédiate du tube qui nous éclairera. Lorsque, le tube mis en place, l'enfant cesse de respirer, se cyanose, asphyxie, bon gré mal gré il faut retirer le tube. Sous l'influence des efforts de toux ou des mouvements de respiration artificielle, le moule membraneux, décollé et fragmenté par le cathétérisme du larynx, est expulsé, et l'air rentre librement dans l'arbre aérien; la respiration se régularise ; la présence du tube laissé à demeure n'est pas indispensable.

Quelques enfants ont guéri après un seul écouvillonnage ainsi pratiqué, en rejetant tout de suite après l'énucléation du tube des membranes de 5 à 10 centimètres de longueur, et le lendemain et le surlendemain, d'autres moules membraneux plus minces et moins longs, sans qu'il ait été nécessaire de recommencer l'écouvillonnage.

D'autres fois, et c'est le cas habituel, il faut réintroduire le tube, soit pour faciliter le rejet d'une grande membrane incomplètement décollée, soit pour vaincre le spasme glottique qui a reparu. Il faut bien noter en effet, que le tube d'O'Dwyer modifié que nous employons comme un écouvillon tubulé, mousse, très maniable est en même temps un dilatateur du sphincter glottique. L'écouvillonnage du larynx et la dilatation de la glotte sont obtenues en même temps, et il faut faire une part à ces deux opérations simultanées dans la cessation des phénomènes de suffocation.

L'avantage et même *la nécessité* de l'écouvillonnage sont évidents dans bon nombre de cas. Il s'agit, en effet de diphtéries tellement membraneuses, que le tube est obstrué par le refoulement de membranes, et que son retrait immédiat s'impose. Le tube ne sert donc pas à rendre les voies aériennes perméables à l'air atmosphérique ; il n'est utile que comme écouvillon. La trachéotomie est la suprême ressource pour évacuer les membranes lorsque l'écouvillonnage n'a pas suffi, ce qui est exceptionnel.

Nous pouvons donc envisager l'écouvillonnage du larynx, comme un moyen d'étendre l'emploi du tube à des cas où le tubage proprement dit est inapplicable.

Il est impossible de laisser le tube à demeure lorsque les membranes sont bourrées dans la trachée; il faut détuber immédiatement. En outre, la reproduction des moules membraneux, qui est la règle, malgré l'injection de sérum, doit faire craindre l'obstruction brusque du tube, lors de leur décollement, si on replace le tube, et si on le laisse en place. Mieux vaut donc, si on ne recourt pas à la trachéotomie, faire au besoin plusieurs écouvillonnages successifs, que de faire un vrai tubage dans ces conditions.

Bien que l'introduction du tube par une main exercée ne soit en réalité qu'un cathétérisme du larynx, et ne présente pas de sérieux inconvénients, nous ne conseillons pas pourtant de multiplier les écouvillonnages au delà de *trois* ou *quatre*. Si le spasme glottique est très tenace, très récidivant, il faut soit laisser un tube à demeure, soit plutôt pratiquer la trachéotomie qui qu'avec beaucoup de prudence à l'aide du tube d'O'Dwyer, bien gradué suivant l'âge de l'enfant, et dans la majorité des cas cette dilatation servira en même temps d'écouvillonnage de la paroi laryngée.

Ce serait d'ailleurs une erreur de croire que la dilatation extemporanée de la glotte suffira toujours à vaincre définitivement le spasme laryngien, comme on a pu le supposer théoriquement.

Les modalités du spasme laryngien, je ne saurais trop le répéter, sont infiniment variables suivant l'âge des enfants, leur nervosité, la forme de la diphtérie et l'espèce de laryngite suffocante. J'ai vu la dilatation de la glotte échouer complètement chez des enfants atteints de faux croup grave, sans aucun exsudat membraneux ni dans le pharynx ni dans les voies aériennes, alors que toutes les conditions semblaient réunies pour qu'elle réussît.

laisse un large passage aux membranes moulées et aux sécrétions purulentes. Les chances d'obstruction de la canule à trachéotomie sont beaucoup moindres que les chances d'obstruction du tube, et la surveillance sera moins étroite.

Les enfants trachéotomisés au-dessus de deux ans surtout guérissent très bien depuis l'emploi du sérum antidiphtérique, et il ne faut pas reculer devant cette opération, si l'écouvillonnage est impuissant.

Nos essais d'écouvillonnage ont porté jusqu'à présent sur 23 enfants ; 9 ont guéri après un ou plusieurs écouvillonnages du larynx, sans que nous ayons laissé le tube à demeure. Sur les 14 autres enfants, 3 ont dû être trachéotomisés ; 2 sont morts sans avoir été tubés ni trachéotomisés, par intoxication diphtérique ; chez 9 autres enfants, on a dû laisser le tube à demeure pendant un temps variable. La mortalité totale sur 23 enfants écouvillonnés a été de 8. Nous relatons plus loin quelques observations cliniques typiques.

Nous n'avons pas besoin de faire remarquer que dans tous ces cas il s'agit d'enfants ayant des diphtéries graves, propagées aux voies aériennes, et que l'intoxication diphtérique est grandement à craindre lorsque les surfaces membraneuses sont aussi étendues.

En signalant les résultats de notre observation au pavillon Bretonneau nous ne proposons pas une méthode générale de traitement du croup par l'écouvillonnage, à l'exemple de Loiseau et de Sérullaz.

Mais il nous a paru utile de montrer le parti que l'on peut tirer du tube d'O'Dwyer modifié, non seulement comme cathéter laissé à demeure dans le larynx, mais aussi comme *écouvillon* ou comme dilatateur de la glotte. Le clinicien doit s'efforcer de distinguer les diverses modalités de la laryngite diphtérique ; il tiendra compte de l'âge des enfants, de l'intensité du spasme phréno-glottique, de l'abondance des membranes, et, suivant les circonstances, il pratiquera la dilatation, l'écouvillonnage ou le tubage permanent.

D'autres fois, j'ai réussi moi-même à guérir des enfants atteints de croup avec suffocation intense, en plaçant un tube dans le larynx pendant quatre ou cinq minutes; les enfants rejetaient des crachats muco-purulents, quelques débris insignifiants de membranes, recevaient, après le retrait du tube, un tiers ou deux tiers de centigramme de codéine à une ou deux heures d'intervalle, et s'endormaient sans que le tirage redevînt inquiétant. La dilatation de la glotte dans ces circonstances avait été réellement efficace, car les membranes expulsées étaient si minimes qu'on ne pouvait guère considérer l'opération comme un véritable écouvillonnage du larynx.

Néanmoins j'ai cru remarquer pendant toute la série d'observations que j'ai faites avec mon interne, M. Bayeux, que l'intervention extemporanée avec le tube d'O'Dwyer était surtout utile dans les cas où le larynx était plus ou moins abondamment tapissé par des membranes, dans les cas où l'on pratiquait un véritable écouvillonnage de la muqueuse laryngée.

Bien qu'il soit très difficile de faire la part réciproque à la dilatation glottique et à l'écouvillonnage des membranes, dans ces circonstances, je suis disposé à croire que le cathétérisme extemporané du larynx est plus souvent suivi de succès dans les diphtéries membraneuses.

Nous avons distingué les écouvillonnages laryngés, d'après une expérience portant sur plus de 100 malades suivis au pavillon Bretonneau, en :

1° Écouvillonnages spontanés ;

2° Écouvillonnages de nécessité ;

3° Écouvillonnages uniques ;

4° Écouvillonnages répétés.

Quelques mots d'éclaircissement sur chaque classe de ces faits.

On peut désigner sous le nom d'écouvillonnages spontanés les cas dans lesquels les enfants, après avoir présenté des phénomènes de suffocation peu intenses en général, et quelquefois presque nuls (croup fruste), rendent spontanément des moules membraneux modelés sur le larynx et la trachée. Les enfants au-dessus de six ans sont ceux qui s'écouvillonnent volontiers, sans aucune intervention chirurgicale.

L'écouvillonnage *de nécessité* est celui dans lequel l'enfant, après avoir reçu un tube dans le larynx, respire encore plus difficilement qu'avant l'opération.

Les membranes sont probablement refoulées, le calibre est obstrué, l'air n'entre pas dans les voies aériennes, la cyanose est complète ; assez souvent le petit malade en se débattant, en toussant, etc., rejette en bloc le tube et la masse d'exsudats qui ferment le larynx ; le soulagement est en général complet et plus ou moins durable ; les mouvements respiratoires se régularisent.

Plus souvent l'opérateur est obligé de retirer au plus vite le tube *par le fil resté attaché*, et des débris membraneux plus ou moins compacts, détachés par l'écouvillonnage, sont expulsés ; le résultat favorable est immédiat comme précédemment.

Il arrive quelquefois qu'après l'extraction du tube le bourrage membraneux persiste, les mouvements respiratoires s'arrêtent, et que la trachéotomie s'impose absolument.

L'écouvillonnage *unique* consiste dans l'introduction temporaire et voulue du tube laryngien ; ordinairement des fausses membranes plus ou moins abondantes et du muco-pus sont rejetés ; le tube est bien supporté ; il serait loisible de laisser le tube à demeure, cependant on retire le tube dans l'espoir que le spasme ne se reproduira pas et que cette intervention extemporanée suffira pour obtenir la guérison. D'ailleurs on se tient prêt à réintroduire le tube, en cas de besoin, comme il arrive dans les *écouvillonnages* répétés.

Nous avons vu un certain nombre d'enfants guéris par cette dernière méthode (des écouvillonnages répétés) qui a l'avantage d'éviter le séjour du tube dans le larynx. Dès que le spasme glottique reparait menaçant, on place un tube pendant quelques minutes, un quart d'heure, une heure, et on le retire, et cette manœuvre est répétée trois ou quatre fois s'il y a lieu[1].

[1] Mon collègue M. Sevestre n'a pas accepté tout d'abord l'idée de la dilatation rapide de la glotte à l'aide du tube d'O'Dwyer. Il estime que les chances de retour du spasme sont trop grandes et qu'il est préférable de laisser le tube à demeure, quand on a été *assez heureux* pour pénétrer dans le larynx.

Il craint que les tentatives multiples d'introduction du tube ne risquent de léser le larynx, de fatiguer les enfants, etc.

Si le tube à demeure n'avait pas d'inconvénients, nous n'aurions pas songé à abréger la durée du séjour du tube ou même à l'enlever après quelques minutes.

Je rappelle que ces inconvénients sont sérieux et quelquefois graves : la déglutition est en général très difficile ; les enfants toussent violemment chaque fois qu'ils déglutissent des liquides ; l'épiglotte s'adapte souvent mal sur le pavillon du tube. Il est des enfants qu'on ne peut pas alimenter du tout, même avec des bouillies, lorsqu'ils sont tubés ; on est obligé d'enlever le tube pour leur faire absorber des aliments. D'autres enfants, dont la conformation du larynx est probablement différente, s'alimentent plus aisément. Les chances d'obstruction brusque du tube par les membranes ou d'obstruction lente par les mucosités purulentes qui encrassent le calibre du tube au point de l'obturer, sont d'autant plus grandes que le tube reste à demeure. Enfin, dans les nombreuses autopsies d'enfants qui avaient gardé le tube trois ou quatre jours, j'ai vu, dans près du tiers des cas, des ulcérations de la muqueuse laryngée, qui mettent le cartilage cricoïde à nu.

Il est très vraisemblable que l'aphonie persistante après le tubage permanent est liée à ces ulcérations circonscrites. Bien plus, des rétrécissements organiques du larynx dans la région cricoïdienne peuvent se développer après un assez long séjour du tube.

Le tubage permanent n'est donc pas inoffensif, tant s'en faut, et plus nous abrégerons le séjour du tube, plus la guérison rapide sera probable.

Lorsque l'on connaît bien les inconvénients du tube à demeure, n'est-on pas autorisé à tenter la dilatation rapide pendant quelques minutes, dans certaines circonstances ? N'est-il pas admirable de voir un enfant atteint de croup avec un spasme de la glotte intense, suffocant, guérir après avoir gardé le tube laryngien trois ou quatre minutes ? Le bénéfice ne vaut-il pas tout au moins que l'on essaye une fois cette nouvelle méthode ? Que peut-il arriver de pire ? Qu'on soit obligé, après quelques heures, de réintroduire le tube. Ce n'est pas là une difficulté pour un opérateur exercé.

La dilatation de la glotte nécessite la même opération que le tubage, et le

Mon collègue M. Sevestre a soulevé contre la méthode des écouvillonnages multiples des objections dont je ne me dissimule pas l'importance ; cependant je crois y avoir répondu d'une manière satisfaisante.

J'ai d'ailleurs entrepris avec mon interne, M. Bayeux, quelques expériences sur le cadavre qui me paraissent démontrer l'innocuité des interventions multiples. Le détail de ces expériences a été relaté dans le chapitre où j'ai étudié les ulcérations laryngées consécutives au tubage.

Le traitement du croup par les écouvillonnages répétés n'est possible, comme le tubage lui-même, que dans un service d'hôpital parfaitement organisé avec des opérateurs très exercés ; il demande une vigilance plus grande encore que l'emploi du tube à demeure ; l'interne résident doit être prêt à intervenir nuit et jour et à toute heure. Je dois convenir d'ailleurs qu'il est pénible pour l'enfant de subir, à intervalles plus ou moins rapprochés, des manœuvres multiples de tubage.

Je ne puis donc recommander sans restriction la méthode des écouvillonnages multiples dans le traitement du croup, qui nous a cependant donné d'assez beaux résultats à l'hôpital Trousseau à la fin de l'année 1896. Mais par contre je ne saurais trop engager les médecins qui sont placés dans de bonnes conditions pour pratiquer le tubage, à tenter au moins une fois l'*écouvillonnage unique*.

tubage n'est autre chose qu'un cathétérisme du larynx avec un instrument mousse bien calibré et inoffensif. M. Sevestre craint que les médecins peu familiarisés avec la pratique du tubage, séduits par la simplicité apparente de la dilatation de la glotte, ne pratiquent cette opération imprudemment et n'aient des mécomptes. Je répondrai que pour tenter la dilatation de la glotte, il faut être un opérateur très exercé, qu'il faut être sûr de passer le tube sans difficulté, non pas une fois, mais plusieurs fois s'il est nécessaire, et qu'il n'est pas suffisant, pour rejeter un mode d'intervention, de s'appuyer sur l'inhabileté probable des opérateurs. Les internes de l'hôpital Trousseau, et spécialement ceux de mon service, pratiquent le cathétérisme du larynx avec une rare sûreté de main, et je n'hésite pas à leur demander de tenter la dilatation de la glotte, lorsque je le juge convenable. (*Réponse aux objections de M. Sevestre. Société médicale des hôpitaux*, 1896.)

Si l'essai n'est pas heureux, on replace un tube dans le larynx et cette fois on le laisse à demeure.

On trouvera dans la thèse inaugurale de Mlle Schultz (Paris, 1897) le relevé des cas de croup traités dans mon service de l'hôpital Trousseau par l'écouvillonnage en 1896 : sur cent enfants environ, vingt ont guéri après un écouvillonnage unique, c'est-à-dire n'ayant gardé le tube dans le larynx que pendant quatre ou cinq minutes.

Voici une belle observation de ce genre que j'ai présentée à la Société médicale des hôpitaux en 1896 :

R., Laurence, âgée de quatre ans, malade depuis quatre jours, avec un tirage qui dure depuis quinze heures, entre au pavillon Bretonneau le 1er juillet, à 11 heures du matin.

L'enfant a reçu la veille, en ville, 10 centimètres cubes de sérum. Le tirage a néanmoins augmenté, et à son entrée dans le pavillon, l'enfant est en état de spasme phréno-glottique extrêmement intense ; elle est pâle, abattue, avec une respiration très lente ; inspiration sifflante, expiration active, pouls rapide et faible, et une légère moiteur sur le front.

L'examen de la gorge dénote des îlots membraneux, épars sur les deux amygdales ; on diagnostique diphtérie moyenne du pharynx avec croup, et devant l'état d'asphyxie imminente, je pratique la dilatation de la glotte.

Le tube reste en place pendant cinq minutes et amène un soulagement immédiat ; l'enfant se recolore, la respiration redevient calme instantanément, après une légère quinte de toux qui ne ramène pas de débris membraneux appréciables. C'est donc un cas de spasme phréno-glottique non membraneux, justiciable de la dilatation simple.

Au bout de cinq minutes, je pratique l'énucléation du tube et je constate que la respiration reste absolument normale ; je fais administrer à l'enfant 1 centigramme de codéine à doses fractionnées pour prévenir le retour du spasme, et j'ordonne que, si le spasme reparaît, on lui administre une nouvelle dose de 1 centigramme dans la soirée.

Or, sauf quelques légers accès de tirage dans l'après-midi et dans la nuit, qui n'ont d'ailleurs nécessité aucune intervention, l'état de l'enfant s'est maintenu parfait.

Hier, elle avait encore un léger accès de tirage, on lui administra de nouveau 1 centigramme de codéine et une nouvelle injection de 20 centimètre cubes de sérum. Ce matin, au quatrième jour de sa maladie, je l'ai trouvée dans mon service, parfaitement calme, sans aucune gène respiratoire, la voix revenue en partie, avec une température de 37°,4.

Examen bactériologique : Lœffler pur.

Le 6 juillet, l'enfant est sortie entièrement guérie.

Ce fait n'est pas unique, il me serait aisé d'en reproduire beaucoup de semblables[1].

[1] Diphtérie laryngo-trachéale. Écouvillonnage unique vingt-deux heures après l'injection de sérum. — Guérison.

Émile T..., cinq ans. Entré le 12 mai 1896 à minuit avec toux rauque, voix claire, et léger tirage ; placé dans la chambre de vapeur.

Examen de la gorge. — Exsudats membraneux sur les deux amygdales, les piliers antérieurs, les piliers postérieurs et le fond du pharynx.

Diagnostic clinique : diphtérie pharyngée à forme extensive avec croup.

Injection de 20 centimètres cubes de sérum.

La température est à 38 degrés.

Le 13 mai, l'état général est bon, mais la gène respiratoire laryngée persiste, sans fièvre ; nouvelle injection de 10 centimètres cubes de sérum à 4 heures du soir.

Le 12 mai, à 2 heures et demie du matin, c'est-à-dire vingt-deux heures après la première injection de sérum, crise de suffocation extrêmement intense. Écouvillonnage (séjour du tube, deux minutes), expulsion de fausses membranes. Soulagement notable.

Guérison complète le 22 mai.

Diagnostic bactériologique. Lœffler pur.

Diphtérie laryngo-trachéale. — Tirage intense trente-quatre heures après l'injection de sérum. — Guérison avec un écouvillonnage.

B..., Henriette, huit ans. Entré le 13 juin 1896. Malade depuis huit jours, avec angine, et voix éteinte.

A l'entrée, pas de tirage.

Examen de la gorge. — Angine très étendue, couvrant les amygdales, les piliers et le fond du pharynx.

L'épiglotte est largement bordée d'un enduit membraneux. Température 38°,8.

Diagnostic. — Angine diphtérique à forme extensive, avec croup atténué.

Injection de 20 centimètres cubes de sérum.

Le 14 juin apparaît un peu de gène laryngée, qui va en augmentant jusqu'à 2 heures et demie du matin ; le 15 juin, on pratique l'écouvillonnage trente-quatre heures après la première injection de sérum ; la seconde (20 centimètres cubes) ayant été pratiquée le 14 à midi.

L'écouvillonnage a provoqué l'expulsion d'une énorme fausse membrane, et amené un soulagement complet.

Le 16 juin, rejet spontané d'une deuxième fausse membrane.

Guérison parfaite le 22 juin.

Diagnostic bactériologique. — Lœffler et staphylocoques.

Diphtérie laryngo-trachéale avec spasme phréno-glottique. — Écouvillonnage.

Est-il possible de simplifier davantage l'intervention chirurgicale dans le croup? Ne doit-on pas tenter au moins une fois une manœuvre aussi inoffensive et aussi utile? — J'ai été étonné bien souvent moi-même des résultats obtenus, et les médecins français et étrangers qui m'ont fait l'honneur de visiter mes salles en ont été témoins comme moi.

Je me suis efforcé de préciser les indications de la dilatation de la glotte et de l'écouvillonnage, c'est-à-dire de rechercher les circonstances dans lesquelles cette opération avait les plus grandes chances de succès; mais j'avoue n'avoir pu éclaircir complètement cette question cependant si intéressante. J'ai d'ailleurs quitté le service de la diphtérie au commencement de 1897 et j'ai dû forcément interrompre mes investigations dans ce sens.

Rejet de moules membraneux. — Guérison sans que le tube ait été laissé à demeure.

Ferdinand de R.... quatre ans. — Entré le 17 avril, à 6 heures du soir, avec un tirage assez accentué, toux aboyante et voix rauque presque éteinte. Malade depuis vingt heures.

Examen de la gorge. — Plaquettes isolées sur les deux amygdales.

Diagnostic clinique. — Amygdalite diphtérique avec croup.

Injection de 20 centimètres cubes de sérum. Température 38°.

Deux heures après son entrée, à 8 heures du soir, la gêne respiratoire devient très intense : face congestionnée, lèvres et nez pâles, front moite, pouls paradoxal, violentes contractions du diaphragme n'amenant que peu d'air dans les poumons.

Introduction du tube (tube court) : aussitôt la respiration s'arrête totalement, quelques mouvements convulsifs du diaphragme n'amènent aucune pénétration d'air dans la trachée.

Énucléation du tube nécessaire et immédiate. — Aussitôt, quinte de toux forte amenant le rejet d'un moule membraneux laryngo-trachéal de 9 centimètres.

Une demi-heure après, quinte de toux qui fait espulser une plaquette membraneuse de 2 centimètres.

Soulagement notable.

Le 18 avril, bon état général. Température 38°,6.

Les fausses membranes pharyngées persistent en partie.

Nouvelle injection de 10 centimètres cubes de sérum.

A 2 heures de l'après-midi, violente quinte de toux qui provoque le rejet d'un deuxième moule trachéal moins épais et moins long que le premier.

A la suite de cette crise, la respiration est devenue libre, la voix s'est éclaircie et l'enfant est sorti guéri, le 20 avril.

Diagnostic bactériologique. — Læffler pur.

Dans ce cas, l'enfant a guéri par un simple écouvillonnage, sans que le tube ait été laissé à demeure.

Il m'a paru que le spasme glottique était tellement tenace et récidivant chez les enfants au dessous de dix-huit mois qu'il était préférable en général de laisser le tube à demeure. D'autre part, lorsque j'ai rencontré des enfants faibles, ou cyanosés, ou épuisés par un long tirage, ou intoxiqués par une diphtérie grave, j'ai pensé que les manœuvres multiples d'écouvillonnage répété seraient mal supportées.

De même les enfants atteints de faux croup grave non membraneux, ou atteints de croup avec broncho-pneumonie coexistante, doivent recevoir le tube à demeure.

C'est surtout chez les enfants âgés de trois à six ans, présentant une diphtérie de moyenne intensité plus ou moins membraneuse, ayant un spasme phréno-glottique intense, mais réagissant vigoureusement, se défendant bien, comme on dit vulgairement, que la dilatation extemporanée et l'écouvillonnage unique réussiront le plus souvent.

Ainsi que je l'ai déjà indiqué lors de la description du mécanisme physiologique du tirage, j'ai employé la codéine, un centigramme à doses fractionnées dans les vingt-quatre heures, et même plus chez les enfants de trois à six ans.

Ce narcotique très doux est bien supporté par les enfants ; il détermine un sommeil peu profond, mais suffisant pour calmer le spasme glottique en général. A ce titre la codéine est un bon adjuvant de la dilatation de la glotte, supérieur au bromure de potassium et à la valériane.

Il est des spasmes glottiques qui ne cèdent pas, même pendant le sommeil provoqué par la codéine ; il devient alors indispensable de placer un tube à demeure.

L'action sédative de la codéine est non moins évidente chez les enfants qui sont atteints de spasme tardif au moment du détubage; souvent j'ai vu des enfants, qui ne pouvaient se passer de tube, se calmer sous l'influence de la codéine, sans que le tube ait dû être réintroduit. — J'en conseillerais volontiers l'usage chez les petits tubards.

En terminant je dois ajouter que presque tous les enfants que j'ai vus guérir après une dilatation extemporanée de la glotte ou un écouvillonnage systématique unique, avaient reçu des doses de codéine variant de un demi-centigramme à un centigramme et demi, et j'ignore dans quelle mesure l'emploi de cette substance a pu modifier nos résultats opératoires. Je n'ai pas fait de contre-expérience et suis obligé de rester dans le doute.

CHAPITRE XXXIV

QUELQUES INDICATIONS DE LA TRACHÉOTOMIE
DANS LA PRATIQUE HOSPITALIÈRE

Même dans les services d'hôpitaux, où le tubage est employé de préférence comme procédé d'intervention opératoire dans le croup, la trachéotomie peut devenir nécessaire. Il est bien difficile de prévoir à l'avance tous les cas dans lesquels le tubage pourra être insuffisant pour lever l'obstruction laryngée ; mais dans le cours des deux années pendant lesquelles j'ai eu la direction du pavillon Bretonneau, j'ai eu la satisfaction de voir survivre un certain nombre d'enfants qui ont été trachéotomisés forcément parce que le tubage ne les soulageait pas.

Il n'est pas rigoureusement exact que lorsque le tubage échoue chez un enfant, la trachéotomie est inutile ; le médecin ne doit jamais se décourager ; si l'introduction d'un tube dans le larynx ne fait pas disparaître la suffocation, il doit ouvrir la trachée.

J'ai vu un très grand nombre d'insuccès de la trachéotomie après le tubage, chez des enfants atteints de broncho-pneumonie, qui continuaient d'avoir un tirage intense tout en ayant un tube dans le larynx. Mais tous ces enfants n'avaient pas un vrai tirage laryngien ; leur gêne respiratoire était due à l'imperméabilité pulmonaire qui est irrémédiable.

On conçoit donc que les médecins qui n'ont observé qu'un nombre restreint de cas, et qui ont été témoins de l'inefficacité de la trachéotomie dans de telles circonstances, aient avancé prématurément que la trachéotomie était superflue après l'échec du tubage.

M. le Dr Gustave Heymann, en compulsant les documents cliniques extrêmement nombreux que j'ai recueillis dans mon service, a publié un excellent travail *sur les indications actuelles de la trachéotomie dans le croup de l'enfant.*

Les idées exposées sur ce sujet par ce médecin distingué sont à peu près d'accord avec les miennes [1].

Il est une première circonstance dans laquelle, d'une manière générale, la trachéotomie me paraît préférable au tubage : c'est l'état de mort apparente. Si un enfant est apporté tout à fait inanimé, sans mouvements respiratoires, l'ouverture de la trachée est facilitée par le fait même de l'inertie du sujet, et les chances de faire pénétrer rapidement de l'air respirable dans les voies aériennes sont plus grandes qu'en plaçant un tube qui peut être obstrué d'emblée par des membranes et du muco-pus. Je ne crois pas devoir entrer dans de longs détails à ce sujet et je renvoie au chapitre sur les *indications de l'intervention opératoire dans le croup*, où j'ai discuté cette question comme elle devait l'être.

Le spasme de la glotte est assez souvent un obstacle infranchissable pour le tube ; vainement on essaye de pénétrer entre les cordes vocales avec le mandrin. On est butté, et si l'on veut employer la violence, on risque de s'engager dans les ventricules et de faire une fausse route. Il est des enfants chez lesquels la glotte s'entrouvre seulement au moment où ils sont tout à fait livides, où la respira-

____

[1] Dr Gustave Heymann (Thèse de Paris, 1897).

tion s'arrête ; il en est même qui tombent en résolution avant que le tube ne soit introduit, surtout si l'on fait plusieurs tentatives, à cause des mouvements intempestifs, de l'indocilité, etc.

Il ne faut jamais oublier que, surtout dans ces circonstances, il est utile que deux opérateurs soient présents et puissent se relayer ; si l'un ne passe pas le tube, l'autre réussira peut-être et la trachéotomie pourra être évitée. Elle devient indispensable si l'opérateur est définitivement impuissant pour introduire le tube dans le larynx.

Il est une variété de spasme glottique tardif, mais extrêmement dangereux, survenant après le détubage ; comme ce spasme peut être mortel s'il se reproduit (j'ai vu plusieurs exemples de mort), il me paraît préférable de placer une canule dans la trachée pour éviter un spasme ultérieur et la terminaison fatale.

Dans le cas suivant, la mort subite a été provoquée par un spasme tardif chez un enfant tubé, à l'autopsie duquel on trouva des ulcérations laryngées, cause probable du spasme.

La nommée M... Germaine, âgée de trois ans, entre à Bretonneau le 7 mai 1896, à 10 heures du matin.

Elle a mal à la gorge depuis deux jours, toux rauque et voix éteinte depuis la même époque.

A son entrée elle présente un tirage intense et continu ; on la place dans la chambre de vapeur après injection de 20 centimètres cubes de sérum.

A midi, accès de suffocation brusque qui nécessite le tubage. Soulagement notable après rejet d'une notable quantité de pus et de débris de fausses membranes.

Le reste de la journée et la nuit se passent sans incidents .

A 10 heures du soir on fait une nouvelle injection de 10 centimètres cubes.

La température est montée à 38°,8.

Le 8 mai. — État stationnaire. Température 38°,2 le matin, 39° le soir. Un peu d'obscurité respiratoire et de submatité au sommet droit. On prescrit des bains à 30°.

Le 9 mai. — On aperçoit au pourtour des piqûres de sérum une rougeur d'aspect scarlatiniforme assez bien limitée à cette région.

Comme il n'y a eu ni céphalée, ni vomissements, ni recrudescence de l'angine, on pense à une éruption du sérum.

On détube l'enfant à 9 heures du matin, après quarante-huit heures de tubage.

La température reste à 38°,6.

Le 10 mai. — L'éruption s'est étendue. Mais la langue est simplement saburrale, la gorge est détergée.

La température se maintient au même niveau.

On constate l'existence d'un foyer de broncho-pneumonie au sommet droit.

Jusqu'au 12 rien de nouveau, l'éruption pâlit peu à peu.

Mais vers le soir, la température, qui le matin était à 38°, monte brusquement à 40°,6. La respiration s'accélère (48 par minute). Il existe des râles humides et un léger souffle au sommet droit ; on recommence les bains interrompus depuis le matin.

Le 13. — La température est revenue à 39° et elle s'y maintient jusqu'au 15 au soir.

Pendant ces quelques jours on note à peu près les mêmes signes à l'auscultation.

L'éruption a totalement disparu depuis le 13.

Le 16 mai. — Dans l'après-midi l'enfant, dont la température est tombée à 38°,2, est prise brutalement, contre toute attente, d'un spasme tardif de la glotte.

La respiration s'arrête instantanément, le cœur cesse bientôt de battre et le tubage ne parvient pas à la ranimer.

L'autopsie faite trente-six heures plus tard permet de constater qu'il n'existe plus aucune fausse membrane dans la gorge et les voies aériennes. Au niveau du cricoïde, il existe deux petites ulcérations latérales, symétriques, taillées à l'emporte-pièce, et dont le fond est formé par le cartilage mis à nu. La muqueuse du larynx, de la trachée et des bronches est nettement vascularisée.

Le lobe supérieur du poumon droit est le siège d'une broncho-pneumonie déjà ancienne.

Le lobe moyen est un peu emphysémateux.

Les autres organes n'offrent rien de spécial.

Voici un autre cas dans lequel on a cru devoir pratiquer la trachéotomie pour éviter la récidive du spasme.

La nommée F... Alice, âgée de deux ans, entre à Bretonneau le 17 août 1896, à 7 heures et demie du soir.

Elle est malade depuis hier matin.

A son entrée, voix et toux éteintes, tirage léger, deux plaques grisâtres, épaisses, pulpeuses, sur les piliers postérieurs.

Température 37°,8. Injection de 20 centimètres cubes de sérum.

A 9 heures et demie du soir, le tirage est devenu extrêmement intense.

On introduit un tube dans le larynx, on le laisse en place cinq minutes, puis on le retire. Cette dilatation extemporanée produit un soulagement appréciable. Aucune fausse membrane n'est expulsée, il s'agit donc bien d'une dilatation et non d'un écouvillonnage.

L'enfant reste toute la nuit sans tube.

Le 18 août, à 10 heures du matin, il existe un tirage permanent de moyenne intensité avec expiration active, respiration lente à 27 par minute.

Mais les lèvres sont roses, l'enfant a bon aspect.

Nouvelle injection de 10 centimètres cubes de sérum.

L'examen bactériologique montre quelques colonies de Lœffler moyen.

Du 18 au 20, le tirage reste léger.

La température oscille entre 38° et 38°,5.

Le 22. — L'enfant ne tire plus que lorsqu'on l'excite.

La gorge est nette.

Le 24. — A 2 heures du matin survient un très violent accès de suffocation.

Comme on est au huitième jour et qu'il y a lieu de croire à un spasme tardif, on fait la trachéotomie.

A 8 heures du matin, la température est montée à 39°.

A 6 heures du soir, elle atteint 39°,5.

A l'auscultation, on entend, du côté droit surtout, des râles sibilants et ronflants et des sons crépitants à bulles moyennes.

On prescrit des bains.

Mais l'ascension thermique ne persiste que deux jours.

Le 26. — Début de défervescence à 38°, malgré l'apparition d'une éruption d'urticaire.

On supprime la canule à 9 heures du matin.

Le 27. — *La défervescence est complète.*

L'enfant sort complètement guérie le 13 septembre.

Les signes de bronchite ont persisté jusqu'au 4 ou 5 septembre.

Ils ont entièrement disparu à la sortie de l'enfant.

Cette observation est un exemple de spasme tardif, et comme tel relevant plutôt de la trachéotomie que du tubage.

La guérison a été rapide et complète.

Lorsque la diphtérie du larynx et des voies aériennes est très membraneuse, deux accidents également redoutables peuvent se produire : 1° le bourrage des membranes, et l'obstruction complète et immédiate du tube avec arrêt des mouvements respiratoires ; 2° l'obstruction tardive et réitérée par les membranes décollées sous l'influence du sérum. Ces deux accidents peuvent entraîner la mort si l'on n'ouvre pas la trachée. J'ai réussi dans certains cas, avec M. Bayeux, l'un de mes internes, en faisant des écouvillonnages réitérés du larynx à l'aide du tube d'O'Dwyer, à éviter la trachéotomie. Mais l'écouvillonnage est une méthode opératoire très délicate, qui exige une surveillance bien étroite ; l'ouverture de la trachée donnera une plus grande sécurité.

L'observation suivante est un exemple de l'insuffisance et des dangers du tubage dans les cas de diphtérie très membraneuse.

Il s'agit d'un enfant (D... Henri), âgé de deux ans et demi, entré à Bretonneau, le 20 avril 1896, à 10 heures du soir.

Il avait la toux et la voix éteintes depuis deux jours, tirait depuis vingt-quatre heures.

Amené une première fois à l'hôpital à 5 heures du soir, les parents n'ont pas voulu le laisser, malgré les conseils de l'interne de garde.

Mais à 10 heures du soir ils le ramènent en toute hâte. Le tirage est des plus violents et on le tube d'urgence.

On lui fait une injection de 20 centimètres cubes de sérum.

Il n'a d'ailleurs *aucun exsudat* dans la gorge.

La température est de 37°,4.

La nuit se passe assez bien.

Le 21. — A 8 heures et demie du matin obstruction brusque

du tube, asphyxie brutale, nécessitant l'énucléation d'urgence.

L'expulsion du tube est suivie du rejet d'une fausse membrane laryngo-trachéale longue de 5 centimètres, avec îlots hémorrhagiques le long de sa face externe.

Pendant une heure et demie l'enfant reste à peu près calme. Mais à 9 heures et demie il est pris d'un accès brusque de suffocation. On le tube pour la seconde fois et il ne tarde pas à s'endormir.

A 2 heures et demie du soir, bruit de clapet, cyanose. On fait boire l'enfant dans l'espérance que quelques gouttes de liquide, en tombant dans le tube, provoqueront des quintes de toux et le rejet d'une fausse membrane. Mais il n'en est rien et les choses restent en l'état jusqu'à trois heures.

A ce moment le tube s'obstrue brusquement, l'enfant se cyanose, est pris de convulsions. On fait sauter le tube, mais les dents sont serrées, le tube s'arrête dans la bouche et on doit écarter les mâchoires de force pour aller le rechercher; on constate alors qu'il est entièrement obstrué par une énorme fausse membrane.

Mais, pendant ces manœuvres, l'enfant est tombé en état de mort apparente.

On fait la respiration artificielle; l'interne de garde mandé aussitôt pratique la trachéotomie. Elle est faite très rapidement. On reprend la respiration artificielle, qui, pendant un quart d'heure, ne donne aucun résultat; puis dans un effort violent on provoque le rejet des débris de fausses membranes, mais malgré tout l'air pénètre mal. On met une canule plus volumineuse. Mais trois quarts d'heure de respiration artificielle ne parviennent pas à ranimer l'enfant et on doit renoncer à le rappeler à la vie.

Son autopsie n'a pu être faite. Les parents y ont mis opposition.

L'examen de la gorge a montré du Lœffler associé à du staphylocoque.

Lorsque la première obstruction s'est produite, on pouvait espérer que tout irait bien ensuite, comme cela s'est produit dans nombre de cas que nous avons eus sous les yeux. Malheureusement il n'en a rien été et la seconde obstruction a été suivie de mort. Dans l'observation qui suit, on verra que l'enfant a survécu après deux écouvillonnages infructueux qui ont rendu la trachéotomie nécessaire.

La nommée C... Marcelle, âgée de quatre ans et demi, entrée à Bretonneau le 29 juin 1896, à 11 heures et demie du soir.

Elle est malade depuis huit jours. Toux rauque depuis trois ou quatre jours, tirage depuis trente-six heures.

Elle a été injectée en ville, le 28 juin, de 20 centimètres cubes de sérum.

A son entrée l'enfant présente un tirage énorme ; elle est affaissée, pâle, le teint plombé, les lèvres blèmes.

La respiration est courte, rapide, sifflante, sèche, la toux et la voix complètement éteintes. Sans prendre le temps d'examiner la gorge, on tube immédiatement l'enfant. On laisse le tube en place quelques minutes, sans qu'il y ait de soulagement appréciable ; on entend un bruit de drapeau ; l'asphyxie augmente, mais après quelques violents efforts de toux, l'enfant rejette une fausse membrane trachéale longue de 2 centimètres. On retire alors le tube, on fait une injection de 20 centimètres cubes de sérum.

Le soulagement persiste une demi-heure après cet écouvillonnage, puis le tirage reparaît avec bruit de drapeau et grande anxiété.

Jusqu'à cinq heures du matin, l'enfant reste dans le même état. Mais à ce moment le tirage est devenu tellement intense qu'on doit de nouveau intervenir.

On pratique dans les mêmes conditions un deuxième écouvillonnage qui provoque le rejet d'une longue fausse membrane.

A 9 heures du matin (30 juin) l'enfant est assez calme. Elle tire légèrement, le teint n'est pas cyanosé. La température, qui à l'entrée était de 37°,8, est maintenant à 38°,8, mais il n'existe aucun signe pulmonaire inquiétant. L'examen de la gorge montre l'existence d'une fausse membrane épaisse, blanche, sur chaque amygdale, et d'une autre plus petite sur le pilier postérieur gauche.

Il n'y a pas de jetage. L'adénopathie est faible. Comme le tirage n'a pas disparu, on réinjecte 20 centimètres cubes de sérum, ce qui fait en tout 60 centimètres cubes. La journée se passe assez bien, mais vers le soir le tirage devient très intense. A 1 heure 1/2 du matin (1er juillet), l'enfant asphyxie, et, devant l'insuccès des deux écouvillonnages antérieurs, on pratique la trachéotomie. Il sort par la canule de nouvelles fausses membranes. Le soulagement est instantané et cette fois définitif. L'enfant s'endort calme.

A 9 heures du matin l'état général est assez satisfaisant.

La température de 38°,6 hier au soir est à 39° maintenant, mais l'auscultation des poumons ne fait entendre aucun râle fin, il n'y a pas d'agitation. Le jetage est bon.

Le 2 juillet. — Défervescence partielle (37,°8). L'enfant ne rejette plus de fausses membranes, la gorge est à peu près nette. On retire la canule à 8 heures du matin, mais un accès de suffocation violent oblige de la remettre à 5 heures du soir.

D'ailleurs à ce moment la température a monté, elle est à 39°, et l'on constate sur le corps l'existence d'une éruption scarlatiniforme.

Comme l'enfant n'a eu ni céphalée, ni vomissements, ni recrudescence de l'angine, on pense à une éruption due au sérum.

Le 3 juillet. — Au matin, le diagnostic se confirme ; la température est revenue à la normale ; la gorge est tout à fait nette.

Le 4 juillet. — On retire définitivement la canule. L'éruption a presque disparu.

Le 5 juillet. — La malade est en pleine convalescence. La plaie trachéale a très bon aspect.

L'éruption a disparu.

L'enfant sort guérie le 8 juillet.

Les cultures sur sérum faites à l'entrée ont donné du Lœffler pur. C'est là un exemple de croup très membraneux dans lequel l'écouvillonnage s'étant montré insuffisant, il a été nécessaire de faire la trachéotomie. Cette conduite est la meilleure à tenir dans les cas de diphtérie très membraneuse. Ne pas essayer le tube à demeure : tenter l'écouvillonnage, et si celui-ci échoue pratiquer la trachéotomie.

Dans le cas qui suit, le tubage a été suivi d'un bourrage complet des membranes ; la trachéotomie seule a pu sauver l'enfant.

B.., Edouard, âgé de quatre ans et demi, malade depuis huit jours, entré à Bretonneau le 23 septembre 1896, à 3 heures du soir, en état de mort apparente. Depuis le matin il était pâle, cyanosé, avec les extrémités froides et un tirage très intense.

Le tubage pratiqué provoque une obstruction et un bourrage immédiat.

On se hâte de faire la trachéotomie, l'enfant n'est ranimé qu'au bout d'un quart d'heure de respiration artificielle. Il rend par la canule des quantités de débris membraneux, très durs, très épais.

L'enfant est d'ailleurs fortement atteint. Il a beaucoup de jetage, de gros ganglions sous-maxillaires. Toute la gorge (amygdales, piliers, luette, voile du palais, fond du pharynx) est tapissée de fausses membranes étendues d'un blanc crémeux.

En somme, angine très grave avec croup, mais il ne s'agit pas d'une forme franchement toxique, car le cou proconsulaire fait défaut ; il n'y a pas d'infiltration du tissu cellulaire du cou. Température 39°,6. Injection de 40 centimètres cubes de sérum en une seule fois.

Le lendemain 24 septembre. L'enfant va relativement bien, la température est un peu tombée, 39°. Le lavage des fosses nasales détache une énorme fausse membrane avec moules des cornets, et des méats.

La chute des membranes est suivie d'une forte épistaxis, qui s'arrête par le tamponnement.

La gorge s'est un peu nettoyée, les amygdales seules restent tapissées de blanc.

A l'auscultation on constate des signes d'emphysème et de bronchite généralisée surtout à gauche.

Le pouls est à 140. A 6 heures du soir, on injecte 20 centimètres cubes de sérum.

Le 26. — La gorge est presque détergée, le jetage diminue, l'enfant ne rejette plus de fausses membranes par sa canule.

La température, qui hier soir avait atteint 40°, est tombée à 38 .

Le 27. — La défervescence est complète, la gorge nette. Il n'y a plus de jetage. On ôte la canule, l'enfant s'en passe parfaitement.

Le 29. — Nouvelle poussée fébrile à 39° avec souffle expiratoire léger à la base gauche et râles fins.

Mais le 30 la température commence déjà à tomber.

Le 2 octobre. — Le souffle a disparu.

Le 3 octobre. — On n'entend plus que quelques sibilances.

Le 12 octobre, l'enfant sort guéri.

Je considère également la trachéotomie comme avantageuse lorsque la diphtérie est accompagnée d'une sécrétion muco-purulente très abondante de la muqueuse trachéo-bronchique.

L'évacuation du pus ne se fait pas aussi bien par le tube que par la canule et le calibre du tube peut s'encrasser lentement par des couches stratifiées de muco-pus qui se concrète. Le nettoyage de la canule intérieure dans ces conditions est beaucoup plus commode. On entend d'ailleurs chez les petits tubés qui ont une sécrétion trachéo-bronchique très forte, un gargouillement inspiratoire indiquant bien que le tube n'offre pas un passage suffisant à l'expectoration.

J'ai fait pratiquer avec succès la trachéotomie dans plusieurs cas de ce genre et notamment dans le suivant :

Jeanne C..., enfant âgée de 7 ans, entre à Bretonneau le 29 mai 1896 dans un état de cyanose extrême : toux et voix rauques, exsudat circonscrit sur le pilier postérieur et le fond du pharynx. Tubée d'urgence, injection de 20 centimètres cubes de sérum.

La température est à 38°,2 à midi, à 39°,1 à 6 heures du soir.

A 11 heures du soir, l'enfant rejette spontanément son tube.

Elle recommence à tirer peu après.

Le 30 mai, à 7 heures du matin, on est obligé de la tuber d'urgence. La gorge est nette.

L'enfant continue à rendre une grande quantité de pus.

La température monte à 39°,6.

A l'auscultation on ne constate que des symptômes de bronchite, sans râles fins, sans foyer pulmonaire.

Devant cette quantité de pus rendue d'une façon incessante, M. Variot fait pratiquer la *trachéotomie*. Il est manifeste, en effet, que le calibre du tube est insuffisant pour permettre l'évacuation parfaite du pus. On entend sans cesse un fort gargouillement, et il est à craindre que la stagnation du pus dans les bronches ne favorise la production d'une bronchite capillaire ou d'une broncho-pneumonie. Comme d'autre part l'âge de l'enfant permet d'espérer que l'opération sera bien supportée, il n'y a pas lieu d'attendre que la température monte davantage et que le tube s'obstrue.

La trachéotomie est faite à midi. La température monte le soir à 40°. Mais, malgré tout, l'enfant respire beaucoup mieux.

Le 31, elle atteint 41°.

Le jetage par la canule est toujours extrêmement abondant, mais toujours absence de foyer de broncho-pneumonie.

On prescrit des bains à 35° toutes les trois heures.

Le 1ᵉʳ juin. — Début de la défervescence à 39°,8.

Le 2 juin. — La température continue à tomber à 39°.

Le 3 juin. — Elle est à la normale et s'y maintient désormais.

La sécrétion des bronches est plus muqueuse.

Les symptômes de bronchite s'amendent.

Le 5 juin. — On peut retirer la canule.

La bronchite tend à disparaître.

La malade quitte l'hôpital le 15 juin, entièrement guérie.

Dans toutes les lésions traumatiques graves du larynx consécutives au tubage, la trachéotomie devient à peu près inévitable. Lorsqu'il existe une fausse route, il faut bon gré mal gré ouvrir la trachée, car le tube s'engage presque fatalement dans la déchirure de la muqueuse et dans le trajet sous-thyroïdien. Chez les enfants qui ont de vastes ulcérations de la région cricoïdienne, le tube manque en général de stabilité, il est rejeté presque constamment par l'enfant, et comme le spasme persiste, il faut bien placer une canule dans la trachée. Cette canule doit être laissée chez les enfants qui ont un rétrécissement organique du larynx, jusqu'à ce qu'on soit parvenu à rétablir la perméabilité du canal laryngien.

APPENDICE

—

STATISTIQUE DE LA MORTALITÉ PAR DIPHTÉRIE A L'HOPITAL TROUSSEAU POUR 1895[1].

Relevée par M. Variot: en collaboration avec MM. Chabry et Biffé pour les quatre premiers mois, avec MM. Lerrey et Pialot pour les huit derniers mois de l'année.

Diphtériques du mois de janvier (154).

	Total.	Garçons.	Filles.	De 0 à 1 an.	De 1 à 3 ans.	De 3 à 13 ans.
A. *Guéris* : 131.						
Angines.	77	39	38	1	33	13
Angines et croups sans intervention.	28	17	11	1	15	12
Tubés.	22	12	10	»	15	7
Trachéotomisés.	4	2	2	»	4	»
Totaux.	131	70	61	2	67	62
B. *Morts* : 23.						
Angines.	3	2	1	»	1	2
Angines et croups sans intervention.	2	1	1	»	1	1
Tubés.	6	4	2	»	4	2
Trachéotomisés.	12	8	4	»	10	2
Totaux.	23	15	8	»	16	7
Totaux généraux.	154	85	69	2	83	69

MOYENNES :

$$\text{Mortalité} \dots \frac{23}{154} = 15 \quad \text{p. 100.}$$

$$\text{Nombre d'interventions} \dots \frac{44}{154} = 28,57 \quad —$$

$$\text{Mortalité du tubage} \dots \frac{6}{28} = 21,42 \quad —$$

$$\text{Mortalité de trachéotomie} \dots \frac{12}{16} = 75 \quad —$$

Communiquée à la Société médicale des hôpitaux de Paris, le 7 février 1896

Diphtériques du mois de février (151).

	Total.	Garçons.	Filles.	De 0 à 1 an.	De 1 à 5 ans.	De 5 à 15 ans.
A. Guéris : 123.						
Angines.	71	28	46	»	35	39
Angines et croups sans intervention.	32	18	14	»	21	11
Tubés.	12	7	5	»	8	4
Trachéotomisés.	5	3	2	»	2	3
Totaux.	123	56	67	»	66	57
B. Morts : 28.						
Angines.	7	4	3	2	4	1
Angines et croups sans intervention.	3	1	2	»	3	»
Tubés.	13	8	5	»	12	1
Trachéotomisés.	5	4	1	»	3	2
Totaux.	28	17	11	2	22	4
Totaux généraux.	151	73	78	2	88	61

MOYENNES :

$$\text{Mortalité} \ldots \frac{28}{151} = 18,54 \text{ p. } 100.$$

$$\text{Nombre d'interventions} \ldots \frac{35}{151} = 23 \quad —$$

$$\text{Mortalité du tubage} \ldots \frac{13}{25} = 52 \quad —$$

$$\text{Mortalité de trachéotomie} \ldots \frac{5}{10} = 50 \quad —$$

Diphtériques du mois de mars (129).

	Total.	Garçons.	Filles.	De 0 à 1 an.	De 1 à 5 ans.	De 5 à 15 ans.
A. Guéris : 108.						
Angines.	54	28	26	»	25	29
Angines et croups sans intervention.	51	21	20	»	27	14
Tubés.	10	6	4	»	3	7
Trachéotomisés.	3	2	1	»	3	»
À reporter.	108	57	51	»	58	50

	Total.	Garçons.	Filles.	De 0 à 1 an.	De 1 à 5 ans.	De 5 à 15 ans.
Report.	108	57	51	»	58	50
B. Morts : 21.						
Angines.	10	7	3	»	7	3
Angines et croups sans inter-vention.	»	»	»	»	»	»
Tubés.	4	2	2	»	3	1
Trachéotomisés	7	2	5	»	7	»
Totaux.	21	11	10	»	17	4
Totaux généraux . .	129	68	61	»	75	54

MOYENNES :

$$\text{Mortalité.} \qquad \frac{21}{129} = 16,30 \text{ p. } 100.$$

$$\text{Nombre d'interventions.} \qquad \frac{24}{129} = 18,60 \quad -$$

$$\text{Mortalité du tubage.} \qquad \frac{4}{11} = 28,60 \quad -$$

$$\text{Mortalité de trachéotomie.} \qquad \frac{7}{10} = 70 \quad -$$

Diphtériques du mois d'avril (123).

	Total.	Garçons.	Filles.	De 0 à 1 an.	De 1 à 5 ans.	De 5 à 15 ans.
A. Guéris : 105.						
Angines.	60	36	24	»	32	28
Angines et croups sans inter-vention.	38	20	18	»	26	12
Tubés.	5	3	2	»	4	1
Trachéotomisés.	2	.	2	»	1	1
Totaux.	105	59	46	»	63	42
B. Morts : 18.						
Angines.	12	6	6	»	12	»
Angines et croups sans inter-vention.	»	»	»	»	»	»
A reporter.	12	6	6	»	12	»

	Total.	Garçons.	Filles.	De 0 à 1 an.	De 1 à 5 ans.	De 5 à 15 ans.
Reports	105	59	46	.	63	42
	12	6	6	.	12	.
Tubés	6	3	3	1	5	.
Trachéotomisés	.	.	.	.	.	.
Totaux	18	9	9	1	17	.
Totaux généraux	123	68	55	1	80	42

MOYENNES :

Mortalité . . . . $\dfrac{18}{123} = 11,80$ p. 100.

Nombre d'interventions . . . $\dfrac{13}{123} = 10,50$ —

Mortalité du tubage . . . . . $\dfrac{6}{11} = 54,57$ —

Mortalité de trachéotomie . . 0 —

Diphtériques du mois de mai (99).

	Total.	Garçons.	Filles.	De 0 à 1 an.	De 1 à 5 ans.	De 5 à 15 ans.
A. *Guéris* : 87.						
Angines	57	28	29	8	30	27
Angines et croups sans intervention	26	15	11	.	20	6
Tubés	4	3	1	.	3	1
Trachéotomisés	.	.	.	.	.	.
Totaux	87	46	41	.	53	34
B. *Morts* : 12.						
Angines	2	1	1	.	2	.
Angines et croups sans intervention	.	.	.	.	.	.
Tubés	5	2	3	1	3	1
Trachéotomisés	5	3	2	1	4	.
Totaux	12	6	6	2	9	1
Totaux généraux	99	52	47	2	62	35

MOYENNES :

Mortalité . . . . $\dfrac{12}{99} = 12,12$ p. 100.

Nombre d'interventions . . . $\dfrac{11}{99} = 11,11$ —

Mortalité du tubage . . . . . $\dfrac{5}{9} = 55,55$ —

Mortalité de trachéotomie . . $\dfrac{5}{5} = 100$ —

Diphtériques du mois de juin (93).

	Total.	Garçons.	Filles.	De 0 à 1 an.	De 1 à 3 ans.	De 3 à 13 ans
A. *Guéris* : 86.						
Angines.	50	28	22	·	30	20
Angines et croups sans intervention.	27	14	13	2	21	4
Tubés.	6	4	2	·	5	1
Trachéotomisés.	3	1	2	·	3	·
Totaux.	86	47	39	2	39	25
B. *Morts* : 7.						
Angines.	2	1	1	·	2	·
Angines et croups sans intervention.	1	1	·	1	·	·
Tubés.	2	1	1	·	2	·
Trachéotomisés.	2	·	2	·	2	·
Totaux.	7	3	4	1	6	·
Totaux généraux . .	93	50	43	3	65	25

MOYENNES :

$$\text{Mortalité} \dots \dots \dots \quad \frac{7}{93} = 7{,}52 \text{ p. } 100.$$

$$\text{Nombre d'interventions} \dots \quad \frac{13}{93} = 13{,}97 \quad —$$

$$\text{Mortalité du tubage} \dots \dots \quad \frac{2}{8} = 25 \quad —$$

$$\text{Mortalité de trachéotomie} \dots \quad \frac{2}{5} = 40 \quad —$$

Diphtériques du mois de juillet (117).

	Total.	Garçons.	Filles.	De 0 à 1 an.	De 1 à 3 ans.	De 3 à 13 ans.
A. *Guéris* : 105.						
Angines.	79	43	36	·	43	36
Angines et croups sans intervention.	23	12	11	2	18	3
Tubés.	2	2	0	·	2	·
Trachéotomisés.	1	·	1	·	1	·
A reporter. . . .	105	57	48	2	64	39

	Total.	Garçons	Filles.	De 0 à 1 an.	De 1 à 3 ans.	De 3 à 13 ans.
Reports	105	57	48	2	64	39
B. Morts : 12.						
Angines.	5	2	3	»	4	1
Angines et croups sans inter-vention.	2	»	2	»	2	»
Tubés.	1	»	1	»	1	»
Trachéotomisés.	4	2	2	»	4	»
Totaux.	12	4	8	»	11	1
Totaux généraux . .	117	61	56	2	75	40

MOYENNES :

$$\text{Mortalité} \dots \quad \frac{12}{117} = 10,25 \text{ p. } 100.$$

$$\text{Nombre d'interventions} \dots \quad \frac{8}{117} = 6,83 \quad —$$

$$\text{Mortalité du tubage} \dots \quad \frac{1}{3} = 33,33 \quad —$$

$$\text{Mortalité de trachéotomie} \dots \quad \frac{4}{5} = 80 \quad —$$

Diphtériques du mois d'août (94).

	Total.	Garçons.	Filles.	De 0 à 1 an.	De 1 à 3 ans.	De 3 à 13 ans.
A. Guéris : 88.						
Angines.	55	16	39	»	27	28
Angines et croups sans inter-vention.	21	3	18	»	17	4
Tubés.	10	4	6	»	9	1
Trachéotomisés.	2	1	1	»	2	»
Totaux.	88	24	64	»	55	33
B. Morts : 6.						
Angines.	»	»	»	»	»	»
Angines et croups sans inter-vention.	2	1	1	»	2	»
Tubés.	2	»	2	»	2	»
A reporter.	4	1	3	»	4	»

	Total.	Garçons.	Filles.	De 0 à 1 an.	De 1 à 3 ans.	De 3 à 13 ans.
Reports	88	21	64	»	55	33
Trachéotomisés.	4	1	3	»	4	»
	2	»	2	»	2	»
Totaux.	6	1	5	»	6	»
Totaux généraux . .	94	25	69	»	61	33

MOYENNES :

Mortalité. . . . . $\dfrac{6}{94} = 6,3$ p. 100.

Nombre d'interventions . . . $\dfrac{16}{94} = 17$ —

Mortalité du tubage . . . . . $\dfrac{2}{12} = 16,6$ —

Mortalité de trachéotomie. . $\dfrac{2}{4} = 50$ —

Diphtériques du mois de septembre (82).

	Total.	Garçons.	Filles.	De 0 à 1 an.	De 1 à 3 ans.	De 3 à 13 ans.
A. *Guéris* : 74.						
Angines.	45	21	24	»	25	20
Angines et croups sans inter-vention.	18	7	11	»	15	3
Tubés.	6	4	2	1	5	»
Trachéotomisés.	5	3	2	»	5	»
Totaux.	74	35	39	1	50	23
B. *Morts* : 8.						
Angines.	4	3	1	»	4	»
Angines et croups sans inter-vention.	»	»	»	»	»	»
Tubés.	»	»	»	»	»	»
Trachéotomisés.	4	3	1	1	3	»
Totaux.	8	6	2	1	7	»
Totaux généraux . .	82	41	41	2	57	23

MOYENNES :

Mortalité . . . . $\dfrac{8}{82} = 9,75$ p. 100.

Nombre d'interventions . . . $\dfrac{15}{82} = 18,29$ —

Mortalité du tubage. . . . . $\dfrac{0}{6} = 0$ —

Mortalité de trachéotomie . . $\dfrac{4}{9} = 44,44$ —

Diphtériques du mois d'octobre (102).

	Total.	Garçons.	Filles.	De 0 à 1 an.	De 1 à 5 ans.	De 5 à 15 ans.
A. _Guéris_ : 85.						
Angines.	44	22	22	1	26	17
Angines et croups sans inter-vention.	25	13	12	1	19	5
Tubés.	14	9	5	1	11	2
Trachéotomisés	2	1	1	»	2	»
Totaux.	85	45	40	3	58	24
B. _Morts_ : 17.						
Angines.	1	»	1	»	1	»
Angines et croups sans inter-vention.	»	»	»	»	»	»
Tubés.	4	»	4	2	1	1
Trachéotomisés	12	7	5	1	10	1
Totaux.	17	7	10	3	12	2
Totaux généraux . .	102	52	50	6	70	26

MOYENNES :

$$\text{Mortalité} \dots \dots \frac{17}{102} = 16,66 \text{ p. } 100.$$

$$\text{Nombre d'interventions} \dots \frac{32}{102} = 31,37 \quad —$$

$$\text{Mortalité du tubage} \dots \frac{4}{18} = 22,22 \quad —$$

$$\text{Mortalité de trachéotomie} \dots \frac{12}{14} = 85 \quad —$$

Diphtériques du mois de novembre (120).

	Total.	Garçons.	Filles.	De 0 à 1 an.	De 1 à 5 ans.	De 5 à 15 ans.
A. _Guéris_ : 100.						
Angines.	61	29	32	»	34	27
Angines et croups sans inter-vention.	27	12	15	»	22	5
Tubés.	12	7	5	»	11	1
Trachéotomisés	»	»	»	»	»	»
A reporter. . . .	100	48	52	»	67	33

	Total.	Garçons.	Filles.	De 0 à 1 an.	De 1 à 3 ans.	De 3 à 15 ans.
Reports	100	48	52	»	67	33
B. Morts : 20.						
Angines.	3	2	1	»	2	1
Angines et croups sans intervention.	1	1	»	1	»	»
Tubés.	10	4	6	»	9	1
Trachéotomisés	6	4	2	»	6	»
Totaux.	20	11	9	1	17	2
Totaux généraux . .	120	59	61	1	84	35

MOYENNES :

$$\text{Mortalité} \dots \dots \dots \frac{20}{120} = 16,66 \text{ p. } 100.$$

$$\text{Nombre d'interventions} \dots \frac{28}{120} = 23,33 \quad —$$

$$\text{Mortalité du tubage} \dots \dots \frac{10}{22} = 45,4 \quad —$$

$$\text{Mortalité de trachéotomie} \dots \frac{6}{6} = 100 \quad —$$

Diphtériques du mois de décembre (150).

	Total.	Garçons.	Filles.	De 0 à 1 an.	De 1 à 3 ans.	De 3 à 15 ans.
A. Guéris : 117.						
Angines.	69	34	35	1	37	31
Angines et croups sans intervention.	28	19	9	1	23	4
Tubés.	20	9	11	1	15	4
Trachéotomisés.	»	»	»	»	»	»
Totaux.	117	62	55	3	75	39
B. Morts : 33.						
Angines.	5	1	4	»	2	3
Angines et croups sans intervention.	10	6	4	1	7	2
A reporter	15	7	8	1	9	5

	Total.	Garçons.	Filles.	De 0 à 1 an.	De 1 à 5 ans.	De 5 à 13 ans.
Reports	117	62	55	3	75	39
Tubés.	15	7	8	1	9	5
	11	7	4	0	11	0
Trachéotomisés.	7	3	4	1	5	1
Totaux.	33	17	16	2	25	6
Totaux généraux . .	150	79	71	5	100	15

MOYENNES :

Mortalité . . . . $\dfrac{33}{150} = 22$ p. 100.

Nombre d'interventions . . . $\dfrac{38}{150} = 25{,}33$ —

Mortalité du tubage . . . . . $\dfrac{11}{31} = 35{,}5$ —

Mortalité de trachéotomie . . $\dfrac{7}{7} = 100$ —

En résumé, pendant l'année 1895, 1.414 enfants diphtériques, après examen bactériologique, ont été soignés au pavillon Bretonneau, avec 205 morts, soit une mortalité totale de 14, 5 p. 100.

Statistique de la diphtérie à l'hôpital Trousseau pour l'année 1896 (à l'exception des mois de juillet et d'août), dressée par M. le Dr G. Variot, médecin de l'hôpital Trousseau, avec la collaboration de MM. Audion et Coyon, internes des hôpitaux[1].

J'ai l'honneur de présenter à la Société médicale des hôpitaux la statistique, détaillée mois par mois, de la diphtérie, à l'hôpital Trousseau, pour l'année 1896.

[1] Communiquée à la Société médicale des hôpitaux de Paris, le 2 juillet 1897

Pendant les mois de juillet et d'août j'ai été remplacé dans mon service par notre collègue M. Queyrat et les documents m'ont manqué pour ces deux mois seulement.

Les chiffres qui suivent s'appliquent donc à toute l'année 1896, excepté toutefois aux mois de juillet et d'août.

Durant ce laps de temps, 1 502 malades ont été admis dans mon service, soit au pavillon des Douteux, soit au pavillon Bretonneau.

Sur ces 1 502 malades, 1 087 ont été reconnus diphtériques par l'examen clinique et par l'examen bactériologique. Tous ont reçu des doses variables de sérum antidiphtérique, suivant les circonstances.

Sur ces 1 087 enfants ainsi traités, 166 sont morts, ce qui représente une mortalité totale de 15,27 p. 100.

En 1895, pendant les dix mois correspondants de l'année, nous avions hospitalisé 1203 enfants sur lesquels 187 sont morts, soit une mortalité de 15,54 p. 100.

La mortalité totale pour 1895, y compris les mois de juillet et d'août, peu chargés en morts, avait été de 14,5 p. 100, sur 1414 enfants diphtériques.

Il me paraît impossible de ne pas remarquer combien ce chiffre de la mortalité, calculé rigoureusement, reste fixe d'une année à l'autre, dans un même service hospitalier en employant les mêmes moyens thérapeutiques, c'est-à-dire le sérum, le tubage du larynx et la trachéotomie quand le tubage est insuffisant.

En 1895, nous avons donc eu une mortalité de 15,54 p. 100 sur 1 203 malades ; en 1896, une mortalité de 15,27 p. 100 sur 1 087 malades. Toutefois, nous pourrions abaisser à 13,07 la mortalité pour 1896, si nous ajoutions à nos 1 087 enfants atteints de diphtérie clinique confirmée par l'examen bactériologique, 126 enfants qui n'ont présenté que des angines extrêmement bénignes, avec Lœffler court le plus souvent, et parfois aussi avec Lœffler moyen.

Ces 126 enfants ont tous guéri sans avoir reçu aucune dose de sérum; ils n'avaient que des diphtéries bactériologiques.

L'addition de ces 126 enfants à nos 1 087 diphtériques avérés nous donne un chiffre total de 1213, avec 166 morts, soit une mortalité de 13,07 p. 100. Il me paraît plus logique de distraire ces diphtéries bactériologiques du cadre de la diphtérie clinique et de nous en tenir au chiffre de 15,27 qui représente la mortalité totale sur 1 087 diphtériques.

Cette mortalité est exactement comparable, je le répète, pour les dix mêmes mois de l'année en 1895 et en 1896.

La mortalité des tubés ou trachéotomisés après tubage infructueux, c'est-à-dire celle des enfants atteints de croup avec phénomènes de suffocation, paraît au premier abord moins élevée pour 1896 que pour 1895.

En 1895 nous avions 256 enfants tubés ou trachéotomisés sur 1 203 cas de diphtérie, avec une mortalité de 121, soit une proportion de 47,26 de morts p. 100 enfants tubés.

En 1896 nous avons eu 313 enfants tubés ou trachéotomisés, avec 116 morts, soit une mortalité de 36 p. 100.

D'où vient cette variation de plus de 10 p. 100 dans la mortalité des enfants tubés en 1895 et en 1896? On serait tenté de supposer une plus grande habileté opératoire chez les internes de l'hôpital intervenant à toute heure du jour ou de la nuit en 1896.

Mais cette hypothèse ne correspond pas à la réalité.

En 1895, nous avons eu un total de 256 interventions pour 1 203 malades, tandis qu'en 1896, dans les mêmes conditions, nous avons eu 316 interventions pour 1 087 diphtériques.

Il y donc eu un pourcentage des interventions de 21,28 p. 100 en 1895, tandis qu'en 1896 le pourcentage des interventions s'est élevé à 29 p. 100.

Pendant toute l'année 1895 je me suis efforcé, avec mes internes MM. Levrey, Piatot et Ghika, d'abaisser au minimum le chiffre des interventions dans le croup. Les enfants ayant du tirage étaient placés dans la chambre de vapeur, surveillés exactement, recevaient une mixture calmante au bromure de potassium et à la valériane, et l'intervention n'était décidée que lorsque la suffocation devenait menaçante.

En 1896, on temporisait moins et je ne doute pas qu'un certain nombre d'enfants qui ont été tubés un peu prématurément, auraient guéri sans intervention.

Je crois même pouvoir le démontrer. En 1895 nous avons eu 121 morts chez les enfants tubés sur un total de 1203 diphtériques, soit une proportion de 10 p. 100.

En 1896 nous avons eu 116 morts sur 1087 diphtériques, soit une proportion de 10,2 p. 100.

Si nous ajoutons à nos 1087 diphtériques injectés au sérum les 126 enfants atteints de diphtérie bactériologique, nous avons un total de 1213 ; la mortalité des tubés reste encore, dans ces conditions, à 9,5 p. 100.

En réalité, on peut faire varier dans de grandes proportions le pourcentage de la mortalité chez les enfants tubés, en multipliant le nombre des interventions. — Mais ce n'est qu'une variation apparente, puisque la mortalité des croups par rapport au chiffre total des diphtériques est à peu près invariable.

Cette mortalité est restée à 10 p. 100, aussi bien pour 1895 que pour 1896. C'est donc bien là une preuve que les statistiques du tubage envisagées isolément peuvent induire en erreur, si on les considère indépendamment du chiffre total des diphtériques traités.

La mortalité dans les statistiques du tubage pourra osciller entre 25 et 50 p. 100 suivant que l'on interviendra plus ou moins vite, dès que le spasme glottique aura apparu.

D'après mon expérience personnelle, je ne vois pas d'avantage à multiplier les interventions dans le croup, puisqu'on ne diminue pas ainsi la mortalité totale des diphtériques. On obtient des statistiques de tubage plus brillantes ; mais il est démontré, par les chiffres, qu'un tiers environ des enfants auraient pu guérir sans opération.

Cette considération a son importance pour les médecins praticiens des petites villes et des campagnes qui doivent renoncer à utiliser le tubage et qui sont obligés de recourir à la trachéotomie. L'intervention ne doit plus être trop précoce dans le croup, depuis que nous employons le sérum antidiphtérique. Bien souvent des phénomènes de spasme glottique inquiétants au premier abord cèdent spontanément après quelques heures.

J'ajouterai, pour les médecins praticiens, que la trachéotomie chez les enfants traités par le sérum donne une mortalité qui n'est pas supérieure à celle du tubage.

Nous ne pouvons pas juger cette question d'après les statistiques de nos hôpitaux de Paris, puisque nous recourons systématiquement au tubage. Mais à Londres, où le tubage n'a pas été adopté à cause de la surveillance incessante qu'il exige et des accidents fréquents qu'on peut craindre, la trachéotomie a donné dans les hôpitaux du Metropolitan Asylum Board une mortalité de 42,5 p. 100 enfants opérés, sur 4175 cas de diphtérie en 1896.

Ce chiffre de 42,5 est intermédiaire entre ceux de nos deux statistiques de tubage, 47 p. 100 en 1895 et 37 en 1896 ; les chances de survie et de guérison sont donc aussi grandes après la trachéotomie qu'après le tubage, et l'on peut recourir indistinctement à l'une ou à l'autre de ces opérations, suivant les circonstances dans lesquelles on sera placé[1].

En terminant cet exposé, je dois faire remarquer que la concordance du chiffre de la mortalité de la diphtérie, abaissé à 15 p. 100 pour les deux années 1895 et 1896 à l'hôpital Trousseau, au lieu de 40 à 50 p. 100 pour les années antérieures, est une démonstration très rigoureuse de l'efficacité du sérum antitoxique de la diphtérie.

Après avoir dirigé pendant deux années le service de la diphtérie à l'hôpital Trousseau, je suis heureux de proclamer l'admirable action curative du sérum de Behring, dont la valeur a été contrôlée si heureusement en France par M. Roux et par tous les médecins qui l'ont suivi dans cette voie.

[1] Consulter sur ce sujet : « Réflexions sur la statistique du tubage à l'hôpital Trousseau en 1895, » par le D' Waldemar Damm, de Copenhague. In *Journal de clinique et de thérapeutique infantiles*, 1896.

Janvier 1895 (177).

	Total.	Garçons.	Filles.	De 0 à 1 an.	De 1 à 5 ans.	De 5 à 15 ans.
Guéris : 154.						
Angines.	77	36	41	.	40	37
Angines et croups sans intervention.	47	30	17	1	37	9
Tubés.	30	12	18	.	24	6
Trachéotomisés.	(1)	(1)	.	.	.	.
Totaux.	154	78	76	1	101	52
Morts : 23.						
Angines.	1	1	.	.	1	.
Angines et croups sans intervention.	3	2	1	.	3	.
Tubés.	19	7	12	1	17	1
Trachéotomisés.	(2)	(1)	1	.	.	.
Totaux.	23	10	13	1	21	1
Totaux généraux.	177	88	89	2	122	53

MOYENNES :

Mortalité. . . . . $\frac{23}{177}$ = 13 » p. 100.

Nombre d'interventions . . . $\frac{49}{177}$ = 28,10 —

Mortalité du tubage . . . . $\frac{19}{49}$ = 38,73 —

(1) Ont été trachéotomisés après avoir été tubés.

Février 1895 (163).

	Total.	Garçons.	Filles.	De 0 à 1 an.	De 1 à 5 ans.	De 5 à 15 ans.
Guéris : 146.						
Angines.	64	32	32	.	28	36
Angines et croups sans intervention.	45	25	20	.	29	16
Tubés.	37	22	15	1	24	12
Trachéotomisés.	.	.	.	.	.	.
À reporter.	146	79	67	1	81	64

	Total.	Garçons.	Filles.	De 0 à 1 an.	De 1 à 5 ans.	De 5 à 13 ans.
Report	146	79	67	1	81	64
Morts : 19.						
Angines	4	3	1	1	2	1
Angines et croups sans intervention	2	2	.	.	2	.
Tubés	13	8	5	.	10	3
Trachéotomisés	(1)	.	(1)	.	.	.
Totaux	19	13	6	1	14	4
Totaux généraux . .	165	92	73	2	95	68

MOYENNES :

$$\text{Mortalité} \quad \frac{19}{165} = 11,50 \text{ p. } 100.$$

$$\text{Nombre d'interventions} \quad \frac{50}{165} = 30,30 \quad —$$

$$\text{Mortalité du tubage} \quad \frac{13}{50} = 26 \quad —$$

(1) Ont été trachéotomisés après avoir été tubés.

Mars 1896 (157).

	Total.	Garçons.	Filles.	De 0 à 1 an.	De 1 à 5 ans.	De 5 à 13 ans.
Guéris : 132.						
Angines	72	38	34	0	35	37
Angines et croups sans intervention	29	16	13	0	20	9
Tubés	31	13	18	1	27	3
Trachéotomisés	.	.	.	.	.	.
Totaux	132	67	65	1	82	49
Morts : 25.						
Angines	4	3	1	2	2	.
Angines et croups sans intervention	2	0	2	0	1	1
A reporter . . .	6	3	3	2	3	1

	Total.	Garçons.	Filles.	De 0 à 1 an.	De 1 à 5 ans.	De 5 à 15 ans.
Reports	132	67	65	1	82	49
	6	3	3	2	3	1
Tubés.	19	13	6	2	16	1
Trachéotomisés	(1)	1)	-	-	-	-
Totaux.	25	16	9	4	19	2
Totaux généraux . .	157	83	74	5	101	51

MOYENNES :

Mortalité . . . . $\frac{25}{157}$ = 15,91 p. 100.

Nombre d'interventions . . . . $\frac{50}{157}$ = 31,85 —

Mortalité du tubage . . . . . . $\frac{19}{50}$ = 38 —

(1) Trachéotomisés qui avaient été tubés.

Avril 1896 (108).

	Total.	Garçons.	Filles.	De 0 à 1 an.	De 1 à 5 ans.	De 5 à 15 ans.
Guéris : 88.						
Angines.	37	27	10	-	25	12
Angines et croups sans intervention.	26	14	12	-	14	12
Tubés.	25	13	12	-	15	10
Trachéotomisés	-	-	-	-	-	-
Totaux.	88	54	34	-	54	34
Morts : 20.						
Angines.	7	3	4	-	4	3
Angines et croups sans intervention.	3	1	2	1	2	-
Tubés.	10	2	8	-	9	1
Trachéotomisés	(2)	-	(2)	-	-	-
Totaux.	20	6	14	1	15	4
Totaux généraux . .	108	60	48	1	69	38

MOYENNES :

Mortalité. . . . . $\frac{20}{108}$ = 18,51 p. 100.

Nombre d'interventions . . . . $\frac{35}{108}$ = 32,40 —

Mortalité du tubage . . . . . . $\frac{10}{35}$ = 28,56 —

(2) Deux enfants trachéotomisés après avoir été tubés.

Mai 1896 (114).

	Total.	Garçons.	Filles.	De 0 à 1 an.	De 1 à 5 ans.	De 5 à 15 ans.
Guéris : 87.						
Angines.	37	17	20	.	23	14
Angines et croups sans intervention.	39	26	13	.	27	12
Tubés.	11	6	5	.	8	3
Trachéotomisés.	(1)	.	(1)	.	.	.
Totaux.	87	49	38	.	58	29
Morts : 27.						
Angines.	4	2	2	.	4	.
Angines et croups sans intervention.	3	1	2	.	3	.
Tubés.	20	9	11	.	16	4
Trachéotomisés.	5	4	(1)	.	.	.
Totaux.	27	12	15	.	23	4
Totaux généraux.	114	61	53	.	81	33

MOYENNES :

$$\text{Mortalité} \dots \frac{27}{114} = 23.68 \text{ p. 100.}$$

$$\text{Nombre d'interventions} \dots \frac{31}{114} = 27.10 \quad -$$

$$\text{Mortalité du tubage} \dots \frac{20}{31} = 64.51 \quad -$$

(1) Un enfant trachéotomisé, après avoir été tubé, a guéri; cinq enfants trachéotomisés après tubage sont morts.

Juin 1896 (83).

	Total.	Garçons.	Filles.	De 0 à 1 an.	De 1 à 5 ans.	De 5 à 15 ans.
Guéris : 71.						
Angines.	29	11	18	1	16	12
Angines et croups sans intervention.	31	8	23	.	23	8
Tubés.	11	3	8	.	9	2
Trachéotomisés.	(2)	.	2	.	.	.
A reporter.	71	22	49	1	48	22

(2) Trachéotomisés, guéris après tubages.

	Total.	Garçons.	Filles.	De 0 à 1 an.	De 1 à 3 ans.	De 3 à 15 ans.
Report	71	22	19	1	18	22
Morts : 12.						
Angines	6	1	5	.	1	2
Angines et croups sans intervention	"	"	"	.	"	"
Tubés	6	2	4	1	5	.
Trachéotomisés	3	.	(3)	.	.	.
Totaux	12	3	9	1	9	2
Totaux généraux	83	25	58	2	57	24

MOYENNES :

$$\text{Mortalité} \dots \frac{12}{83} = 11,69 \text{ p. } 100.$$

$$\text{Nombre d'interventions} \dots \frac{17}{83} = 21,21 \quad —$$

$$\text{Mortalité du tubage} \dots \frac{6}{17} = 35,39 \quad —$$

(3 Trachéotomisés, morts après tubage.

Septembre 1898 (67).

	Total.	Garçons.	Filles.	De 0 à 1 an.	De 1 à 3 ans.	De 3 à 15 ans.
Guéris : 60.						
Angines	30	12	18	.	10	20
Angines et croups sans intervention	22	15	7	.	17	5
Tubés	8	5	3	.	7	1
Trachéotomisés	.	.	"	.	.	.
Totaux	60	32	28	.	34	26
Morts : 7.						
Angines	2	.	2	.	1	1
Angines et croups sans intervention	"	.	"	.	"	"
A reporter	2	.	2	.	1	1

	Total.	Garçons.	Filles.	De 0 à 1 an.	De 1 à 3 ans.	De 3 à 15 ans.
Reports	60	32	28	-	34	26
Tubés.	5	1	4	-	2	3
Trachéotomisés.	-	-	-	-	-	-
Totaux.	7	1	6	-	3	4
Totaux généraux . .	67	33	34	-	37	30

MOYENNES :

Mortalité . . . . $\frac{7}{67} = 10,44$ p. 100.

Nombre d'interventions . . . $\frac{13}{67} = 19,40$ —

Mortalité du tubage . . . . . $\frac{5}{13} = 38,04$ —

Octobre 1898 58 .

	Total.	Garçons.	Filles.	De 0 à 1 an.	De 1 à 3 ans.	De 3 à 15 ans.
Guéris : 50.						
Angines.	15	10	5	-	10	5
Angines et croups sans intervention.	17	6	11	-	8	9
Tubés	18	6	12	1	10	7
Trachéotomisés.	(0)	(0)	-	-	-	-
Totaux.	50	22	28	1	28	21
Morts : 8.						
Angines.	1	-	1	-	1	-
Angines et croups sans intervention.	1	-	1	-	-	1
Tubés.	6	2	4	-	5	1
Trachéotomisés.	1	-	(1)	-	-	-
Totaux.	8	2	6	-	6	2
Totaux généraux . .	58	24	34	1	34	23

MOYENNES :

Mortalité . . . . $\frac{8}{58} = 13,78$ p. 100.

Nombre d'interventions . . . $\frac{24}{58} = 41,37$ —

Mortalité du tubage . . . . . $\frac{6}{24} = 25$ » —

Novembre 1893 (74).

	Total.	Garçons.	Filles.	De 0 à 1 an.	De 1 à 5 ans.	De 5 à 15 ans.
Guéris : 64.						
Angines.	25	11	14	·	16	9
Angines et croups sans intervention.	24	9	15	1	17	6
Tubés.	14	8	6	·	8	6
Trachéotomisés.	1	1	·	·	·	1
Totaux.	64	29	35	1	41	22
Morts : 10.						
Angines.	1	1	·	1	·	·
Angines et croups sans intervention.	2	1	1	·	1	1
Tubés.	7	5	2	·	6	1
Trachéotomisés.	(1)	·	(1)	·	·	·
Totaux.	10	7	3	1	7	2
Totaux généraux . .	74	36	38	2	48	24

MOYENNES :

$$\text{Mortalité} \dots \dots \dots \dots \frac{10}{74} = 13,50 \text{ p. } 100.$$

$$\text{Nombre d'interventions} \dots \frac{22}{74} = 29,86 \quad —$$

$$\text{Mortalité du tubage} \dots \dots \frac{7}{22} = 31,27 \quad —$$

(1) Une fille trachéotomisée après avoir été tubée : une trachéotomie.

Décembre 1896 (84).

	Total.	Garçons.	Filles.	De 0 à 1 an.	De 1 à 5 ans.	De 5 à 15 ans.
Guéris : 69.						
Angines.	20	8	12	·	13	7
Angines et croups sans intervention.	31	22	12	·	27	7
Tubés.	15	9	6	1	7	7
Trachéotomisés.	(1)	·	(1)	·	·	·
A reporter. . . .	69	39	30	1	47	21

	Total.	Garçons.	Filles.	De 0 à 1 an.	De 1 à 5 ans.	De 5 à 15 ans.
Report	69	39	30	1	47	21
Morts : 15.						
Angines	2	.	2	.	1	1
Angines et croups sans intervention	1	1	.	.	1	.
Tubés	11	5	6	.	9	2
Trachéotomisés	1	1	.	.	1	.
Totaux	15	7	8	.	12	3
Totaux généraux . .	84	46	38	1	59	24

MOYENNES :

$$\text{Mortalité} \dots \frac{15}{84} = 17,85 \text{ p. } 100,$$

$$\text{Nombre d'interventions} \dots \frac{27}{84} = 32,11 \quad -$$

$$\text{Mortalité du tubage} \dots \frac{11}{26} = 42,30 \quad -$$

Cinq enfants trachéotomisés après avoir été tubés, une guérison, quatre morts.
Une trachéotomie sans tubage préalable.

Résumé 1898.

En 1896, pendant ces dix mois, il est entré 1302 malades ainsi répartis :
126 diphtériques bactériologiques non injectés.

1087 diphtériques injectés au sérum . . .
{ 16 de 0 à 1 an.
703 de 1 à 5 ans.
368 de 5 à 15 ans.

Sur ces 1087 malades, 313 ont été tubés.
{ 8 de 0 à 1 an.
231 de 1 à 5 ans.
74 de 5 à 15 ans.

plus 2 ont été trachéotomisés d'emblée : soit une moyenne d'intervention
de : 29 p. 100.

Mortalité totale, 166 . . . .
{ 9 de 0 à 1 an.
129 de 1 à 5 ans.
28 de 5 à 15 ans.

Soit 15,26 pour les 1087 malades injectés.
Soit 13,6 pour les 1087 + 126 = 1213 diphtériques.

La mortalité du tubage a été de 116
soit 37,6 p. 100.
{ 4 de 0 à 1 an.
95 de 1 à 5 ans.
17 de 5 à 15 ans.

Malades non diphtériques. 289.

ADDENDUM

Depuis la rédaction de la partie bactériologique de cet ouvrage (janvier 1897), des recherches entreprises en collaboration par MM. Barbier et Tollemer ont fortement modifié certaines des opinions généralement admises en France sur ce sujet, en tendant à enlever à la diphtérie son caractère de maladie localisée aux voies aériennes.

Ces recherches (*Société médicale des hôpitaux de Paris*, 29 octobre 1897) ont porté sur l'examen bactériologique des viscères d'enfants morts au pavillon de la diphtérie, à l'hôpital Trousseau : elles ont montré que le bacille diphtérique existait dans des organes où sa présence n'était guère admise. Chez des enfants morts en pleine infection diphtérique, le bacille de Klebs-Lœffler a été trouvé cinq fois dans le bulbe et la protubérance ; deux fois dans les ganglions cervicaux, une fois dans les ganglions bronchiques, une fois dans la rate : le sang du cœur a donné une fois un résultat douteux et une fois un résultat nettement positif. Dans tous les cas examinés le bacille a été constaté dans les poumons et l'arbre bronchique, soit pur, soit associé à d'autres microbes. Jamais dans les autres viscères le bacille n'existait seul : il était accompagné du streptocoque, du staphylocoque ou encore d'autres microorganismes.

Il est évidemment difficile de prouver que la présence du bacille dans les viscères n'est pas due à l'envahissement cadavérique : cependant plusieurs faits, en particulier son absence dans certains cas où l'arbre bronchique et les poumons en fourmillent, font penser qu'il ne s'agit pas d'une diffusion *post mortem*, mais bien d'une infection réalisée chez l'individu vivant, sous l'influence de causes qui restent à déterminer. Les diphtéries où le bacille a été trouvé dans les viscères étaient des diphtéries à allures graves, et le bacille isolé des organes, en particulier celui des centres nerveux, a toujours montré une virulence considérable.

On est conduit à penser que la présence du bacille dans les centres bulbaires, où il arrive probablement en suivant la gaine des nerfs craniens, a une certaine importance au point de vue de la pathogénie des paralysies diphtériques et des accidents bulbaires. A noter aussi la vaste étendue du champ d'absorption constitué par les bronches et les poumons, comparée à celle de la gorge.

TABLE DES MATIÈRES

APPENDICE

ÉVREUX, IMPRIMERIE DE CHARLES HÉRISSEY

www.ingramcontent.com/pod-product-compliance
Ingram Content Group UK Ltd.
Pitfield, Milton Keynes, MK11 3LW, UK
UKHW020114130726
13696UKWH00001B/34